KNAUR
MENSSANA

Steffen Barth

DIE REHA REVOLUTION

Schmerzen verstehen und sich selbst davon befreien

KNAUR
MENSSANA

Die in diesem Buch enthaltenen Übungen und Hinweise wurden vom Autor und dem Verlag sorgfältig geprüft und haben sich in der Praxis bewährt. Jedoch wird keine Gewähr für deren Richtigkeit, Vollständigkeit oder Aktualität übernommen. Druckfehler und Irrtümer bleiben vorbehalten. Die Umsetzung der Anweisungen erfolgt auf eigenes Risiko. Haftungsansprüche gegen den Autor und/oder den Verlag sind ausgeschlossen, es sei denn, es liegt Vorsatz, grobe Fahrlässigkeit oder Arglist vor. Dieser Haftungsausschluss gilt nicht für Schäden an Leben, Körper oder Gesundheit.

Besuchen Sie uns im Internet:
www.mens-sana.de

MIX
Papier | Fördert gute Waldnutzung
FSC® C004592
FSC www.fsc.org

Originalausgabe Juni 2025

Ein Imprint der Verlagsgruppe Droemer Knaur GmbH & Co. KG
Landsberger Straße 346, 80687 München

Text: Alexandra Bauer (textwerk, München)
Redaktion: Ralf Lay
Covergestaltung: Zero Werbeagentur, München
Coverabbildung: Christian Kaufmann
Alle Fotos Steffen Barths von Christian Kaufmann außer Seite 14 von Karin Kuschel-Eisermann und Seite 26 von Birgit Reitz-Hofmann / Shutterstock.com
Alle Illustrationen der Meridiane und TCM-Punkte von dieKLEINERT.de / Sascha Bierl, Eintrag der Meridian-Linien und TCM-Punkte durch le-tex publishing services GmbH außer Meridianen und TCM-Punkten am Kopf sowie an der Fußsohle / am Fußrücken von le-tex publishing services GmbH unter Verwendung von Illustrationen von OlgaBegak, imagewriter / Shutterstock.com
Satz und Layout: Adobe InDesign im Verlag
Lithografie: LUDWIG:media GmbH, Zell am See
Druck und Bindung: Firmengruppe APPL, aprinta druck GmbH, Wemding
ISBN 978-3-426-56254-3

Kontaktadresse nach EU-Produktsicherheitsverordnung:
produktsicherheit@droemer-knaur.de

11 10 9 8 7

Inhaltsverzeichnis

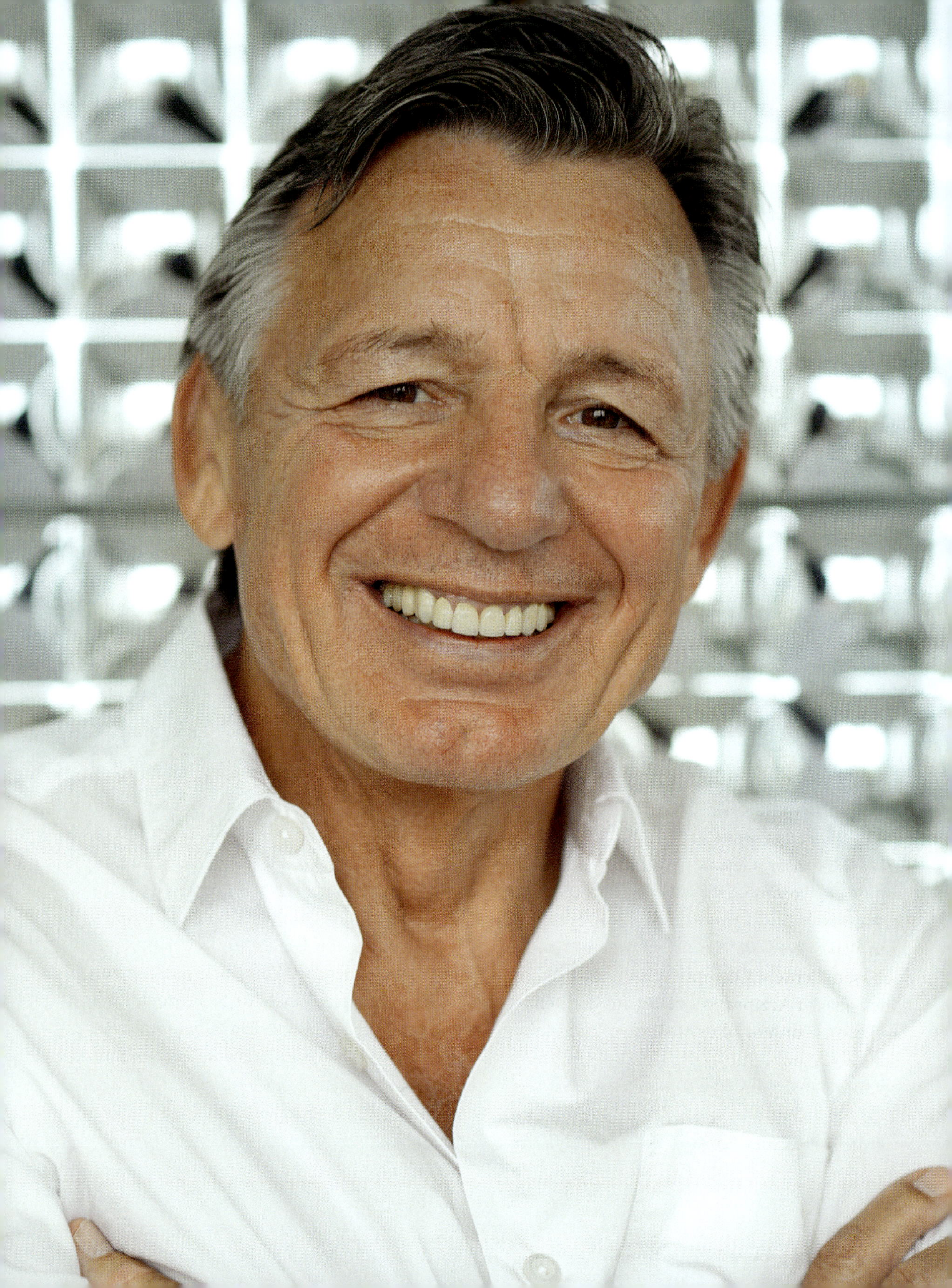

Weg vom Symptom – hin zur Ursache!

Immer wieder wurde ich gefragt, wann es denn endlich so weit sei. Wann man oder frau mit einem Buch rechnen könne, in dem alle meine Tipps und Tricks für ein beschwerdefreies Leben stünden. Wie man seine Schmerzen endlich loswerde und warum ich dazu immer noch nichts geschrieben hätte. Schließlich beantwortete ich ja auch online alle Gesundheitsfragen.

Ob nun meine Followerinnen und Follower auf TikTok und YouTube oder die Patientinnen und Patienten in meinen Rehazentren – auch ehemalige Spitzensportlerinnen und -sportler, die ich über einen langen Zeitraum betreut hatte, ließen nicht locker –: Alle stellten die immer gleichen Fragen. Und dabei wurde mir so langsam bewusst, dass ich mein Wissen, meine jahrzehntelange Praxiserfahrung, gern weitergeben würde, sie nicht verloren gehen soll – der Jüngste bin ich auch nicht mehr, wenngleich noch immer topfit …

Und klar, ein weiterer Anlass war und ist natürlich unser Gesundheitssystem, in dem wegen Fallkostenpauschalen und Fachkräftemangel stets weniger Zeit für Patientinnen und Patienten bleibt und sie zusehends allein gelassen werden: Oft höre ich von ihnen, sie seien aus der Arztpraxis – selbst aus der Reha – entlassen worden, ohne genauere Instruktionen, was nun zu tun wäre … Immer häufiger erreichen mich auch Hilferufe von Menschen, die keinen rechtzeitigen Termin bei Fachärzten und -ärztinnen, zur Rehabilitation oder in der Physiotherapie bekommen haben. In unserer Apparatemedizin, in der jede Minute zählt, können die meisten Hilfesuchenden vom Fachpersonal weder ganzheitlich betrachtet, geschweige denn allumfassend therapiert oder auf Augenhöhe aufgeklärt werden. Und ich behandle nun mal weder Röntgen- noch MRT-Bilder, sondern Menschen mit Seele: Während bei manchen die Wirbelsäule auf den Aufnahmen einem Trümmerhaufen gleicht, sie dennoch Schwerstarbeit verrichten können, sieht sie bei anderen aus wie im Bilderbuch – und sie kommen trotzdem fast um vor Schmerzen.

Und so zieht eine Verletzung immer auch Begleiterscheinungen nach sich, es kommt zu sogenannten Synergieeffekten: Ein verletztes Knie etwa sollte nie isoliert betrachtet werden – und das gilt für alle betroffenen Gelenke, Gefäße und Organe. Manche verletzen sich auch öfter als andere, und keiner weiß, warum.

Ob nun bei akuten Beschwerden, chronischen Schmerzen, nach Verletzungen oder auch Operationen, das richtige Behandlungskonzept entscheidet in meinen Augen über eine schnelle Genesung und langfristige Schmerzlinderung. Von Rückenschmerzen berichten beispielsweise 61,3 Prozent. Das muss man sich mal vorstellen: Über die Hälfte der erwachsenen Bevölkerung hierzulande leidet innerhalb eines Jahres an derartigen Beschwerden.[1] Und die beeinträchtigen das tägliche Leben enorm, genauso wie Gelenkschmerzen – eigentlich Schmerzen jeglicher Art –, die weltweit ebenfalls einen gewaltigen Anstieg zu verzeichnen haben. Ähnlich lauten die Zahlen, die von der Weltgesundheitsorganisation WHO im ersten globalen Statusbericht erhoben wurden, bei denen heute mehr als 80 Prozent der Jugendlichen und 27 Prozent der Erwachsenen nicht das von der WHO empfohlene Maß an körperlicher Betätigung erreichen.[2] Und das wirkt sich nicht nur auf den Einzelnen im Laufe seines Lebens aus, sondern stellt auch eine gravierende finanzielle Belastung für die Gesundheitsdienste und die Gesellschaft als Ganzes dar.

Das alles hat mich dazu bewogen, aktiv zu werden. Anfangs noch digital und aus purem Zufall: Nachdem ich seit über vierzig Jahren in der Physiotherapie und Rehabilitation arbeite, behandle ich Menschen mittlerweile fast über den halben Globus hinweg. Und so erreichte mich eines Tages ein Anruf, dass sich jemand auf einem Segelschiff mitten im Pazifik die Hand gequetscht hätte, Not an der Frau sei und ob ich ein paar wirkungsvolle Tipps wüsste. Kurz und gut: Innerhalb von 30 Minuten erstellten mein Reha-Team und ich ein Video, wie die Hand gelagert werden sollte, die Schwellung abgebaut und der Schmerz reduziert werden könnte – natürlich mithilfe der Meridiantherapie und Akupressur. Das alles klappte so wunderbar und wie am Schnürchen, dass einer meiner Mitarbeiter auf die Idee kam, diese und weitere Videos online zu stellen, damit alle davon profitieren. Das taten wir dann auch. Und innerhalb von sechs Wochen besaßen wir eine lebendige Community auf TikTok und YouTube. Die Videos erreichten Millionen von Klicks, wir bekamen Tausende Kommentare mit sehr viel Lob und anerkennenden Worten – und schon waren die ersten digitalen Mini-Ratgeber geboren.

Aber nicht jeder ist auf Social Media unterwegs und nicht immer kann man so in die Tiefe gehen, wie es bei der ein oder anderen Beschwerde vielleicht vonnöten wäre. Deshalb haltet ihr nun diesen Gesundheitsratgeber in Händen, in dem ich euch verschiedene Bausteine meines ganzheitlichen SB-01-Konzepts vorstelle – ein innovativer Ansatz zur Selbsthilfe: Er kombiniert bewährte Rehabilitationspraktiken, Übungen fürs Leben – wie etwa die Kniebeuge – mit den Prinzipien der Traditionellen Chinesischen Medizin (TCM). Altes Wissen gepaart mit den modernen Erkenntnissen aus der mitteleuropäischen Welt, eine umfassende und ganzheitliche Behandlung für jedefrau und jedermann – für zu Hause und unterwegs. Die SB-01-Methode ist dabei nicht nur für Junge gedacht, sondern auch für Menschen fortgeschrittenen Alters.

Das SB-01-Konzept ist eine hocheffiziente Therapie für sämtliche Knochen, Gelenke, Bänder, Muskeln, Sehnen, Organe und Nerven. Seit mehr als vierzig Jahren behandle ich mit der von mir entwickelten Methode in meinen verschiedenen Rehazentren äußerst erfolgreich und nachhaltig Unfall- und Sportverletzte sowie Schmerzpatienten. Im Gegensatz zu anderen gängigen Therapieformen wird beim SB-01-Konzept auf Medikamente, Spritzen, schmerzhafte Therapien oder andere Hautverletzungen gänzlich verzichtet. Ziel ist, Operationen möglichst zu vermeiden, dabei folgt es einer simplen, aber schlüssigen Philosophie, nämlich: »Weg vom Symptom – hin zur Ursache!«

In der *Reha-Revolution* bekommt ihr nicht nur fundierte Informationen über einzelne Beschwerdebilder, sondern erfahrt auch, wie ihr langfristig akute und chronische Beschwerden ganzheitlich lindern könnt. Wie ihr euer Wohlergehen in die eigenen Hände nehmt. Die einfachen und mit Fotos gut angeleiteten Übungen, die praktischen Tipps und bewährten TCM-Techniken – ebenfalls illustriert – lassen sich leicht in den Alltag integrieren, da sie keine speziellen Geräte erfordern und überall durchgeführt werden können.

Gesundheit ist kein Zufall, sie resultiert meist aus der richtigen Pflege und Fürsorge. Lasst euch also von diesem Ratgeber inspirieren und findet den Weg zurück in ein schmerzfreies und aktives Leben.

Euer Reha-Experte

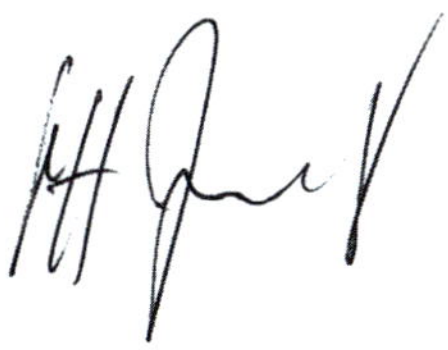

PS: Ich freue mich, euch auf eurem Weg zu einem gesünderen Ich begleiten zu dürfen – auch medial. Bleibt also auf dem Laufenden und vergesst nicht, live über unsere Social-Media-Kanäle wie TikTok und YouTube die neuesten Entwicklungen mitzuverfolgen. Dort findet ihr eine Vielzahl hilfreicher Videos mit praktischen Übungen, informativen Vorträgen und Tipps für einen gesunden Lebensstil. Den crossmedialen Anfang macht dieser Gesundheitsratgeber, in dem ich euch durch die QR-Codes die vorgestellten Übungen – von mir persönlich »vorgeturnt« – zur Verfügung stelle.

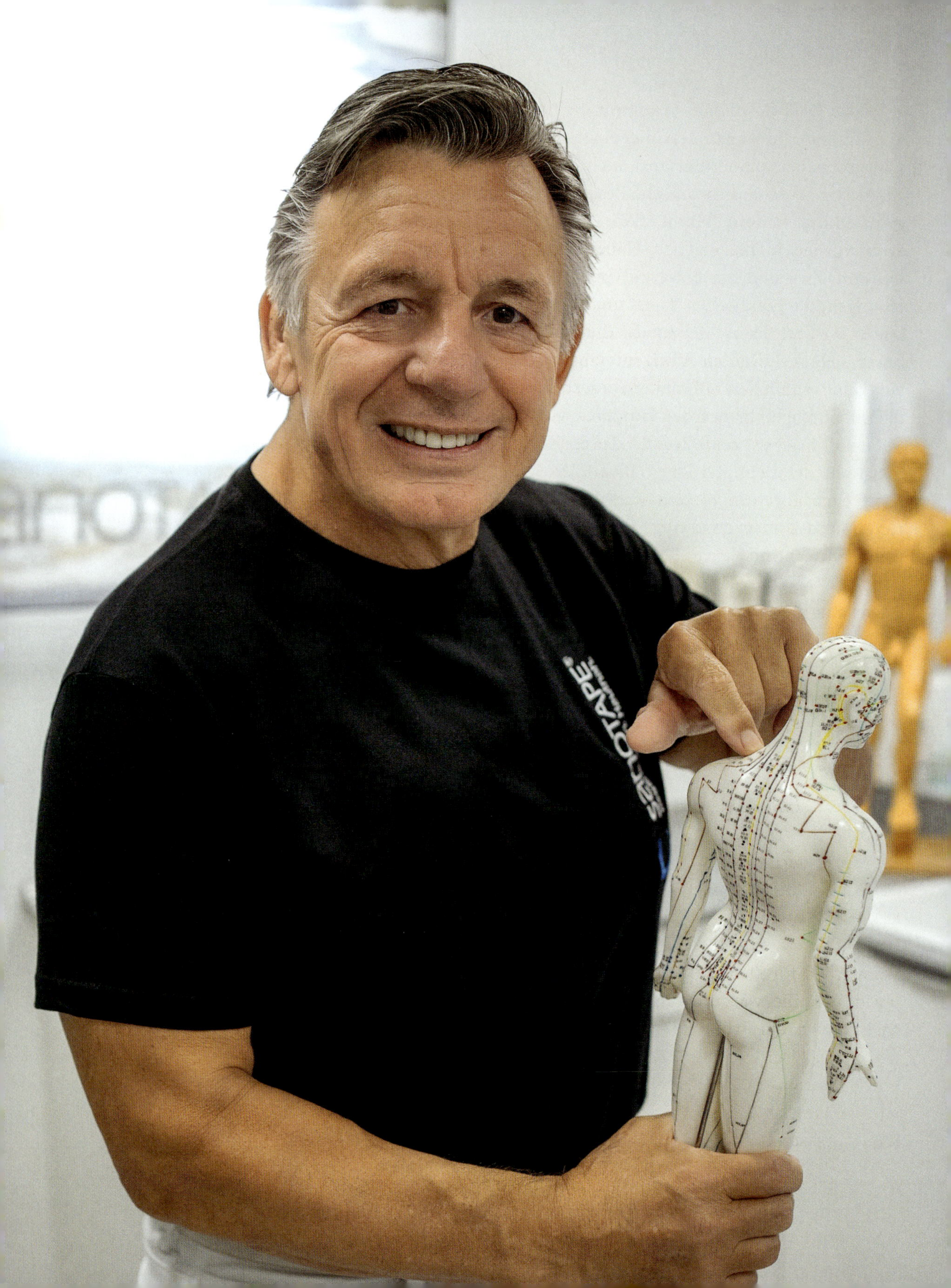

Mit Herzblut Unmögliches schaffen

»Wer mit Herzblut Unmögliches sinnt, der gewinnt!« Das war und ist immer meine Devise, mit der ich bislang erfolgreich durchs Leben navigiert bin. Denn wer mit Leidenschaft etwas beginnt, der stellt auch einiges auf die Beine – Rückschläge natürlich mit eingerechnet. Und wenn ich so auf mein Leben zurückblicke, muss ich sagen: Ich würde alles wieder genauso machen! Würde wieder den gleichen Beruf ergreifen und meine sportliche Karriere auch dementsprechend vorantreiben. Denn der Spitzensport hat mich dorthin gebracht, wo ich heute stehe.

Schon als Jugendlicher hat es mich interessiert und fasziniert, wie man verletzte Muskeln möglichst schnell »repariert« und einsatzfähig bekommt – gerade als Ringer (olympischer Ringkampf) und als Gewichtheber (olympisches Gewichtheben) im deutschen Nationalteam war das für mich von immenser Bedeutung. Aber von vorn, denn wie ihr euch vorstellen könnt, habe ich schon so einiges erlebt …

Meine Eltern kommen beide aus dem Leistungssport: Als Primaballerina war meine Mutter genauso sportlich unterwegs wie mein Vater, der in der Auswahl der Feldhockeymannschaft für Deutschland spielte. Auch die übrige Familie war nicht gerade einfallslos. Mein Onkel, ein Erfinder, baute nicht nur an der ersten Eisernen Lunge mit, sondern auch am Kunstherz. Ein weiterer war Schäfer, der ein naturheilkundliches Buch über die Wirkweise verschiedener Kräuter geschrieben hatte – und so weiter. Aufgewachsen bin ich mitten im Ruhrpott, in Wattenscheid. Sport zu treiben, körperlich aktiv zu sein und auch herausgefordert zu werden, gehörte immer schon zu meinem Leben dazu und so wurde ich mit sechzehn Jahren jüngster Bundesligasportler: In der 1. Liga trat ich im Gewichtheben an, in der 2. beim Ringen und in die Nationalmannschaft wurde ich ebenfalls aufgenommen. Thomas Kono – zweimaliger Olympiasieger und sechsmaliger Weltmeister, überhaupt einer der erfolgreichsten Gewichtheber aller Zeiten – war damals mein Trainer: Von 1969 bis 1972 trainierte er die deutsche Gewichtheber-Nationalmannschaft. 1972 wurde ich sogar in den Olympiakader der Bundesrepublik Deutschland im Gewichtheben der früheren 90-Kilo-Klasse berufen.

Natürlich kann man die damaligen Verhältnisse im Leistungssport nicht mit denen des heutigen Spitzensports vergleichen – wir wurden bei Weitem nicht so umfassend betreut und gefördert. Es gab weder Kraftmaschinen, Fitnessstudios noch Trainingspläne. Wir wuschen uns mit kaltem Wasser aus Zinkeimern, hatten nur drei Hanteln – Berghanteln – und natürlich auch eine ganz andere Technik. Was aber dazu führte, dass wir als Sportler lernten, wie man bandagiert, die Wirbelsäule schützt und auch stützt. Wir wussten, wie man richtig dehnt, wie man die Muskulatur austrainiert – auch bei Verletzungen. Wir kannten uns aus mit unseren Muskeln, Gelenken, Bändern und Sehnen, von daher war der Sprung in

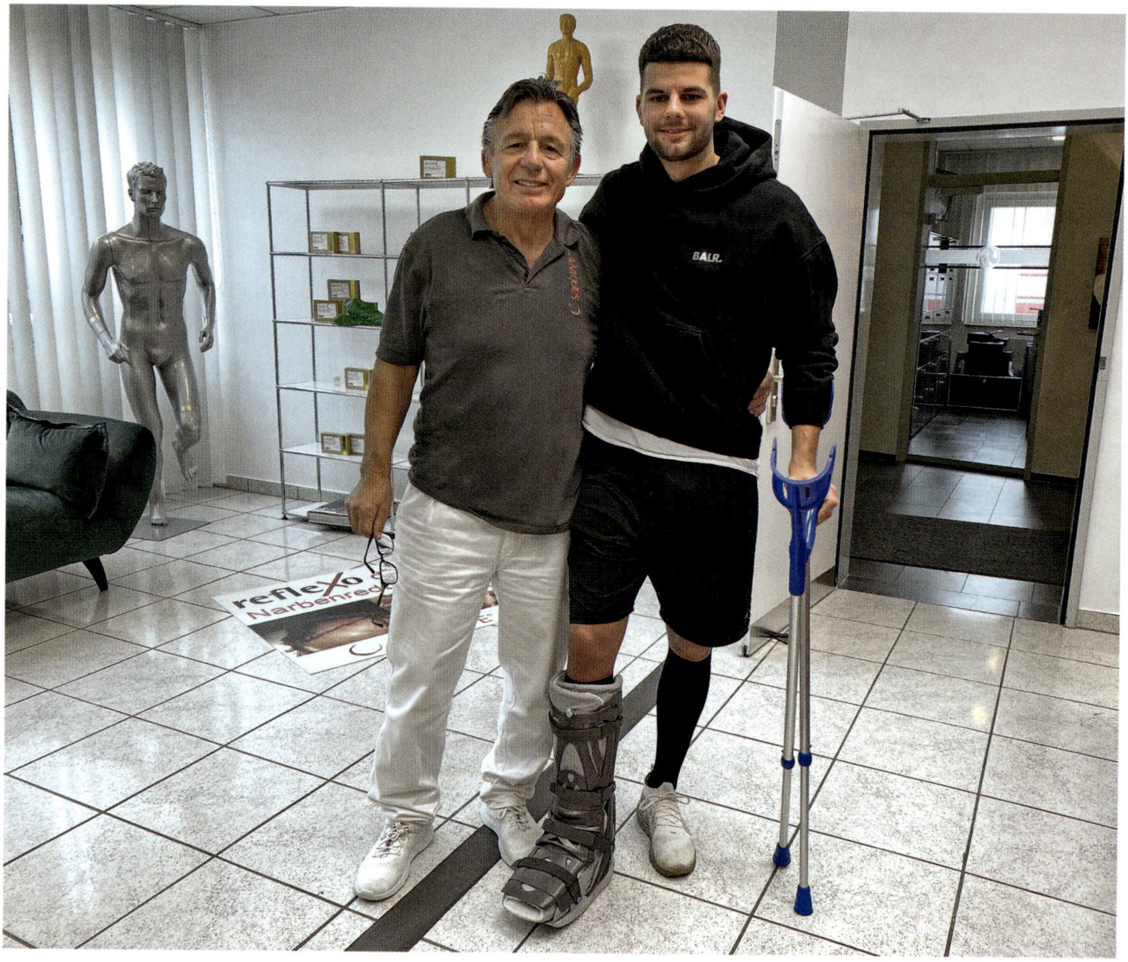

die Therapie für mich danach naheliegend: Erst absolvierte ich eine Ausbildung zum Heilmasseur und medizinischen Bademeister, mit dem ich mich 1983 selbstständig machte, weiter ging es mit dem Physiotherapeuten, Manualtherapeuten, Chiropraktiker, Heilpraktiker für Physiotherapie und vielen zusätzlichen Ausbildungen.

Seither habe ich nicht nur die moderne Rehabilitation mit aufgebaut und Medizinprodukte realisiert, sondern bin auch in der Forschung tätig – anscheinend ist die Kreativität meines Onkels auf mich übergesprungen: Neben verschiedenen Laser- und Photonenlichtgeräten, die Wunden schließen – vor allem bei wund gelegenen Patienten –, leistete ich Pionierarbeit bei der Laserpunktur, entwickelte ein nicht-invasives Regulationskonzept (NIR) namens »SB 01«, das Spezialpflaster »Sanotape« zur Unterstützung bei orthopädischen, chirurgischen und traumatischen Verletzungen, arbeite mit kaltem Plasma zur

Wundbehandlung und halte weltweit Vorträge über all das.

Bereits 1983 gründete ich mit »Physiomed« in Hagen das erste ambulante und teilstationäre Rehazentrum, in dem Laser zur Therapie eingesetzt wurde. Europaweit folgten weitere Rehazentren, ob nun in Oberstdorf der Stützpunkt Sportfördergruppe Sonthofen/Oberstdorf, in der Schweiz oder auf Mallorca – ich behandelte und behandle internationale Profisportler, Olympiasieger, mehrfache Weltmeister in allen Disziplinen, angefangen beim Gewichtheben und Tennis über den Handball, Fußball, Basketball bis hin zum Skirennsport, das Kunstturnen – auch die Kampfsportarten sind für uns kein unbeschriebenes Blatt wie etwa Taekwondo oder Ringen … Die Aufzählung könnte ich beliebig fortführen, da ich stets mit dem Deutschen Olympischen Sportbund kooperierte, aber genauso Größen aus Wirtschaft, Politik und Kunst therapierte.

Auch das Rehazentrum in Hagen besitzt die Zulassung als therapeutischer Betreuer und Berater für die Olympiastützpunkte Westfalen Dortmund sowie Sonthofen und erfüllt mit der BAR-Zertifizierung (Bundesarbeitsgemeinschaft für Rehabilitation, BAR) zudem den höchsten Standard der Krankenkassen. Wir behandeln hier seit vierzig Jahren mit einem mittlerweile fünfzig Mann und Frau starken interdisziplinären Team aus Fachärzten und Fachärztinnen, speziell ausgebildeten Therapeutinnen und Therapeuten nach dem SB-01-Konzept. Verfügen über eine eigene Heil-, Hilfsmittel- und Rehabilitationsabteilung, denken und arbeiten ganzheitlich, auch mit verschiedenen Universitäten zusammen wie Witten/Herdecke, Hamburg-Eppendorf oder der Goethe-Universität Frankfurt am Main, und haben diverse Studien mit unseren Fachärzten und Fachärztinnen sowie speziell ausgebildeten Therapeutinnen und Therapeuten des Rehazentrums veröffentlicht.

Ja, die Liste ist lang, und ich könnte noch so einiges aus meinem Leben berichten – langweilig war und ist es mir bisher noch nie gewesen –, aber es geht hier ja um eure Gesundheit: wie ihr mit den Bausteinen des ganzheitlichen SB-01-Konzepts, der innovativen Behandlungsmethode, die das Wissen aus der jahrtausendealten Traditionellen Chinesischen Medizin mit einschließt, wirksam eure Schmerzen lindern und den Genesungsprozess vorantreiben könnt – und zwar von unterwegs und/oder zu Hause. Was es mit dem SB-01-Konzept sonst noch auf sich hat und woher der Name überhaupt stammt, könnt ihr unter vielem anderem im folgenden Kapitel nachlesen. Denn angesichts der steigenden Zahl von Menschen, die sich daheim selbst rehabilitieren müssen, soll dieses Buch ein unverzichtbarer Begleiter für alle sein, die ihre Genesung selbst in die Hand nehmen wollen. Und denkt daran: »Wer mit Herzblut Unmögliches sinnt, der gewinnt!«

I. DAS SB-01-KONZEPT: GANZHEITLICH, INNOVATIV, NACHHALTIG

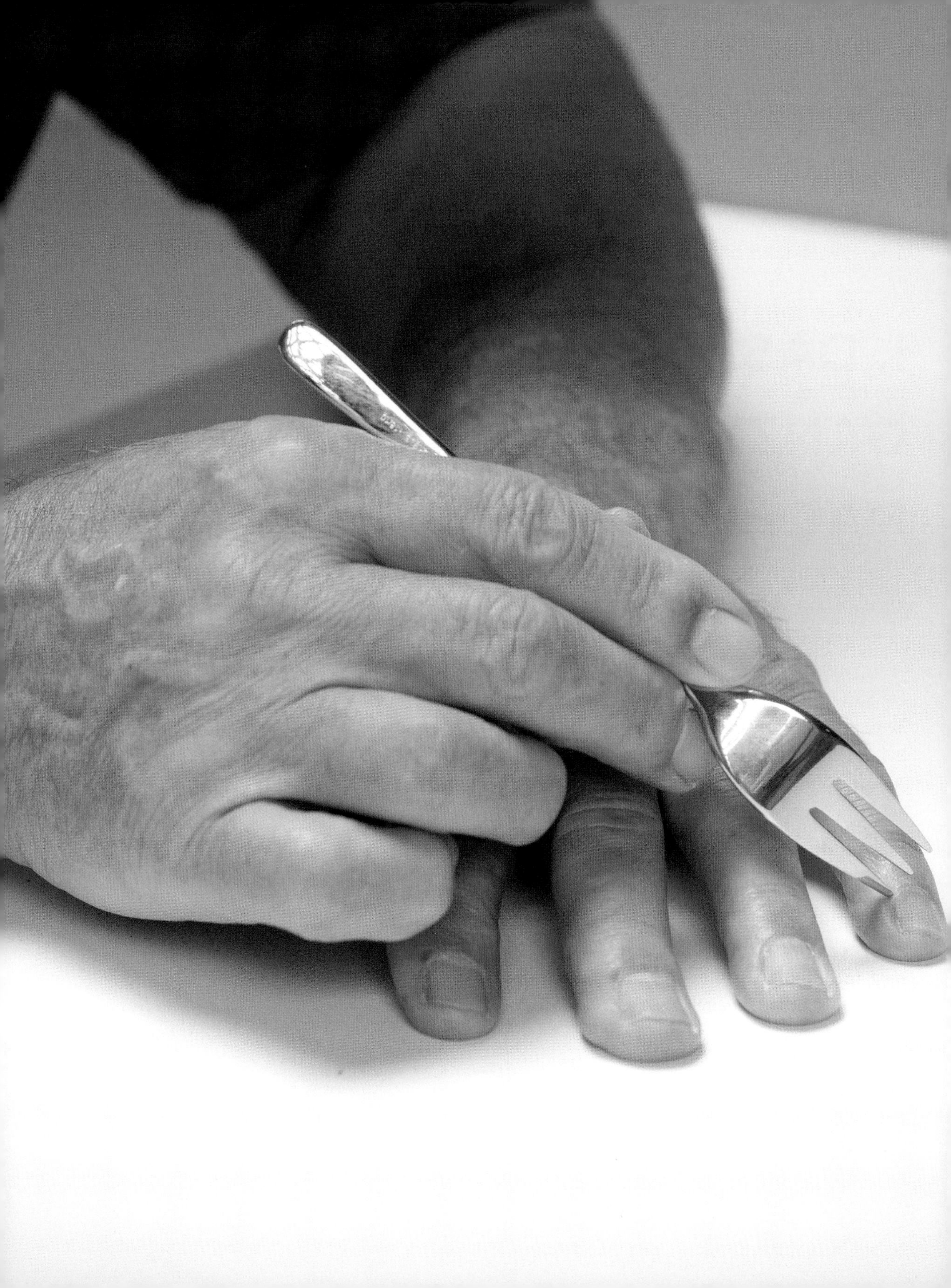

Wissenswertes rund um das Konzept

Grundlage all meiner Behandlungserfolge – neben dem Einsatz moderner Technik und einem umfassenden Know-how – ist das von mir entwickelte SB-01-Konzept: Es legt einen klar strukturierten Ablauf jeder therapeutischen Maßnahme fest und ist damit integraler Bestandteil unserer Unternehmensphilosophie. Nicht nur die Kolleginnen und Kollegen orientieren sich bei ihrer Arbeit in den Rehazentren an diesem Konzept, nein, auch die gesamte Infrastruktur, die räumliche Gestaltung und die technische Einrichtung folgen ihm. Denn das SB-01-Konzept dient nur einem Zweck: dem Wohl des Patienten. Ihr steht bei uns im Mittelpunkt. Und da euch dieser Ratgeber zur Selbsthilfe motivieren soll, habe ich alle notwendigen und möglichen Bausteine des SB-01-Konzepts bei den einzelnen Beschwerden integriert – angefangen bei den Dos und Don'ts über die Übungen, das Meridianeziehen bis hin zu den TCM-Punkten –, die ihr in Teil II »Schritt für Schritt gesund mit dem SB-01-Konzept« findet.

Schmerzen verstehen und sich davon befreien

Das SB-01-Konzept beruht auf einem ganzheitlichen Ansatz zur Förderung von Gesundheit, Mobilität und Wohlbefinden. Anfang der Achtzigerjahre entwickelt, kombiniert es wie gesagt Erkenntnisse aus der Meridianlehre und Akupressur der TCM, aber auch aus der ägyptischen Heilkunde, mit modernen wissenschaftlichen Methoden und innovativen Techniken wie die der Lasertherapie und Laserreiztherapie. Der Kern des Konzepts liegt in der allumfassenden Betrachtung des Körpers – vom Scheitel bis zur Sohle und wieder zurück: Beschwerden werden nicht isoliert behandelt, sondern immer im Zusammenhang mit anderen körperlichen und energetischen Prozessen gesehen. Das Konzept berücksichtigt sowohl physische als auch emotionale und energetische Aspekte der Gesundheit. Die zentralen Bestandteile des Konzepts umfassen dabei nichtinvasive Behandlungsansätze, die ich für euch zusammengestellt habe:

- *Gewinnbringende Verhaltensregeln:* Im Praxisteil bekommt ihr mit den »Dos« und »Don'ts« hilfreiche Maßnahmen bei akuten oder chronischen Beschwerden an die Hand, erfahrt aber auch, was ihr tunlichst unterlassen solltet.
- *Bewährte Übungen:* Die auf die Beschwerden passgenau zugeschnittenen Bewegungsabfolgen fördern die Durchblutung, mobilisieren, lösen Blockaden und optimieren die Körperhaltung, Koordination, Kraft und Ausdauer.

- *Passende Meridiane:* Als Energieleitbahnen spielen Meridiane eine Schlüsselrolle bei der Regulation von Körperfunktionen, aber jede Beschwerde erfordert andere Meridiane, die stimuliert werden müssen, weshalb sie in Teil II dieses Buches detailliert beschrieben werden.
- *Wirksame TCM-Punkte:* Die gezielte Aktivierung der spezifischen Punkte entlang der Meridiane harmonisiert den Energiefluss im Körper und löst Blockaden. Welche TCM-Punkte ihr bei welchen Beschwerden behandeln müsst, könnt ihr ebenfalls in den Beschreibungen des zweiten Teils dieses Buches nachlesen.
- *Moderne Technologien:* Der Einsatz von zellaufbauenden fotodynamischen Lasern, kaltem Plasma, speziellen Stromformen, Magnetfeldern, modernen Kompressions- und Tapetechniken – wie etwa der Sanotape-Technologie – ergänzen die manuellen osteopathischen Vorgehensweisen. Dieser letzte Punkt kommt natürlich nur bei einer persönlichen Behandlung in Betracht, wenn ich euch live und in Farbe sehe. Wobei ihr die Sanotape-Technologie bei der ein oder anderen Beschwerde sicherlich selbst anwenden könnt.[1]

Eine Ferndiagnose und -behandlung kann ich nicht durchführen – so weit reichen meine telepathischen Fähigkeiten tatsächlich nicht. Dennoch: Alle anderen Bausteine des SB-01-Konzepts wurden von mir den jeweiligen hier vorgestellten Beschwerden angepasst und sind speziell für eine Selbstanwendung geeignet.

Ziel des SB-01-Konzepts ist es, die Selbstheilungskräfte eures Körpers zu aktivieren, eure Beschwerden zu lindern und langfristig ge-

SB 01 statt 007

Ja, der Name des Konzepts »SB 01« liest sich schon fast wie die Nummer des berühmten Geheimagenten James Bond, aber so geheimnisumwittert ist das Konzept gar nicht. Die Bezeichnung entspringt eher einer pragmatischen Herangehensweise an eine etwas bizarre Situation: Anfang der Achtzigerjahre war ich infolge meiner therapeutischen Erfolge deutschlandweit so bekannt, dass die Patienten und Patientinnen im Rehazentrum Hagen bis über den Bürgersteig Schlange standen – auch das Wartezimmer war teilweise überfüllt wie eine Bahnhofshalle, wenn mal wieder ein Zug ausfiel.

Das waren wirklich verrückte Zeiten. Ich kam überhaupt nicht mehr durch die Gänge meiner Einrichtung, ohne dass ich aufgehalten und um Rat gefragt wurde. Irgendein Mitarbeiter meinte schließlich, so gehe das nicht weiter, wir bräuchten eine Art Code, damit die Leute nicht immer gleich wüssten, wo ich mich gerade aufhielt. So wurde ich zu »01«. Mein Künstlername, wenn ihr so wollt.

Irgendwann haben die Patienten natürlich herausgefunden, wer sich dahinter verbirgt, aber die Ziffer stand schließlich Pate für das Regulationskonzept: Steffen Barth wurde mit »SB« abgekürzt – und schon war die Konzeptbezeichnung auf den Punkt gebracht.

sund und vital zu bleiben – und zwar von der Muskulatur über die Gelenke bis hin zum gesamten Organismus. Dabei geht es nicht darum, dreimal die Woche in einem Fitnessstudio zu trainieren. Das könnt ihr zwar auch tun und es schadet sicher nicht, solange ihr das Pensum durchhaltet. Viel effizienter ist jedoch ein täglich kurzes, aber regelmäßiges Training an euren Schwachstellen: dort, wo die Muskeln verhärtet sind, sie sich in Disbalance befinden. Wenige Minuten reichen meist aus, um euch wieder ins Gleichgewicht zu bringen. Wichtig ist, dass ihr täglich trainiert, es ritualisiert und in euren Alltag integriert – und zwar ein Leben lang. Schließlich putzen wir unsere Zähne auch mindestens einmal täglich, und wer sie nicht regelmäßig pflegt, dem fallen sie mit der Zeit wohl irgendwann aus …

Was es mit den SB-01-Übungen auf sich hat

Aber kommen wir aus dem fast schon filmreifen Geschehen zurück in unsere etwas schmerzhafte Realität und versuchen wir, sie mit den SB-01-Übungen zu lindern: Ich habe sie entwickelt, damit Menschen mit akuten oder chronischen Rücken- oder Gelenkproblemen, nach Verletzungen oder Operationen auch selbst dazu beitragen können, ihre Beschwerden zu bewältigen.

Damit dies gelingt, sind alle Übungen ausgeklügelt und mit viel Mühe und Verstand auf die jeweiligen Beschwerden ausgerichtet. Dabei geht es nicht nur um reine Symptombekämpfung, sondern um eine Ausbalancierung des gesamten Organismus. Deshalb bestehen die Übungen meistens nicht nur aus dem Dehnen, vielmehr wirken sie gleichzeitig auch kräftigend und stoffwechselfördernd. Mit jeder Übung erreicht ihr mehrere Ziele, beispielsweise die hintere Beinseite aufzudehnen, die vordere Seite zu kräftigen, die Koordination zu trainieren und so weiter.

Wir brauchen uns nur einmal die Bauch-Beckenboden-Übung anzuschauen, die bei vielen Beschwerden das Mittel der Wahl ist: Durch die Pumpbewegungen wird der Stoffwechsel in den Wirbelsegmenten erreicht, die Bauch-Beckenboden-Muskulatur gekräftigt, die oberen Bauchmuskeln werden aufgebaut, die Halswirbelsäule (HWS) erfährt eine Entlastung, Muskelverspannungen im gesamten Schultergürtel und der hinteren HWS werden abgebaut, Engpasssyndromen der seitlichen Wirbelsäule wird vorgebeugt, die Verdauung gefördert und manches mehr. Ihr erledigt sozusagen alles »in einem Aufwasch«!

Wichtig zu wissen ist für euch, wie ihr die Übungen ausführen sollt, nämlich in allererster Linie isokinetisch und achsengerecht! Was es mit exzentrischen, konzentrischen und isometrischen Bewegungsarten auf sich hat, erfahrt ihr gleich hier, denn sie beanspruchen Muskeln, Gelenke und Sehnen auf unterschiedliche Weise und wirken dementsprechend spezifisch.

Isokinetisch

Jede Übung, die ich euch auf den folgenden Seiten zusammengestellt habe, solltet ihr langsam – also in Zeitlupe! – und kontrolliert ausführen. Und das bedeutet auch schon der aus dem Griechischen abgeleitete Begriff »isokinetisch«: eine Bewegung mit gleichbleibender Geschwindigkeit durchzuführen, unabhängig davon, wie viel Kraft ihr aufwenden müsst.

Der Begriff wird oft im Zusammenhang mit dem Training und der Rehabilitation verwendet, insbesondere bei Geräten, bei denen die Bewegungsgeschwindigkeit eingestellt werden kann – in diesem Fall aber gleich bleibt –, während der Widerstand je nach Kraftaufwand variiert. Das heißt, bei isokinetischen Übungen, etwa mit einem speziellen Trainingsgerät, bleibt die Geschwindigkeit, mit der der Muskel arbeitet, konstant, selbst wenn der Widerstand sich ändert. So wird die Muskulatur gezielt und gleichmäßig trainiert, was bei Verletzungen besonders förderlich ist.

In der *Reha-Revolution* führt ihr die Übungen allerdings ohne Geräte durch – nur selten werden Hilfsmittel wie etwa ein Zugband benötigt.

Exzentrisch

Eine exzentrische Bewegung tritt auf, wenn ihr beispielsweise aus dem Stand eine Kniebeuge nach unten ausführt oder bergab geht: Diese Abwärtsbewegung wird durch den Muskel kontrolliert abgebremst und dabei verlängert sich unter der Anspannung euer Muskel. Als »exzentrische Kontraktion« wird also jede Bewegung bezeichnet, die einen Muskel verlängert, während er gleichzeitig kontrahiert wird. Viele sprechen in diesem Zusammenhang auch von einer »Negativbewegung«, einem »Negativtraining« oder »einer negativdynamischen Bewegung«.

Exzentrisches Training ist besonders effektiv, um Muskeln und Sehnen zu stärken und so Verletzungen vorzubeugen. Oft erfordert es mehr Kraft, da der Muskel gegen die Schwerkraft arbeiten muss.

Konzentrisch

Bleiben wir beim Beispiel der Kniebeuge: Bei einer konzentrischen Bewegung komme ich aus der Hocke wieder zurück in den Stand. Der Muskel verkürzt sich unter Anspannung – er erzeugt Kraft, um eine Bewegung zu initiieren oder eine Last zu heben. Das kann auch im Liegen gegen einen Widerstand erfolgen, wie etwa beim Hochdrücken aus dem Liegestütz. Konzentrische Bewegung bedeutet also, »eine Last zu überwinden«, sie fördert den Muskelaufbau sowie die Kraftentwicklung und wird auch gern als »positivdynamisch« bezeichnet.

Konzentrische und exzentrische Bewegungen werden häufig kombiniert – wie etwa bei der Kniebeuge. Das Training könnte allerdings ineffektiv sein, wenn ein Teil der Bewegung, wie beispielsweise das Absenken, nicht gezielt ausgeführt wird.

Womit wir gleich beim nächsten wichtigen Schlagwort wären, nämlich der *achsengerecht* durchgeführten Übung.

Achsengerecht

Hier wird eine Bewegung oder Übung so umgesetzt, dass die Gelenke – etwa Knie, Hüfte und Schultern – in ihrer natürlichen Ausrichtung bleiben und nicht verdreht oder überlastet werden. Die Gelenkachsen werden belastet, wie es die Anatomie vorgibt.

Ein gutes Beispiel dafür ist auch hier die Kniebeuge, bei der die Schultermitte und der Mittelfuß eine Linie bilden sollen; diese Vorgehensweise wird bei dieser »Übung fürs Leben« später noch detailliert beschrieben. Denn bei achsengerechten Bewegungen findet eine gleichmäßige Kräfteverteilung statt, sodass Muskeln und Bänder optimal zusammenarbeiten können. Das ist nicht nur weniger verletzungsanfällig, sondern auch wesentlich effektiver.

Isometrisch

Eine isometrische Übung beschreibt eine Muskelanspannung ohne Bewegung, das heißt: Ihr haltet eine Position über einen definierten Zeitraum, wie es etwa hier bei der »Atlasübung im Liegen« der Fall ist oder beim Liegestütz. Dabei steht der Muskel unter Spannung, wird aber weder kürzer noch länger, weshalb sich isometrisches Training hervorragend zur Verbesserung von Stabilität, Haltekraft und muskulärer Kontrolle eignet. Es ist oft Teil von Rehabilitationsprogrammen und kann bei Knie-, Hüft- und weiteren Beschwerden, aber auch vor und nach Operationen durchgeführt werden.

Bewegung als Therapie

Auf was basieren die SB-01-Übungen sonst noch? Auf dem Prinzip, die vorgegebenen Bewegungen hauptsächlich dann auszuführen, wenn die Beschwerden akut sind, es also wehtut – bei starken Schmerzen natürlich nur nach therapeutischer oder fachärztlicher Abklärung und Freigabe. Denn Lethargie führt meist nicht zu einem schnelleren und besseren »Heilungsergebnis«, weshalb eine Ruhigstellung über einen längeren Zeitraum eigentlich immer – auch bei einem Supinationstrauma (Umknicken) – vermieden werden sollte. Den Betroffenen beispielsweise in einen Rollstuhl zu setzen, was ich bereits häufig gesehen habe, kommt einer Katastrophe mit meist schwerwiegenden Folgen gleich. Kein Gewebe »heilt« in Ruhe schneller – ganz im Gegenteil. Wer anderslautende Beweise hat oder dementsprechende Studien kennt, dem höre ich gern zu.

Patientinnen und Patienten, die bei Schmerzen ihre jeweiligen SB-01-Übungen in einer bestimmten Geschwindigkeit (isokinetisch) und im beschwerdefreien Bereich (!) durchführen, profitieren von einer Automobilisation, Kräftigung, Dehnung und optimalen Durchblutung. Hier wird funktionell bewegt;

das heißt, die verletzte Struktur wird bei einer Bewegung ausgeklammert, aber die umgebenden Strukturen werden aktiviert. Dadurch bilden sich Botenstoffe – auch Glückshormone –, die ebenfalls zu einer erfolgreichen Genesung beitragen. Das alles führt wiederum zu einer Dynamik, die die Übenden in einer positiven Spirale »nach oben« befördert.

Sich mehr zu bewegen, ist generell das Gebot der Stunde, denken wir nur an den bereits erwähnten Statusbericht der Weltgesundheitsorganisation, dem zufolge mehr als 80 Prozent der Jugendlichen und 27 Prozent der Erwachsenen nicht das von der WHO empfohlene Maß an Bewegung erreichen. Hauptziel des dafür geschaffenen »Global Action Plan on Physical Activity (GAPPA)« ist daher eine körperliche Aktivitätssteigerung der Gesellschaft: Der Bewegungsmangel soll in der Bevölkerung bis 2030 um 15 Prozent reduziert werden.[2] Denn in unserem Informationszeitalter verkümmert verstärkt eine Vielzahl an Bewegungsabläufen: Fast die Mehrheit verbringt den größten Teil des Arbeitstags und auch der Freizeit im Sitzen und das bekommen vor allem die Gelenke und Wirbelsegmente zu spüren. Dadurch fehlt es an Spannung und einer aufrechten Körperhaltung, was wiederum dazu führt, dass sich nicht dehnfähige und abgeschwächte Muskeln ausbilden und es schließlich zu Muskeldisbalancen kommt.

Dabei ist bei den Frauen in der Regel die Bauch- und Beckenbodenmuskulatur im Verhältnis zur Rückenmuskulatur weniger entwickelt als bei den Männern. Letztere neigen hingegen zu ausgeprägten Verkürzungen der hinteren Beinmuskulatur, der sogenannten Hamstrings. Und so nimmt bei den Frauen die »Bauch-Beckenboden-Übung« eine zentrale Rolle ein, um beschwerdefrei im Rücken zu bleiben, während bei den Männern unter anderem die »Telefonübung« unerlässlich ist. Letztere hat ihren Namen übrigens aus einem bestimmten Anlass erhalten: Damit das Trainieren der Hamstrings nicht aufgeschoben wird, können sie bei jedem Telefonat gedehnt werden. Wie? Das könnt ihr bei besagter Übung der jeweiligen Beschwerde nachlesen.

Im Zusammenhang mit den SB-01-Übungen spreche ich online oft von den 3-mal-8-Sekunden-Übungen, die Teil des Konzepts sind. Wie der Name schon sagt: Es ist ein minimaler Zeitaufwand erforderlich, aber bei konsequenter Durchführung sind die Maßnahmen äußerst effektiv. Viele der Übungen, die ihr hier findet, sind ebenfalls nach dieser Zeiteinteilung durchzuführen. Bei manch anderen habe ich bewusst ein anderes Timing gewählt, je nachdem, welche Intensität die jeweilige Beschwerde erfordert. Aber keine Sorge, viel mehr Zeit müsst ihr nicht investieren – und die jeweiligen Angaben sind immer zum Schluss jeder einzelnen Übung aufgeführt. Kombiniert mit zwei weiteren Bausteinen aus dem SB-01-Konzept – nämlich dem Meridianeziehen und der Aktivierung der TCM-Punkte, die ich euch auf den nächsten Seiten vorstelle –, steht eurem Genesungsprozess also nichts mehr im Wege.

Altes Wissen und neue Denkmodelle: Meridiane und TCM-Punkte im SB-01-Konzept

Die seit Jahrtausenden bewährte Heilkunst der Traditionellen Chinesischen Medizin betrachtet den menschlichen Körper als energetisches System. Krankheit bedeutet hier eine Störung des Energieflusses – und die nimmt in der kleinsten Zelle ihren Anfang –, Gesundheit hingegen einen einwandfreien Energiefluss. Bis der Mensch ein Symptom wahrnimmt, durchläuft die Krankheit eine sogenannte »Inkubationszeit« (ein Bandscheibenvorfall etwa entwickelt sich über Jahre bis hin zu Jahrzehnten), weshalb ein frühzeitiges Erkennen einer »energetischen« Störung durchaus sinnvoll ist. Eine zentrale Stellung in der TCM nimmt die Meridianlehre ein, die die Grundlage für Behandlungsmethoden wie Laserpunktur, Akupunktur, Akupressur und viele andere Techniken bildet. Sie basiert auf der Vorstellung, dass eine Lebensenergie namens »Qi« (ausgesprochen »Tschi«) durch ein Netzwerk von Energieleitbahnen – ebendie Meridiane – fließt. Kann das Qi frei durch sie strömen, spricht man von einem harmonischen Energiefluss, der Körper, Geist und Seele gesund hält. Blockaden oder Ungleichgewichte können hingegen zu Beschwerden oder Krankheiten führen. Ziel aller TCM-Therapien ist, den Energiefluss zu regulieren und so den Körper wieder in sein Gleichgewicht zu bringen.

Die Rolle der Meridiane

Die unsichtbaren Energieleitbahnen durchziehen den Körper und dienen als Orientierungsbahnen, auch dadurch, dass sie jeweils einen Anfangs-, End-, Quell-, Sedierungs-, Alarmpunkt et cetera haben: die allseits bekannten Akupunkturpunkte. Nach der traditionellen Lehre gibt es zwölf Hauptmeridiane, die jeweils einem bestimmten Organ oder einer Funktion im Körper zugeordnet sind und dazu beitragen, dass die Balance der entgegengesetzten Kräfte Yin und Yang gewahrt bleibt. Die sechs Yin-Meridiane verlaufen auf der Körpervorder- und -innenseite von unten nach oben (von kaudal nach kranial) und sind für die blutspeichernden Organe wie Herz, Leber, Lunge und Milz zuständig: Blut, Wasser und Energie fließen bei Kälte ins Körperinnere, um den Organismus zu wärmen. Die sechs Yang-Meridiane wiederum befinden sich auf der Körperrück- und -außenseite und führen

Die sechs Yin-Meridiane

- Herz-Meridian (»He«)
- Nieren-Meridian (»Ni«)
- Kreislauf-Sexus-Meridian (»Ks«)
- Leber-Meridian (»Le«)
- Lungen-Meridian (»Lu«)
- Milz-Pankreas-Meridian (»MP«)

Die sechs Yang-Meridiane

- Dünndarm-Meridian (»Dü«)
- Blasen-Meridian (»Bl«)
- Dreifach-Erwärmer-Meridian (»3E«)
- Gallenblasen-Meridian (»Gb«)
- Dickdarm-Meridian (»Di«)
- Magen-Meridian (»Ma«)

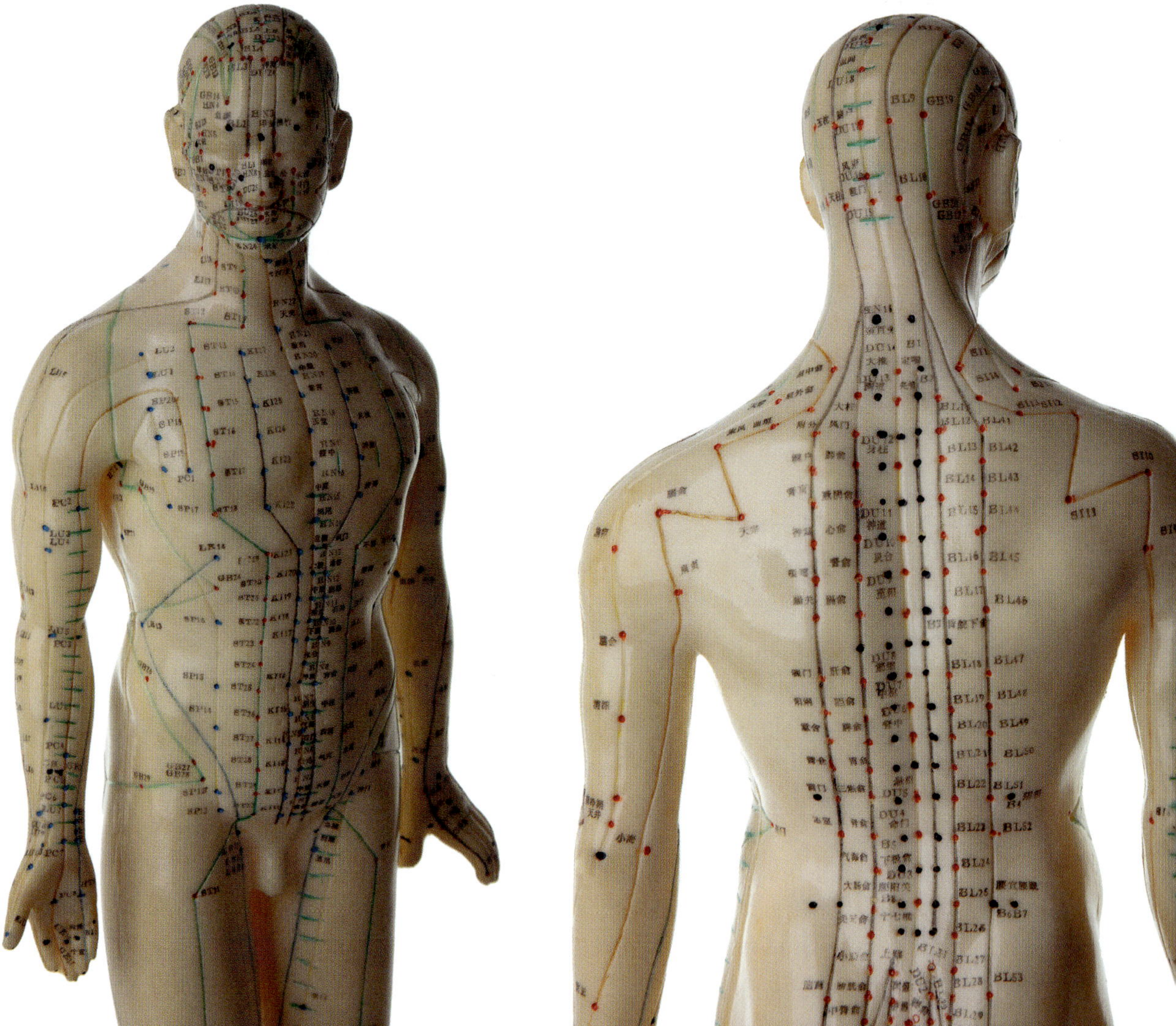

von oben nach unten (von kranial nach kaudal). Sie sind für die Hohlorgane – wie etwa Magen, Dünn- und Dickdarm – und somit für die Kühlung verantwortlich. Einzige Ausnahme bildet hier der Magenmeridian, der zwar zu den Yang-Meridianen gehört, jedoch auf der Körpervorderseite von oben nach unten gezogen wird.

Hinzu kommen zwei weitere wichtige Energieleitbahnen: das Lenker- (»LG«) und das Konzeptionsgefäß (»KG«), die eng mit den Hohl- und blutspeichernden Organen sowie der Funktion des gesamten Organismus verbunden sind. Sie beeinflussen direkt oder indirekt die Hohl- und blutspeichernden Organe, indem sie den Energiefluss steuern und die Yin- und Yang-Kräfte harmonisieren.

Während das Konzeptionsgefäß entlang der Vorderseite des Körpers von der Mitte des Schambeins über den Bauch und die Brust bis zur Unterlippe verläuft, beginnt das Lenkergefäß dort, wo das Konzeptionsgefäß endet – nämlich auf der Oberlippe. Es führt weiter mittig über den Kopf, entlang der Wirbelsäule bis in die Steißbeinregion. Einen guten Überblick über sämtliche Meridiane und ihre dazugehörigen TCM-Punkte erhaltet ihr auf den Bildern von Seite 26. Orientiert euch aber bitte nicht an diesen, sondern an den einzelnen Meridianabschnitten, die ich euch bei den Beschwerden zusammengestellt habe.

Behandelt ihr die Meridiane, wird nicht nur das Qi ins Gleichgewicht gebracht, sondern mittels der mechanischen Reize – die durch das Ziehen der Meridiane auf der Haut gesetzt werden – lockert sich das Bindegewebe genauso, wie sich die Muskulatur entspannt. Das wiederum stärkt Blutgefäße und Organe.

Da jeder Meridian einem Organ zugeordnet ist, können bei der Aktivierung auch Emotionen ausgelöst und gelöst werden. So habe ich in meiner Praxis schon einige Gefühlsausbrüche miterlebt. Was normal und völlig in Ordnung ist. Nicht umsonst spricht der Volksmund davon, dass einem die Galle überläuft, etwas über die Leber gelaufen ist, an die Nieren geht, einen Stich ins Herz gibt, sich jemand die Lunge aus dem Hals schreit und so weiter. Und bei der Meridiantherapie verläuft der Weg über den sogenannten »Hautorganreflex«: Erst wird der Impuls über die Haut zum Organ, dann weiter ans Gehirn geleitet.

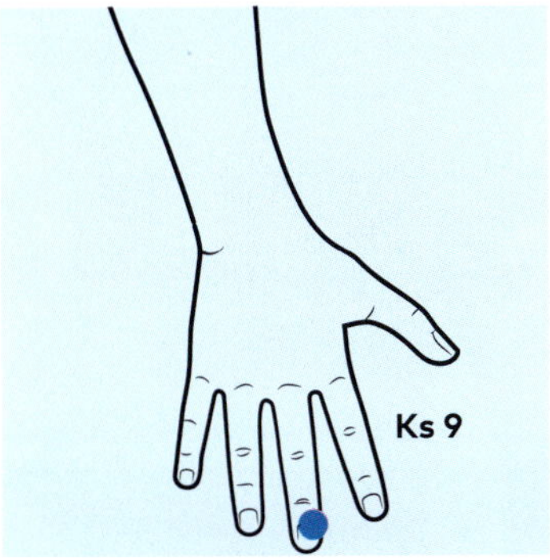

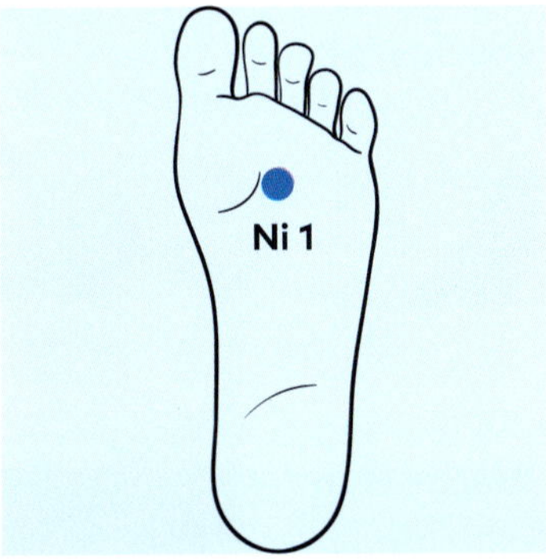

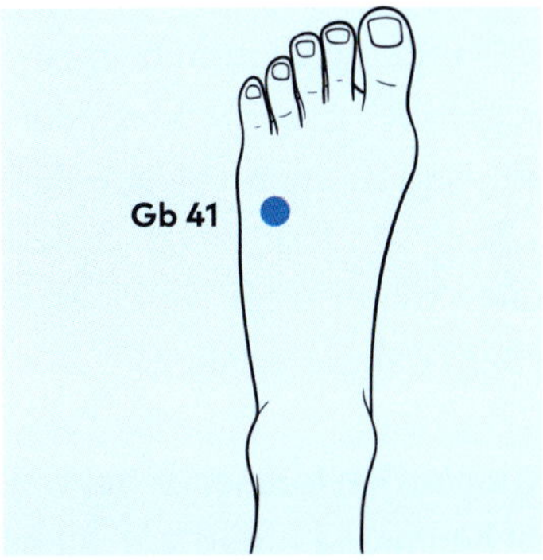

Wirksame Reiztherapie nach dem SB-01-Konzept

Da die TCM stets um Ausgleich bemüht ist, könnt ihr mittels Meridianeziehen euer Qi aktivieren und den Genesungsprozess unterstützen. Wie erkennt ihr nun auf der Haut, ob das Qi harmonisch durch die Meridiane strömt oder der natürliche Energiefluss gestört wird? Das ist gar nicht so schwer und funktioniert wunderbar mittels Dermografie, der »Hautschrift«. Das Einzige, was ihr dazu benötigt, ist ein geeigneter Metallgegenstand, da er am besten leitet. Ich empfehle immer einen Löffel mit langem Stiel – mit dem Stiel eines Eislöffels etwa erreicht ihr noch so weit entfernte Körperstellen –, aber eine Gabel oder ein Esslöffel sind auch geeignet. Genauso wie ein Schlüssel oder eine Euromünze, falls ihr unterwegs seid und der Besteckkasten außer Reichweite ist. Einen eigens für diesen Zweck vorgesehenen Meridianstab könnt ihr ebenfalls verwenden; ihn gibt es oft als Multifunktionsstift, der auch zur Aktivierung der Punkte dient (siehe dazu weiter unten den Abschnitt »TCM-Punkte zur Selbstanwendung«). Und keine Sorge, dabei kann man nichts verkehrt machen – die Meridiantherapie arbeitet regulativ, weshalb es nie ein Zuviel oder Zuwenig gibt, auch wenn die Behandlung natürlich umso erfolgreicher ist, je genauer man die Meridiane zieht. Solltet ihr zu Beginn nicht gleich den richtigen erwischen, sondern etwas danebenliegen, ist das nicht weiter tragisch. Es ist noch kein Meister vom Himmel gefallen!

Welche Meridiane ihr bei welcher Beschwerde ziehen müsst – und vor allem, wie oft –, findet ihr im Teil II (»Schritt für Schritt gesund mit dem SB-01-Konzept«) bei der jeweiligen gesundheitlichen Einschränkung beschrieben.

Zieht ihr nun einen Meridian vom Beginn bis zu seinem Ende, so reagiert die Haut im normal versorgten Bereich erst mit einer weißen Verfärbung der Linie, die sich innerhalb von Sekunden in Rot verwandelt. Im Idealfall zeigt sich hier der Meridian vom Anfangs- bis zum Endpunkt mit einer sauberen roten Linienführung – sowohl am Rumpf als auch an Armen oder Beinen. Bei einer Störung des

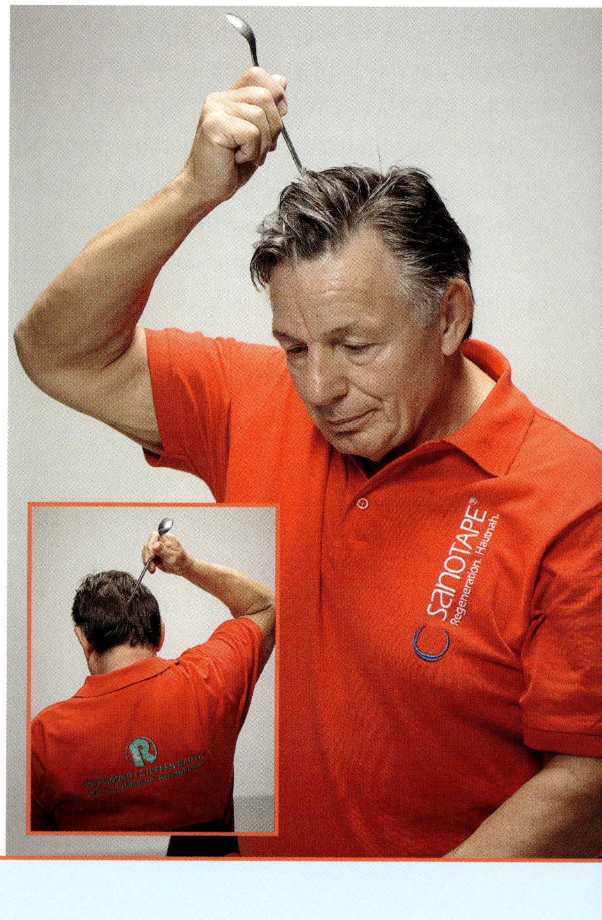

Energieflusses beziehungsweise einem mäßigen Stoffwechsel kann es zu verschiedenen Abweichungen kommen:

- Nach dem Meridianeziehen verfärbt sich die weiße Linie nicht durchgehend rot, sondern sie wird immer wieder von weißen Linien unterbrochen.
- Der Meridian reagiert erst mit einer weißen Linie, die dann zu einem weiß verschwommenen Strich wird. Diese Anzeichen verraten oft Wasseransammlungen im Bindegewebe und zeigen sich gern an den Beinen.
- Genauso kann sich ein erst weißer Meridian im Anschluss mit roten Quaddeln zeigen – die Areale sind dabei erhaben und sehen fast aus wie Blasen. Das ist aber nicht weiter beängstigend (siehe QR-Code Seite 315).
- Die Linienführung des Meridians kann aber auch nur schwach ausgeprägt sein. Das ist häufig der Fall, wenn es euch kalt ist oder ihr euch in einem kühlen Raum befindet: Hier sind oft nur Reaktionen im Rumpfbereich sichtbar, an den Armen oder Beinen meistens nur wenige bis gar keine.

Wo ein Meridian eine unterbrochene Linie aufzeigt, nur weiß wird oder gar nicht sichtbar wird, solltet ihr die mechanischen Reize so lange aktivieren, bis sich eine rote Linie zeigt.

Die in Teil II des Buches beschriebenen Meridianverläufe sind auf Selbstanwendende – also auf euch und eure Beschwerden – zugeschnitten, weshalb die Meridiane teilweise nicht ganz, sondern nur abschnittsweise gezogen werden. Aus diesem Grund befinden sich in diesem Ratgeber auch wesentlich mehr Yin-Meridiane, also solche, die die Körpervorderseite entlanglaufen. Praktikabilität geht hier vor Theorie! Denn was nutzt es, wenn ihr von einem Hexenschuss niedergestreckt wurdet, aber nicht mal im Traum daran denken könnt, einen Meridian komplett durchzuziehen? Ich jedenfalls habe in meiner langjährigen Praxiserfahrung damit sehr gute Ergebnisse erzielt. Dafür braucht ihr den Meridianabschnitt einfach mit etwas mehr Druck – natürlich beidseitig – entlangzufahren. Wie oft, sagt euch die Angabe bei der jeweiligen Übung.

Wenn Punkte sprechen könnten

Nachdem ihr nun die zwölf Hauptmeridiane, ihre beiden erweiterten Energieleitbahnen und ihren Einfluss auf den Energiefluss des Körpers kennengelernt habt, werfen wir einen Blick auf die einzelnen Punkte, die diese Bahnen so besonders machen.

Jeder Meridian hat einen Anfangs-, End-, Sedierungs-, Quellpunkt und so weiter, die sich alle strategisch entlang der zwölf Hauptmeridiane von Kopf bis Fuß verteilen – die außerordentlichen Meridiane weisen ebenfalls ihre speziellen Punkte auf. Es sind die Energiezugänge entlang dieser Bahnen.

Sämtliche TCM-Punkte sind nummeriert, erzählen ihre ganz eigene Geschichte, wirken spezifisch und bieten uns so die Möglichkeit, gezielt auf Ungleichgewichte und damit auf Beschwerden einzuwirken. Insgesamt gibt es 365 klassische TCM-Punkte – so viele, wie das Jahr Tage hat –, die in verschiedene Kategorien aufgeteilt sind. Einige erfüllen dabei mehrere Funktionen. So kann beispielsweise ein Punkt sowohl Yuan- als auch Luo-Punkt sein. Ich sage immer: »*¡Muy complicado!* Um all das auswendig zu lernen, reicht ein ganzes Leben nicht aus.« Aber keine Sorge, bei den jeweiligen Beschwerden findet ihr genaue Anleitungen, welche Punkte zu aktivieren sind. Wer sich trotzdem einen Überblick verschaffen möchte, findet eine Darstellung der Meridiane und ihrer dazugehörigen Punkte auf Seite 26.

Alle dieser 365 Punkte entlang der Meridiane sind kleine, aber feine Tore zur Harmonisierung des Qi, zur Stärkung der inneren Balance und Förderung der Selbstheilung. Dabei hat jeder seine eigene Bedeutung und besondere Wirkung – zugleich verbirgt sich hinter jeder Bezeichnung eine interessante Geschichte. Drei dieser Punkte, Dickdarm 1 (Di 1), Magen 36 (Ma 36) und SB 01, der Punkt außerhalb der Meridiane (SB 01), möchte ich euch kurz vorstellen: Während der eine (Di 1) durch seine Verbindung zu den Atemwegen eine verstopfte Nase befreien kann, gilt der andere (Ma 36) als Lebensquell, der Körper und Geist stärkt und ein langes Leben verspricht. Der Dritte im Bunde (SB 01) liegt außerhalb der Meridiane und ist ein Tausendsassa.

Der »Schnupfenpunkt«: Di 1

Wenn es euch in der Nase juckt, sie verstopft ist oder ein dicker Popel die Atmung erschwert: Was macht ihr in diesem Fall beziehungsweise was trauen sich nur noch kleine Kinder in der Öffentlichkeit? Genau, einen Finger in die Nase zu stecken. Aber welchen? Meistens doch den Zeigefinger, oder?

Das hat auch einen Grund, denn am äußeren Nagelfalzwinkel des Zeigefingers liegt der Anfangspunkt des Dickdarmmeridians (Dickdarm 1 oder Di 1). Sobald ihr also den Finger in die Nase steckt, wird der TCM-Punkt massiert und damit aktiviert. Um diese Geschichte abzurunden, fehlt natürlich noch ein guter Schluss: Wo, glaubt ihr, endet wohl der Dickdarmmeridian? Genau, am seitlichen Nasenflügel mit dem TCM-Punkt Di 20. Um euren Schnupfen loszuwerden, müsst ihr euch aber nicht im hintersten Eck verstecken und in der Nase bohren, sondern könnt einfach mit einem Metallgegenstand den TCM-Punkt Di 1 beidseitig massieren. Womit? Mit einem Metallgegenstand? Ja! Mit welchem, steht auf Seite 28.

Der Meisterpunkt »Drei Dörfer«: Ma 36

Einer der bekanntesten und am häufigsten verwendeten Punkte in der TCM ist Magen 36 (Ma 36), der Lebensenergie, Vitalität und Ausdauer symbolisiert. Er wird neben seiner Bezeichnung als Punkt der »Drei Dörfer« auch oft »Punkt des langen Lebens«, »Drei Meilen des Fußes« oder »Dritter Weiler am Fuß« genannt und mit verschiedenen Legenden in Verbindung gebracht.

Meine Version spielt im chinesischen Kaiserreich, in dem sich ein Trupp Soldaten in einer kriegerischen Auseinandersetzung befindet. Die Soldaten sind von langen Märschen und unzähligen Kämpfen erschöpft, haben – um siegreich nach Hause zu kehren – jedoch noch eine entscheidende Mission vor sich: drei Dörfer einzunehmen. Von ihrem Oberbefehlshaber werden die entkräfteten Soldaten angehalten, als sie sich auf dem Boden sitzend ausruhen, den TCM-Punkt unterhalb der Kniescheibe 4 Fingerbreit in Richtung Unterschenkelaußenseite zu suchen und zu massieren. Er verspricht ihnen, so würden sie die Kraft finden, um ihre Mission zu beenden. Der Überlieferung zufolge schöpfen die Soldaten durch die Stimulation von Ma 36 neue Energien und fühlen sich derart gestärkt, dass es ihnen gelingt, die drei Dörfer zu erobern. Und so verkörpert dieser Meisterpunkt nicht nur körperliche Stärke, sondern auch Willenskraft und die Fähigkeit, Hindernisse zu überwinden.

Der Punkt »Befreiender Engpass« außerhalb der Meridiane: SB 01

Der wirksamste Punkt, der sich außerhalb der Meridiane (PaM) befindet und einen enormen Leitwert besitzt, aber in keinem Fachbuch steht, ist der Punkt SB 01 »Befreiender Engpass«, den ich (SB) vor Jahren entdeckt habe. Dass bei ihm der Hautleitwert am höchsten ist, kann man mittels eines Akupunktur-Elektromessgeräts über den Hautwiderstand nachprüfen. Das Ganze grenzt jedoch noch lange an kein Wunder, verlaufen doch an diesem Punkt der elfte Hirnnerv (Nervus accessorius), die Halsschlagader und weitere Blutgefäße, die den Kopf mit Sauerstoff versorgen. Aber nicht nur sie sind dort angesiedelt, sondern auch die Skalenuslücke – ein Engpass, der von Halsmuskeln gebildet wird – sowie das Schlüsselbein und die erste Rippe, die sich hier kreuzen.

Wird nun beispielsweise die erste Rippe aufgrund von Muskelverhärtungen unter das Schlüsselbein gezogen, funktionieren beide quasi als Schere: Sie quetschen die darunter befindlichen Nervengeflechte, Blutgefäße und andere Weichteile ab, womit wichtige Anteile nicht mehr mit genügend sauerstoffreichem Blut versorgt werden. Das können der obere Quadrant der Brust sein, aber auch das Ohr, der Kopf sowie die Arme bis hin zur Hand und den Fingern.

Ihr findet den Punkt SB 01, indem ihr die Schultern hochzieht und vom Ende des Ohrläppchens zur Einbuchtung eurer hochgezogenen Schulter geht. Dort seid ihr dann goldrichtig. Die Schultern müsst ihr beim Behandeln des Punkts aber wieder sinken lassen!

Und so stellt sich der SB 01 als Punkt der Befreiung bei Beschwerden dar wie Arthrosen, Bluthoch- und -niederdruck, Drehschwindel, Ellenbogenschmerzen – auch Bursitis (Schleimbeutelentzündung) –, Fibrosierungen des Bindegewebes hinterm Ohr, Gleichgewichtsstörungen, Karpaltunnelsyndrom, Kopfschmerzen, Migräne, Schnappfinger, Schulterschmerzen (Engpasssyndrom), Sehnenscheidenentzündung, Tinnitus und anderen mehr. Diese Vielzahl an Beschwerden können natürlich nicht nur mit einem einzigen Punkt erfolgreich behandelt werden, weshalb hier stets Kombinationsbehandlungen beschrieben werden.

Die TCM-Punkte zur Selbstanwendung

Wie aktiviert ihr nun die einzelnen TCM-Punkte, die im Rahmen des SB-01-Konzepts eine gesundheitsfördernde Wirkung entfalten sollen? Im Praxisteil findet ihr bei der jeweiligen Beschwerde nicht nur passende Übungen und Meridiane, sondern auch geeignete TCM-Punkte, die gezielt stimuliert werden müssen, um den Energiefluss im Körper zu harmonisieren und eure Beschwerden effektiv zu lindern. Dabei ist die präzise Behandlung der TCM-Punkte von Vorteil.

Womit man einen TCM-Punkt aktiviert

Ein geeigneter Metallgegenstand, wie ich ihn schon beim Meridianeziehen beschrieben habe (siehe Seite 28), eignet sich für die meisten TCM-Punkte wegen seiner Leitfähigkeit am besten. Wichtig ist wie gesagt, dass der Gegenstand einen langen »Hebel« hat, damit ihr an die entlegensten Punkte eures Körpers gelangt. Ein langer Eislöffel wäre deshalb das Mittel der Wahl – mit dessen Stiel erreicht ihr auch noch so weit entfernte Stellen. Der Zinken einer Kuchengabel ist bei der Pressur der Punkte ein genauso wertvolles Tool wie ein Schlüssel oder eine Euromünze. Gern darf es auch ein Akupressur- beziehungsweise Multifunktionsstift sein, den ich ebenfalls schon beim Meridianeziehen erwähnt habe. Darüber hinaus gibt es noch folgende Möglichkeiten:

- *Die Fingerbeere, der Fingernagel:* Mit der Fingerbeere ist der weiche Teil der Fingerkuppe gemeint, der reichlich Nervenenden aufweist, was ihn besonders empfindlich für Berührungen und Druck macht. Genau aus diesem Grund eignet sich die Fingerbeere auch hervorragend für TCM-Punkte an besonders sensiblen Körperstellen – in unserem Fall ist das der Punkt SB 01 (siehe Seite 31). Für unterwegs ist sie genauso unschlagbar wie der Fingernagel, da ihr während eines Gesprächs oder wenn ihr auf Bus und Bahn wartet oder schon darin sitzt, den entsprechenden TCM-Punkt massieren könnt.
- *Der Daumen-Zangengriff:* Mit ihm übt ihr gezielt Druck auf einen TCM-Punkt aus – teilweise ist das auch nötig, wie in der *Reha-Revolution* etwa bei der Aktivierung des Luo-Durchgangspunkts »Innere Barriere« (Ks 6), des Punkts »Vorbei an dem Engpass« (Lu 7) oder des Punkts »Mitte des Tümpels, der Lache« (3E 3). Dabei benutzt

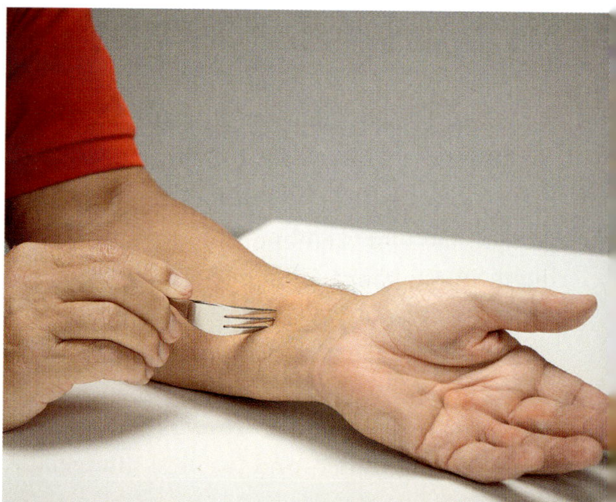

ihr Daumen und Zeigefinger, um den Punkt fest zu umgreifen und mit sanftem, aber stetigem Druck zu massieren. Durch die »Zangen«-Technik erreicht ihr tiefere Schichten der Muskulatur und des Gewebes, was die Wirkung der Akupressur verstärkt.

Wie intensiv wird ein Punkt aktiviert?

Je feiner der Reiz, desto höher die Wirkung. Das Gute bei der Selbstanwendung: Ihr dosiert die Intensität selbst – und zwar so, wie ihr sie aushaltet. Der richtige Punkt lässt sich leicht erkennen, denn er ist immer der empfindlichste: Wenn ihr ihn trefft, fühlt es sich in etwa wie ein Nadelstich an.

Apropos »Nadelstich«: Sicher ist euch schon aufgefallen, dass die TCM-Aktivierung im gesamten Buch nicht – wie sonst bei der Akupunktur – mit dünnen Nadeln erfolgt, sondern mit einem metallischen Gegenstand oder aber euren eigenen Fingern. Das Besondere an der TCM-Aktivierung nach dem SB-01-Konzept liegt nämlich an der nicht-invasiven Regulationsmethode (NIR), bei der euer Körper den »Schubser« bekommt, den er braucht, um sich selbst auszubalancieren. Für euch bedeutet das in erster Linie:

- keine Hautverletzung,
- keine Infektionsgefahr,
- keine Spritzenphobie und
- keine Chemie.

Mit dieser Vorgehensweise können auch Schwangere und Kleinkinder behandelt werden, allerdings sollte bei ihnen auf die Dosierung geachtet werden. Hier müsste der betreuende Arzt oder die Ärztin interdisziplinär eingebunden werden. Selbstbehandlungsmöglichkeiten könnten dabei auch sein, die Meridiane sanft mit den Händen auszustreichen oder mit einem Pinsel nachzufahren – Letzteres zeigt gerade bei Kleinkindern enorme Reflexe.

Selbstanwendung leicht gemacht

Alle TCM-Punkte, Meridiane und Übungen sind in diesem Buch natürlich so zusammengestellt, dass ihr sie ohne fremde Hilfe selbst durchführen könnt. Selten müsst ihr dabei die eine oder andere Verrenkung machen, die ihr sonst nicht praktizieren würdet. Der Vorteil: So bewegt ihr euch schon ein wenig.

Dennoch: Habt ihr den Punkt mal nicht genau getroffen, keine Panik, dann variiert ruhig ein wenig mit dem Metallgegenstand und begebt euch auf die Suche. Jeder Mensch ist anatomisch etwas anders gebaut, sodass die Beschreibungen bei den TCM-Punkten nicht immer exakt auf jeden Einzelnen zutreffen.

Und wer es ganz genau wissen will und auch physikalisch interessiert ist, der erwirbt ein Akupunktur-Elektromessgerät, mit dem die

TCM-Punkte über den Hautleitwert oder Hautwiderstand gemessen werden können – nämlich in Ohm. Je höher der Leitwert, umso stärker ist hier die Information, was im Umkehrschluss bedeutet: Je exakter ihr die TCM-Punkte findet und aktiviert, desto stärker ist die Regulation beziehungsweise euer Erfolg.

Was sonst noch »anders« ist

- *Die Maßeinheit:* In der TCM werden Abstände und Längenangaben, die sich auf den Körper beziehen, normalerweise in der Einheit »Cun« angegeben. So entspricht 1 Cun beispielsweise der Breite des Daumens an seiner dicksten Stelle. Um es für euch so einfach wie möglich zu halten, bin ich für diesen Ratgeber dazu übergegangen, die Maßeinheit in »Fingerbreiten« zu übersetzen.
- *Das »Heilen«:* Auch wenn oft und gern davon gesprochen wird und ich an der einen oder anderen Stelle in diesem Buch von einem »Heilungsprozess« schreibe, so ist damit immer ein Anpassen gemeint. Heilen kann nur Jesus – auch wenn wir diesen Begriff hier ab und an benutzen. Unser Körper mit seinen Knochen, Muskeln, Bändern, Sehnen, Nerven, Gefäßen, Strukturen, Organen und so weiter kann sich jedoch hervorragend den Gegebenheiten anpassen und sich mit unseren Hilfestellungen sehr gut selbst regulieren. Denn genau dafür wurde das SB-01-Konzept entwickelt.
- *»Verkürzte« Muskeln:* Natürlich weiß ich, dass der Ausdruck »verkürzt« aus medizinischer und physiologischer Sicht nicht korrekt ist. Muskeln können sich nicht verkürzen, auch wenn der Volksmund davon spricht, weil es sich für die Betroffenen so anfühlt. Vielmehr verhärten sich die Muskeln, weil sie unter Spannung stehen: Oft sind sie durch einseitige Belastungen, wie etwa zu vieles Sitzen, nicht mehr dehnfähig. So kommt es zu einer eingeschränkten Beweglichkeit der Gelenke, was in bestimmten Positionen bedeutet, dass ihr euren ganzen Bewegungsradius nicht ausschöpfen könnt. In diesem Ratgeber verwende ich die Redewendung dennoch – eben weil sie sich eingebürgert hat und wohl jeder weiß, was ich damit meine.

Noch ein Wort in eigener Sache

Ich bin fest davon überzeugt, dass jeder Mensch die Fähigkeit besitzt, seine Gesundheit positiv zu beeinflussen. Mit dem SB-01-Konzept biete ich einen Weg, der ohne invasive Eingriffe auskommt und den Fokus auf die Selbstheilungskräfte des Körpers legt. Der Trend geht meines Erachtens weltweit – und mit dieser Meinung bin ich nicht allein, wie verschiedene Studien und Berichte belegen – auch in die von mir anvisierte Richtung: in die eines ganzheitlichen Gesundheitsbewusstseins.[1]

Nicht nur Physio- und Ergotherapeut*innen setzen zunehmend auf nicht-invasive Regulationskonzepte (NIR), auch immer mehr Ärzt*innen folgen diesem Ansatz. In unserer Gesellschaft wird dieser Wandel wiederum unter anderem durch den wachsenden Wunsch nach schmerzfreien Behandlungen sichtbar, die ohne Hautverletzungen, Operationen und Chemie auskommen, sowie einer stärkeren Orientierung an der Natur. Sei es nun, dass vegane und vegetarische Ernährungsweisen Fahrt aufnehmen, um möglichst lange gesund zu bleiben und gleichzeitig unseren Planeten zu schonen, oder es immer mehr Menschen in die Natur zieht, wie beispielsweise beim Wandern und Campen. Auch das Zukunftsinstitut, auf das die Bundeszentrale für gesundheitliche Aufklärung auf ihrer Homepage verweist, sieht das ähnlich:[2] »Gesundheit ist zu einer gesamtgesellschaftlichen Aufgabe geworden. Zugleich treibt das Bedürfnis nach Selbstwirksamkeit die Menschen an, ihre Gesundheit in die eigene Hand zu nehmen und selbst etwas für das individuelle Wohlbefinden zu tun.«[3] Und genau darum geht es in der *Reha-Revolution:* sich selbst zu helfen!

Dessen ungeachtet wächst auf der anderen Seite – und das darf man keinesfalls unterschätzen, aber auch nicht verteufeln – die wenig humane Apparatemedizin: Im medizinischen Bereich wird derzeit viel zu viel symptomatisch behandelt, ruhiggestellt und operiert. Die notwendigen physiotherapeutischen oder interdisziplinären Methoden werden hingegen nur unzureichend mit ins Boot geholt und verordnet. Das liegt zum Teil daran, dass Ärzte und Ärztinnen einem Budgetdruck unterliegen, zum anderen wird etwa den physiotherapeutischen Maßnahmen nicht die Bedeutung zugemessen, die ihr eigentlich zusteht. Denn Therapeut*innen nach den BAR-Richtlinien haben eine ausgesprochen fundierte Ausbildung, die durch ein umfangreiches Fortbildungsspektrum ständig erweitert wird. In ihrem Wissen funktioneller Abläufe müssen sie sich hinter keinem Arzt verstecken. Dennoch dürfen sie als Meister ihres Fachs in unserem Gesundheitssystem nur auf Weisung des Arztes oder der Ärztin tätig werden, außer sie sind Heilpraktiker*innen für Physiotherapie und Rehabilitation.

Studien im In- und Ausland haben jedoch gezeigt, dass Patient*innen, die direkt einen Therapeuten aufsuchen – und der daraufhin mit ihnen die Behandlung plant –, schneller und kostengünstiger wieder fit sind, als wenn die Therapie ärztlicherseits vorgegeben wird.[4] Auch dass konservative Therapien den operativen teils überlegen sind, wie das etwa bei einem Bandscheibenvorfall zutreffend sein kann, konnte nachgewiesen werden.[5]

Das beste Beispiel stellte für uns die Coronapandemie dar, während der sehr viele Operationen vertagt wurden. Zu dieser Zeit verzeichneten wir deshalb einen unglaublichen Zulauf an Schmerzpatient*innen »mit Rücken«, aber auch mit Hüft-, Knie- oder Schulterbeschwerden, die eigentlich für eine OP vorgesehen waren. Nachdem sie jedoch mit unserem etablierten SB-01-Konzept therapiert worden waren, wiesen die meisten so gute Erfolge auf, dass OPs gar nicht mehr stattfinden mussten – auch nicht im Nachhinein.

Mit anderen Worten: Der Therapeut ist sehr gut in der Lage, selbst zu entscheiden, was dem Patienten hilft. Mein Reha-Team und ich, die wir nach dem SB-01-Konzept arbeiten, betrachten Patienten ganzheitlich, was auch bedeutet: Wir empfehlen – wenn sinnvoll und möglich – auch andere, individuell auf die Gesamtkonstitution abgestimmte Therapien.

Könnten bundesweit flächendeckend konventionelle, physiotherapeutische und interdisziplinäre Maßnahmen ohne Weiteres durchgeführt werden und müsste man oder frau bei chronischen und wiederkehrenden Beschwerden nicht als Erstes den Gang zum Arzt wählen – um eine Diagnose, ein Rezept zu bekommen oder eine bildgebende Untersuchung durchführen zu lassen –, wären sowohl »Otto Normalverbraucher« als auch der Profisportler schneller wieder fit und damit auch arbeitsfähig. Hier besteht ein hohes Einsparpotenzial, was unserer Volkswirtschaft sicherlich guttäte, ist doch das deutsche Gesundheitssystem das teuerste in ganz Europa.[6]

Mein Wunsch wäre eine kooperative Zusammenarbeit im medizinischen Sektor, die es uns erlaubt, den Therapiebedarf mit sofortigen gezielten Behandlungen zu decken. In den Reha- und Therapiezentren treffen die Patient*innen immer erst ganz zum Schluss ein – nachdem die meisten unter ihnen schon eine Odyssee an Arztbesuchen, teilweise auch an Operationen und viel Leiden hinter sich haben. Wir sind das letzte Glied in der Kette.

Je schneller ein(e) Patient*in jedoch in die richtigen Hände kommt und behandelt werden kann, desto besser ist nachweislich das Ergebnis. Weiterhin plädiere ich für ein Umdenken nicht nur bei den Haus- und Fachärzt*innen, sondern auch bei den Kostenträgern (Krankenkassen, Kassenärztlicher Vereinigung), damit die Patient*innen funktionell und ohne zeitliche Verzögerung ganzheitlich und ursächlich behandelt werden können, ganz nach dem Motto: »Weg vom Symptom – hin zur Ursache!«

Hinweis zur Darstellung der Meridiane

Die abgebildeten Meridiane sind in der Regel vollständig oder über eine längere Strecke dargestellt. Dies dient der Übersichtlichkeit und einem besseren Verständnis der Verläufe. Bei der praktischen Anwendung ist es jedoch wichtig, die Meridiane genau so zu ziehen, wie es in der jeweiligen Beschreibung angegeben ist. Je nach Technik oder Methode kann es erforderlich sein, nur bestimmte Abschnitte oder spezielle Punkte zu berücksichtigen. Bitte orientiere dich daher stets an den detaillierten Anweisungen, um eine korrekte und wirkungsvolle Anwendung zu gewährleisten.

Hinweis zu den abgebildeten Übungen

Die Übungsfotos sollen einen visuellen Eindruck der Bewegungen vermitteln. Bitte beachte jedoch, dass nicht alle Bewegungsabläufe in ihrer gesamten Dynamik abgebildet sind. Die Fotos dienen der Orientierung, ersetzen aber nicht die detaillierten Anleitungen. Um die Übungen korrekt und effektiv auszuführen, folge bitte den Erklärungen im Text und achte auf die angegebenen Hinweise zu Technik und Ausführung. Zusätzlich findest du auf den Seiten 312 bis 315 QR-Codes, die dich zu Übungsvideos führen. Diese veranschaulichen die Bewegungsabläufe in Echtzeit und unterstützen dich dabei, die Übungen präzise nachzuvollziehen.

II. SCHRITT FÜR SCHRITT GESUND MIT DEM SB-01-KONZEPT

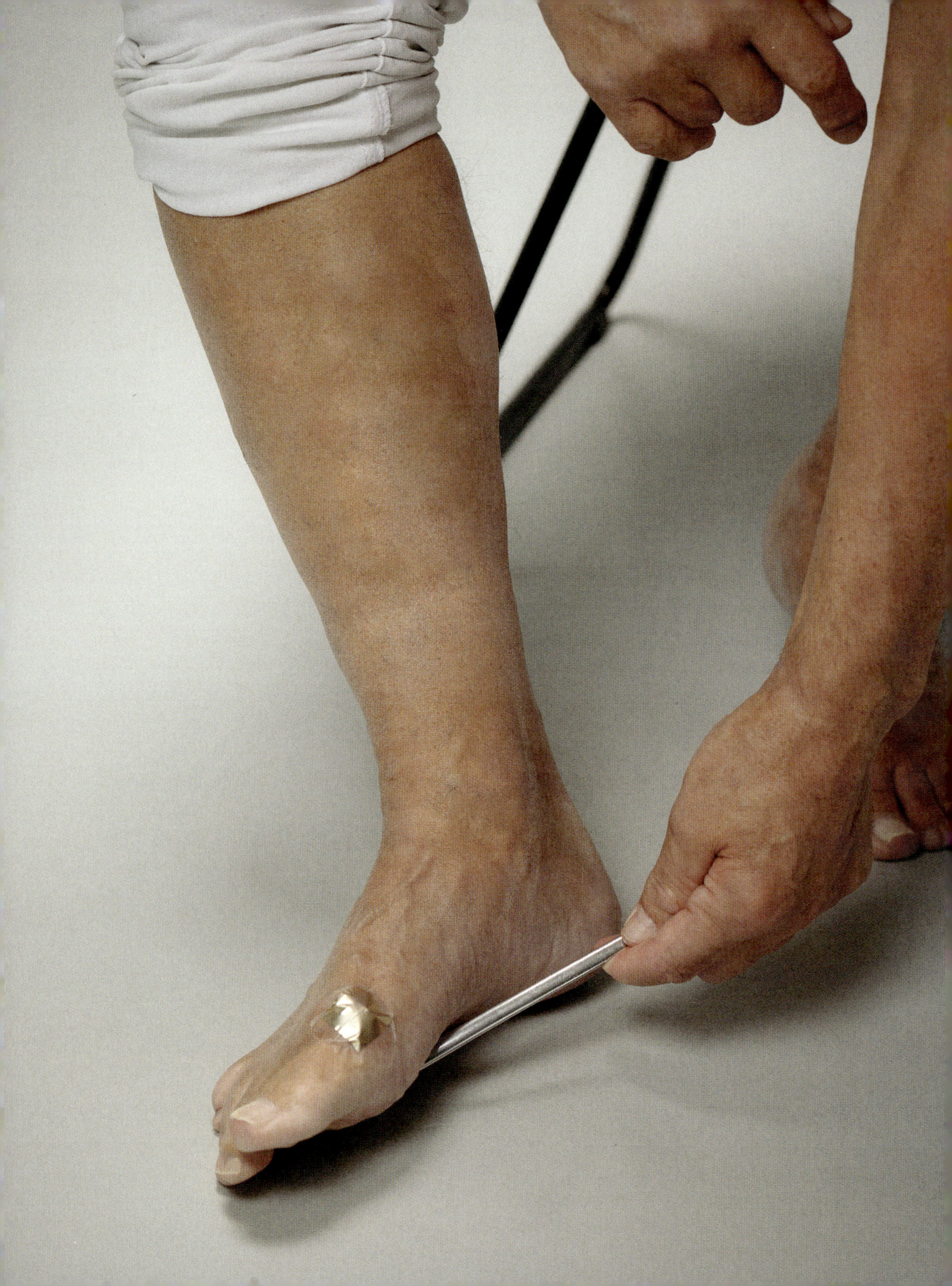

Der Fuß: Fundament unseres Körpers

Unsere Füße sind die Ersten, die unbekanntes Terrain betreten, Informationen über die Beschaffenheit des Untergrundes direkt ins Gehirn senden und in Bruchteilen von Sekunden unser Gangbild anpassen. Die Füße erden uns, mit ihnen gehen, laufen und halten wir unseren Körper aufrecht. Sie tragen uns im Laufe unseres Lebens streckenmäßig nicht weniger als drei- bis viermal um den Globus, balancieren unser Gewicht und federn jeden Schritt ab. Um diese Aufgabe zu meistern, müssen sie robust und gleichzeitig flexibel gebaut sein.

Hier wird Teamwork großgeschrieben

So sorgen 26 Knochen mit 33 Gelenken, über hundert Bänder, zwanzig Muskeln, unzählige Sehnen und zahlreiche Nervenzellen und Rezeptoren bei jedem Schritt für einen reibungslosen Abrollvorgang – an Komplexität kaum zu überbieten!

Die Knochen unseres Fußes sind in drei Hauptbereiche unterteilt: in den Vorfuß beziehungsweise die Zehen, die für das Abrollen des Fußes, die Feinbewegungen und das Gleichgewicht zuständig sind; in den Mittelfuß, der aus fünf bogenförmig angeordneten Knochen besteht, die unseren Körper stabilisieren und das Fußgewölbe stützen; last but not least in die Fußwurzel, auch »Rückfuß« genannt: Zu ihr gehören unter anderem das Sprungbein und das Fersenbein. Das Fersenbein ist der größte Knochen des Fußes und trägt die Hauptlast beim Gehen und Stehen.

Diese knöchernen Strukturen werden durch besagte 33 Gelenke miteinander verbunden und durch unsere Muskeln, Sehnen und Bänder gestützt. Besonders beeindruckend ist das Fußgewölbe, das durch die Zusammenarbeit des Längs- und Quergewölbes entsteht: Dank ihm wirkt der Fuß bei jedem Schritt wie ein Stoßdämpfer – Knie, Hüfte und Wirbelsäule werden vor Belastungen geschützt und unser Körpergewicht gleichmäßig verteilt. Das Netzwerk aus Muskeln und Sehnen sorgt wiederum dafür, dass sich der Fuß überhaupt bewegen kann, und stabilisiert uns. Daran sind auch Wadenmuskulatur und Achillessehne – sie verbindet das Fersenbein mit der Wadenmuskulatur und ist zugleich die stärkste Sehne unseres Körpers – maßgeblich beteiligt. Die kleinen Muskeln im Fuß und in den Zehen unterstützen Balance und Feinmotorik, weshalb Barfußlaufen sie trainiert und wahre Wunder wirken kann: nämlich Fehlstellungen und Fehlhaltungen vorbeugen.

Im Fuß selbst verlaufen zahlreiche Nerven, aber auch Blutgefäße, die ihn nicht nur mit Sauerstoff und Nährstoffen versorgen. Der

Tibialis- und der Peroneusnerv – die beiden Hauptversorger – steuern Empfindungen und Reflexe: Über die Vielzahl der Nervenenden spüren wir nämlich unterschiedliche Untergründe wie Gras, Holz- oder Betonboden, aber auch Temperatur und Druck – Erkenntnisse, die für uns beim Gehen und Stehen eine große Rolle spielen.

Unser Fuß: immer in Bewegung

Sobald die Ferse den Boden berührt, durchläuft der Fuß eine Bewegungsabfolge, die erst endet, wenn sich die Zehen wieder abgestoßen haben. Während des Abrollens verlagert sich das Körpergewicht vom Fersenbein über den Mittelfuß bis zu den Zehen – ein fein abgestimmter Prozess, der uns sicher und effizient fortbewegen lässt. Und beim Stehen hilft der Fuß durch kleine Anpassungen in den Gelenken, unser Gleichgewicht zu halten. Diese unbewussten Bewegungen erzeugen propriozeptive Reize, die das Gehirn ständig über die Position des Körpers im Raum informieren und dafür sorgen, dass wir stabil stehen.

Und so könnt ihr euch sicher vorstellen, welche weitreichenden Folgen eine Fehlstellung der Füße – wie Plattfüße, Knick-Senk-Füße oder Ballenzehen (Hallux valgus) – für die Körperstatik haben kann. Teilweise zieht sie Beschwerden vom Knie, der Hüfte über die Wirbelsäule und den Nacken bis hoch zum Kopf nach sich. Der Körper funktioniert eben als Einheit – vom Scheitel bis zur Sohle: Muskeln, Muskelketten und Faszienzüge erstrecken sich sowohl über die Körpervorder- und -rückseite als auch seitlich über den Körper.

Starke Füße – stabile Haltung

Einige der Hauptursachen für Fehlstellungen oder eine Deformierung – soweit sie nicht genetischer oder verletzungsbedingter Natur sind – liegen unter anderem in unserem modernen Lebensstil: Langes Sitzen und auch das Tragen enger, oft wenig fußfreundlicher Schuhe lassen Muskeln und Bänder im Fuß immer schwächer werden. Denn ohne ausreichend Belastung und Abwechslung können sie ihrer Aufgabe, die Fußknochen zu stützen, nicht mehr effektiv nachkommen. Das begünstigt nicht nur Fehlhaltungen, sondern auch langfristige Veränderungen an der Knochenstruktur, was schließlich in Knie-, Hüft- oder Rückenschmerzen münden kann.

Das Geheimnis gesunder Füße: Bloß keine Langeweile!

Und so liegt der Schlüssel zum Erfolg, ergo zu fitten Füßen, in der Bewegung und ihrem Training: Barfuß oder in Socken über verschiedene Untergründe zu laufen, stärkt die Muskulatur, aktiviert und fordert die Rezeptoren heraus, was letztlich wieder die Muskeln stimuliert, die Koordination erhält und so immer weiter verbessert. Denn eingezwängt in dick gepolsterte oder mit Fußbett ausgestattete Schuhe, können sich unsere Füße – respektive die Rezeptoren – keinerlei Eindruck vom Boden verschaffen, auf dem sie gerade unterwegs sind. Unterschwellige Bewegungen und Mikroanpassungen trainieren nun mal das Zusammenspiel von Muskeln und damit unser Gleichgewicht.

Und so kann ich euch nur raten, eure Füße pfleglich zu behandeln, sie sind immerhin die Basis, auf der ihr durchs Leben geht: Eine gesunde, trainierte Fußmuskulatur unterstützt euch beim Laufen, Joggen, Treppensteigen, aber auch bei täglichen Kraftanstrengungen wie etwa dem Tragen von Getränkekisten, Topfpflanzen oder voll beladenen Wäschekörben. Häufiges Barfuß- oder Sockenlaufen und regelmäßige Fußübungen erhöhen dabei nicht nur eure Beweglichkeit, sondern wirken auch Fehlstellungen entgegen – teilweise verringert ihr so auch die damit verbundenen Schmerzen in Knie, Hüfte und Rücken.

Auf den nächsten Seiten stelle ich euch eine der häufigsten Verletzungen vor: das Umknicken des Fußes, das Supinationstrauma. Außerdem eine vielen von uns bekannte Fehlstellung: den Ballenzeh (Hallux valgus). Dazu findet ihr meine darauf abgestimmten und bewährten Übungen sowie effektive TCM-Techniken, die euch dabei unterstützen sollen, Schritt für Schritt ein hoffentlich langfristig wieder schmerzfreies Leben zu »betreten«.

Die gängigsten Fußbeschwerden

Fußschmerzen nach dem Umknicken

Ist das etwa ein Supinationstrauma? Und warum ist der Fuß geschwollen? Eine Verstauchung, Bänderdehnung oder gar ein Bänderriss?

Das Supinationstrauma – im Volksmund auch als »Umknicken« bezeichnet – ist eine der häufigsten Verletzungen des Sprunggelenks und betrifft primär das Außenband am Knöchel und andere Weichteile. Bei schnellen Sportarten mit abrupten Richtungswechseln und Sprüngen wie beispielsweise beim Basketball, Fußball oder Tennis tritt es öfters auf. Dabei kann es zu einer Überdehnung oder sogar zu einem Bänderriss (Ruptur) kommen. Und wenn die Verletzung nicht ausreichend behandelt wurde, musste so mancher Profisportler deshalb schon seine Karriere aufgeben.

Aber auch im Alltag ist man nicht davor gefeit: Ein Stolpern auf unebenem Gelände oder das Tragen von ungeeigneten Schuhen, etwa solchen mit hohen Absätzen oder inflexiblen Sohlen, kann ebenso zum Umknicken führen wie eine Instabilität des Sprunggelenks, die unter anderem durch frühere Verletzungen hervorgerufen sein kann. Eine schwache Fußmuskulatur oder muskuläre Disbalancen im Bereich der Waden- und Schienbeinmuskulatur tun ihr Übriges.

Beim Supinationstrauma knickt der Fuß nach innen, wodurch der äußere Teil des Sprunggelenks überbeansprucht wird: Da es durch verschiedene Bänder stabilisiert wird, die den Fuß in der richtigen Position halten, wird etwa bei einer Verstauchung das Gelenk über das normale Maß verdreht. Bevor ich jetzt darauf eingehe, welche unterschiedlichen Schweregrade es dabei gibt, möchte ich kurz erläutern, wie ihr im Akutfall handeln sollt. Dazu existiert zum einen die allgemeingültige PECH-Regel, die zur Erstversorgung bei Verstauchungen, Bänderrissen et cetera empfohlen wird: »P« steht hier für »Pause« – das betroffene Gelenk soll augenblicklich ruhiggestellt werden –, »E« für »Eis« beziehungsweise eine sofortige Kühlung, »C« für *compression,* im Deutschen »Kompression«, also das Anlegen eines Druckverbands, und »H« für »hochlagern«, was selbsterklärend ist.

Ich selbst gehe in einer akuten Situation jedoch nach dem neuzeitlichen SB-01-Konzept vor und das bedeutet als Erstes bitte:

- *Hochlagern:* unverzüglich das betroffene Bein im Sitzen oder Liegen 1 bis 3 Minuten über Herzhöhe halten! So minimiert ihr die Blutzufuhr und damit die Schwellung beziehungsweise lasst sie erst gar nicht aufkommen.
- Sofort *behutsames und funktionelles Bewegen,* während der Fuß noch hochgehalten wird: Ziehe deine Zehen zu dir respektive in Richtung deines Fußrückens und strecke von dort deine Zehen von dir weg beziehungsweise in Richtung Fußsohle aus (Dorsal- und Plantarflexion).
- Jetzt die auf Seite 55 beschriebenen *Meridiane ziehen* und die auf Seite 57 angegebenen *TCM-Punkte aktivieren.*
- Danach *aufstehen* und den *Fuß belasten,* um die Durchblutung zu fördern und die Muskelaktivität anzuregen. Nicht humpeln, sondern sich dazu überwinden, die Abrollbewegung zu machen und normal zu gehen.
- Zu Hause: *nasskalte Kompressionsumschläge* um den betroffenen Fuß wickeln und ihn hochlagern (siehe »Dos« auf Seite 47)!
- *Tapen, komprimieren und weiter belasten* – und schon seid ihr wieder fit! (Ich behandle in meinem Rehazentrum zusätzlich mit der Sanotape-Technologie.)

Ob ihr euch nun »nur« ein Band oder mehrere überdehnt habt oder es beziehungsweise sie eventuell sogar gerissen ist/sind – diese Diagnose kann euch eine Ärztin, ein Arzt beziehungsweise Physiotherapeut oder eine Physiotherapeutin stellen. Dazu wird entweder klassisch untersucht oder mittels Röntgen, Ultraschall oder MRT (Magnetresonanztomografie) der Schweregrad der Verletzung bestimmt:

- *Erster Grad:* Die Bänder sind überdehnt, aber nicht gerissen und die Schmerzen stellen sich moderat dar. Die Beweglichkeit ist leicht eingeschränkt.
- *Zweiter Grad:* Teilweise weisen die Bänder Risse auf und es kommt zu deutlichen Schmerzen, Schwellungen und Blutergüssen.
- *Dritter Grad:* Ein vollständiger Bänderriss hat stattgefunden und das Sprunggelenk ist stark instabil. Es treten erhebliche Schmerzen, Schwellungen und Blutergüsse auf.

Die Behandlung eines Supinationstraumas erfolgt in der Regel konservativ – bei starken Schmerzen anfangs auch mit Medikamenten –, das heißt: Sofort nach der Verletzung sollte mit Physiotherapie begonnen werden, um die Beweglichkeit des Gelenks wiederherzustellen, die Muskeln zu stärken und das Gleichgewicht zu trainieren. Einer Operation stehe ich in den meisten Fällen äußerst skeptisch gegenüber. Und so ist ein ehemaliger

Basketball-Nationalspieler und Funktionär des Deutschen Basketballbundes, den ich als Profisportler betreuen durfte, nur eines unter vielen Beispielen: Ohne Operationen, aber dank unserer konventionellen Therapie konnte er trotz mehrerer Bänderrisse bei Olympia und Weltmeisterschaften spielen.

Was bei einem Supinationstrauma gern vernachlässigt wird, sind die inneren Knochenstrukturen, insbesondere das Sustentaculum tali (Talusstütze) – ein knöcherner Vorsprung am Fersenbein –, das das Sprungbein unterstützt und ebenfalls stark beansprucht und geschädigt sein kann. Hier ist ein ganzheitlicher Ansatz in der Diagnostik und Therapie gefragt: Das gesamte Gelenk muss umfassend untersucht werden, nicht nur die offensichtlich betroffenen äußeren Strukturen. Es lässt sich nämlich nur eine vollständige und optimale Anpassung, sprich »Heilung«, erreichen, wenn das Risiko für chronische Beschwerden und zukünftige Verletzungen minimiert wird. Um das zu schaffen, solltet ihr euch vor sportlichen Aktivitäten immer aufwärmen und bei Vorverletzungen – je nach Sportart – auch tapen. Ein passendes Schuhwerk hilft euch zudem dabei, doch im Vordergrund steht dabei immer, Kraft, Geschicklichkeit und Koordination aufzubauen.

Selbst wenn das Supinationstrauma eine schmerzhafte Angelegenheit ist, könnt ihr eure Mobilität mit den speziell darauf abgestimmten Übungen und bewährten TCM-Techniken ab Seite 57 wiederherstellen. Damit ihr künftig wieder Schritt halten werdet!

Weshalb schmerzt der innere Fußballen?

Ihr kommt in keinen eurer Schuhe mehr, ohne dass euch der große Zeh seitlich wehtut? Der Fußballen ist gerötet und steht hervor? Längeres Gehen und Stehen ist ebenso schmerzhaft wie das Aufstehen vom Boden – selbst wenn ihr barfuß seid? Dann habt ihr es wahrscheinlich mit einem Hallux valgus zu tun, umgangssprachlich auch »Ballenzeh« genannt, ein altbekanntes Phänomen, von dem Männer nicht so häufig betroffen sind wie Frauen. Bei Letzteren geht man von einer erworbenen Fehlstellung aus, da »Frauen häufiger unphysiologisch geformte Schuhe tragen, die höhere Absätze haben oder vorn spitz zulaufen und die zu einer Verformung der Füße beitragen, während Schuhe für Männer eher funktionsorientiert sind«.[1] Denn Studienergebnisse konnten aufzeigen, dass der »Hallux valgus und Kleinzehendeformitäten bei weißen Männern und Frauen europäischer Abstammung in hohem Maße vererbbar sind«.[2]

Aber wie erkennt ihr nun einen Hallux valgus? Übrigens kommt die neulateinische Bildung *hallux* vom lateinischen *hallex* und *halles* und bedeutet »Großzehe«, während *valgus* mit »nach außen abgewinkelt« übersetzt wird. Er entwickelt sich, wenn sich der große Zeh zunehmend nach innen verlagert und der innere Ballen des Fußes dadurch immer markanter hervortritt. Dabei ist die natürliche Linie – der Verlauf und die Achse, entlang deren sich der Großzehenknochen und das gesamte Großzehengrundgelenk normalerweise befinden – gestört. Anfangs macht der Hallux valgus noch wenig Ärger, der Ballen erscheint leicht gerötet oder etwas druckempfindlich und es bildet sich eine Hornhaut. Doch mit der Zeit und ohne Gegenmaßnahmen verstärkt sich der Schmerz – gerade bei Belastungen oder längerem Gehen. Der große und der zweite Zeh können auch konkurrieren und sich über- oder gegeneinanderschieben. Dadurch verstärkt sich oft der Druck auf den Ballen, was die Fehlstellung noch verschlimmert. Viele Betroffene in meinem Rehazentrum berichten auch, wie sehr der Ballenzeh nicht nur im Stehen oder Gehen, sondern auch im Ruhezustand – beispielsweise beim Liegen – spürbar ist. Häufig kommt es zu Entzündungen in der Nähe des Ballens, was die Schuhe noch enger erscheinen lässt und womit der Hallux valgus mit jeder Bewegung noch mehr schmerzt – und deutlicher zu sehen ist.

Ausgelöst werden kann der Ballenzeh durch verschiedene Faktoren. Im vorigen Abschnitt habt ihr ja bereits gelesen, dass eine genetische Veranlagung durchaus eine Rolle spielt und äußere Umstände die Fehlstellung über Jahre hinweg noch verstärken können: Das sind einmal viel zu enge oder zu hohe Schuhe, Fußfehlstellungen wie Plattfüße, aber auch Verletzungen wie das beschriebene Supinationstrauma. Übergewicht, hormonelle Einflüsse und zu wenig Bewegung können für die anatomische Abweichung genauso verantwortlich sein.

Der beste Weg, die Schmerzen zu lindern, besteht zum einen in der richtigen Schuhwahl: Es sollten nur noch Modelle mit ausreichend Platz für den Zehenbereich getragen werden; Barfußlaufen auf weichem Untergrund oder das Trainieren der Fußmuskulatur kann ebenfalls die Belastungen reduzieren. Für diejenigen unter euch, die bereits mit stärkeren Beschwerden zu kämpfen haben, stehen orthopädische Einlagen (von denen ich persönlich kein Freund bin) und Schienen zur Verfügung, die die Großzehe in einer geraden Position halten – beispielsweise nachts ein Zehenspreizer – und das Abrollen des Fußes unterstützen. In erster Linie befürworte ich allerdings den Aufbau der Fußmuskulatur. Dabei stehen euch natürlich auch meine bewährten Übungen und effektiven TCM-Maßnahmen zur Seite – nämlich ab Seite 57.

Noch was: Da unsere Großzehe zentraler Bestandteil des Fußes und damit mitverantwortlich für einen reibungslosen Abrollvorgang ist, solltet ihr euch gut um eure Füße kümmern und sie regelmäßig trainieren. Denn ich habe schon so oft beobachtet, wie schwer sich die meisten Hallux-geplagten Menschen aufgrund ihres schmerzhaft eingesteiften Gelenks tun, sich auf den Fußboden zu legen – geschweige denn, sich selbstständig wieder zu erheben. Deshalb empfehle ich, sich immer mal wieder auf den Boden zu begeben und dort Übungen durchzuführen, quasi als Ritual. Wer das nicht bis ins hohe Alter übt, wird bald nicht mehr allein vom Boden aufstehen können – und dann helfen nur noch die kräftigen Hände der hoffentlich freundlich gesinnten Mitmenschen.

Kardinalsymptome

- Bewegungsschmerz
- Bewegungseinschränkung
- Schmerz in einer bestimmten Haltung beziehungsweise Situation
- Schwellung
- Hitze
- Schonhaltung aufgrund von Schmerzen

Dos

- Im akuten Stadium beim Ballenzeh den Vorderfuß und beim Supinationstrauma den Fuß mit *nasskalten Kompressionsumschlägen* behandeln: So reduziert ihr entzündliche Prozesse und infolgedessen die Schmerzen auf natürliche Art.
  Dazu ein Frotteehandtuch in kaltes Leitungswasser tauchen – gern mit einem Schuss Haushaltsessig –, es auswringen, zweimal längs falten und fest um den (Vorder-)Fuß wickeln. Schließlich ein trockenes Handtuch über das nasse wickeln. Euren Fuß danach unbedingt über Herzhöhe lagern. (Keinesfalls mit Eis oder Wärme arbeiten! Statt Leitungswasser eignen sich hier Quark Kohlblätter oder Retterspitz.)
  Sobald der feuchte Umschlag warm wird, auf links drehen und den (Vorder-)Fuß wieder fest damit umwickeln. Je nach Bedarf die nasskalten Kompressionsumschläge über den Tag verteilt wiederholen. Das Ganze funktioniert auch nachts: Sobald ihr es euch in eurem Bett mit den nasskalten Kompressionsumschlägen (trockenes Handtuch darüber nicht vergessen!) »gemütlich« gemacht habt, versucht ihr, euch auszustrecken, ruhig und entspannt die Bauchatmung durchzuführen und euch »fallen zu lassen« … Ihr werdet erstaunt sein, wie euch das dabei unterstützt, eure Schmerzen in den Griff zu bekommen.
- *Funktionell tapen* und beim Supinationstrauma über das Tape eine Kompressionsbestrumpfung anlegen.
- Die *Körperhaltung schulen,* insbesondere aber auch euer *Schuhwerk sorgfältig auswählen:* Die Schuhe sollten nicht zu eng oder hoch sein, aber auch keine dicken oder zu stark gedämpften Sohlen haben.
- Die hier vorgestellten *Automobilisationsübungen,* das *Meridianeziehen* und die *Aktivierung der TCM-Punkte* solltet ihr regelmäßig durchführen – damit könnt ihr euch selbst helfen. Sobald ein Termin bei einem Arzt oder einer Ärztin frei ist, lasst euch eine ordentliche Diagnose zur Sicherung eurer Symptome stellen – auch wenn es euch schon besser gehen sollte.

Don'ts

- *Eisanwendungen,* da sich sonst die Entzündung im Fuß reaktiv erwärmt.
- *Heiße Bäder* – Duschen ist »erlaubt«.
- *Zusätzliche Wärme,* wie sie beispielsweise in Wärmepackungen, der Sauna oder im Whirlpool vorkommt.
- *Krücken:* In meinem Rehazentrum arbeiten wir mit unseren Patienten ohne Krücken, stattdessen üben wir mit den Betroffenen ein funktionell sauberes Gehen. Aufgrund der Tapes und Kompressionsbestrumpfung ist ein Abrollen des betroffenen Fußes möglich. So werden der Stoffwechsel aktiviert und der »Heilungsverlauf« optimiert. »Funktionelles und aktives Bewegen« heißt hier unsere Zauberformel!

Bewährte Übungen

Vorsicht! Jede Übung, die ich euch auf den folgenden Seiten zusammengestellt habe, solltet ihr langsam – in Zeitlupe! – und kontrolliert ausführen (isokinetisch). Sobald Spannungen oder Schmerzen auftreten, müsst ihr eure Bewegung unverzüglich, aber langsam umkehren. Es ist entscheidend, dass ihr euch ausschließlich im beschwerdefreien Bereich bewegt, denn nur so verbessert ihr euren Bewegungsablauf. Ihr dürft auch bei einem Supinationstrauma sofort mit den Übungen beginnen, aber nicht vergessen: Schmerzen zu provozieren, ist tabu!

Fußdehnübung

- Setze dich auf das Bett, die Couch oder den Boden. Strecke beide Beine aus und beginne mit dem nicht betroffenen Fuß. Er befindet sich im 90-Grad-Winkel zum Unterschenkel (Ausgangsposition). **1**
- Ziehe deine Zehen zu dir beziehungsweise in Richtung deines Fußrückens **2** und gehe dann zurück in die Ausgangsposition. Strecke von dort deine Zehen von dir weg beziehungsweise in Richtung Fußsohle aus. **3**
- Wechsle diese Positionen 10-mal rhythmisch ab und wiederhole das Ganze auf der betroffenen Seite. Jeweils 3-mal täglich.

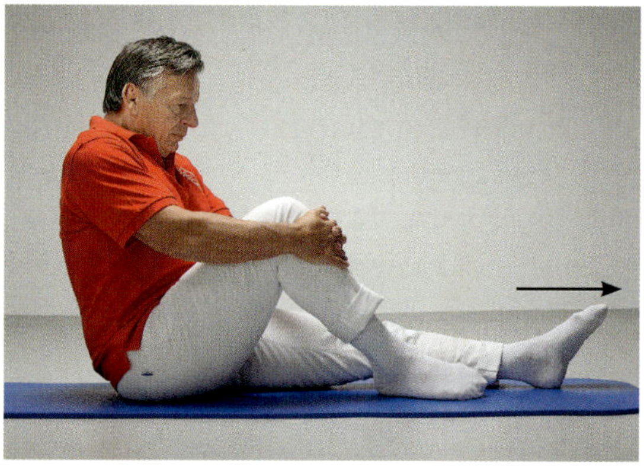

1

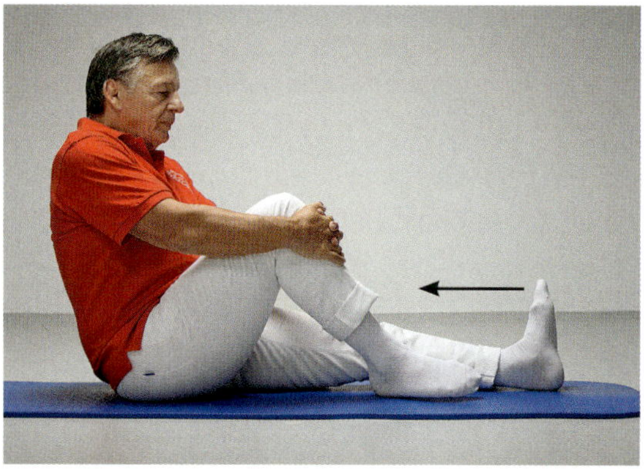

2

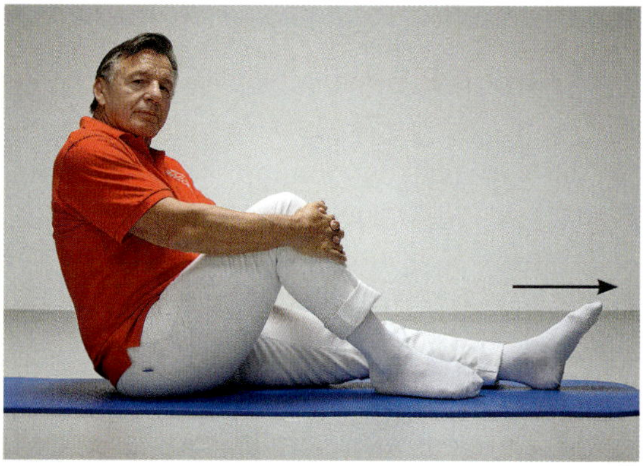

3

Fußhebeübung

Immer im beschwerdefreien Bereich – so gut es geht – mit gestreckten Knien:

- Stelle dich mindestens schulterbreit hin, drehe deine Füße leicht nach außen (circa 13 Grad, um eine X-Bein-Stellung zu vermeiden) und verteile dein Körpergewicht gleichmäßig auf deine Füße. 1
- Hebe beide Fersen in Zeitlupe hoch und halte dich dabei – falls notwendig – an einer Rückenlehne oder einem Tisch fest beziehungsweise stütze dich dort ab. 2
- Sobald Spannung, Druck oder Schmerz auftritt, bewege deine Fersen in Zeitlupe wieder zurück auf den Boden.
- Führe diese Übung in Zeitlupe 3-mal mit jeweils einer Pause von 1 Minute aus.
- Wiederhole das Ganze 5-mal (3 Sätze à 5 Wiederholungen). Jeweils 3-mal täglich.
- Die Fußhebeübung für Fortgeschrittene. 3

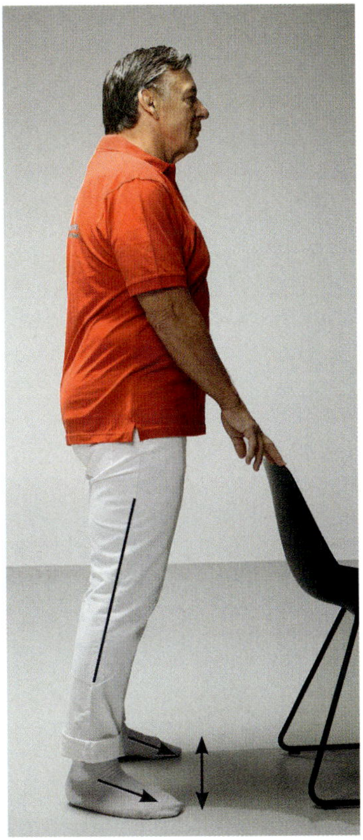
1

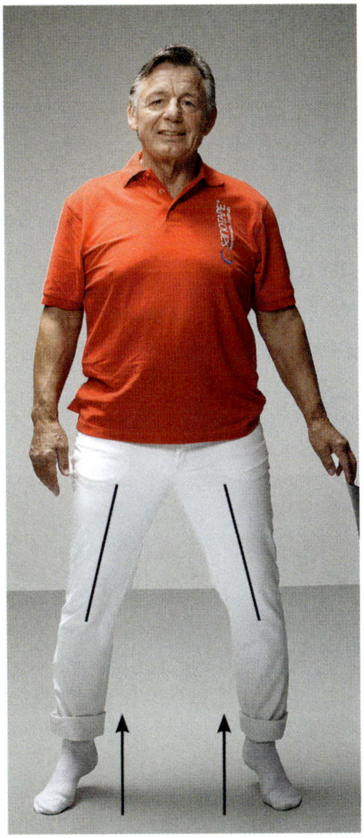
2

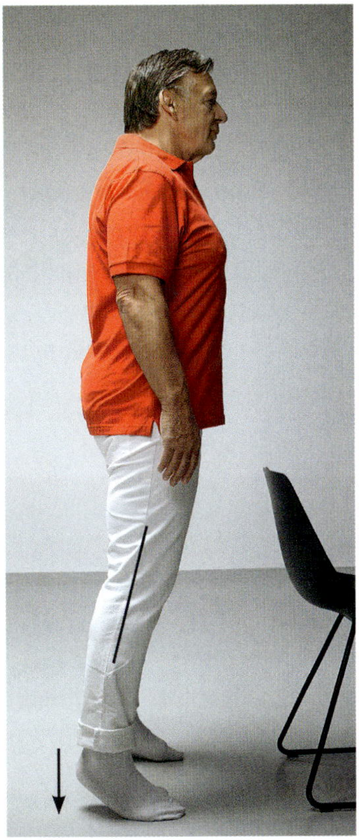
3

Kniebeuge – die Übung fürs Leben

- Stelle dich schulterbreit hin, drehe deine Füße leicht nach außen (circa 13 Grad, um eine X-Bein-Stellung zu vermeiden) und verteile dein Körpergewicht gleichmäßig auf deine Fersen. **1**
- Gehe nun in Zeitlupe mit gestrecktem Oberkörper in die Knie. Der Po wird dabei nach hinten gestreckt, Brust und Blickrichtung bleiben nach vorn ausgerichtet. **2** Halte dich – falls notwendig – an einer Rückenlehne oder einem Tisch fest beziehungsweise stütze dich dort ab.
- Sobald Spannung, Druck oder Schmerz auftritt, bewege dich in Zeitlupe wieder nach oben. (Mit der Zeit und den Wiederholungen kommst du immer weiter nach unten. Ziel: Die Hüften sollten sich auf gleicher Höhe mit den Knien befinden.)
- Führe diese Übung in Zeitlupe 3-mal mit jeweils einer Pause von 1 Minute aus.
- Wiederhole das Ganze 3- bis 5-mal (3 Sätze à 3 bis 5 Wiederholungen). Jeweils 2-mal täglich.

Kleine Hilfe: Mit einer Absatzerhöhung stehst du bei einem konzentrischen und exzentrischen Bewegungstraining besser im Lot, weshalb du am besten etwas unterlegst, beispielsweise ein Buch, eine Holzlatte, oder aber du ziehst Pumps an, das funktioniert auch. Die Fersen sollten etwa 4 Zentimeter höher als deine Zehen stehen. **3**

Vorsicht! Achte darauf, dass du bei der Kniebeuge die Knie nicht nach innen kippst – sie sollten sich im gleichen Winkel wie die Füße oberhalb von ihnen befinden. **4**

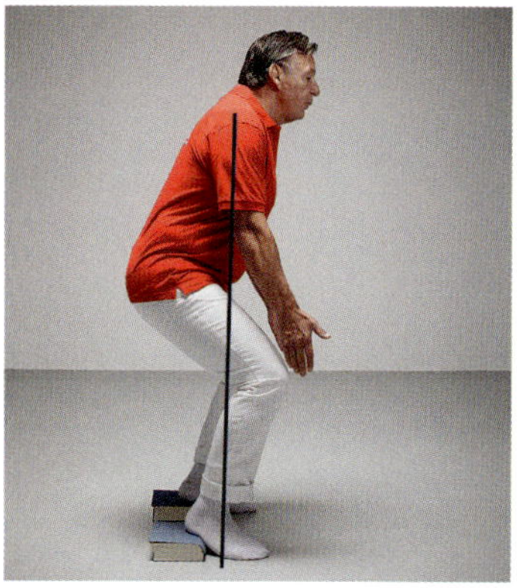

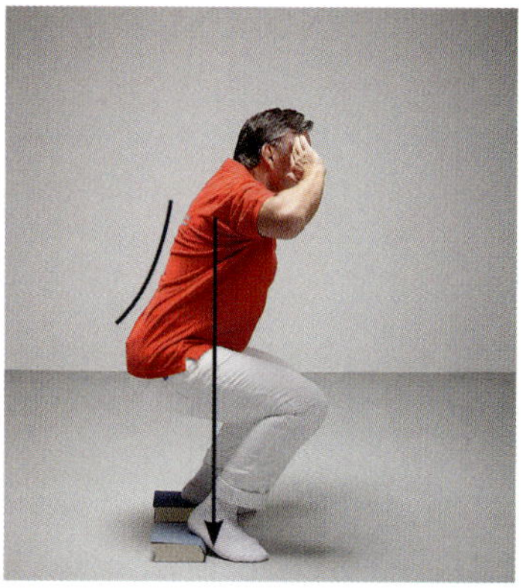

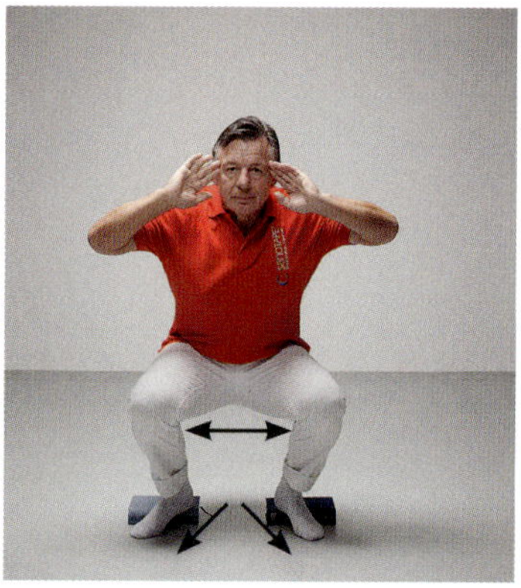

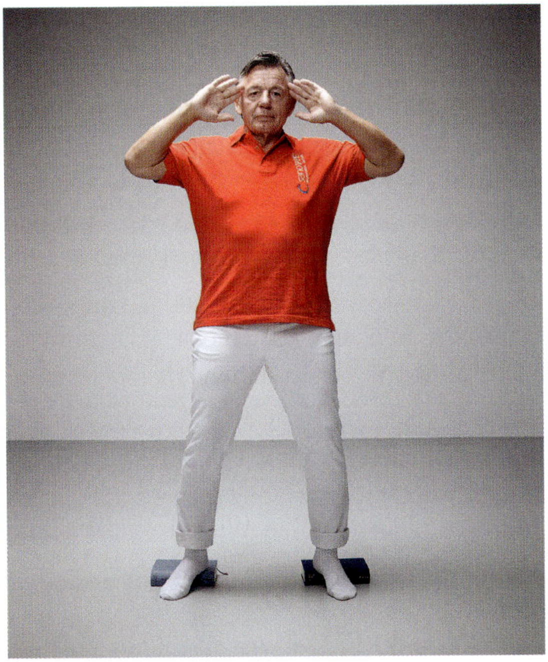

1

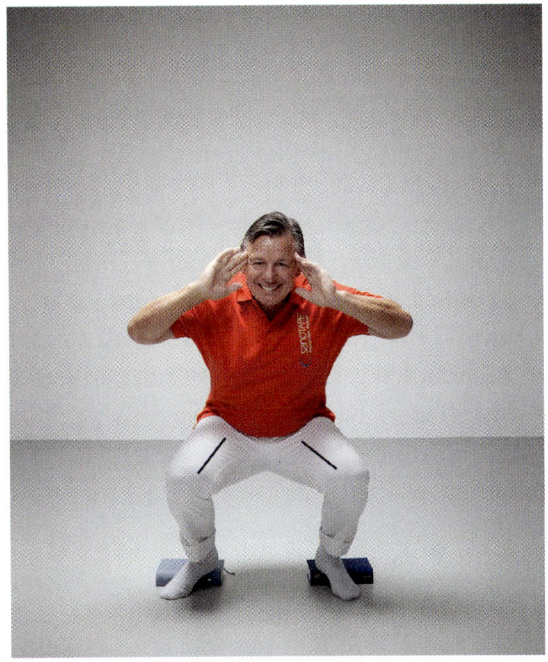

2

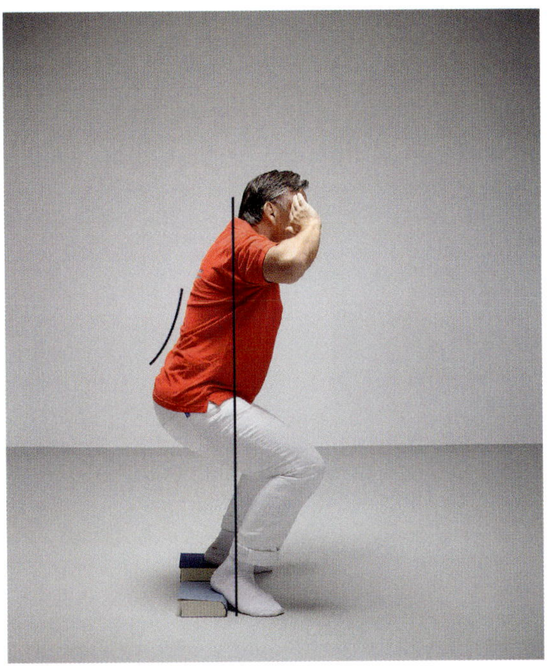

3

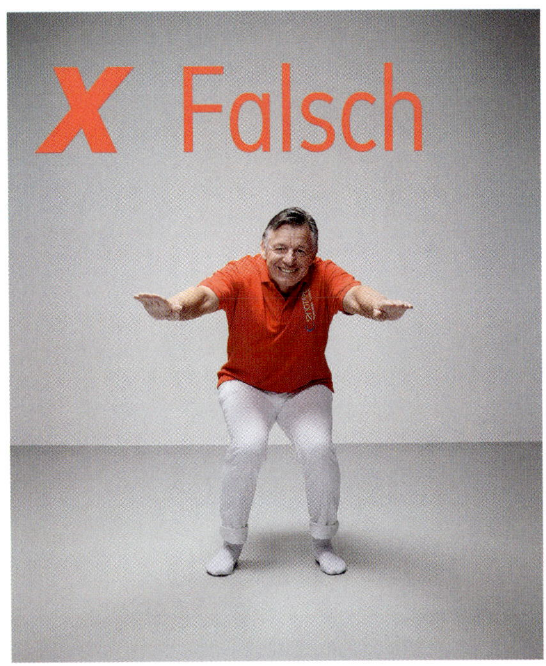

4

Hüftbeugerübung im Stand

- Stelle dich hüftbreit neben einen Tisch oder einen Stuhl und stütze dich mit deiner linken Hand darauf ab.
- Verlagere dein Körpergewicht auf dein linkes Bein und bringe deinen rechten Fuß mithilfe eines Seils oder Handtuchs so lange in Richtung Gesäß, bis sich dein rechtes Knie im 90-Grad-Winkel befindet. 1
- Halte diese Position für 8 Sekunden. Führe diese Übung 3-mal mit jeweils einer Pause von 1 Minute aus.
- Wiederhole das Ganze auf der anderen Seite. Jeweils 1- bis 2-mal täglich. 2

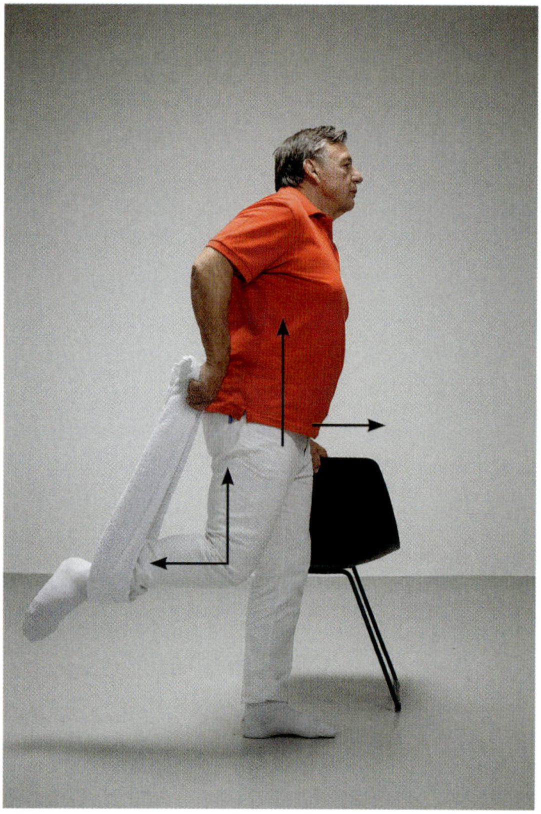

1

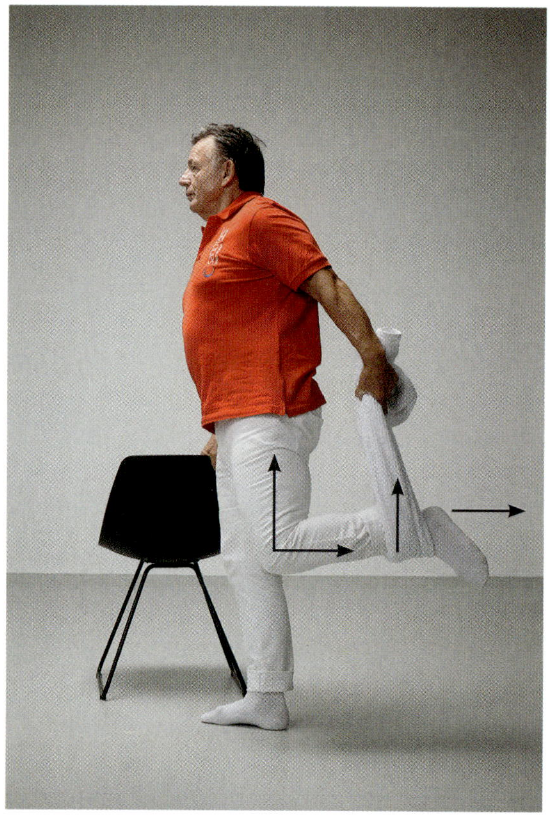

2

Schulterheben

- Stelle dich hüftbreit hin, verteile dein Körpergewicht gleichmäßig auf deine Füße und lasse deine Arme locker neben dir hängen. 1
- Hebe beide Schultern in Zeitlupe bis zu den Ohren an 2 und bewege die Schultern in Zeitlupe – so weit es geht – wieder nach unten. Die Ellenbogen bleiben dabei gestreckt.
- Führe diese Übung 5- bis 10-mal aus. Jeweils täglich morgens.

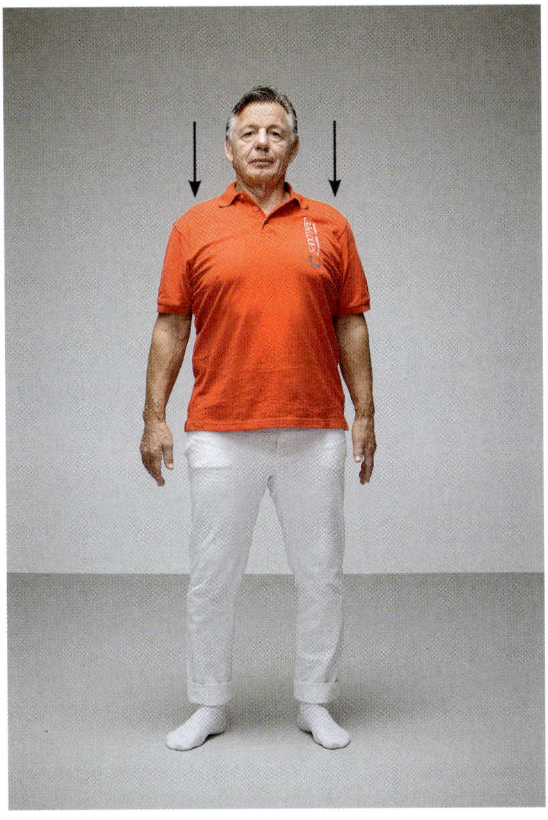

1

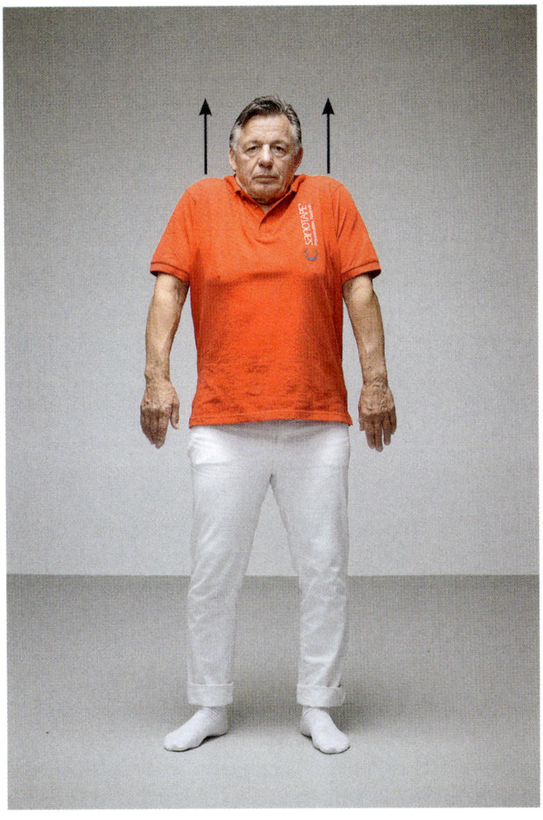

2

Schulterkreisen

- Stelle dich hüftbreit hin, verteile dein Körpergewicht gleichmäßig auf deine Füße und lasse deine Arme locker neben dir hängen.
- Hebe beide Schultern bis zu den Ohren an. 1
- Rotiere die Schultern in Zeitlupe um 360 Grad, bis du wieder in der Ausgangsposition angelangt bist. Die Ellenbogen bleiben dabei gestreckt. Nutze hier deinen vollständigen Bewegungsradius aus. 2, 3
- Führe diese Übung 5-mal vorwärts und 5-mal rückwärts aus.
- Jeweils täglich morgens.

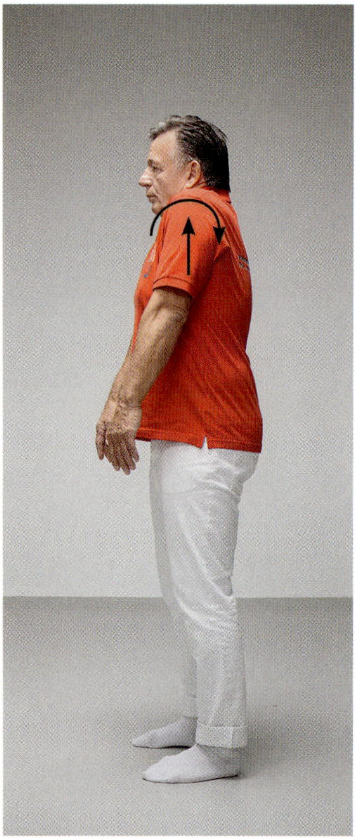

1

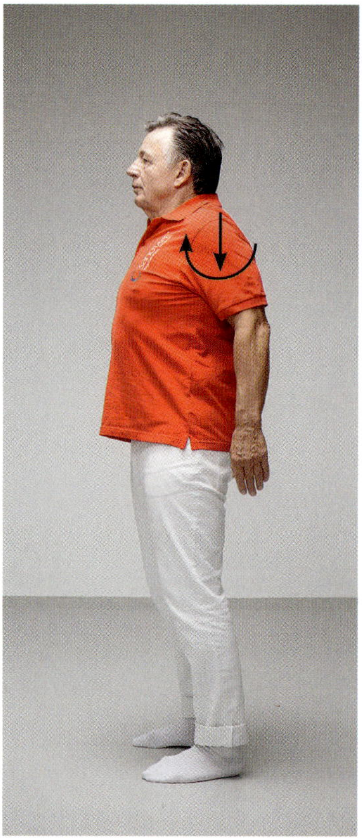

2

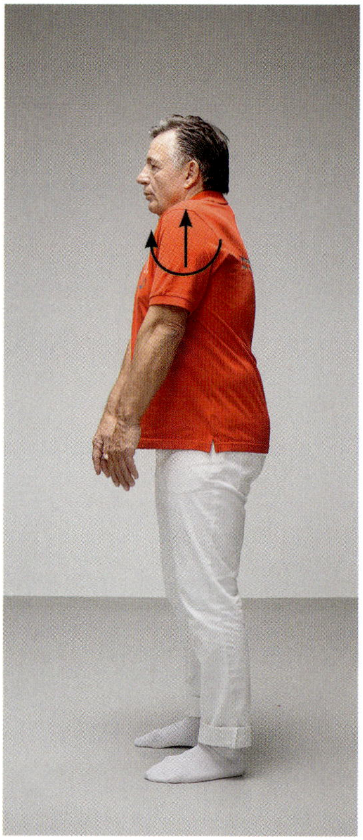

3

Die richtigen Meridiane ziehen

Die Diagonalmethode

Die Diagonalmethode wird vor allem bei akuten Verletzungen zur schnellen Schmerzlinderung eingesetzt (siehe Seite 44), eignet sich aber auch für alle anderen hier beschriebenen Fußbeschwerden. Um den Energiefluss auszugleichen, werden die Meridiane dabei stets diagonal zur verletzten Stelle – also auf der gegenüberliegenden, nicht betroffenen Körperseite – stimuliert.

- Lege, setze oder stelle dich in die für dich angenehmste Position.
- Beginne auf der nicht betroffenen Körperseite am äußeren Nagelfalzwinkel des kleinen Fingers (Dü 1) und ziehe mit einem Metallgegenstand den Meridian »Dü« hoch über die Handkante und Unterarmaußenseite entlang bis zum Ellenbogen. 1
- Ziehe dann den Meridian »3E«: Beginne am äußeren Nagelfalzwinkel des Ringfingers (3E 1) und ziehe mit einem Metallgegenstand den Meridian »3E« über den Handrücken bis etwa 4 Fingerbreit oberhalb des Handgelenks, von dort weiter hoch in einer kleinen Zackenbewegung in Richtung äußerer Unterarm. 2
- Ziehe schließlich den Meridian »Di«: Beginne am äußeren Nagelfalzwinkel des Zeigefingers (Di 1) und ziehe mit einem Metallgegenstand den Meridian »Di« zwischen Zeigefinger und Daumen hoch über das innere Handgelenk und die Unterarminnenseite bis zum Ellenbogen. 3
- Wiederhole das Ganze 3-mal. Jeweils bis zu 3-mal täglich.

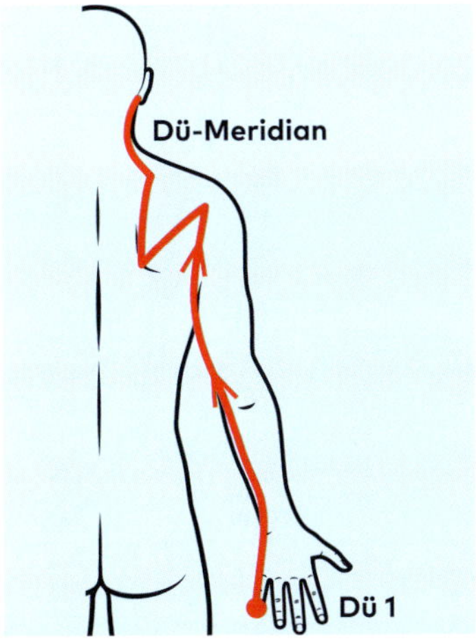

1

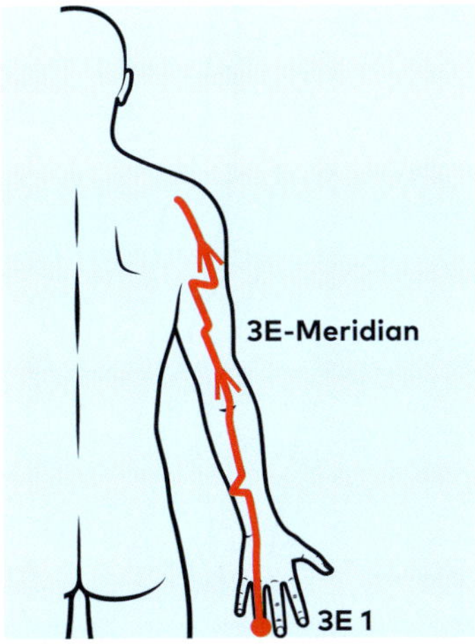

2

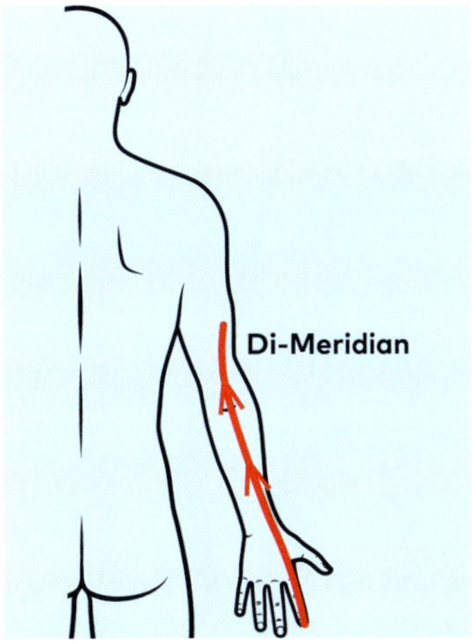

3

Die Meridiane »He«, »Ks« und »Lu« auf der Arminnenseite

- Lege, setze oder stelle dich in die für dich angenehmste Position.
- Beginne auf der nicht betroffenen Körperseite in der Achselhöhle und ziehe mit einem Metallgegenstand den Meridian »He« über die Innenseite des Oberarms weiter hinunter über die innere Armbeuge und den Unterarm bis zum inneren Nagelfalzwinkel des kleinen Fingers (He 9). 1
- Ziehe dann den Meridian »Ks«: Beginne am Schulteranfang und ziehe mit einem Metallgegenstand den Meridian »Ks« über den Oberarm weiter hinunter über die Armbeuge und den Unterarm bis zum inneren Nagelfalzwinkel des Mittelfingers (Ks 9). 2
- Ziehe schließlich den Meridian »Lu«: Beginne am Schulteranfang und ziehe mit einem Metallgegenstand den Meridian »Lu« über den Oberarm weiter hinunter über die Armbeuge und die Außenseite des Unterarms, über das Handgelenk bis zum äußeren Nagelfalzwinkel des Daumens (Lu 11). 3
- Wiederhole alles 3- bis 5-mal.
- Wiederhole das Ganze auf der anderen Körperseite. Jeweils 3-mal täglich.

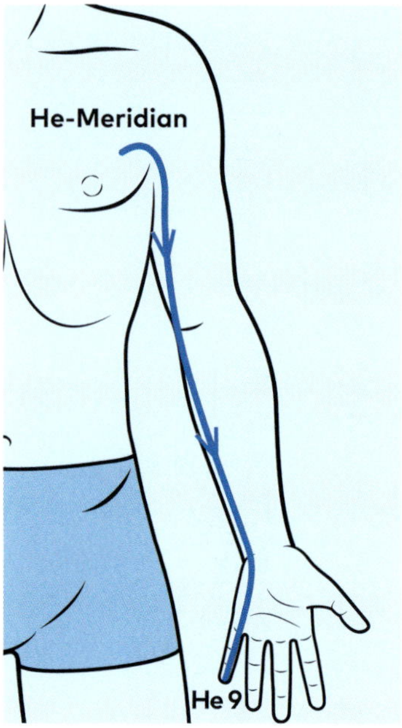

1

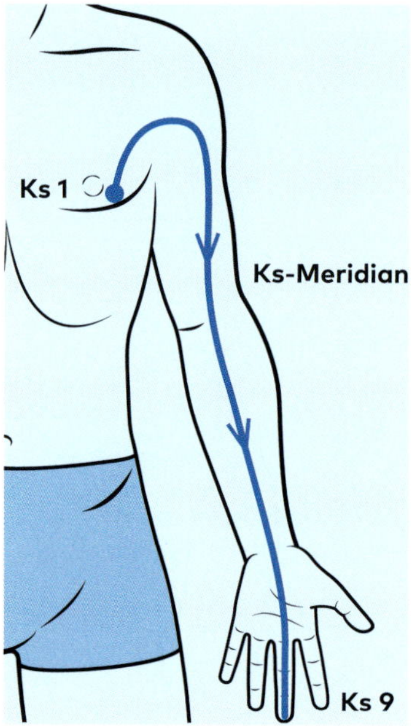

2

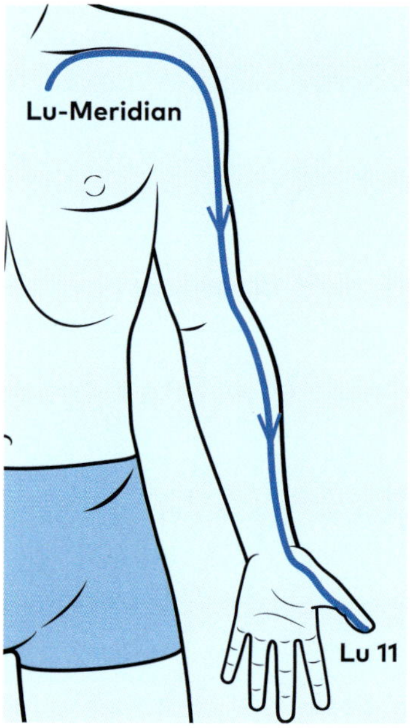

3

Die wirksamsten TCM-Punkte aktivieren

Den Meisterpunkt »Drei Dörfer« (Ma 36)

- Lege, setze oder stelle dich in die für dich angenehmste Position.
- Beginne auf der nicht betroffenen Körperseite und gehe unterhalb der Kniescheibe 4 Fingerbreit in Richtung Unterschenkelaußenseite.
- Drücke dann mit einem Metallgegenstand in den Meisterpunkt »Drei Dörfer« (Ma 36) und kreise minimal mit Druck für 10 bis 20 Sekunden.
- Wiederhole dies auf der anderen Körperseite. Jeweils 3-mal täglich.

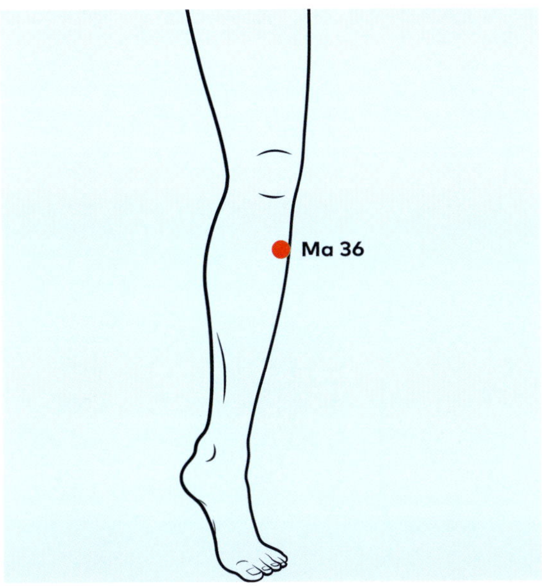

Den »Treffpunkt der drei Yin« (Ni/MP/Le)

- Lege, setze oder stelle dich in die für dich angenehmste Position.
- Beginne auf der nicht betroffenen Körperseite und gehe am inneren Knöchel deines Unterschenkels 4 Fingerbreit über den Innenknöchel.
- Drücke dann mit einem Metallgegenstand in den »Treffpunkt der drei Yin« (Ni/MP/Le) und kreise minimal mit Druck für 10 bis 15 Sekunden.
- Wiederhole dies auf der anderen Körperseite. Jeweils 3-mal täglich.

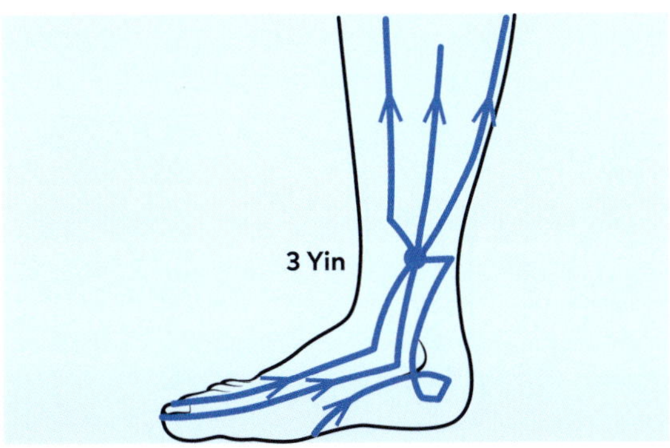

Den Meisterpunkt »Rücken des Landes« (Bl 60)

- Lege, setze oder stelle dich in die für dich angenehmste Position.
- Beginne auf der nicht betroffenen Körperseite und gehe am Außenknöchel deines Unterschenkels in Richtung Ferse. In der Einbuchtung befindet sich die Achillessehne, die am Fersenknochen ansetzt. Dort bist du richtig.
- Drücke dann mit einem Metallgegenstand in den Punkt »Rücken des Landes« (Bl 60) und kreise minimal mit Druck 10 bis 20 Sekunden.
- Wiederhole dies auf der anderen Körperseite. Jeweils 3-mal täglich.

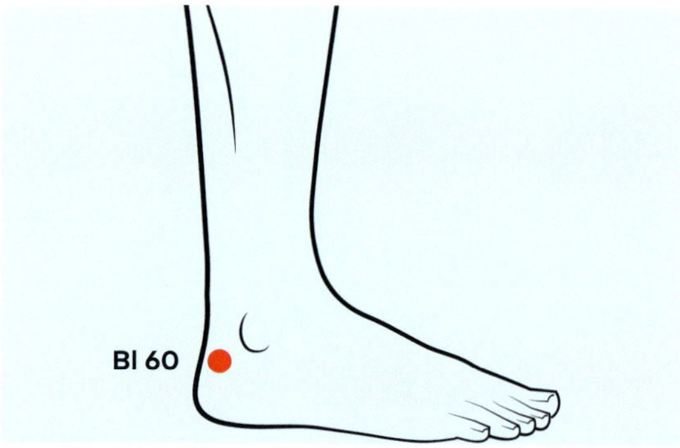

Den Meisterpunkt »Shenmai« (Bl 62)

- Lege, setze oder stelle dich in die für dich angenehmste Position.
- Beginne auf der nicht betroffenen Körperseite und gehe zur Einbuchtung direkt unterhalb der Abflachung deines Fußaußenknöchels.
- Drücke dann mit einem Metallgegenstand in den Meisterpunkt »Shenmai« (Bl 62) und kreise minimal mit Druck für 10 bis 20 Sekunden.
- Wiederhole dies auf der anderen Körperseite. Jeweils 3-mal täglich.

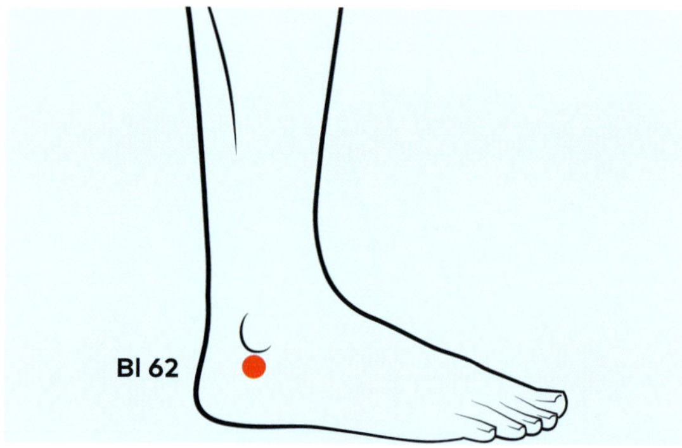

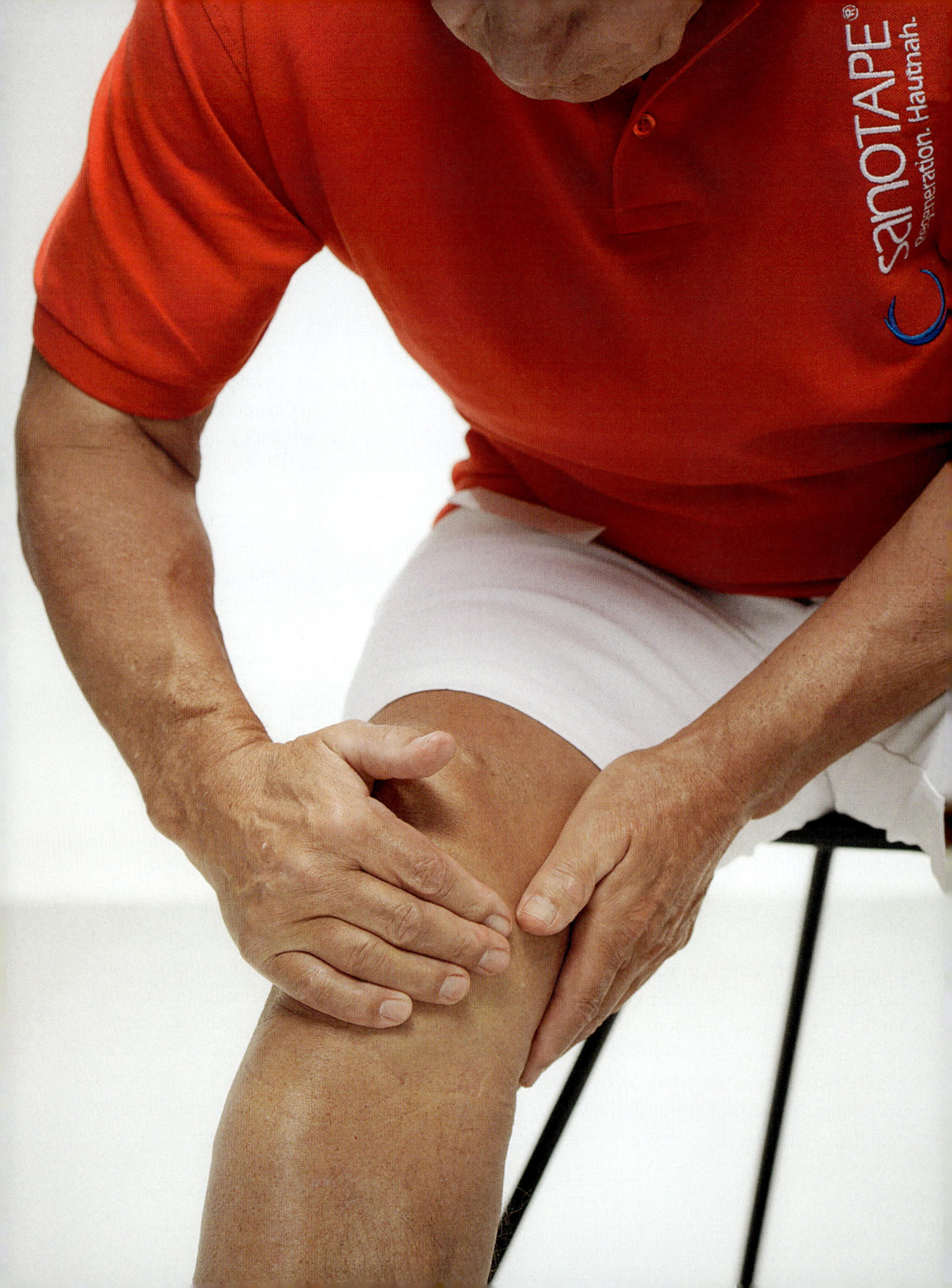
sanoTAPE®
Regeneration. Hautnah.

Das Knie: Wunderwerk der Natur

Unser zentrales Gelenk für Kraft und Beweglichkeit

Ihr habt Schmerzen, weil ihr euch zum Beispiel das Knie verdreht habt? Und inzwischen auch eine Schwellung, die gehörig wehtut? Und fragt euch nun, was ihr dagegen unternehmen könnt? Falls ihr nicht sofort einen Termin bei eurer Ärztin oder eurem Arzt bekommen habt – oder bereits bei ihnen gewesen seid, aber nur mit einem Rezept für Salben und Tabletten nach Hause geschickt wurdet –, erfahrt ihr hier, worauf ihr achten müsst und welche Maßnahmen ihr ergreifen sollt. Die therapeutischen Anwendungen ab Seite 68 helfen euch auch weiter, wenn ihr nach einer Operation ohne Aufklärung aus dem Krankenhaus entlassen wurdet. Oder euch einfach nicht mehr erinnern könnt, welche Tipps euch die Ärztin oder der Arzt gegeben hat, um möglichst schnell wieder auf die Beine zu kommen.

Im Fokus: Das Kniegelenk und sein Muskel- und Bandapparat

Damit das auch klappt, möchte ich euch kurz das Knie vorstellen, das unser größtes Gelenk im Körper ist und auf dem – neben dem Sprunggelenk – das meiste Gewicht lastet. Eigentlich ist das knöcherne Gelenk sehr einfach aufgebaut: Es besteht lediglich aus dem Ober- und Unterschenkelknochen sowie der Kniescheibe. Die Band- und Muskelapparate, die das Knie stabilisieren und bewegen, bringen aber dann doch eine ziemliche Komplexität und Anfälligkeit mit ins Spiel, etwa beim Sport. Die Oberschenkelmuskulatur nimmt bei der Stabilisierung des Kniegelenks ebenfalls eine wichtige Rolle ein, allen voran der innere Quadrizepsmuskel (Musculus vastus medialis), der sich allerdings schon in acht Tagen zurückbilden kann – und das behaupten nicht nur wir Rehaexperten. Von daher gilt: Kräftigungsübungen sind das A und O, damit sich der Muskel nicht einfach auf und davon macht. Denn eine generelle Instabilität der Muskulatur befördert auch Verletzungen.

Was die Synovialflüssigkeit mit der Beweglichkeit des Knies zu tun hat

Wie jedes andere Gelenk im Körper auch hat das Knie seine eigene Schutzverpackung: die sogenannte Gelenkkapsel. Sie stabilisiert und umhüllt das Knie fest und besteht aus einer äußeren sowie inneren Schicht. In Letzterer befinden sich die Synovialzotten, die die Gelenkflüssigkeit produzieren und das Knie schön geschmeidig halten. Wird das Gelenk verletzt oder überlastet, kann sich zu viel Synovialflüssigkeit bilden – eine Schwellung mit Entzündungszeichen ist die Folge. Über gezielte Bewegungen könnt ihr mittels der Waden-Muskel-Pumpe, die über Achillessehne und Wade bis in die Kniekehle reicht und in diesem Bereich euer »Superstar« ist, jegliche Stoffwechselreste herauspumpen und über die Lymph- und Blutwege abtransportieren lassen. Das nennt man »Stoffwechsel« – und mit der Zeit verschwindet auch eure lästige Schwellung. Gleichzeitig bleibt eure Muskulatur fit und kann sogar wieder aufgebaut werden.

Ganzheitliche Unterstützung in allen Bereichen

Euer Körper fungiert eben als Teamplayer: Selbst wenn eine Struktur verletzt ist, könnt ihr dennoch die nicht in Mitleidenschaft gezogenen Bewegungsebenen belasten – so unterstützen die gesunden Strukturen die angeschlagenen. Und damit beginnt ihr immer fernab der betroffenen Stelle: Bei einem verletzten Knie sind das die Füße, Hüften, die Wirbelsäule, Arme und der Schultergürtel – sie alle können mithelfen und verletzte Stellen entlasten.

Und noch ein Tipp – egal, ob bei den Übungen hier oder im echten Leben: Achtet darauf, dass ihr alle Bewegungen schön achsengerecht und im Lot ausführt (mehr dazu auf Seite 23). So kommt ihr nicht nur auf die richtige Spur, sondern bleibt auch langfristig auf der sicheren Seite! Dafür haben sich freie isokinetische, konzentrische und exzentrische Übungen (siehe Seite 22) im Stand, im Sitzen oder Liegen in der Rehabilitation, Physiotherapie oder auch zur Muskelkräftigung durchgesetzt. Und die habe ich euch auf den nächsten Seiten für die jeweiligen Beschwerde zusammengestellt. Hinzu kommt mein Wissen aus der jahrtausendealten Traditionellen Chinesischen Medizin, die gerade nicht nur die Chinesen wiederentdecken, sondern auch hierzulande eine Renaissance erlebt und mit dem Meridianeziehen und Aktivieren einzelner TCM-Punkte Teil eurer Therapie ist.

Operieren: ja oder nein?

Eine für euch sicherlich auch wichtige Frage ist die nach einer Operation. Grundsätzlich wird meiner Meinung nach hierzulande viel zu schnell operiert. Invasive Eingriffe – selbst minimalinvasive – sollten wirklich nur durchgeführt werden, wenn gar nichts mehr geht beziehungsweise alle konservativen Maßnahmen ausgeschöpft worden sind. Dennoch: Bei Verletzungen am Meniskus-, Band- und Knorpelapparat eures Knies könnt ihr zur Vorbereitung auf eine anstehende Operation auf die hier vorgestellten Anwendungen zurückgreifen. Oft erlebe ich während der konservativen Behandlung, dass die angedachte Operation überflüssig wird, weil sich die ersten Leitsymptome verloren haben. Und das ist doch ein positives Zeichen auf dem Weg zur Besserung!

Nur wenn eine Bewegungseinschränkung aufgrund einer Blockade vorliegt, etwa weil sich ein Knorpelstück aus dem Meniskus gelöst hat und auf Wanderschaft durch die Kapsel gegangen ist, kommt man um eine Operation, bei der der Gelenkkörper entfernt wird, wahrscheinlich nicht herum. Ansonsten kann ich immer nur dazu raten, erst konservativ zu behandeln – auch bei einer Bandverletzung. Deshalb: unbedingt eine Zweitmeinung einholen!

Schnelle Mobilisation nach der OP

Führt doch kein Weg an einer Operation vorbei, solltet ihr unverzüglich nach dem Eingriff mit der Therapie beginnen. Ich selbst arbeite in meinem Rehazentrum zusätzlich mit der Sanotape-Technologie – zum Beispiel bei Patienten, die nach einer Operation mit einer 30 bis 40 Zentimeter langen Narbe über dem Knie zu mir kommen. Dabei werden die Narben so behandelt, dass man sie später kaum noch sieht und spürt: Die Narben sind letztendlich nicht mehr kolloid (aufgeschwollen, rot) und es entstehen keine Wülste, Schwarten oder andere ästhetische Katastrophen. Denn das Narbengewebe passt sich mittels der Sanotape-Technologie immer mehr seinem Umfeld an. Es treten auch keine Narbenschmerzen oder Behinderungen durch Narbengewebe im Gelenk auf. Grundsätzlich können alle Narben so behandelt werden.

Sucht euch erst einmal eine(n) gute(n) Physio- oder Rehaexpert*in und vergesst keinesfalls, selbst aktiv zu werden und die hier vorgeschlagenen Übungen und TCM-Maßnahmen durchzuführen. Denn passive Maßnahmen allein – und damit sind Behandlungsformen wie etwa Massagen, Elektro- oder Ultraschalltherapie gemeint –, an denen ihr euch nicht beteiligen müsst, sind selten von Erfolg gekrönt. Probiert also unbedingt alles aus, bleibt dran und *werdet mobil!*

Die gängigsten Kniebeschwerden

Was ist eine Arthrose/ Gonarthrose?

»Die Arthrose beginnt mit der Geburt!« Dieser etwas überspitzte Ausspruch meines alten Professors trifft den Nagel wohl auf den Kopf, denn jeder Mensch ab einem gewissen Alter hat mit ein wenig Gelenkabrieb zu rechnen. Dennoch ist eine Arthrose steuerbar, auch wenn sie fortschreitet, weshalb ein frühzeitiges und funktionelles Training die Lebensqualität deutlich verbessern kann.

Trotzdem fällt in meinem Rehazentrum auf: Nicht alle Personen in einer Altersstufe sind gleich stark von Arthrose betroffen. Dazu müsst ihr wissen, dass jedes Gelenk ein gewisses »Aquaplaning« benötigt, damit das Gelenk gleiten kann, Stichwort: Synovialflüssigkeit (siehe Seite 61). Ihr braucht also immer ausreichend Schmiere und die produziert das Gelenk mit der richtigen und mit ausreichend Bewegung selbst. Aufgrund von Fehlbelastungen wie beispielsweise X- oder O-Beine – oder wenn ihr nicht achsengerecht geht – wird der Knorpel aber nicht mit der für ihn nötigen Schmiere, der Gelenkflüssigkeit, die ihn nährt und geschmeidig erhält, versorgt. Dadurch reiben irgendwann die frei liegenden Knochenflächen aneinander, wobei wir hier bereits vom totalen Knorpelverlust sprechen, der viel zitierten »Knochenglatze«.

Was ist nun aber der Unterschied zwischen einer Arthrose und einer Gonarthrose? Bei einer Arthrose spricht man von einem chronischen Verschleiß, bei einer Gonarthrose von einer einseitigen Abnutzung im Knie. Bei Letzterem ist ein Drittel bis zur Hälfte des hyalinen Gelenkknorpels, des »Stoßdämpfers«, abgebaut. Die Gonarthrose bezeichnet also einen langsam fortschreitenden Prozess, eine sogenannte »degenerative« Erkrankung. Um den weiteren Verschleiß zu vermeiden, könnt ihr einiges tun – sowohl bei der Arthrose als auch bei der Gonarthrose –, nämlich: gezielte Eigenmaßnahmen ergreifen. Und die findet ihr auf den Seiten 68 bis 80 zuhauf. Ihr müsst sie jetzt nur noch umsetzen. Also: Los geht's!

Woher kommt die Schwellung in der Kniekehle?

Die sogenannte Bakerzyste – benannt nach einem Londoner Chirurgen namens William M. Baker – entwickelt sich häufig, wenn ihr euch am Knie verletzt habt. Sie ist eine mit Flüssigkeit gefüllte Zyste, die die Kniekehle hauptsächlich im Bereich der sogenannten Hoffa'schen Fettkörper, der »Polizei im Kniegelenk«, anschwellen lässt und dort Schmerzen, Spannungsgefühle oder Druckempfindlichkeit auslösen kann.

Grundsätzlich gilt bei einer Knieschwellung: das betroffene Bein nicht extrem zu beugen – keinesfalls über 90 Grad. Denn oft entsteht auch durch diese Faltenbildung eine Bakerzyste. Das Lymphsystem kann dann eine chronische Schwellung in der Kniekehle nur sehr schwer abtransportieren. Erst wenn Schwellung und Hitze aus dem Knie verschwunden sind, dürft ihr den gebeugten Zustand wieder forcieren. Als Erstes – und das ist das Wichtigste überhaupt – solltet ihr wirklich nur versuchen, die Streckung zu erreichen, die Beugung kommt in der Regel ganz von allein. Und natürlich die darauf abgestimmten Übungen und TCM-Maßnahmen ab Seite 68 durchführen.

Weshalb schmerzt die Kniescheibe?

Das Chondropathia-patellae-Symptom – eine schmerzhafte Knorpelerkrankung – macht sich im fortgeschrittenen Stadium als ein fieses Knirschen unter, hinter oder neben der Kniescheibe bemerkbar. »Wie kann das denn passieren?«, werdet ihr euch jetzt fragen.

An der Rückseite der Kniescheibe lagern sich kleine Partikel ab und verursachen Schwellungen, in etwa so, als hätten sich Sandkörner festgesetzt. Diese können im Laufe der Zeit verhärten und kristallisieren, was bei jeder Bewegung wie Schleifpapier wirkt. Das Ergebnis? Schmerz, Entzündung, Schwellung und ein Knie, das einfach nicht zur Ruhe kommen will. Kein Wunder, dass diese Erkrankung ordentlich nerven kann! Bevor ihr die Nerven ganz verliert, findet ihr ab Seite 68 dazu bewährte Übungen und effektive TCM-Techniken.

Warum schmerzt es unterhalb der Kniescheibe?

Ist das etwa ein Morbus Osgood-Schlatter? Oft kommt diese schmerzhafte Reizung, benannt nach zwei Chirurgen aus den USA und der Schweiz, bei Jugendlichen vor, und zwar am Ansatz der Kniescheibensehne (Patellasehne) des vorderen Schienbeinkopfs. Das hängt vor allem damit zusammen, dass der Sehnenansatz in der Wachstumsphase besonders anfällig ist, während er gleichzeitig durch Sport oder Übergewicht stark beansprucht wird. Jungen sind in der Regel häufiger davon betroffen als Mädchen. Da in den letzten Jahren Mädchen vermehrt sportlich aktiv sind, wird auch bei ihnen eine derartige Überlastung immer häufiger festgestellt.

Erste Beschwerden können schon mit neun Jahren auftreten, wobei sich die Erkrankung meistens im Alter von zehn bis fünfzehn Jahren – eben in der Pubertät – bemerkbar macht: typischerweise mit Schmerzen unterhalb des Knies während oder nach einer sportlichen Aktivität sowie beim Treppensteigen, im akuten Stadium auch mit einer heißen und enorm großen Schwellung, mit der man sich kaum bewegen kann.

Da der Sehnenansatz durch eine Überlastung gereizt ist, muss das Knie – für gewöhnlich betrifft es nur eine Seite – erst einmal entlastet werden, weshalb körperliche und sportliche Aktivitäten reduziert werden sollten. Im akuten Stadium bedeutet das: keinen Sport. Sobald die Knieschwellung durch die ab Seite 67 beschriebenen Dos und Don'ts und alle weiteren effektiven Maßnahmen zurückgegangen ist, darf mit körperlichen und sportlichen Aktivitäten wieder dosiert begonnen werden. Denn nichts ist schlimmer, als inaktiv zu bleiben – das schadet unserem Körper am meisten.

Weshalb brennt und schwillt das Bein an?

Morbus Sudeck – benannt nach dem Chirurgen Paul Sudeck (1866–1945), auch bekannt als komplexes regionales Schmerzsyndrom oder *complex regional pain syndrome* (CRPS) – ist eine rätselhafte und oft quälende Erkrankung, die meist nach einem Unfall oder einer Operation auftritt und bei Frauen häufiger vorkommt als bei Männern. Ich behandle hier Morbus Sudeck am Kniegelenk, allerdings kann er auch an allen anderen Extremitäten erfolgen. Meiner Erfahrung nach hängt er gern mit einer vegetativen Dystonie zusammen, einer »nervlichen Fehlsteuerung«, und betrifft Personen, die sehr sensibel zu sein scheinen.

Das Nervensystem spielt hauptsächlich nach Eingriffen verrückt, bei denen Osteosynthesematerial wie Schrauben, Platten, Nägel und Drähte aus Metall verwendet wurden, um gebrochene Knochen wieder zusammenzufügen und zu stabilisieren. Man bekommt hier fast das Gefühl, als wehre sich der Organismus gegen diese Art von Fremdkörper! Was eher harmlos beginnt, kann in brennenden Schmerzen, sehr heißen Schwellungen mit knallhartem, verhärtetem Narbengewebe und glänzend-spiegelnden Hautveränderungen im betroffenen Bereich enden. Es ist, als ob der Körper auf kleinste Reize völlig überreagiert. Besonders tückisch: Die Beschwerden verschwinden nicht einfach, sondern können sich sogar verschlimmern, weshalb eine Früherkennung äußerst wichtig ist. Die anfangs unspezifischen Symptome erschweren jedoch gern die Diagnose.

Meine Übungen und TCM-Techniken ab Seite 68 haben sich bei dieser Erkrankung gut bewährt und zeigen tolle Ergebnisse. Und mal ehrlich: Ein bisschen umsorgt zu werden, hat ebenfalls noch nie geschadet! Lasst euch also ruhig mal verwöhnen und nehmt die Hilfe an, die euch guttut.

Warum schmerzt die Innenseite des Knies?

Ein Pes anserinus (lateinisch für »Gänsefuß«) klingt nach etwas Kompliziertem, betrifft aber keine große Fläche, sondern einen kleinen, oft schmerzhaften Bereich unterhalb des Kniegelenks, nämlich den an der Innenseite des Unterschenkels. Es entsteht, wenn die Sehnenansätze von drei Muskeln auf der Innenseite des Knies überlastet oder gereizt sind. Die Folge: ein brennender Schmerz, der vor allem beim Treppensteigen, beim Aufstehen nach längerem Sitzen oder Joggen auftritt. Besonders betroffen sind Menschen, die viel Sport treiben oder an Übergewicht leiden.

In der Akutphase kann es notwendig sein, eure sportlichen Aktivitäten zu reduzieren und stattdessen walken zu gehen. Aber keine Sorge: Mit den gezielten Maßnahmen zur Stärkung und Dehnung der beteiligten Muskeln und Sehnen sowie den effektiven TCM-Techniken ab Seite 68 könnt ihr den Schmerz schnell in den Griff bekommen.

Warum kann das Knie nicht gestreckt werden?

Das Knie ist ein wahres Wunderwerk der Natur – bis es plötzlich schmerzt, knirscht oder blockiert. Ob beim Sport, im Alltag oder einfach so: Verletzungen am Meniskus, an den Bändern oder am Knorpelapparat können euch ganz schön ausbremsen. Meistens kann das Knie in einer bestimmten Position oder bei starker Belastung dann nicht mehr richtig gestreckt werden. Deshalb solltet ihr unverzüglich die nicht davon betroffenen Sehnen und Muskelanteile des Kniegelenks kontrolliert trainieren.

Auch bei einem vorderen beziehungsweise hinteren Kreuzbandriss, der konservativ behandelt wird oder aber direkt nach einer unvermeidbaren Operation, unterstützen euch meine Maßnahmen ab Seite 68, bald wieder fit zu sein. Die Freigabe der betreuenden Ärztin oder des verantwortlichen Physiotherapeuten natürlich vorausgesetzt. Der Vorteil: Die Fuß-, Waden- und Teile der Oberschenkelmuskulatur – sogar die Gesäßmuskeln – bleiben so erhalten und werden aufgebaut. Außerdem können Schwellungen wie Ödeme und Hämatome abgebaut und womöglich sogar eine Bakerzyste verhindert werden. Und das ist noch nicht alles: Die Übungen fördern fast augenblicklich Kraft, Koordination sowie eure Geschicklichkeit und unterstützen ein sauberes Gangbild, das wiederum vor Fehlbelastungen schützt. Ich kann nur sagen: Macht das!

Kardinalsymptome

- Bewegungsschmerz
- Bewegungseinschränkung im Knie: Oft ist keine 90-Grad-Beugung (ein rechter Winkel) mehr möglich und die Streckung im Knie ist ebenfalls eingeschränkt – meist besteht hier ein Defizit von 10 bis 25 Grad.
- Entzündungsschmerz
- Schwellung
- Hitze
- Rötung
- Schonhaltung aufgrund von Schmerzen

Dos

- Das betroffene Bein *höher* als das Becken *lagern* und in einem Winkel von 20 bis 30 Grad beugen.
- Das Knie mit nasskalten *Kompressionsumschlägen* einwickeln, um ihm die Wärme zu entziehen: So reduziert ihr die Schwellung und infolgedessen die Schmerzen auf natürliche Art und Weise – und zu guter Letzt vergrößert sich euer Bewegungsradius.

  Dazu am besten ein Frotteehandtuch in kaltes Leitungswasser tauchen – gern mit einem Schuss Haushaltsessig –, es auswringen, zweimal längs falten und fest um das Knie wickeln. Schließlich ein trockenes Handtuch über das nasse wickeln. (Keinesfalls mit Eis oder Wärme arbeiten! Statt Leitungswasser eignet sich hier Quark genauso gut wie Kohlblätter oder Retterspitz.)

  Sobald der feuchte Umschlag warm wird, auf links drehen und das Knie wieder fest damit umwickeln. Je nach Bedarf die nasskalten Kompressionsumschläge über den Tag verteilt wiederholen. Das Ganze funktioniert auch wunderbar nachts – hier ist es wahrscheinlich angenehmer, ohne die hohe Lagerung des Beins zu schlafen. So oder so kann sich auf diese Weise das Kniescheibengleitlager beruhigen.
- *Belastung:* Der Fuß darf im Stand aktiv bewegt und voll belastet werden. Ein sauberes Gangbild ist dabei unerlässlich; das heißt, eure Schrittlängen sind gleich (!) lang, wobei anfangs 1 Schrittlänge 1 Fußlänge beträgt. Mit der Zeit werden die Schrittlängen automatisch länger.
- *Extension vor Flexion:* Das Knie zu strecken, hat immer Vorrang, damit die Gelenkpartner gut gleiten können! Die Beugung hingegen sollte bei einem geschwollenen Knie keinesfalls mehr als 90 Grad betragen!
- Generell tut euch *Wassergymnastik* im Nichtschwimmerbereich – gehen, strecken und mit einem Bein pendeln – wegen der Aufhebung der Schwerkraft und des osmotischen Drucks gut. Die Wassertemperatur darf nur nicht über 28 °C betragen! So baut ihr eure Muskulatur auf und trainiert gleichzeitig euer Herz-Kreislauf-System.

  Für Jugendliche mit einem Morbus Osgood-Schlatter und Betroffene mit einer Bakerzyste gilt ergänzend: Schwimmen zu gehen, besonders das Kraulen, unterstützt den »Heilungsprozess«. Genauso, wie im Wasser hin und her zu gehen – so könnt ihr schonend aktiv bleiben.

- Die hier vorgestellten *Automobilisationsübungen,* das *Meridianeziehen* und die *Aktivierung der TCM-Punkte* solltet ihr regelmäßig durchführen – damit könnt ihr euch sehr gut selbst helfen. Sobald ein Termin bei einem Arzt oder einer Ärztin frei ist, lasst euch allerdings eine ordentliche Diagnose zur Sicherung eurer Symptome stellen – auch wenn es euch schon viel besser gehen sollte.

Don'ts

- *Fahrrad fahren,* solange die Hoffa'schen Fettkörper (die »Polizei im Kniegelenk«) sich noch geschwollen darstellen, also das Knie noch dick ist.
- Die *Beinstrecker-Kraftmaschine* im Fitnessstudio nutzen.
- *Eisanwendungen,* da sich sonst das Kniegelenk reaktiv erwärmt.
- *Wassertemperaturen über 28 °C.* Duschen ist »erlaubt« – heiße Bäder hingegen nicht.
- *Zusätzliche Wärme,* wie sie beispielsweise in der Sauna, im Whirlpool oder in Wärmepackungen vorkommt.

Bewährte Übungen

Alle dargestellten Maßnahmen eignen sich auch für die Zeit vor oder nach einer Operation (prä- beziehungsweise postoperativ).

Vorsicht! Jede Übung, die ich euch auf den folgenden Seiten zusammengestellt habe, solltet ihr langsam – in Zeitlupe! – und kontrolliert ausführen (isokinetisch). Sobald Spannungen oder Schmerzen auftreten, müsst ihr eure Bewegung unverzüglich, aber langsam umkehren. Es ist entscheidend, dass ihr euch ausschließlich im beschwerdefreien Bereich bewegt, denn nur so verbessert ihr euren Bewegungsablauf. Also nicht vergessen: Schmerzen zu provozieren, ist tabu!

Fußhebeübung

Immer im beschwerdefreien Bereich – so gut es geht – mit gestreckten Knien:

- Stelle dich mindestens schulterbreit hin, drehe deine Füße leicht nach außen (circa 13 Grad, um eine X-Bein-Stellung zu vermeiden) und verteile dein Körpergewicht gleichmäßig auf deine Füße. 1
- Hebe beide Fersen in Zeitlupe hoch und halte dich dabei – falls notwendig – an einer Rückenlehne oder einem Tisch fest beziehungsweise stütze dich dort ab. 2
- Sobald Spannung, Druck oder Schmerz auftritt, bewege deine Fersen in Zeitlupe wieder zurück auf den Boden. 3
- Führe diese Übung in Zeitlupe 3-mal mit jeweils einer Pause von 1 bis 2 Minuten aus.
- Wiederhole das Ganze 5-mal (3 Sätze à 5 Wiederholungen). Jeweils 3-mal täglich.
- Bei Jugendlichen mit Morbus Osgood-Schlatter: Wiederhole die Fußhebeübung in Zeitlupe 5-mal, lege dann eine Pause von 1 bis 2 Minuten ein und wiederhole das Ganze noch 5-mal (5 Sätze à 5 Wiederholungen). Jeweils 5-mal täglich.

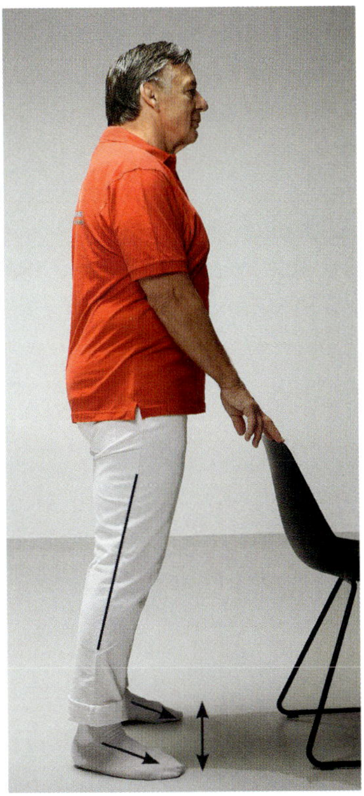

1

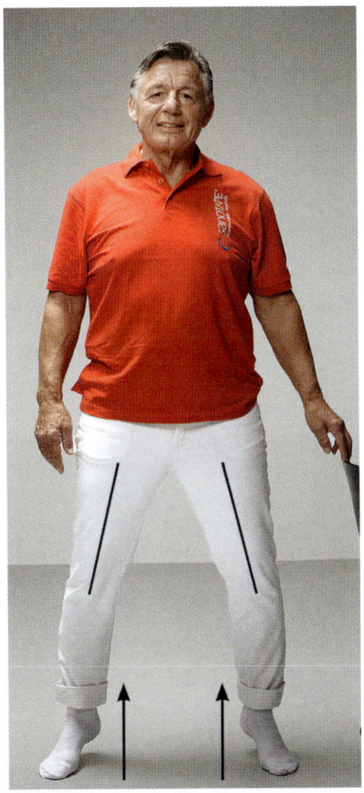

2

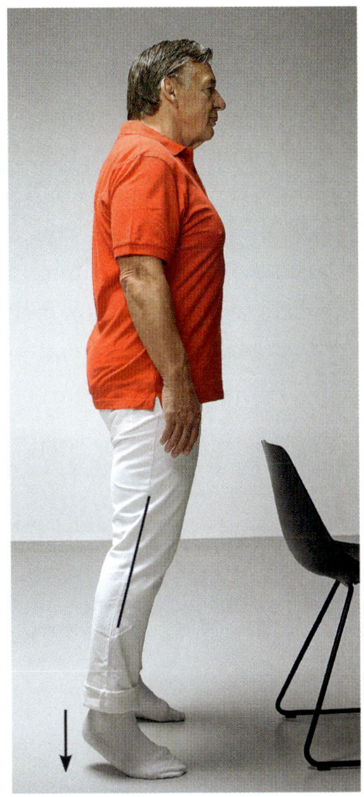

3

Kniebeuge – die Übung fürs Leben

- Stelle dich schulterbreit hin, drehe deine Füße leicht nach außen (circa 13 Grad, um eine X-Bein-Stellung zu vermeiden) und verteile dein Körpergewicht gleichmäßig auf deine Fersen. 1
- Gehe nun in Zeitlupe mit gestrecktem Oberkörper in die Knie. Der Po wird dabei nach hinten gestreckt, Brust und Blickrichtung bleiben nach vorn ausgerichtet. 2 Halte dich – falls notwendig – an einer Rückenlehne oder einem Tisch fest beziehungsweise stütze dich dort ab.
- Sobald Spannung, Druck oder Schmerz auftritt, bewege dich in Zeitlupe wieder nach oben. (Mit der Zeit und den Wiederholungen kommst du immer weiter nach unten. Ziel: Die Hüften sollten sich auf gleicher Höhe mit den Knien befinden.)
- Führe diese Übung in Zeitlupe 3-mal mit jeweils einer Pause von 1 bis 2 Minuten aus.
- Wiederhole das Ganze 3- bis 5-mal (3 Sätze à 3 bis 5 Wiederholungen). Jeweils 2-mal täglich.
- Bei Jugendlichen mit Morbus Osgood-Schlatter: Wiederhole die Kniebeugen in Zeitlupe 3-mal, lege dann eine Pause von 1 bis 2 Minuten ein. Wiederhole das Ganze noch 5-mal (3 Sätze à 5 Wiederholungen). Jeweils 3-mal täglich.

Kleine Hilfe: Mit einer Absatzerhöhung stehst du bei einem konzentrischen und exzentrischen Bewegungstraining besser im Lot, weshalb du am besten etwas unterlegst, beispielsweise ein Buch, eine Holzlatte, oder aber du ziehst Pumps an, das funktioniert auch. Die Fersen sollten etwa 4 Zentimeter höher als deine Zehen stehen. 3

Vorsicht! Achte darauf, dass du bei der Kniebeuge die Knie nicht nach innen kippst – sie sollten sich im gleichen Winkel wie die Füße oberhalb von ihnen befinden. 4

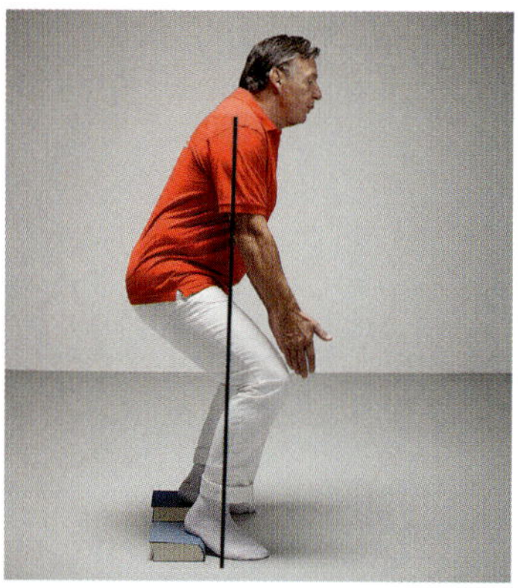

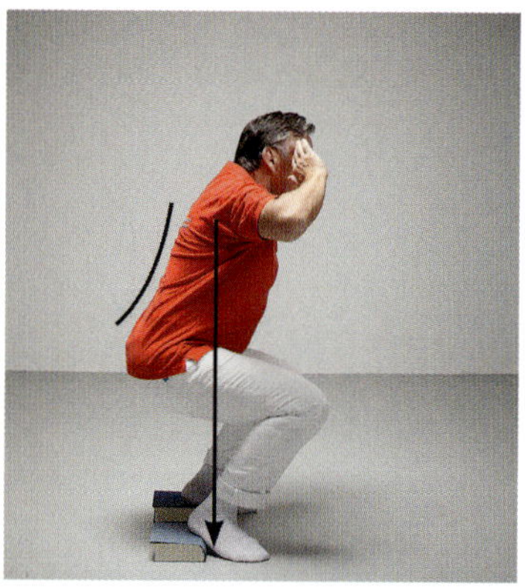

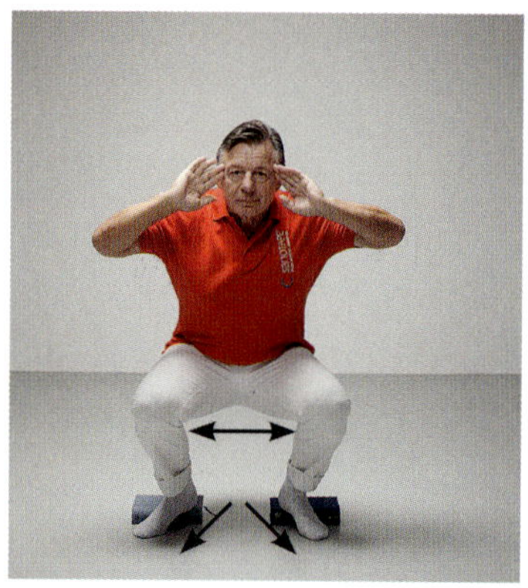

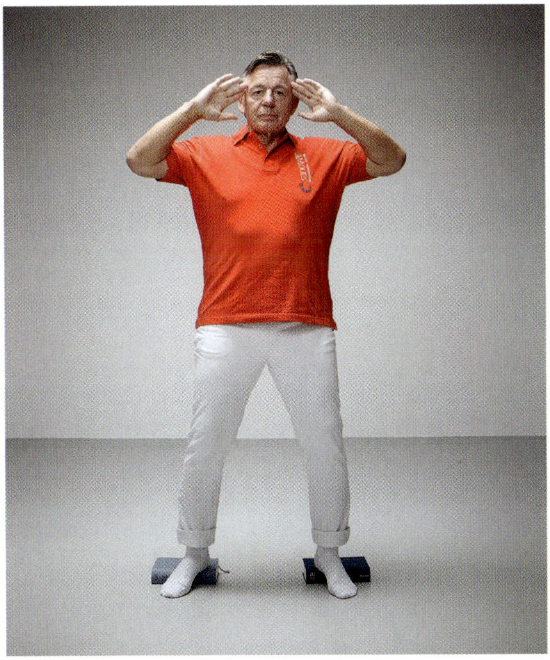

1

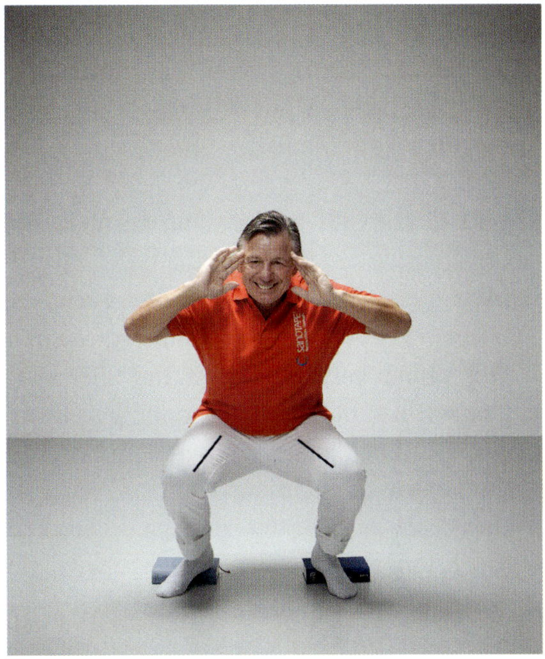

2

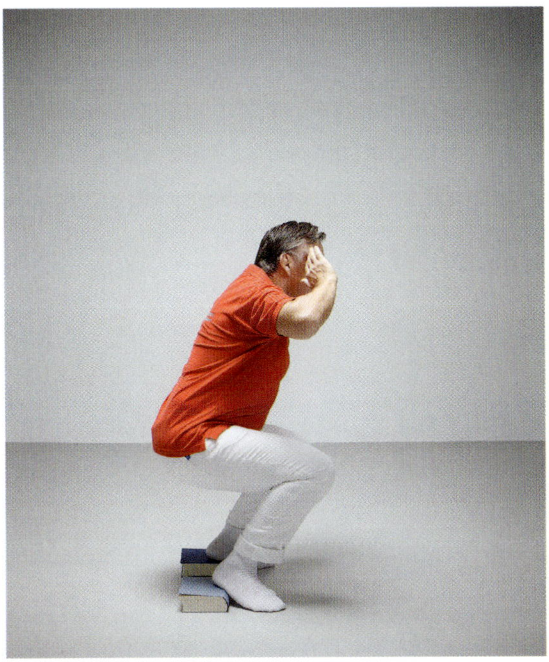

3

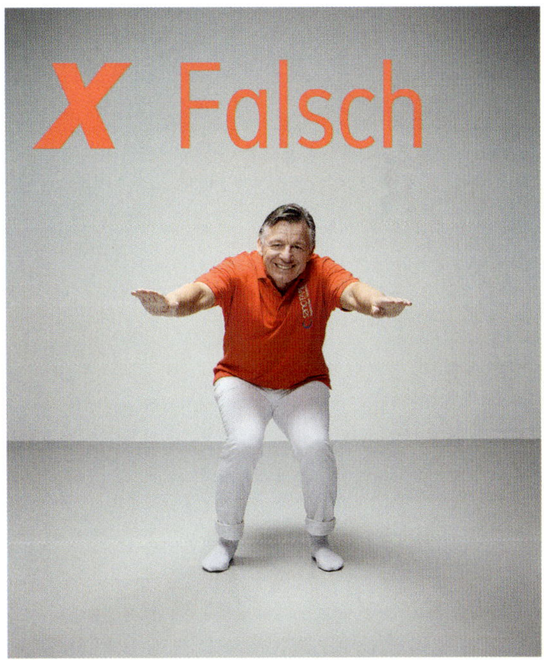

4

Kraft-Streck-Übung

Vorsicht! Nicht geeignet bei Bakerzyste, Morbus Osgood-Schlatter, Morbus Sudeck (CRPS) und Verletzungen am Meniskus-, Band- und Knorpelapparat!

- Lege dich in Rückenlage auf das Bett, die Couch oder den Boden und strecke das betroffene Bein leicht angewinkelt in Richtung Decke, während du gleichzeitig deinen Oberkörper anhebst. **1**
- Umfasse mit beiden Händen die Kniekehle des nach oben geführten Beins und strecke die Fersen in Richtung Decke. (Ziel: Das Bein sollte sich schmerzfrei ganz strecken lassen.) **2**
- Halte diese Position, ohne zu federn, für 8 Sekunden.
- Führe diese Übung 3-mal 8 Sekunden mit jeweils einer Pause von 1 bis 2 Minuten aus. Jeweils 3-mal täglich – falls möglich, gern häufiger.

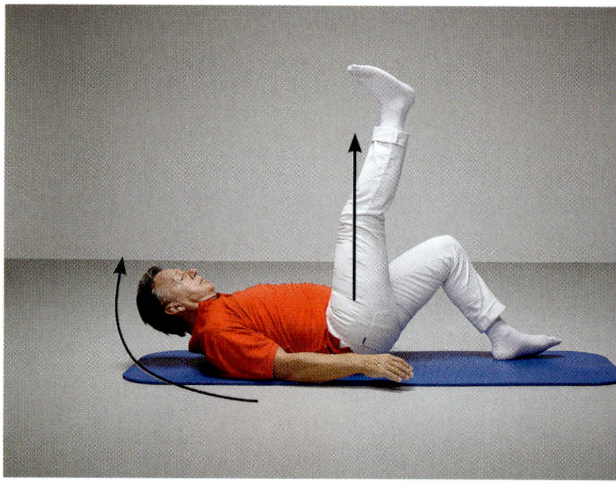

1

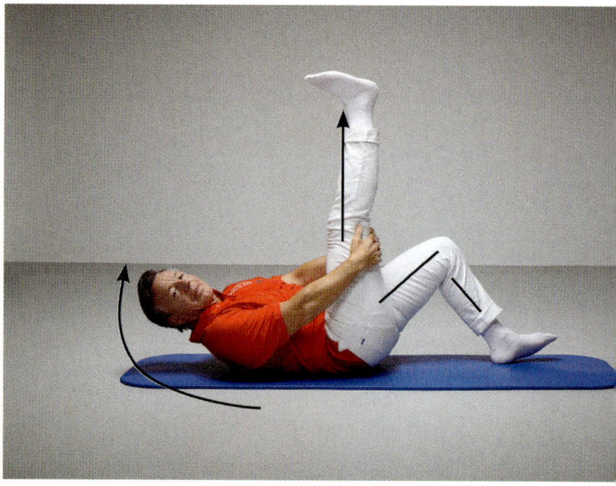

2

Telefonübung »light«

Geeignet bei Bakerzyste, Morbus Osgood-Schlatter, Morbus Sudeck (CRPS), Verletzungen am Meniskus-, Band- und Knorpelapparat!

- Setze dich breitbeinig auf einen Stuhl oder ein anderes Sitzmöbel, strecke ein Bein aus und winkle das andere an. 1
- Lege deine Hände auf dem Oberschenkel des gestreckten Beins ab und beuge deinen Oberkörper – du darfst einen Katzenbuckel machen – so lange in Richtung Knie, bis ein Ziehen im Oberschenkel und in der Wade entsteht. 2
- Halte diese Position, ohne zu federn, für 8 Sekunden. Wechsle die Beinposition ab und wiederhole das Ganze auf der anderen Seite.
- Führe diese Übung abwechselnd 3-mal auf jeder Seite aus. Jeweils mehrmals täglich.

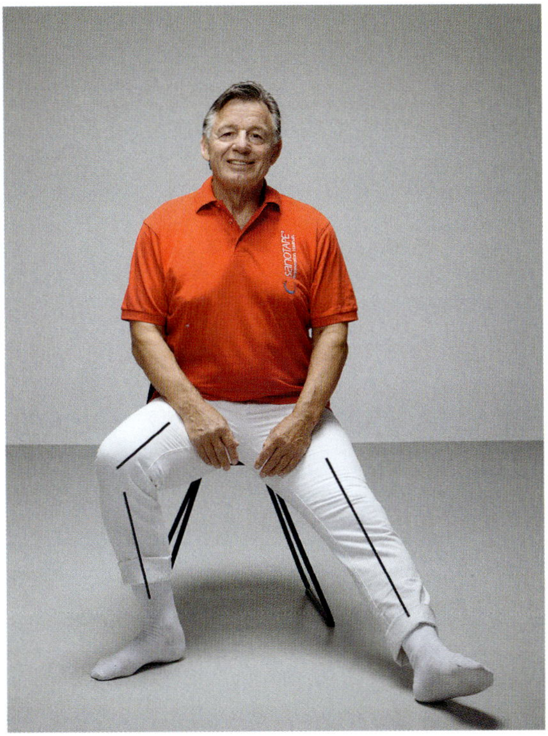

1

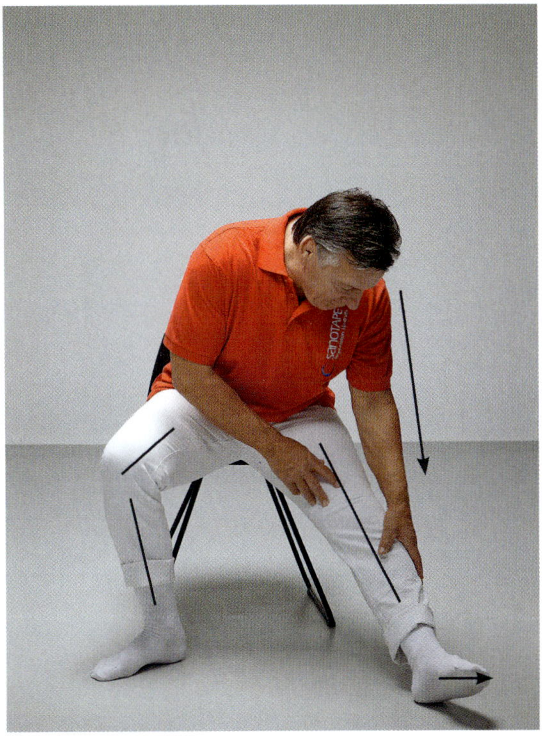

2

Telefonübung

Vorsicht! Nicht geeignet bei Bakerzyste, Morbus Osgood-Schlatter, Morbus Sudeck (CRPS) und Verletzungen am Meniskus-, Band- und Knorpelapparat!

- Stelle dich hüftbreit vor einen Stuhl oder Hocker. Lege nun die Ferse des nicht betroffenen Beins auf der Sitzfläche ab, der Fuß bleibt entspannt.
- Strecke das abgelegte, nicht betroffene Bein so weit wie möglich durch; das Standbein darf leicht gebeugt sein. 1
- Lege deine Hände auf dem Oberschenkel des hochgelagerten Beins ab und beuge deinen Oberkörper so lange in Richtung Knie, bis ein Ziehen im Oberschenkel und der Wade entsteht. 2
- Halte diese Position, ohne zu federn, für 8 Sekunden.
- Führe diese Übung 3-mal 8 Sekunden mit jeweils einer Pause von 1 bis 2 Minuten aus. Jeweils 3-mal täglich.
- Sobald das betroffene Bein wieder belastbar ist, die Übung auch mit diesem durchführen!

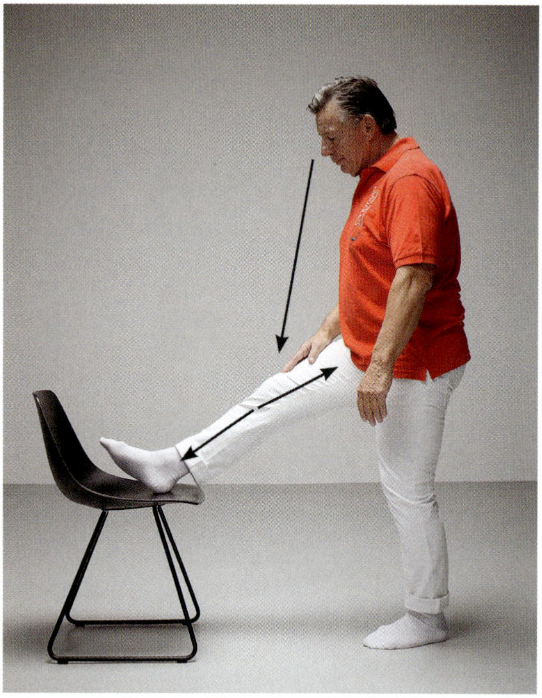

1

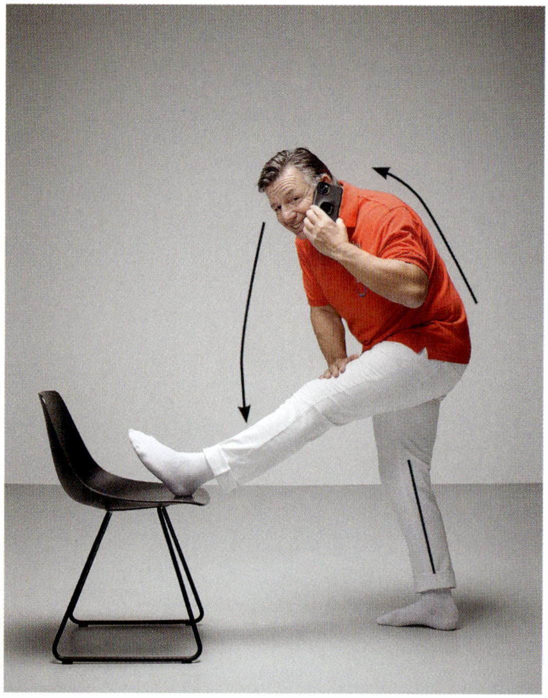

2

Die richtigen Meridiane ziehen

Alle dargestellten Maßnahmen eignen sich auch für die Zeit vor oder nach einer Operation (prä- beziehungsweise postoperativ).

Den Meridian »Ma« auf der Beinvorderseite (1. Variante)

Vorsicht! Bei Morbus Sudeck und Osgood-Schlatter den Meridian nur auf der nicht betroffenen Körperseite ziehen!

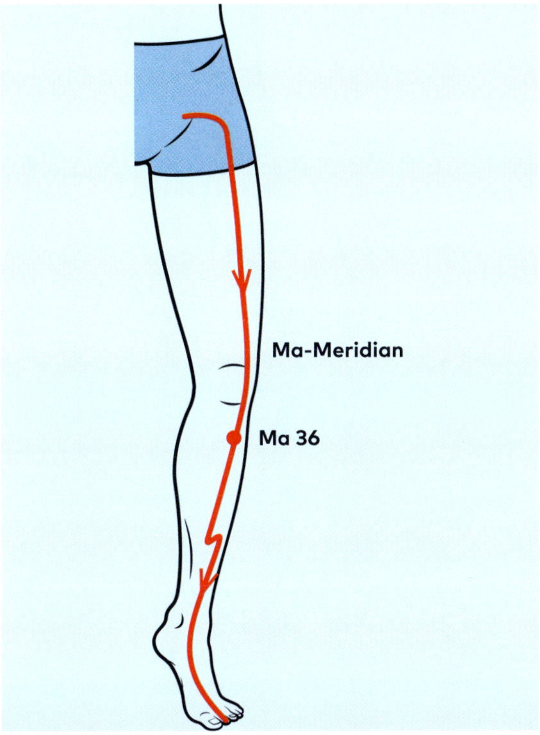

- Setze dich auf eine Couch oder ein Bett und lege das betroffene Bein leicht gebeugt (30 bis 40 Grad) darauf ab; du kannst dich auch auf einen Stuhl setzen und das betroffene Bein schmerzfrei leicht beugen (30 bis 40 Grad).
- Beginne auf dem Oberschenkel des nicht betroffenen Beins und ziehe mit einem Metallgegenstand den Meridian »Ma« über die Kniescheibe weiter leicht seitlich über die Fußmitte bis zum zweiten Zeh nach unten.
- Wiederhole das Ganze auf der betroffenen Seite (außer bei Morbus Sudeck und Osgood-Schlatter!), lasse aber das Knie selbst aus: Beginne auf dem Oberschenkel des betroffenen Beins und ziehe mit einem Metallgegenstand den Meridian »Ma« nur bis oberhalb der Kniescheibe; beginne dann erneut beim TCM-Punkt »Ma 36« und ziehe den Meridian »Ma« leicht seitlich über die Fußmitte weiter bis zum zweiten Zeh nach unten.
- Wiederhole das Ganze 5-mal. Jeweils 2-mal täglich.

Den Meridian »Ni« auf der Beininnenseite

- Setze dich auf eine Couch oder ein Bett und lege das betroffene Bein leicht gebeugt (30 bis 40 Grad) darauf ab.
- Beginne auf der Fußsohle (Ni 1) des nicht betroffenen Beins und ziehe mit einem Metallgegenstand den Meridian »Ni« nach oben bis zum Innenknöchel (Ni 6) und darum herum, von dort entlang der Innenseite des Unterschenkels (Ni/MP/Le) über die Oberschenkelinnenseite bis zur Leiste.
- Wiederhole alles auf der betroffenen Seite.
- Wiederhole das Ganze 5-mal. Jeweils 1-mal täglich.

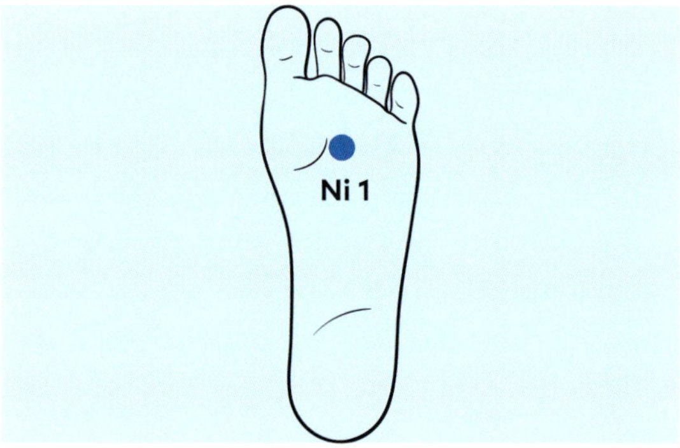

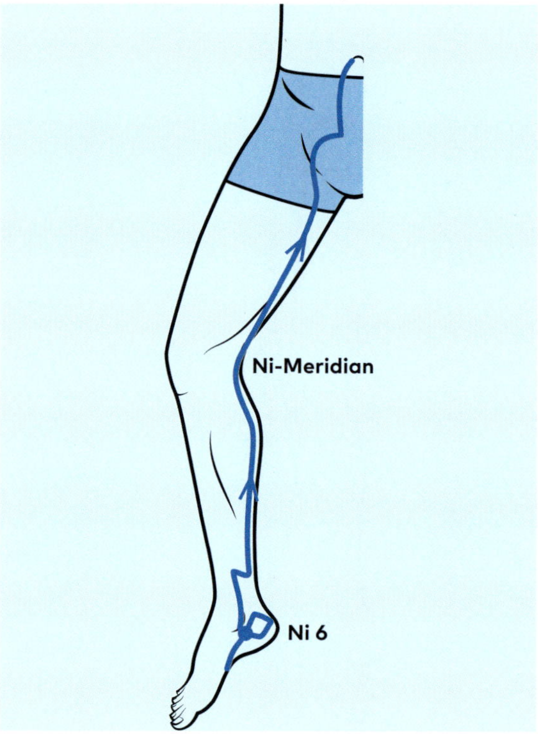

Die Meridiane »He«, »Ks« und »Lu« auf der Arminnenseite

Geeignet bei Morbus Osgood-Schlatter und Morbus Sudeck.

- Lege, setze oder stelle dich in die für dich angenehmste Position.
- Beginne auf der nicht betroffenen Körperseite in der Achselhöhle und ziehe mit einem Metallgegenstand den Meridian »He« über die Innenseite des Oberarms weiter hinunter über die innere Armbeuge und den Unterarm bis zum inneren Nagelfalzwinkel des kleinen Fingers (He 9). 1
- Ziehe dann den Meridian »Ks«: Beginne am Schulteranfang und ziehe mit einem Metallgegenstand den Meridian »Ks« über den Oberarm weiter hinunter über die Armbeuge und den Unterarm bis zum inneren Nagelfalzwinkel des Mittelfingers (Ks 9). 2
- Ziehe schließlich den Meridian »Lu«: Beginne am Schulteranfang und ziehe mit einem Metallgegenstand den Meridian »Lu« über den Oberarm weiter hinunter über die Armbeuge und die Außenseite des Unterarms, über das Handgelenk bis zum äußeren Nagelfalzwinkel des Daumens (Lu 11). 3
- Wiederhole alles 3- bis 5-mal.
- Wiederhole das Ganze 5-mal. Jeweils 3-mal täglich.

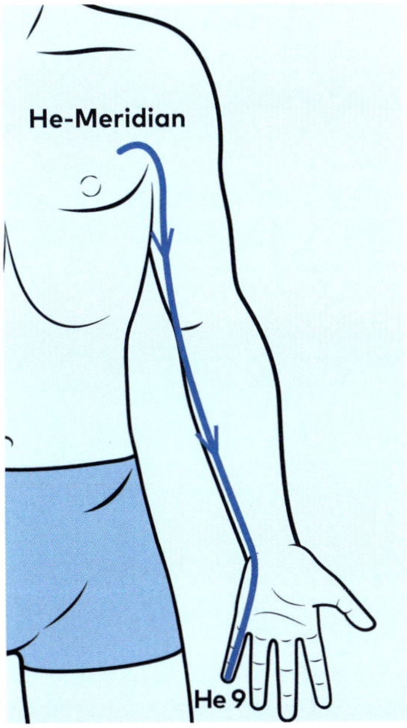

1

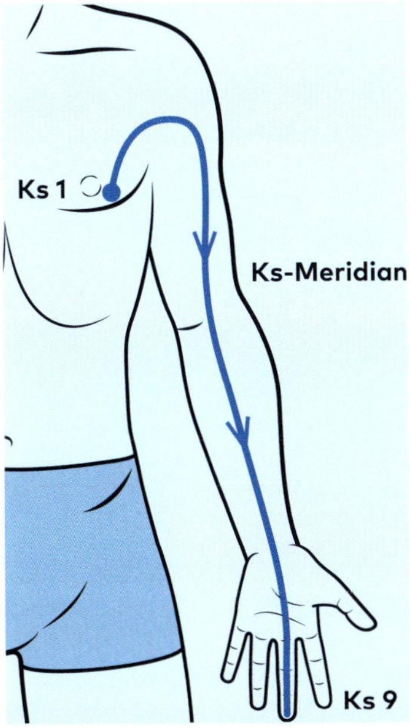

2

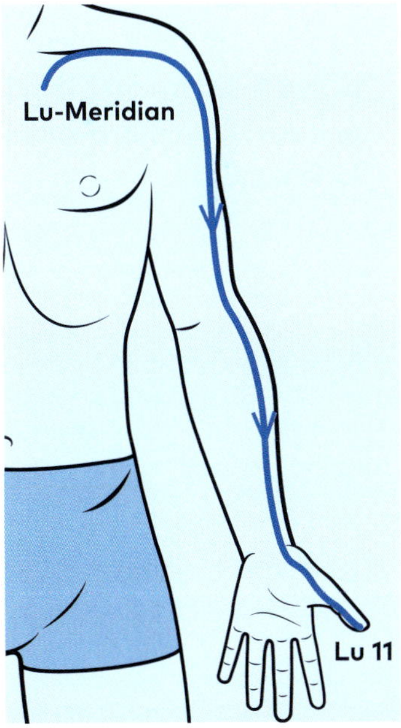

3

Die wirksamsten TCM-Punkte aktivieren

Alle dargestellten Maßnahmen eignen sich auch für die Zeit vor oder nach einer Operation (prä- beziehungsweise postoperativ).

Den Meisterpunkt »Drei Dörfer« (Ma 36)

Vorsicht! Bei Morbus Sudeck und Morbus Osgood-Schlatter den TCM-Punkt nur auf der nicht betroffenen Körperseite aktivieren!

- Setze dich auf eine Couch oder ein Bett und lege das betroffene Bein leicht gebeugt (30 bis 40 Grad) darauf ab.
- Beginne auf der nicht betroffenen Körperseite und gehe unterhalb der Kniescheibe 4 Fingerbreit in Richtung Unterschenkelaußenseite.
- Drücke dann mit einem Metallgegenstand in den Meisterpunkt »Drei Dörfer« (Ma 36) und kreise minimal mit Druck für 10 bis 15 Sekunden.
- Wiederhole dies auf der betroffenen Körperseite (außer bei Morbus Sudeck und Osgood-Schlatter!).
- Wiederhole das Ganze 3-mal täglich

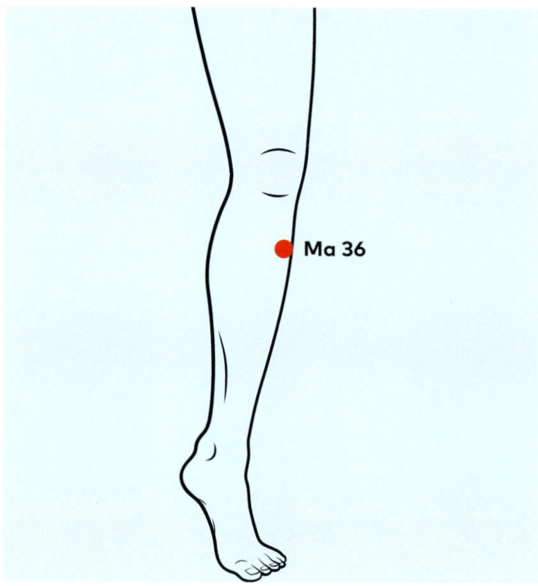

Den Punkt »Tor des Glanzes, des Lebens« (LG 4)

- Lege, stelle oder setze dich in die für dich angenehmste Position.
- Gehe mittig über dem Gesäß zum zweiten Lendenwirbel. Darunter befindet sich die Einbuchtung.
- Drücke dann mit einem Metallgegenstand in den Punkt »Tor des Glanzes, des Lebens« (LG 4) und kreise minimal mit Druck für 10 Sekunden.
- 1-mal täglich.

Den Kardinalpunkt »Erleuchtendes Meer« (Ni 6)

Vorsicht! Bei Morbus Sudeck und Morbus Osgood-Schlatter den TCM-Punkt nur auf der nicht betroffenen Körperseite aktivieren.

- Lege, stelle oder setze dich in die für dich angenehmste Position.
- Beginne auf der nicht betroffenen Körperseite und gehe 1 Fingerbreit unterhalb der Spitze des inneren Fußknöchels in die leichte Einbuchtung.
- Drücke dann mit einem Metallgegenstand in den Punkt »Erleuchtendes Meer« (Ni 6) und kreise minimal mit Druck für 10 Sekunden.
- Wiederhole dies auf der anderen Körperseite. Jeweils 1- bis 2-mal täglich.

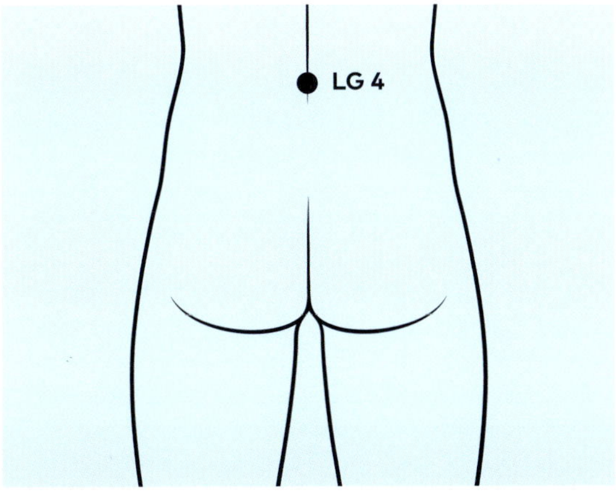

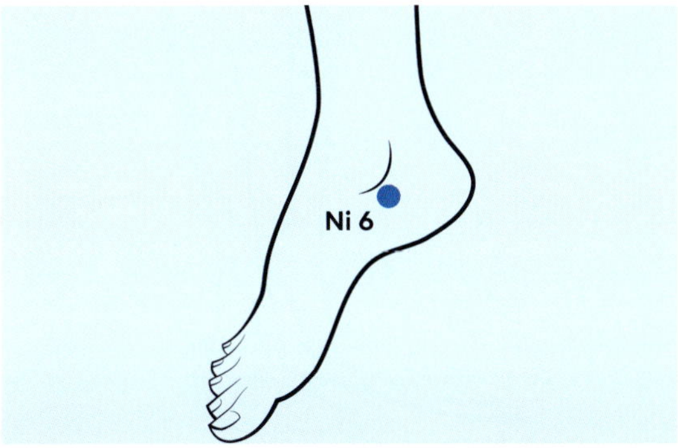

Den »Treffpunkt der drei Yin« (Ni/MP/Le)

Geeignet bei Morbus Osgood-Schlatter und Morbus Sudeck.

- Setze dich auf eine Couch oder ein Bett und lege das betroffene Bein leicht gebeugt (30 bis 40 Grad) darauf ab.
- Beginne auf der nicht betroffenen Körperseite und gehe am inneren Knöchel deines Unterschenkels 4 Fingerbreit über den Innenknöchel.
- Drücke dann mit einem Metallgegenstand in den »Treffpunkt der drei Yin« (Ni/MP/Le) und kreise minimal mit Druck für 10 bis 15 Sekunden.
- Wiederhole dies auf der betroffenen Körperseite. Jeweils 3-mal täglich.

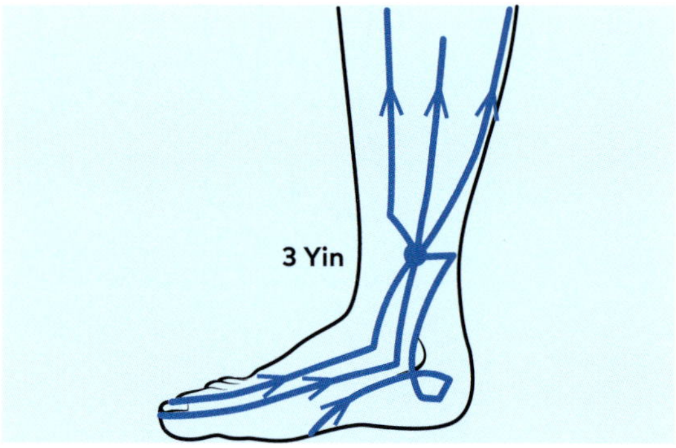

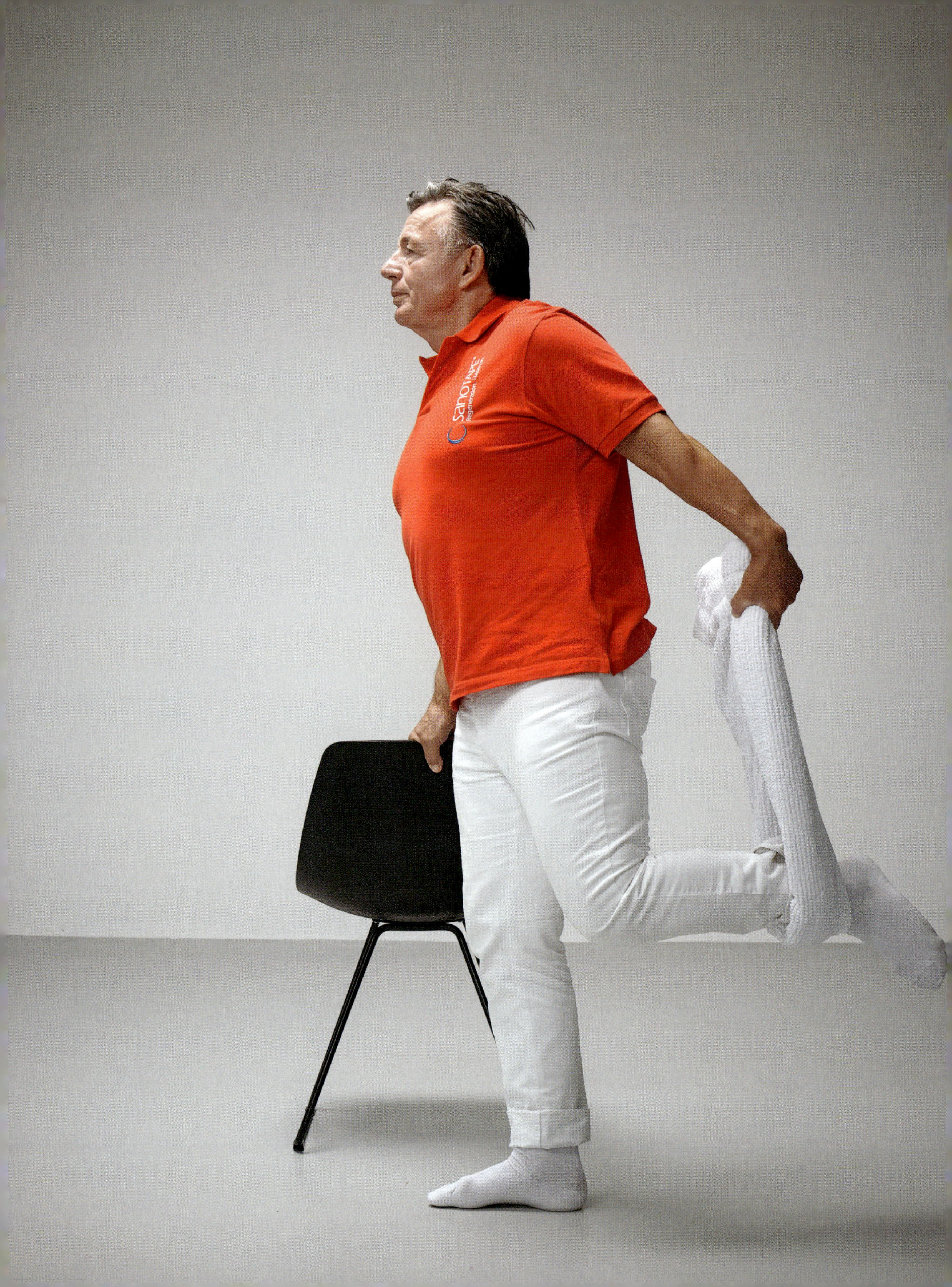

Die Hüfte: unser vielseitiges, kraftvolles Körperzentrum

Ein anatomisches Meisterwerk

Laufen, hüpfen, springen, sitzen und tanzen – all das und noch viel mehr gelingt uns mühelos dank einer gesunden und beweglichen Hüfte. Wie elementar eine reibungslos funktionierende Hüfte in unserem Leben doch ist, wird uns meistens erst schmerzhaft bewusst, wenn unsere Bewegungsfreiheit eingeschränkt ist und wir unseren Alltag nicht mehr geschmeidig meistern können …

Die Hüfte, genauer gesagt: das Hüftgelenk, ist nach dem Knie nämlich das zweitgrößte Gelenk unseres Körpers und verbindet den Unter- mit dem Oberkörper, also die beiden Oberschenkelknochen – die längsten und stärksten Knochen unseres Körpers – mit dem Becken. Letzteres besteht auf jeder Seite aus drei Knochen: dem Darm-, dem Sitz- und dem Schambein. Diese verschmelzen im Erwachsenenalter miteinander und formen den Hüftknochen, der das Becken zusammen mit dem Kreuzbein stabilisiert.

Kommen wir zu unserem Hüftgelenk, das nicht ohne Grund zu den Kugelgelenken zählt: Das obere Ende des Oberschenkelknochens – der kugelförmige Oberschenkelkopf – bildet gemeinsam mit der Hüftgelenkpfanne, die ihn etwa zu zwei Dritteln umschließt, das Hüftgelenk. Wie alle anderen Gelenke in unserem Körper auch ist es von einer schützenden Gelenkkapsel umgeben und wird von einem aufwendigen und kräftigen Muskel-, Band- und Sehnenapparat stabilisiert. Weshalb wir unser Bein auch in viele Richtungen beugen, strecken, drehen und sogar abspreizen können – es ermöglicht uns eine beeindruckende Bandbreite an Bewegungen: vom Gehen und Laufen über hüftbetonte Tanzschritte bis hin zu komplexen Sportarten wie beispielsweise Tennis spielen.

Ausnahmsweise: Aquaplaning erwünscht

Die Gelenkkapsel, die ja das Hüftgelenk umhüllt, besteht wiederum aus einer äußeren und inneren Schicht. In Letzterer befinden sich die sogenannten Synovialzotten: Sie produzieren Gelenkflüssigkeit und halten unser Hüftgelenk schön geschmeidig. Auch der Gelenkknorpel, der innerhalb der Kapsel die beiden Gelenkflächen der Knochen – den Oberschenkelkopf und die Hüftgelenkpfanne – bedeckt, Reibung minimiert und Stöße abfedert, profitiert von der Synovialflüssigkeit.

Wird das Gelenk überlastet, kann sich zu viel Synovialflüssigkeit bilden – eine Schwellung mit Entzündungszeichen ist die Folge. Zu wenig Gelenkschmiere beeinträchtigt allerdings genauso die Gleitfähigkeit unseres

Gelenks: Die Reibung im Gelenk erhöht sich, der Knorpel wird stärker belastet und ein Verschleiß beschleunigt. Im fortgeschrittenen Stadium kann das Gelenk trocken und steif werden, was erhebliche Schmerzen und Bewegungseinschränkungen nach sich zieht. Von daher ist unumstrittenes Ziel, mittels ausreichend Bewegung und Belastung eine Balance zwischen einem Zuviel und einem Zuwenig an Gelenkschmiere zu schaffen, die das Gelenk ja selbst herstellt. Eine Art »Aquaplaning«, damit die Gelenkpartner gut gleiten können.

Topfit bis ins hohe Alter – mit Bewegung und der richtigen Ernährung

Unterstützt und gefördert wird das vor allem durch funktionelles Training, Üben und Belasten. Regelmäßiges Schwimmen, Radfahren, Yoga und Wandern – um nur einige sportliche Aktivitäten zu nennen –, selbst technisch sauber ausgeführte Gewichtheberübungen stimulieren die Produktion der Gelenkschmiere und können so etwa einer Arthrose Einhalt gebieten. Ein wohldosiertes Krafttraining im Seniorenalter ist zum Beispiel ideal, um Knochen und Knorpel der Hüftgelenke funktionsfähig zu erhalten. Obendrein haben einige Studien ergeben, dass Kraftsportler, die ein Leben lang zwei- bis dreimal wöchentlich technisch einwandfreies Gewichthebertraining durchgeführt haben, seltener an der Hüfte oder im Kniebereich erkranken beziehungsweise künstliche Gelenke einsetzen lassen müssen.[1] Was ja durchaus als positives Zeichen zu werten ist: Die so erzeugte Gelenkschmiere sorgt für geschmeidige Bewegungen, schützt den Knorpel und versorgt ihn mit Nährstoffen.

Apropos Nahrung: Auch sich ausgewogen zu ernähren und ausreichend Flüssigkeit zu sich zu nehmen, gehört zu den essenziellen Bausteinen, die unsere Hüften langfristig gesund halten. Um die Knochen zu unterstützen, Entzündungen zu reduzieren und den Gelenkknorpel zu schützen, sind unter anderem folgende Nährstoffe und damit auch Lebensmittel empfehlenswert:

- *Kalzium* ist bedeutsam für den Aufbau und die Erhaltung starker Knochen. Ein Mangel an Kalzium kann die Knochenstruktur schwächen und zu Osteoporose führen. Gute Quellen sind beispielsweise Milchprodukte, grünes Blattgemüse und Mandeln.
- *Vitamin D* unterstützt die Kalziumaufnahme im Körper und fördert die Knochengesundheit. Es wird durch Sonneneinstrahlung synthetisiert und ist in Fisch, Eiern und angereicherten Produkten enthalten.
- *Omega-3-Fettsäuren:* Diese gesunden Fette wirken entzündungshemmend und können helfen, Gelenkschmerzen und Entzündungen zu reduzieren. Quellen sind zum Beispiel fetter Fisch wie Lachs und Makrele, Leinsamen und Walnüsse.
- *Vitamin C* ist an der Kollagenproduktion beteiligt, die für die Knorpelgesundheit wichtig ist. Es findet sich unter anderem in Zitrusfrüchten, Beeren, Paprika und Brokkoli.
- *Vitamin K* hilft bei der Knochenmineralisierung. Es kommt in grünem Blattgemüse wie Spinat und Grünkohl vor.

- *Magnesium* trägt zur Knochendichte bei und spielt eine Rolle im Kalziumstoffwechsel. Es ist beispielsweise Bestandteil in Vollkornprodukten, Nüssen, Samen und grünen Blattgemüsen.
- *Zink* unterstützt die Regeneration von Knochen und Knorpel und ist an der Kollagenproduktion beteiligt. Zinkreiche Lebensmittel sind etwa Fleisch, Hülsenfrüchte und Nüsse.
- *Glucosamin* und *Chondroitin:* Diese Substanzen kommen beide im Knorpel vor – das Chondroitin hauptsächlich in dem des Rindes, Schweins und Hühnchens. Das Glucosamin vor allem im Panzer von Schalen- und Krustentieren wie etwa Garnelen, Hummer und Krabben. Bioqualität bei Schalen- und Krustentieren bietet übrigens einige potenzielle Vorteile, insbesondere im Hinblick auf Schadstoffbelastung und Nährstoffprofile. Nachdem beide Substanzen nur in relativ geringen Dosen über das Essen aufgenommen werden können, greifen manche zu Nahrungsergänzungsmitteln.

Nahrungsergänzungsmittel solltet ihr jedoch nur in Absprache mit eurem Arzt oder eurer Ärztin einnehmen, da die wissenschaftliche Beweislage sehr unterschiedlich ausfällt beziehungsweise teils schlichtweg nicht vorhanden ist. Das Gleiche gilt für Kollagen – eines der am häufigsten vom Körper produzierten Proteine –, das für gesunde Knorpel, stärkere Muskeln, Bänder und Gelenke sowie eine schöne, glatte Haut verantwortlich gemacht wird.[2]

Durch eine Kombination aus regelmäßiger Bewegung, vollwertiger Ernährung und gegebenenfalls medizinischen Maßnahmen lässt sich unser Hüftgelenk bis ins hohe Alter erhalten. Dennoch können Fehlstellungen, Fehlbelastungen, Schonhaltungen und/oder Überlastungen, Verschleiß et cetera pp. Hüftschmerzen zur Folge haben. Die in meinem Rehazentrum am häufigsten vorkommenden – nämlich die Hüftarthrose, das ominöse Kapselmuster ersten, zweiten sowie dritten Grades und eine Schleimbeutelentzündung – stelle ich euch hier zusammen mit den darauf abgestimmten Übungen und TCM-Maßnahmen vor.

Die gängigsten Hüftbeschwerden

Weshalb schmerzt es in Hüfte und Leiste?

Wenn es nach Ruhephasen, beim Treppensteigen, Gehen und Nach-innen-Drehen des Oberschenkels in Hüfte und Leiste schmerzt und die Belastbarkeit abnimmt – kann das auf eine Hüftgelenksarthrose hindeuten?

Die Hüftarthrose, auch »Coxarthrose« genannt (vom lateinischen *coxa* für »Hüfte«), ist eine schleichende Erkrankung, gekennzeichnet durch Bewegungseinschränkungen und eine Steifigkeit im Gelenk, die nach und nach mit starken Schmerzen einhergehen kann. Frauen sind von Arthrose häufiger betroffen als Männer – von denjenigen über 65 Jahren sogar fast die Hälfte, wie das Robert Koch-Institut in seinem Bericht »Gesundheitliche Lage der Frauen in Deutschland« mitteilt: »Hierbei spielen vor allem Arthrose des Knie- und Hüftgelenks sowie Krankheiten der Wirbelsäule und des Rückens (zum Beispiel Bandscheibenschäden, Rückenschmerzen) eine Rolle.«[3] Die Ursachen einer Arthrose können unterschiedlicher Art sein – wie etwa eine genetische Disposition –, Frauen sind aber wohl auch aufgrund ihrer Hormonumstellung in den Wechseljahren gefährdeter, wobei dieser Faktor immer noch diskutiert wird. Aber auch bei den Männern gehört Arthrose unter anderem zu den häufigsten chronischen Erkrankungen hierzulande. Und so stehen »Muskel- und Skelett-Erkrankungen […] an vierter Stelle aller Krankheitsgruppen mit einem Betrag von knapp 34,2 Milliarden Euro und 10,1 Prozent der gesamten Krankheitskosten«.[4] Was für eine gewaltige Summe!

Um nicht nur den horrenden Gesundheitsausgaben entgegenzuwirken, sondern auch aktiv gegen Schmerzen vorzugehen, stellt sich bei den ersten Anzeichen einer Coxarthrose natürlich die Frage: Was kann ich selbst tun? Denn die positive Nachricht lautet auch: Ihr seid einer Arthrose keineswegs hilflos ausgeliefert, sondern könnt mittels ausreichend Bewegung, Sport und einer ausgewogenen Ernährung einiges unternehmen, damit sie sich erst gar nicht bemerkbar macht. Wie das funktionieren kann, haben wir am Anfang des Kapitels »Ein anatomisches Meisterwerk« geklärt.

Welche Symptome treten bei einer Coxarthrose aber nun auf beziehungsweise wie erkenne ich sie? Diese Frage ist leider gar nicht so leicht zu beantworten, denn die Hüftarthrose schleift sich sozusagen langsam ein: Bei ihr wird die Knorpelschicht des Oberschenkelkopfs und der Hüftgelenkpfanne immer dünner. In der medizinischen Fachsprache spricht man dabei auch gern von einer »Degeneration«, was so viel wie einen Abbau oder die Verschlechterung von Gewebe oder Organen bedeutet, der durch Alterungsprozesse, Verletzungen oder Erkrankungen verursacht wird. Bei einer Hüftarthrose wird also der schützende Knorpel im Gelenk allmählich abgebaut, wodurch der Druck auf den darunterliegenden Knochen steigt. Dieser reagiert auf die erhöhte Belastung, indem er zusätzliches Knochengewebe bildet: In den betroffenen Gelenken entstehen knöcherne Auswüchse, sogenannte »Osteophyten«, die schließlich den Bewegungsradius der Hüfte einschränken.

Anders, als lange angenommen wurde, entsteht Arthrose jedoch nicht durch reinen Verschleiß – nein, die Knorpelzellen selbst beginnen, den Knorpel abzubauen.[5] Was leider dazu führt, dass die Knochen ohne den Puffer direkt aneinanderreiben und Schmerzen verursachen.

Die genauen Ursachen, warum Knorpelzellen sich bei Arthrose selbst abbauen, sind komplex und noch nicht vollständig geklärt. Allerdings gibt es bekannte Faktoren, die diesen Prozess beeinflussen: einseitige, ungleichmäßige oder zu wenig Belastung – wie etwa Bewegungsmangel –, aber auch Überbelastung, eine angeborene oder erworbene Fehlstellung, genetische Veranlagung, Übergewicht, Entzündungsprozesse und, und, und. Entscheidend für die Gesundheit des Knorpels ist deshalb ein ausgewogenes Maß an Bewegung: Regelmäßiges Be- und Entlasten fördert bekanntermaßen die Produktion der Gelenkflüssigkeit, die als Schmiermittel fungiert und den Knorpel mit Nährstoffen versorgt.

Bei der Coxarthrose spürt ihr die ersten Bewegungseinschränkungen in der Hüfte oder Leiste meist morgens oder nach längerem Sitzen. Auch Schmerzen beim Treppensteigen und im Sitzen beim Übereinanderschlagen der Beine, eine Muskelschwäche, ein verändertes Gangbild, eine »steife« Hüfte oder ein unangenehmer Druck/Schmerz dort und/oder in der Leiste kündigen eine Hüftarthrose an. Teilweise führen derartige Schmerzen zu einer Schonhaltung, die wiederum neue Beschwerden im Gesäß oder in den Beinen provozieren kann. Weshalb manche schließlich an eine Kniearthrose denken, obwohl das eigentliche Problem in der Hüfte verortet ist. Bei einer bereits fortgeschrittenen Hüftarthrose treten die Schmerzen etwa auch nachts auf, also im Ruhezustand. Wobei man dazu sagen muss: Manche Patientinnen und Patienten meines Rehazentrums mit nachgewiesenem vollständigem Gelenkabrieb verspüren keinerlei Schmerzen, während andere mit wenig Arthrose unter starken leiden. Der Verlauf einer Hüftarthrose ist daher schwer vorherzusagen – eben weil er sich schleichend vollzieht. Hinzu kommt, dass einige über Jahre konstante Beschwerden haben und andere eher mit schubweisen Schmerzen konfrontiert sind.

Es hilft einfach alles nichts, außer bewegen, bewegen und nochmals bewegen! Das scheint zusammen mit meinen auf die Hüfte abgestimmten Übungen und bewährten TCM-Techniken ab Seite 92 das Erfolgsrezept für eine gesunde Hüfte zu sein. Also: runter von der Couch und rauf aufs Fahrrad oder rein in die Natur! Sonst droht nicht nur Hüftgold, sondern auch noch eine neue Hüfte!

Wieso schmerzt die Drehung des Oberschenkels?

Wieso ist die Drehung des Oberschenkels nach innen, außen und zur Seite schmerzhaft? Auch Sitzen und Gehen sind kaum mehr möglich? Ist dies das Kapselmuster ersten, zweiten oder dritten Grades (siehe unten) beziehungsweise Zeit für eine neue Hüfte?

Weltweit liegt Deutschland bei der Anzahl der Hüftgelenksoperationen an der Spitze – im Jahr 2021 nur noch von der Schweiz übertroffen.[6] Mit etwa 255 000 künstlichen Hüftgelenken, die jährlich bundesweit eingesetzt werden, rechnete im April 2024 die Kassenärztliche Bundesvereinigung (KBV).[7] Anscheinend zu viel, denn ein Hüftgelenksersatz inklusive Operation birgt immer auch Gefahren und Risiken, selbst wenn die Leitlinien der Deutschen Gesellschaft für Orthopädie und Unfallchirurgie (DGOU) klare Indikationen vorgeben, wann ein neues Hüftgelenk infrage kommt. Seit Juli 2024 übernehmen deshalb auch die gesetzlichen Krankenkassen die Kosten für eine Zweitmeinung.

Dennoch: Wenn die Schmerzen zu stark werden, ihr euch nicht mehr bewegen könnt – weder sitzen noch gehen –, euer Hüftgelenk letztendlich nicht mehr zu retten ist, müsst ihr euch nicht durch euer Leben quälen. Ich bin kein Freund von Operationen – ganz im Gegenteil –, aber mit einem neuen Hüftgelenk, das voraussichtlich zwanzig Jahre und mehr überdauert, könnt ihr sehr wahrscheinlich wieder frohen Mutes durch euer Leben spazieren, Sport machen und eventuell sogar Tennis spielen. So wie der britische Tennisspieler Andy Murray, der im Januar 2019 seine Weltkarriere wegen unerträglicher Hüftschmerzen unter Tränen beenden musste. Und nach nur fünf Monaten – und einer Hüft-OP inklusive Teilprothese – wieder auf dem Platz stand. Erst fünf Jahre später spielte er schließlich sein finales Tennismatch bei der Olympiade in Paris und beendete damit 2024 seine eindrucksvolle Sportlaufbahn.

Natürlich wollen die meisten unter uns nicht mehr Olympiasieger werden, und Murray war zudem Leistungssportler, ausgestattet mit eiserner Disziplin. Aber darum geht es hier auch gar nicht, in erster Linie zählt, dass man sich – selbst mit einer Hüftprothese – nicht immer von seinen sportlichen Träumen verabschieden muss. Denn Aktivitäten mit einer geringen Belastung, sogenannte »Low-Impact-Sportarten« wie etwa Radfahren, Tanzen, Wandern, Skilanglauf und Golfen, sind nach einer Operation oft schmerzfrei möglich und verbessern damit entscheidend die eigene Lebensqualität.

Bevor ihr euch aber für oder gegen eine Hüftprothese entscheiden müsst, ist es hoffentlich noch ein langer Weg. Eine Operation kommt sowieso erst infrage, wenn alle konservativen Methoden über mindestens drei Monate keinerlei Besserung gezeigt haben. Um Ursachen einer Bewegungseinschränkung – wie beispielsweise bei Arthrose, rheumatoider Arthritis oder einer Gelenkentzündung – zu diagnostizieren, orientieren sich Ärzte und Ärztinnen sowie Physiotherapeutinnen und -therapeuten gern am sogenannten »Kapselmuster«. Denn nicht immer rühren Schmerzen in Hüfte und Leiste von einer »kaputten« Hüfte. Jedes Gelenk weist nämlich ein spezifisches Muster auf, bei dem seine Beweglichkeit durch eine Kapselentzündung oder -veränderung eingeschränkt wird.

Typischerweise zeigt sich bei der Hüfte das Kapselmuster, das heißt die Bewegungseinschränkung im Vergleich zur anderen Hüftseite, in folgender Reihenfolge:

- *Erster Grad:* Rotation (Drehung des Oberschenkels nach innen und außen). Dies sind die ersten Bewegungen, die eingeschränkt sind; federnder Anschlag.

- *Zweiter Grad:* Abduktion (seitliche Bewegung des Beins). Die Abspreizbewegung ist ebenfalls oft eingeschränkt; fester Anschlag.
- *Dritter Grad:* Flexion (Beugung der Hüfte). Die Bewegung ist eingeschränkt, sodass man teilweise nicht mehr ohne Schmerzen sitzen kann; harter Anschlag.

Wenn die Bewegungen in genau dieser Reihenfolge eingeschränkt sind, deutet das auf eine Beteiligung der Gelenkkapsel hin, wie das etwa bei einer Hüftarthrose oder Kapselentzündung der Fall sein kann. Dabei hilft das Kapselmuster, gezielte Therapien und Behandlungsstrategien zu entwickeln, um die Beweglichkeit und Funktion des Hüftgelenks zu erhalten oder zu verbessern. Egal, ob nun die Entscheidung für oder gegen ein künstliches Hüftgelenk ausfällt beziehungsweise ausfallen muss – denn meistens kommt man ab einem gewissen Stadium, etwa bei einem Kapselmuster dritten Grades, nicht mehr um eine Operation herum –: Eine gezielte Vorbereitung auf die OP (präoperativ) und die richtige Nachsorge (postoperativ) legen den Grundstein für eine nachhaltige Genesung. Und dazu gehören neben einer gesundheitsfördernden Ernährung natürlich Übungen, die die Muskulatur aufbauen, das Herz-Kreislauf-System stärken und die Beweglichkeit verbessern.

Von daher sind all meine Übungen sowie die TCM-Maßnahmen ab Seite 92 bestens geeignet, um bei allen drei Kapselmustern Besserung zu erzielen beziehungsweise vor oder nach einer Operation den Genesungsprozess zu unterstützen.

Schmerzen an der Außenseite der Hüfte

Warum schmerzt die Außenseite der Hüfte beim seitlichen Liegen, beim Bewegen oder Belasten? Liegt hier etwa eine Schleimbeutelentzündung an der Hüfte vor, eine Bursitis trochanterica?

Eine Schleimbeutelentzündung der Hüfte tritt an der Außenseite der Hüfte häufiger auf – meist sind Frauen mittleren bis höheren Alters davon betroffen. Sie entsteht, wenn sich der Schleimbeutel (Bursa) am äußeren Hüftknochen entzündet, dem großen Rollhügel (Trochanter major). Oft spürt man die Schmerzen, die bis ins Gesäß ausstrahlen können, seitlich an der Hüfte und am Oberschenkel. Teilweise sind dort auch eine Rötung und eine Schwellung auszumachen, da sich der Schleimbeutel nah der Hautoberfläche befindet. Ist dies nicht der Fall, werden die Symptome auch gern mal einer Hüftarthrose zugeschrieben.

Um zu verstehen, warum genau an dieser Stelle eine Schleimbeutelentzündung gehäuft auftritt, müssen wir uns kurz Aufbau und Aufgabe der Schleimbeutel – von denen wir etwa 150 in unserem Körper haben – anschauen. Diese kleinen, flüssigkeitsgefüllten Strukturen sitzen nämlich hauptsächlich an Stellen, wo Knochen, Muskeln, Sehnen und Bänder aufeinandertreffen und starke Reibung entsteht, wie etwa an Gelenken in Schultern, Hüften, Knien, Ellenbogen und Knöcheln. Sie wirken wie kleine Polster und sorgen mit ihrer Gleitschicht aus Bindegewebe und Schleimhaut dafür, dass sich Gewebe reibungs- und schmerzfrei gegeneinander bewegen kann. Das Hüftgelenk selbst besitzt gleich mehrere Schleimbeutel, wobei sich der an der äußeren Hüfte über dem großen Rollhügel am häufigsten entzündet – er ermöglicht nämlich die Bewegungen einer starken Sehnenplatte.

Als Ursachen werden gehandelt:

- chronische Überlastungen, wie sie beispielsweise bei Läufern stattfinden, weshalb die Schleimbeutelentzündung auch unter die Sportverletzungen fällt,
- Stürze,
- eine dauerhafte Fehlstellung der Beine,
- Fehlhaltungen,
- die immer gleichen Bewegungen,
- einseitige Belastungen wie auch Fehlbelastung,
- Bewegungsmangel,
- die Genetik,
- rheumatische Erkrankungen und auch
- Bakterien, wobei Letzteres eher seltener der Fall ist.

Wichtig ist hierbei, die Ursache des dauerhaften Drucks auf den Schleimbeutel beziehungsweise den starken Zug auf die Sehnenplatte ausfindig zu machen. Nur wenn der Schleimbeutel entlastet wird, kann eine langfristige Heilung eintreten. Geduld und Schonung, bis die Entzündung sich auf und davon gemacht hat, sind hier angebracht. Derweil könnt ihr meine darauf abgestimmten Übungen und bewährten TCM-Maßnahmen ab Seite 92 durchführen, denn gezielte Bewegungen helfen euch dabei, Verklebungen zu lösen und die Hüfte wieder auf Vordermann und -frau zu bringen.

Kardinalsymptome

- Bewegungsschmerz
- Bewegungseinschränkung
- Schmerz in einer bestimmten Haltung beziehungsweise Situation
- Schonhaltung aufgrund von Schmerzen

Dos

- Um die akuten Schmerzen zu lindern, ist die *Entlastung der Hüfte,* aber auch die *Körperhaltung* entscheidend: Am wohltuendsten ist im Liegen die seitliche Embryolage auf der nicht betroffenen Seite oder die Rückenlage mit einer Unterlagerung des Kopfs und der Knie. Erwiesenermaßen helfen beide Ruhelagerungen, aus dieser Position auch wieder hochzukommen.
- Beim *Aufstehen* solltet ihr mit *beiden Beinen gleichzeitig* auftreten und dabei den *Rücken gerade* halten – in etwa so, als hättet ihr einen Besenstiel verschluckt. Das Gleiche gilt, wenn ihr aus dem Auto steigt. Beim Schuheanziehen bitte ebenfalls darauf achten, dass der Rücken gerade bleibt. Diese Details zu beachten, bringt euch schon mal ein kleines Stück weiter in Richtung Schmerzfreiheit.
- Den Hüftbereich auf der Couch oder dem Bett mit *nasskalten Kompressen* behandeln: So reduziert ihr entzündliche Prozesse und infolgedessen Schmerzen

auf natürliche Art und Weise – und zu guter Letzt vergrößert sich euer Bewegungsradius wieder.

Dazu am besten ein Frotteehandtuch in kaltes Leitungswasser tauchen – gern mit einem Schuss Haushaltsessig –, es auswringen, zu einem Quadrat oder in die jeweils benötigte Größe falten und darunter ein trockenes Handtuch legen. (Keinesfalls mit Eis oder Wärme arbeiten! Statt Leitungswasser eignet sich hier Quark genauso gut wie Kohlblätter oder Retterspitz.) Schließlich die nasskalte Kompresse auf dem schmerzenden Hüftbereich platzieren – und entspannen durch langes Ausatmen! Die nasskalten Kompressen reduzieren nämlich nicht nur entzündliche Prozesse, sondern beruhigen auch das Nervensystem, und so manch einer ist damit schon hervorragend eingeschlafen. Es ist also egal, wo sich das Handtuch nachher auf der Couch oder im Bett wiederfindet. Hauptsache, ihr macht die Kompresse!

Sobald das feuchte Handtuch warm wird, auf links drehen und sich mit dem schmerzenden Bereich wieder darauf platzieren. Je nach Bedarf die nasskalten Kompressen über den Tag verteilt wiederholen.

Das Ganze funktioniert im akuten Stadium auch wunderbar nachts: Sobald ihr es euch in eurem Bett mit den nasskalten Kompressen (trockenes Handtuch darunter nicht vergessen!) – so weit es geht – »gemütlich« gemacht habt, versucht ihr, euch auszustrecken, ruhig und entspannt die Bauchatmung durchzuführen und euch immer weiter »fallen zu lassen« … Ihr werdet erstaunt sein, wie euch das dabei unterstützt, eure Schmerzen in den Griff zu bekommen.

- Die hier vorgestellten *Automobilisationsübungen*, das *Meridianeziehen* und die *Aktivierung der TCM-Punkte* solltet ihr regelmäßig durchführen – damit könnt ihr euch sehr gut selbst helfen. Sobald ein Termin bei einem Arzt oder einer Ärztin frei ist, lasst euch allerdings eine ordentliche Diagnose zur Sicherung eurer Symptome stellen – auch wenn es euch schon viel besser gehen sollte.
- Wir vertreten in unserem Reha-Team die Meinung, dass im *dritten Stadium* eine *zügige Diagnosesicherung* entscheidend ist – und damit eine Hüft-OP nicht länger aufgeschoben werden sollte. Schlichtweg, um Folgeerkrankungen zu vermeiden.

Don'ts

- Im akuten Zustand *generell keine Wärme von außen* zuführen, das heißt: keinerlei Wärmflaschen, Rotlicht, Heizkissen et cetera verwenden – selbst wenn es sich zunächst angenehm anfühlen sollte! Die Wärme führt dazu, dass sich entzündliche Prozesse, an denen Nerven beteiligt sind, weiter verstärken können. Die vorhandene Schwellung im Inneren der betroffenen Region wird erneut aktiviert und 1 bis 2 Stunden später haben sich die Schmerzen intensiviert.

- Grundsätzlich *nicht heiß baden!* Die Gefahr, dass ihr nicht mehr – oder nur unter noch stärkeren Schmerzen – aus der Wanne kommt, ist hoch. Vollbäder deshalb unbedingt vermeiden! Lieber aufs Duschen umsteigen: Dabei nehmt ihr nicht nur die Wassertemperatur besser wahr, sondern auch, wie beweglich ihr noch seid. Nutzt die Dusche also gleich für kleine Bewegungsübungen, dreht und wendet euren Oberkörper mit dem Becken – so weit wie möglich – gern in alle Richtungen. Das ist nicht nur erfrischend, sondern macht euch schon morgens ein kleines bisschen fitter. Euer Herz-Kreislauf-System wird es euch danken!

Bewährte Übungen

Im Folgenden findet ihr praxiserprobte Übungen bei der Hüftgelenksarthrose, dem Kapselmuster ersten, zweiten und dritten Grades, prä- und postoperativ sowie bei einer Schleimbeutelentzündung des Hüftgelenks (Bursitis trochanterica).

Vorsicht! Jede Übung, die ich euch auf den folgenden Seiten zusammengestellt habe, solltet ihr langsam – in Zeitlupe! – und kontrolliert ausführen (isokinetisch). Sobald Spannungen oder Schmerzen auftreten, müsst ihr eure Bewegung unverzüglich, aber langsam umkehren. Es ist entscheidend, dass ihr euch ausschließlich im beschwerdefreien Bereich bewegt, denn nur so verbessert ihr euren Bewegungsablauf. Also nicht vergessen: Schmerzen zu provozieren, ist tabu!

Rotationsübung

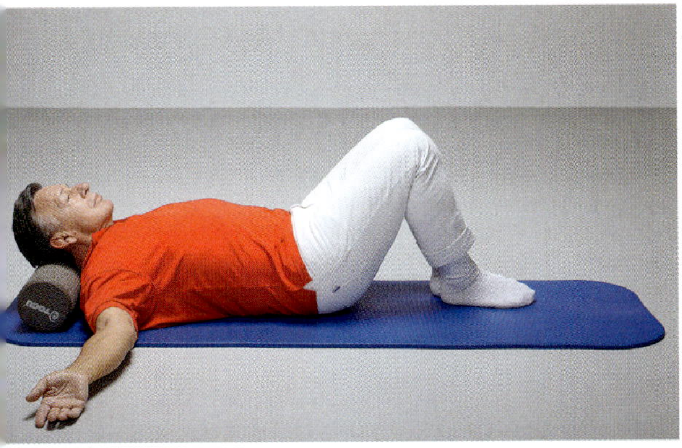

1

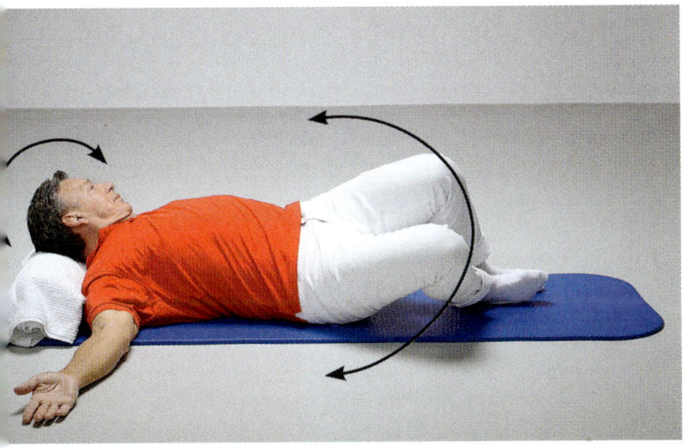

2

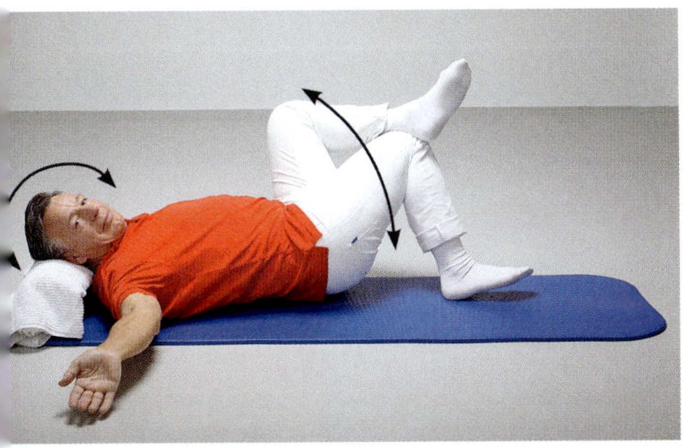

3

- Lege dich in Rückenlage auf das Bett, die Couch oder den Boden und lege dir im Schulter- und Kopfbereich ein Kissen unter. Kopf und Schulter sollten sich leicht erhöht befinden, damit du einen leichten Rundrücken hast.
- Winkle beide Beine an und strecke beide Arme auf Brusthöhe neben deinem Körper aus – die Handflächen zeigen nach oben. 1
- Rotiere in Zeitlupe beide Beine nach rechts, während sich dein Kopf nach links dreht. 2
- Rotiere von dort aus in Zeitlupe beide Beine nach links, während sich dein Kopf nach rechts dreht.
- Wechsle diese Positionen in Zeitlupe ohne Pause 20-mal ab. Mit der Zeit und den Wiederholungen kannst du deinen Bewegungsradius verbessern und darfst die Übung auch schneller durchführen. Jeweils 2-mal täglich.

Im fortgeschrittenen Stadium – wenn sich deine Beschwerden verbessert haben – kannst du die Übung auch mit einem angewinkelten Bein durchführen (dein Fuß ist dabei auf dem Knie abgelegt). Nicht vergessen: Das Ganze auf der anderen Seite zu wiederholen. 3

- Stelle dich schulterbreit hin, drehe deine Füße leicht nach außen (circa 13 Grad, um eine X-Bein-Stellung zu vermeiden) und verteile dein Körpergewicht gleichmäßig auf deine Fersen. 1
- Gehe nun in Zeitlupe mit geradem Oberkörper in die Knie. Der Po wird dabei nach hinten gestreckt (ruhig etwas ins Hohlkreuz gehen), Brust und Blickrichtung bleiben nach vorn ausgerichtet. 2 Halte dich – falls notwendig – an einer Rückenlehne oder einem Tisch fest beziehungsweise stütze dich dort ab.
- Sobald Spannung, Druck oder Schmerz auftritt, bewege dich in Zeitlupe wieder nach oben. (Mit der Zeit und den Wiederholungen kommst du immer weiter nach unten. Ziel: Die Hüften sollten sich auf gleicher Höhe mit den Knien befinden.)
- Führe diese Übung in Zeitlupe 3-mal mit jeweils einer Pause von 1 bis 2 Minuten aus.
- Wiederhole das Ganze 3- bis 5-mal (3 Sätze à 3 bis 5 Wiederholungen). Jeweils 2-mal täglich.

Kleine Hilfe. Mit einer Absatzerhöhung stehst du bei einem konzentrischen und exzentrischen Bewegungstraining besser im Lot, weshalb du am besten etwas unterlegst, beispielsweise ein Buch, eine Holzlatte, oder aber du ziehst Pumps an – das funktioniert auch. Die Fersen sollten etwa 4 Zentimeter höher als deine Zehen stehen. 3

Vorsicht! Achte darauf, dass du bei der Kniebeuge die Knie nicht nach innen kippst – sie sollten sich im gleichen Winkel wie die Füße oberhalb von ihnen befinden. 4

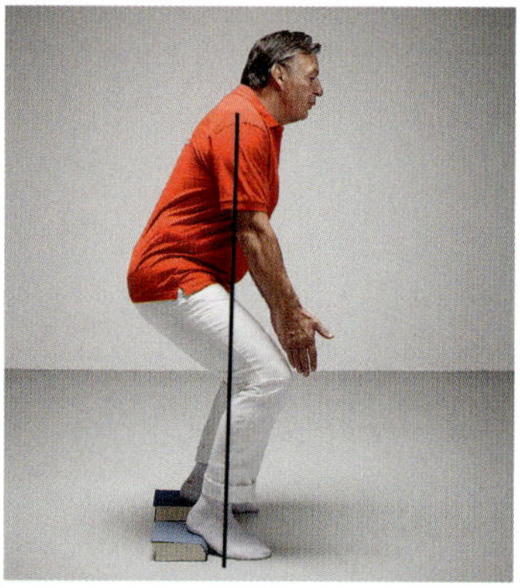

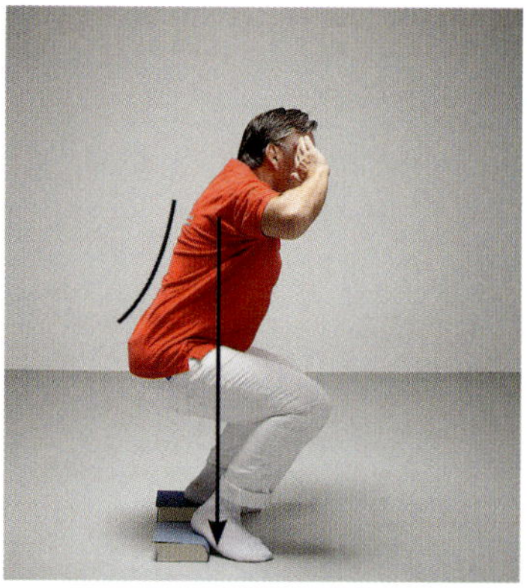

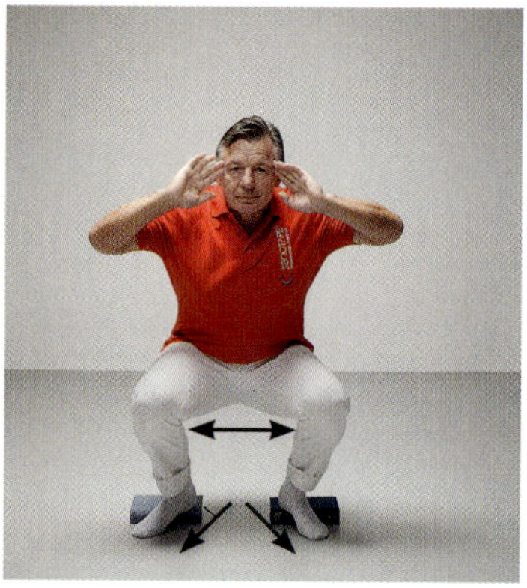

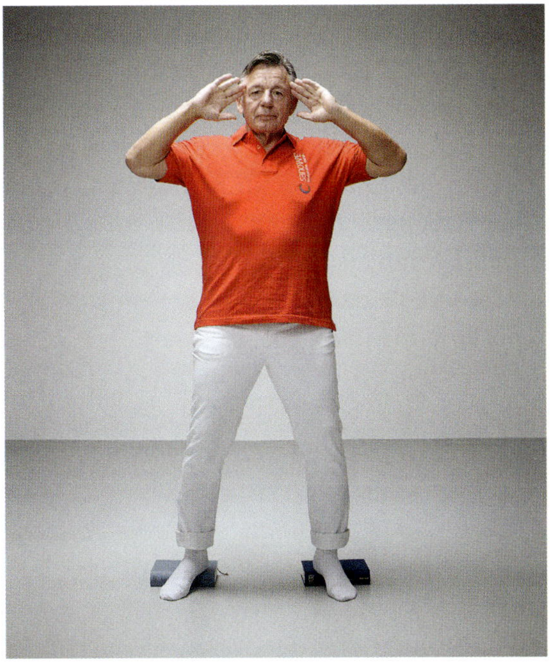

1

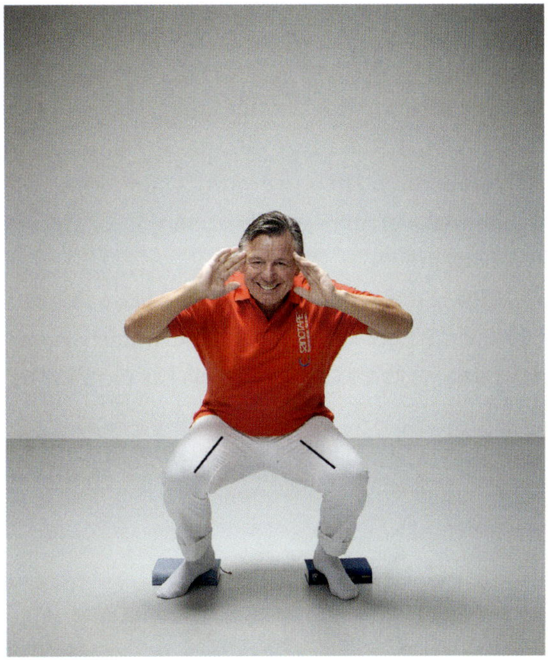

2

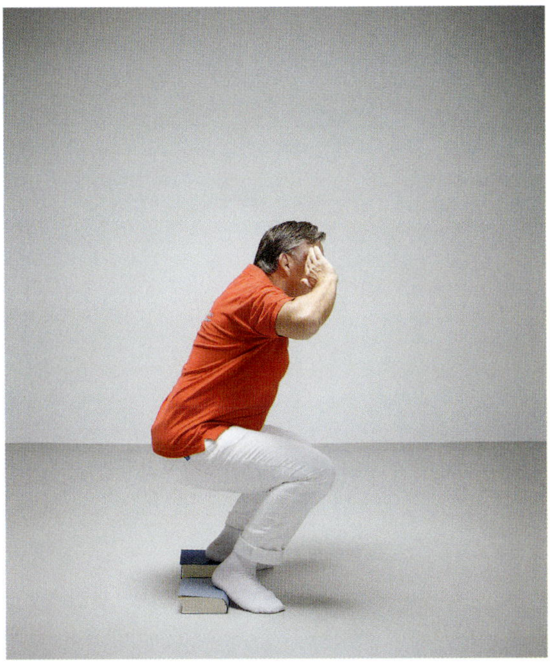

3

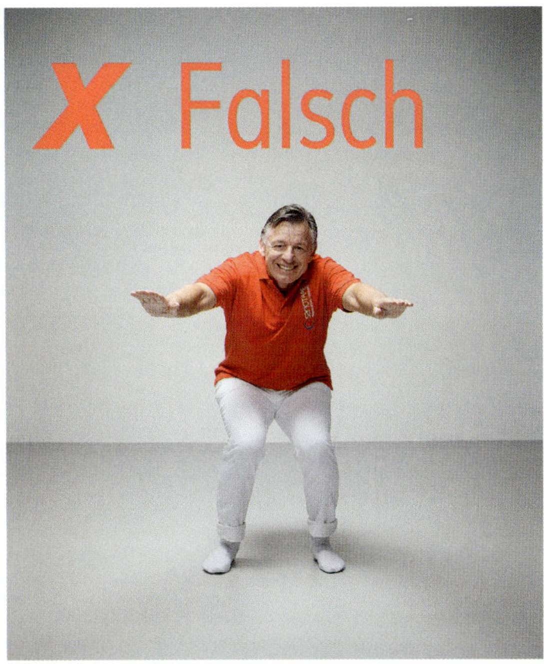

4

Hüftbeugerübung im Liegen

- Lege dich in Rückenlage auf das Bett oder die Couch und lege dir im Schulter- und Kopfbereich ein Kissen unter; die linke Gesäßhälfte ist am Rand des Bettes / der Couch positioniert.
- Winkle das rechte Bein an und lasse das linke vom Bett / der Couch herunterhängen, bis du ein kräftiges Ziehen in der Leistengegend verspürst. 1
- Halte diese Position für 8 Sekunden. Führe die Übung 3-mal mit jeweils einer Pause von 1 Minute aus.
- Wiederhole das Ganze auf der anderen Seite. Jeweils 1- bis 2-mal täglich.

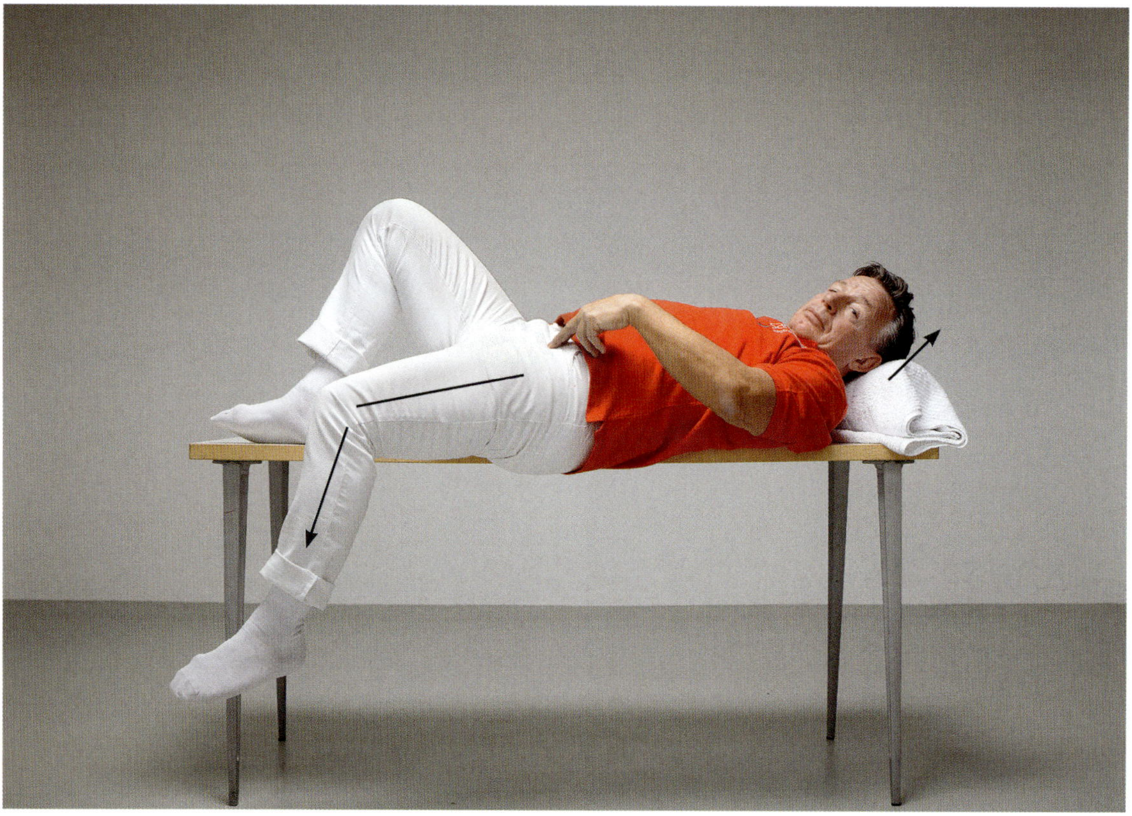

1

Bauch-Beckenboden-Übung

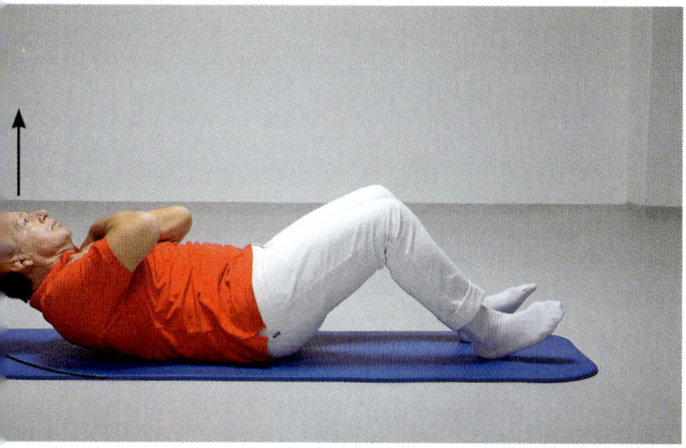

1

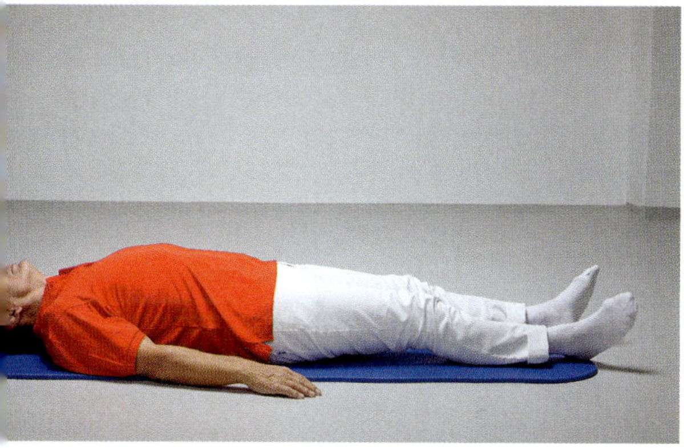

2

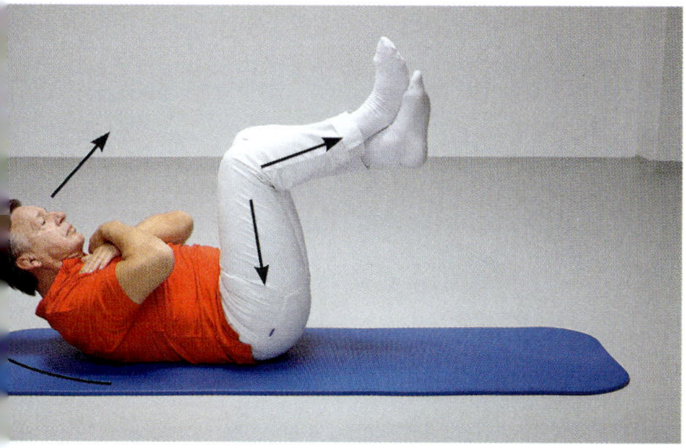

3

- Lege dich in Rückenlage auf das Bett, die Couch oder den Boden. Winkle beide Knie um 90 Grad an und flexe die Füße (die Füße in Richtung Schienbein ziehen) ebenfalls um 90 Grad. Verschränke die Arme über der Brust und halte dein Kinn im 90-Grad-Winkel zur Halswirbelsäule.
- Fixiere mit den Augen einen Punkt an der Decke und hebe deinen Oberkörper etwas an.
- Hebe nun deinen Oberkörper noch weiter in Richtung Decke und federe in dieser Position 10- bis 20-mal. Falls möglich, gern öfter. (Die Bewegung wird ohne Ablage des Oberkörpers ausgeführt.) 1
- Führe diese Übung 3-mal mit jeweils einer Pause von 1 bis 2 Minuten aus. In der Pause darfst du dich gern ausstrecken. 2 Jeweils 1- bis 2-mal täglich.

Im fortgeschrittenen Stadium – wenn sich deine Beschwerden verbessert haben – kannst du die Übung auch mit gekreuzten Unterschenkeln durchführen. 3

Beinpendelübung vorn

- Stelle dich hüftbreit vor einen Tisch und stütze dich mit beiden Händen darauf ab. 1
- Verlagere dein Körpergewicht auf dein rechtes Bein; die Beine sind gestreckt. Schwinge dein linkes Bein 2 vor deinem Körper von der linken zur rechten Seite. 3
- Wechsle diese Positionen 8 Sekunden rhythmisch ab und wiederhole das Ganze mit dem anderen Bein.
- Führe diese Übung abwechselnd 3-mal auf jeder Seite aus. Jeweils 2- bis 3-mal täglich.

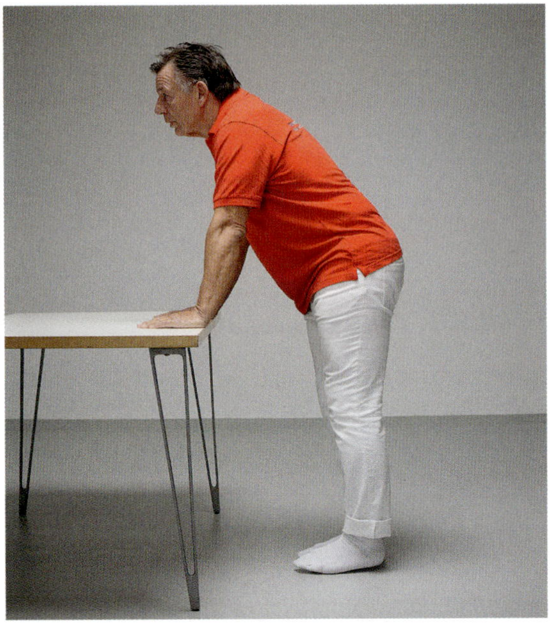

1

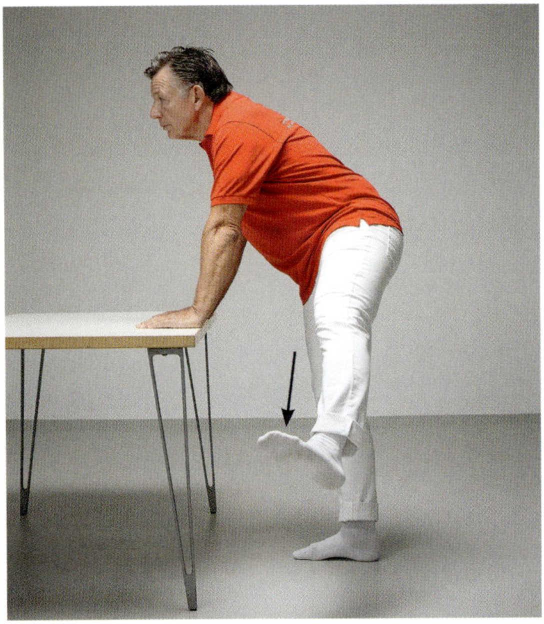

2

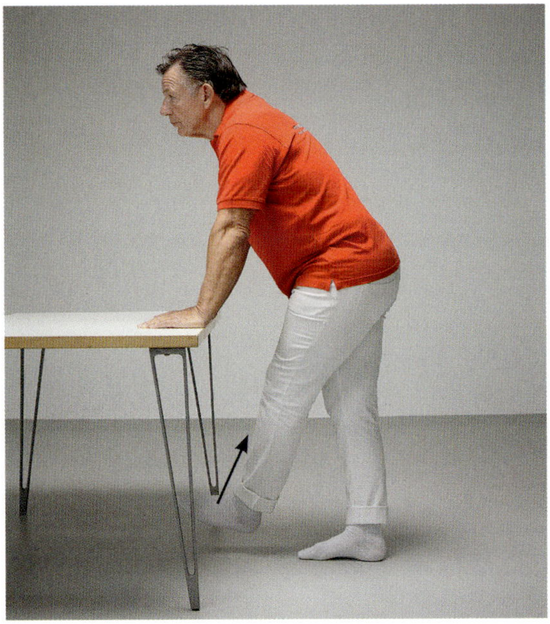

3

Beinpendelübung seitwärts

- Stelle dich hüftbreit neben einen Tisch und stütze dich mit deiner rechten Hand darauf ab.
- Verlagere dein Körpergewicht auf dein linkes Bein; die Beine sind gestreckt. Schwinge dein rechtes Bein seitlich neben deinem Körper von vorn nach hinten. 1
- Wechsle diese Positionen 8 Sekunden rhythmisch ab und wiederhole das Ganze auf der anderen Seite. 2
- Führe diese Übung abwechselnd 3-mal auf jeder Seite aus. Jeweils 2- bis 3-mal täglich.

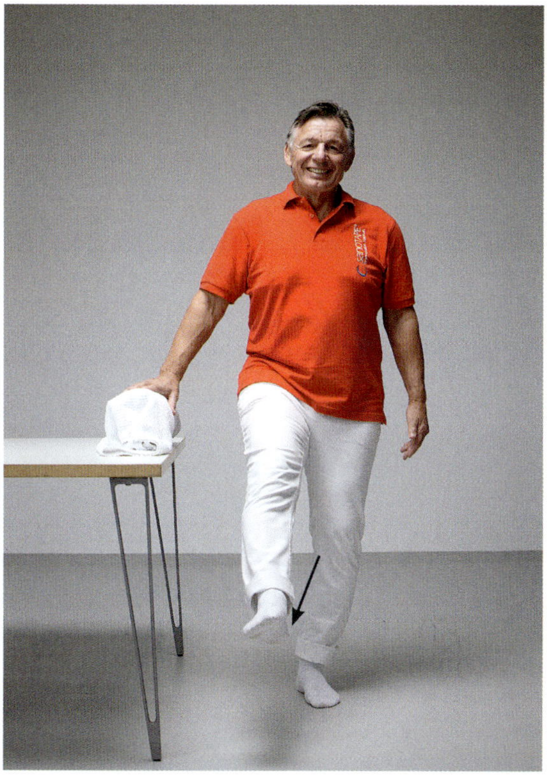

1

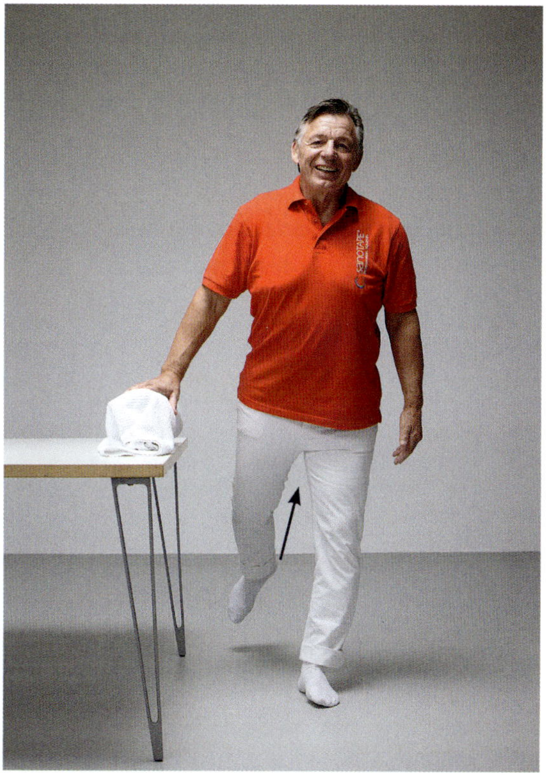

2

Die richtigen Meridiane ziehen: bei Hüftgelenksarthrose und Schleimbeutelentzündung

Den Meridian »Ni« auf der Beininnen- und Körpervorderseite

- Lege, stelle oder setze dich in die für dich angenehmste Position.
- Beginne auf deiner Fußsohle (Ni 1) und ziehe mit einem Metallgegenstand den Meridian »Ni« nach oben bis zum Innenknöchel (Ni 6) und darum herum, von dort entlang der Innenseite des Unterschenkels (Ni/MP/Le) über die Oberschenkelinnenseite und die Leiste bis in Bauchnabelhöhe nach oben, von dort weiter seitlich über den Brustkorb hoch und entlang des Schlüsselbeins.
- Wiederhole alles 3- bis 5-mal.
- Wiederhole das Ganze auf der anderen Körperseite. Jeweils 1- bis 2-mal täglich.

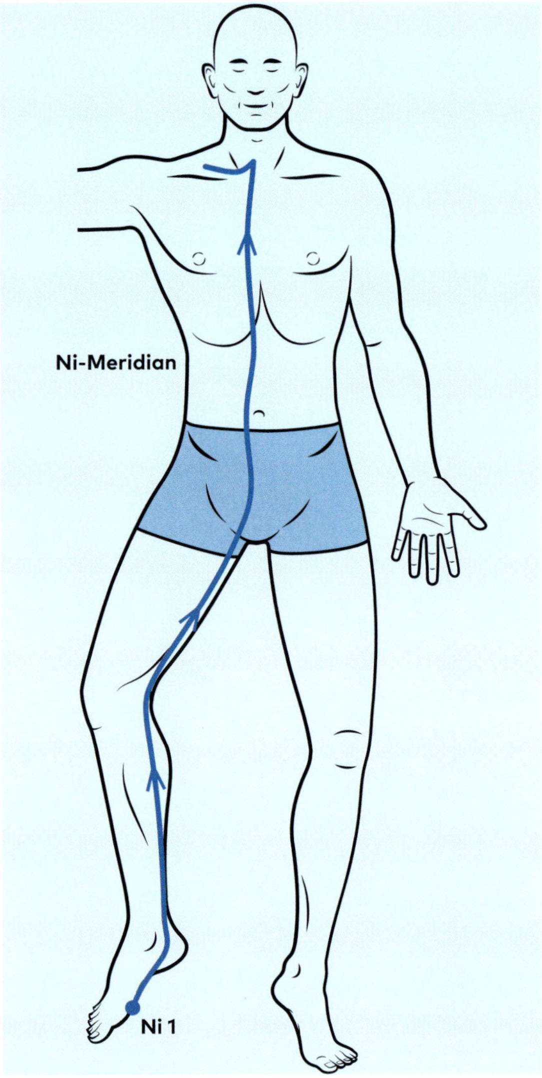

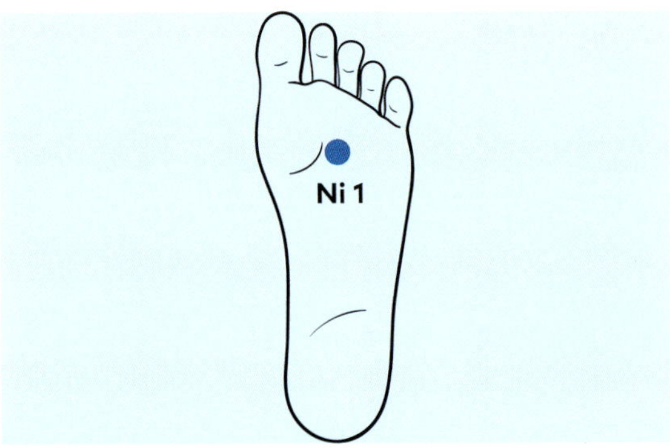

Den Meridian »LG« auf der Körperrückseite

- Lege, stelle oder setze dich in die für dich angenehmste Position.
- Beginne in der Mitte deiner Wirbelsäule und ziehe mit einem Metallgegenstand den Meridian »LG« gerade hinunter bis zum Steißbein.
- Wiederhole alles 3- bis 5-mal.
- Wiederhole das Ganze auf der anderen Körperseite. Jeweils 3-mal täglich.

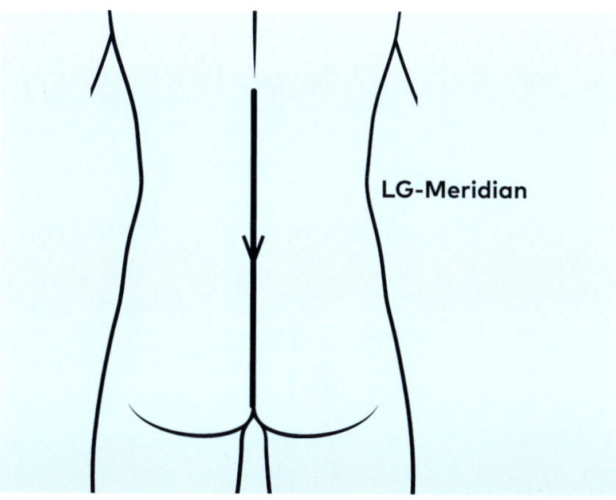

Den Meridian »Gb« auf der Beinaußenseite (1. Variante)

- Beginne auf der oberen Hüfte und ziehe mit einem Metallgegenstand den Meridian »Gb« über den großen Rollhügel (Trochanter major) weiter seitlich über den Oberschenkel entlang bis unterhalb des Knies.
- Wiederhole alles 5-mal.
- Wiederhole das Ganze auf der anderen Körperseite. Jeweils 3-mal täglich.

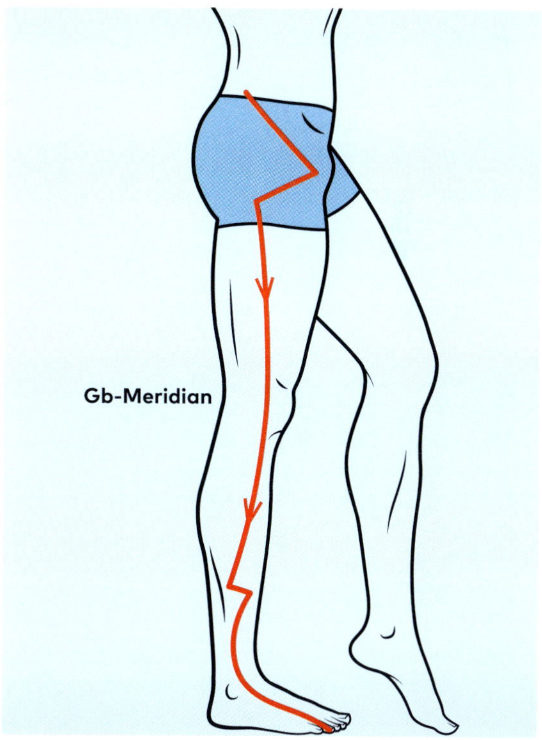

Die wirksamsten TCM-Punkte aktivieren: bei Hüftgelenksarthrose und Schleimbeutelentzündung

Den Punkt »Tor des Glanzes, des Lebens« (LG 4)

- Lege, stelle oder setze dich in die für dich angenehmste Position.
- Gehe mittig über dem Gesäß zum zweiten Lendenwirbel. Darunter befindet sich die Einbuchtung.
- Drücke dann mit einem Metallgegenstand in den Punkt »Tor des Glanzes, des Lebens« (LG 4) und kreise minimal mit Druck für 10 Sekunden.
- Jeweils 3-mal täglich.

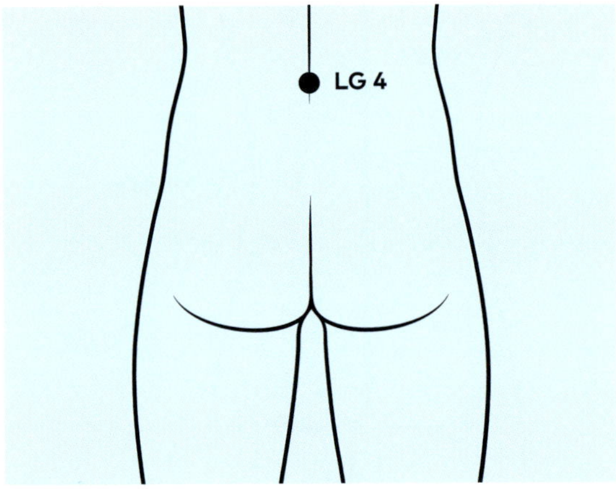

Den Punkt »Springender Kreis« (Gb 30)

- Lege, stelle oder setze dich in die für dich angenehmste Position.
- Beginne auf der nicht betroffenen Körperseite und gehe seitlich auf deiner Hüfte 4 Fingerbreit vom großen Rollhügel (Trochanter major) in Richtung Gesäß in die starke Einbuchtung.
- Drücke dann mit einem Metallgegenstand in den Punkt »Springender Kreis« (Gb 30) und kreise minimal mit Druck für 10 Sekunden.
- Wiederhole dies auf der anderen Körperseite. Jeweils 2- bis 3-mal täglich.

Den Punkt »Marktplatz der Winde« (Gb 31)

- Lege, stelle oder setze dich in die für dich angenehmste Position.
- Beginne auf der nicht betroffenen Körperseite und gehe an der Außenseite deines Oberschenkels 7 bis 8 Fingerbreit über deine Kniegelenksfalte.
- Drücke dann mit einem Metallgegenstand in den Punkt »Windmarkt« (Gb 31) und kreise minimal mit Druck für 10 Sekunden.
- Wiederhole dies auf der anderen Körperseite. Jeweils 2- bis 3-mal täglich.

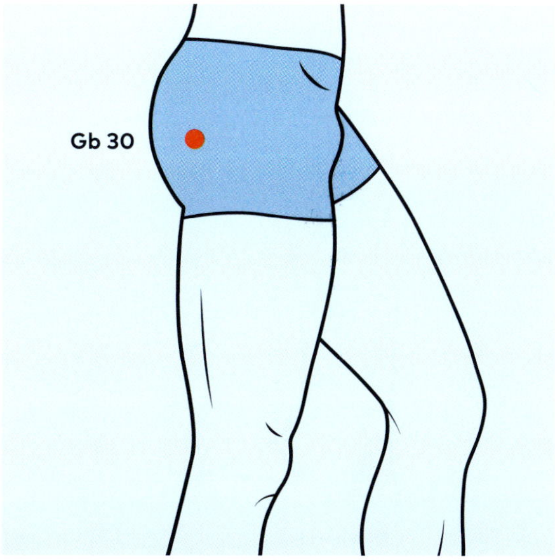

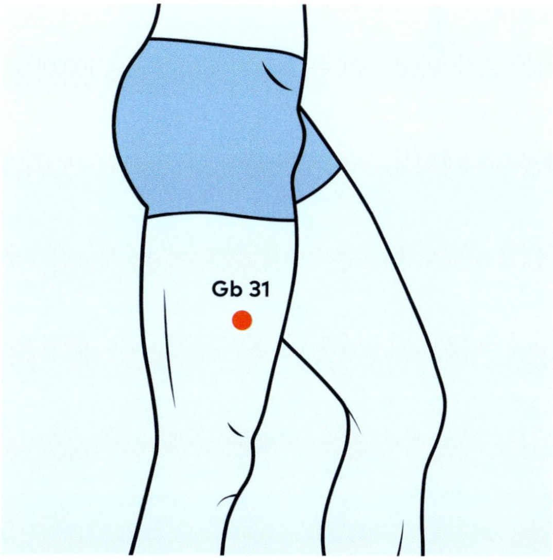

Den Meisterpunkt »Rücken des Landes« (Bl 60)

- Lege, setze oder stelle dich in die für dich angenehmste Position.
- Beginne auf der nicht betroffenen Körperseite und gehe am Außenknöchel deines Unterschenkels in Richtung Ferse. In der Einbuchtung befindet sich die Achillessehne, die am Fersenknochen ansetzt. Dort bist du richtig.
- Drücke dann mit einem Metallgegenstand in den Punkt »Rücken des Landes« (Bl 60) und kreise minimal mit Druck 10 bis 20 Sekunden.
- Wiederhole dies auf der anderen Körperseite. Jeweils 3-mal täglich.

Den Meisterpunkt »Shenmai« (Bl 62)

- Lege, setze oder stelle dich in die für dich angenehmste Position.
- Beginne auf der nicht betroffenen Körperseite und gehe zur Einbuchtung direkt unterhalb der Abflachung deines Fußaußenknöchels.
- Drücke dann mit einem Metallgegenstand in den Meisterpunkt »Shenmai« (Bl 62) und kreise minimal mit Druck für 10 bis 20 Sekunden.
- Wiederhole dies auf der anderen Körperseite. Jeweils 3-mal täglich.

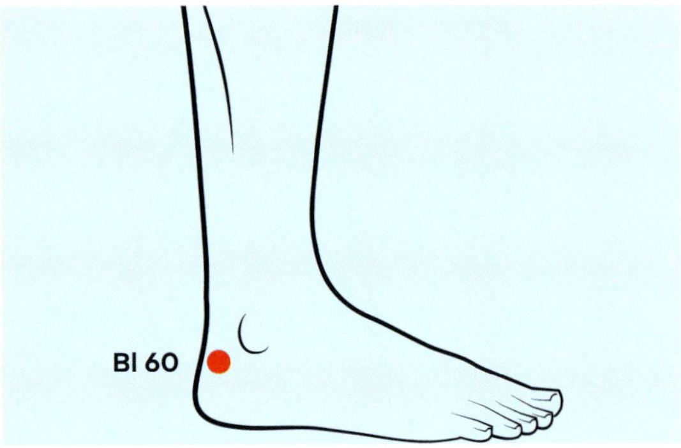

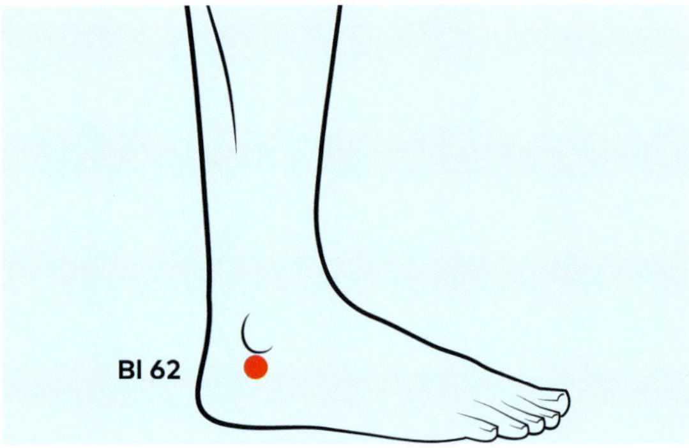

Die richtigen Meridiane ziehen: beim Kapselmuster aller Grade, prä- und postoperativ

Den Meridian »Ni« auf der Beininnen- und Körpervorderseite

- Lege, stelle oder setze dich in die für dich angenehmste Position.
- Beginne auf deiner Fußsohle (Ni 1) und ziehe mit einem Metallgegenstand den Meridian »Ni« nach oben bis zum Innenknöchel (Ni 6) und darum herum, von dort entlang der Innenseite des Unterschenkels (Ni/MP/Le) über die Oberschenkelinnenseite und die Leiste bis in Bauchnabelhöhe nach oben, von dort weiter seitlich über den Brustkorb hoch und entlang des Schlüsselbeins.
- Wiederhole alles 3- bis 5-mal.
- Wiederhole das Ganze auf der anderen Körperseite. Jeweils 3-mal täglich.

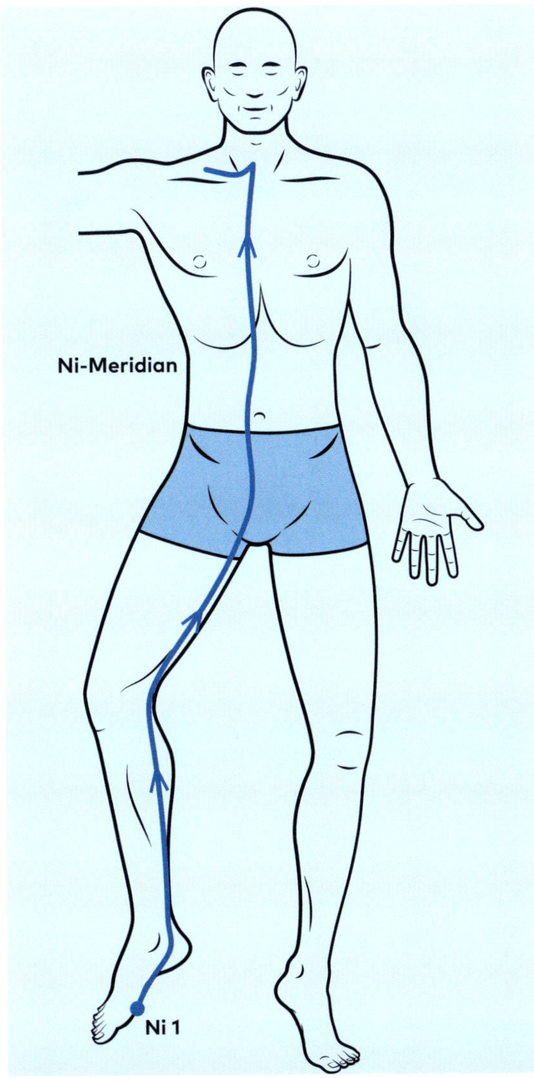

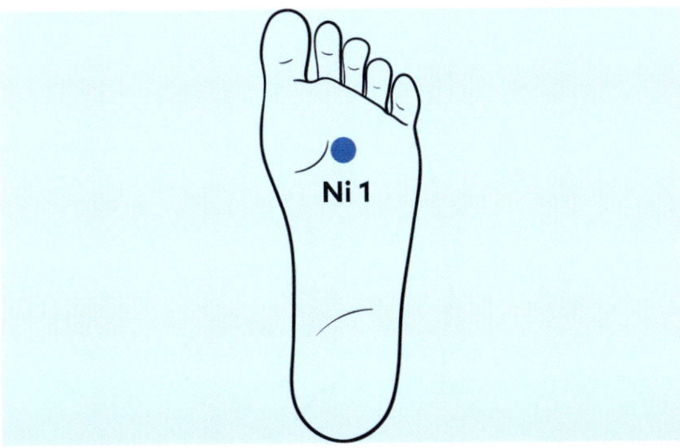

Den Meridian »Bl« auf der Beinaußenseite

- Lege, stelle oder setze dich in die für dich angenehmste Position.
- Beginne seitlich am Unterschenkel beziehungsweise an der Wade und ziehe mit einem Metallgegenstand den Meridian »Bl« nach unten neben den Außenknöchel (Bl 60) und weiter bis zum äußeren Nagelfalzwinkel des kleinen Zehs (Bl 67).
- Wiederhole alles 3- bis 5-mal.
- Wiederhole das Ganze auf der anderen Körperseite. Jeweils 3-mal täglich.

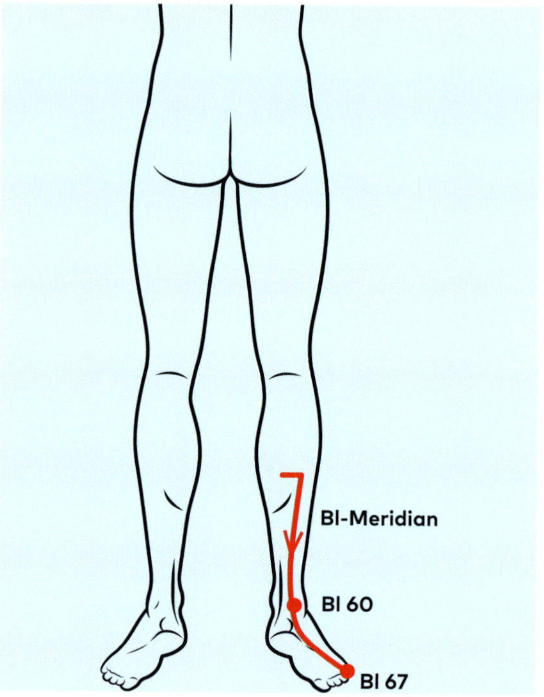

Den Meridian »Dü« auf der Armaußenseite und dem Kopf

Dieser Meridianverlauf wurde für Selbstanwender*innen stark angepasst.

- Lege, stelle oder setze dich in die für dich angenehmste Position.
- Beginne am äußeren Nagelfalzwinkel des kleinen Fingers (Dü 1) und ziehe mit einem Metallgegenstand den Meridian »Dü« über die Handkante und Unterarmaußenseite entlang bis zum Ellenbogen, an der Oberarmunterseite hoch bis zum Schulteransatz, gerade weiter zur seitlichen Halswirbelsäule entlang nach oben über den Kieferknochen zur Mitte der Wange und von dort aus zurück zur Einbuchtung kurz vor dem Ohr (die du beim Öffnen des Mundes spüren kannst).
- Wiederhole alles 3- bis 5-mal.
- Wiederhole das Ganze auf der anderen Körperseite. Jeweils 3-mal täglich.

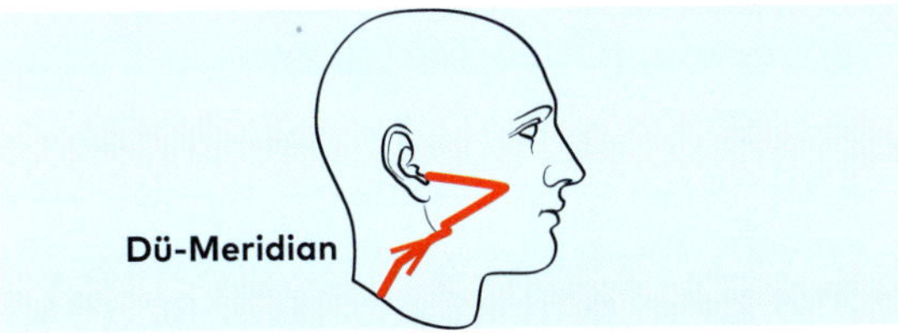

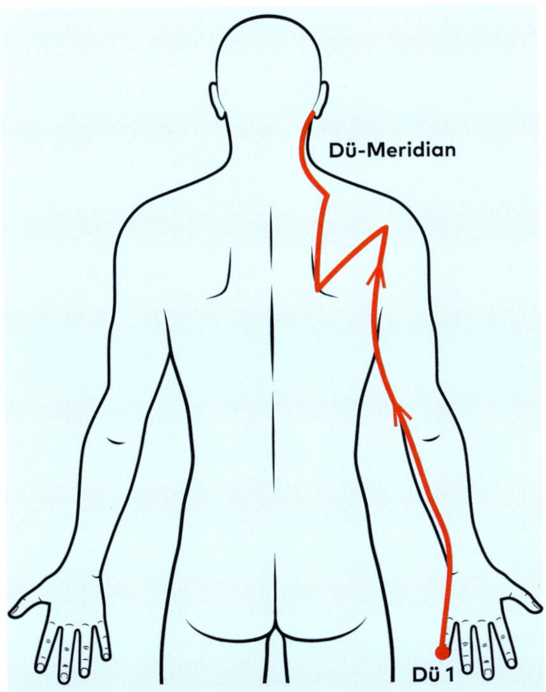

Die wirksamsten TCM-Punkte aktivieren: beim Kapselmuster aller Grade, prä- und postoperativ

Den »Treffpunkt der drei Yin« (Ni/MP/Le)

- Lege, stelle oder setze dich in die für dich angenehmste Position.
- Beginne auf der nicht betroffenen Körperseite und gehe am inneren Knöchel deines Unterschenkels 4 Fingerbreit über den Innenknöchel.
- Drücke dann mit einem Metallgegenstand in den »Treffpunkt der drei Yin« (Ni/MP/Le) und kreise minimal mit Druck für 10 bis 15 Sekunden.
- Wiederhole dies auf der anderen Körperseite. Jeweils 3-mal täglich.

Den Meisterpunkt »Drei Dörfer« (Ma 36)

- Lege, stelle oder setze dich in die für dich angenehmste Position.
- Beginne auf der nicht betroffenen Körperseite und gehe unterhalb der Kniescheibe 4 Fingerbreit in Richtung Unterschenkelaußenseite.
- Drücke dann mit einem Metallgegenstand in den Meisterpunkt »Drei Dörfer« (Ma 36) und kreise minimal mit Druck für 10 bis 20 Sekunden.
- Wiederhole dies auf der anderen Körperseite. Jeweils 3-mal täglich.

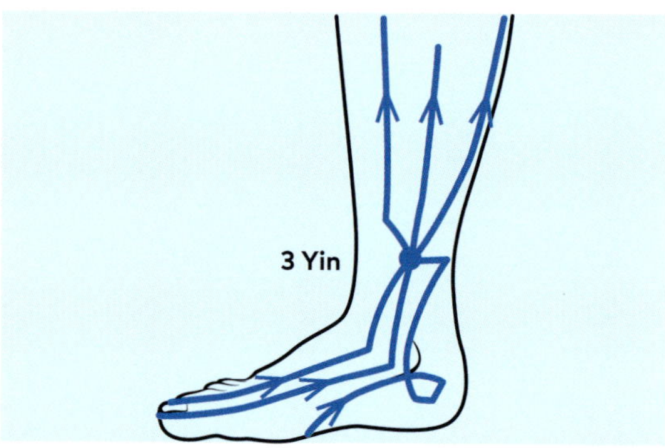

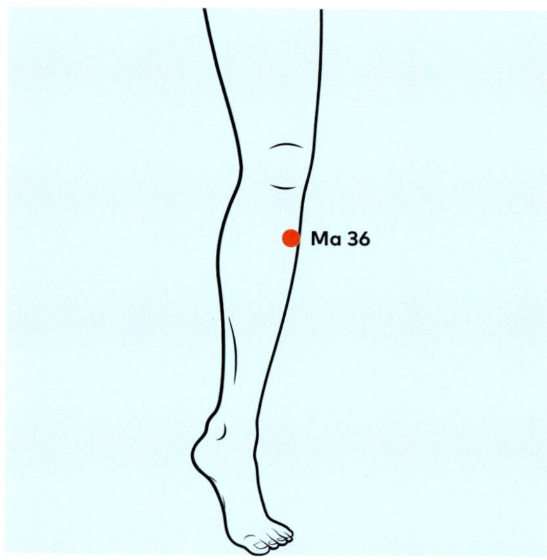

Den »Shu-Zustimmungspunkt des weißen Gürtels« (Bl 30)

- Lege, stelle oder setze dich in die für dich angenehmste Position.
- Beginne auf der nicht betroffenen Körperseite und gehe zum Lendenwirbelbereich. Dort gleitest du über die Pofalte nach unten in Richtung Kreuzbein und auf Höhe des 2. Kreuzbeinwirbels 1,5 Fingerbreit nach außen. Dort bist du richtig.
- Drücke dann mit einem Metallgegenstand in den »Shu-Zustimmungspunkt des weißen Gürtels« (Bl 30) und kreise minimal mit Druck für 10 bis 20 Sekunden.
- Wiederhole dies auf der anderen Körperseite. Jeweils 3-mal täglich.

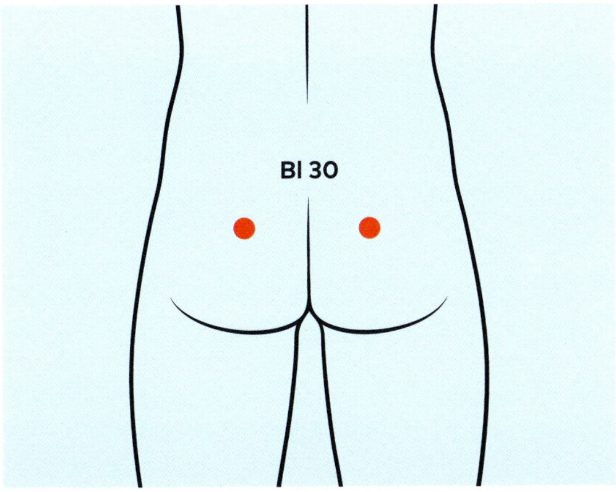

Den Meisterpunkt »Rücken des Landes« (Bl 60)

- Lege, stelle oder setze dich in die für dich angenehmste Position.
- Beginne auf der nicht betroffenen Körperseite und gehe am Außenknöchel deines Unterschenkels in Richtung Ferse. In der Einbuchtung befindet sich die Achillessehne, die am Fersenknochen ansetzt. Dort bist du richtig.
- Drücke mit einem Metallgegenstand in den Punkt »Rücken des Landes« (Bl 60) und kreise minimal mit Druck 10 bis 20 Sekunden.
- Wiederhole dies auf der anderen Körperseite. Jeweils 3-mal täglich.

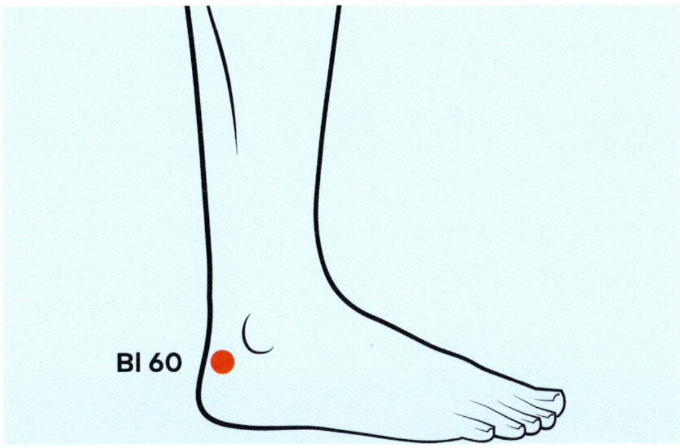

Den Meisterpunkt »Shenmai« (Bl 62)

- Lege, stelle oder setze dich in die für dich angenehmste Position.
- Beginne auf der nicht betroffenen Körperseite und gehe zur Einbuchtung direkt unterhalb der Abflachung deines Fußaußenknöchels.
- Drücke dann mit einem Metallgegenstand in den Meisterpunkt »Shenmai« (Bl 62) und kreise minimal mit Druck für 10 bis 20 Sekunden.
- Wiederhole dies auf der anderen Körperseite. Jeweils 3-mal täglich.

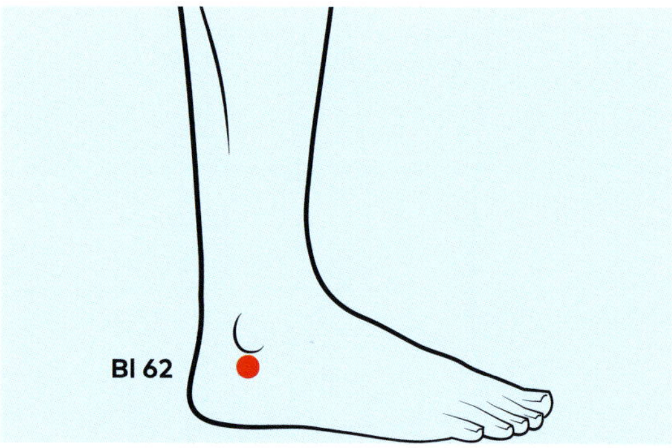

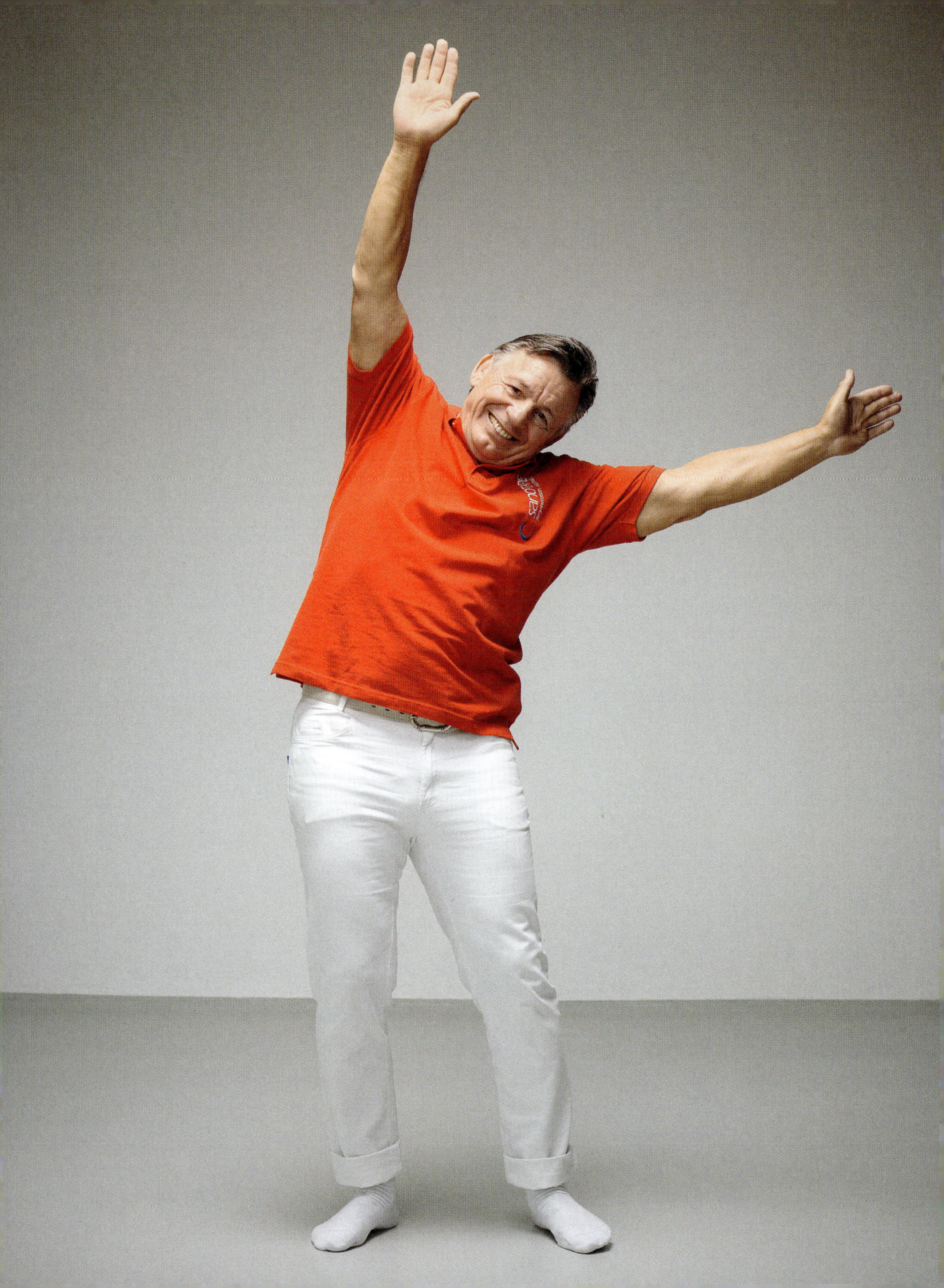

Die Wirbelsäule: unser Rückgrat

Der untere Rücken – geplagt und leidgeprüft

Ihr »habt Rücken«? Kommt morgens nicht mehr aus dem Bett? Und hattet gerade wieder einen Hexenschuss? Dann seid ihr damit nicht allein: Dem Robert Koch-Institut zufolge leiden knapp zwei Drittel der Deutschen innerhalb eines Jahres unter Rückenschmerzen, wobei der untere Rücken mit 52,9 Prozent fast doppelt so häufig davon betroffen ist wie der obere mit 27,4 Prozent.[1] Tendenz steigend! In der Fachzeitschrift *The Lancet Rheumatology* prognostiziert ein internationales Forschungsteam, dass bis 2050 weltweit 840 Millionen Menschen von Kreuzschmerzen geplagt sein werden – 2020 waren es noch 619 Millionen. Frauen sind – unabhängig von Alter und Region – häufiger davon betroffen als Männer.[2]

Die Lendenwirbel: Hauptbaustelle unseres Körpers

Um besser verstehen zu können, was passiert, wenn es im Rücken mal wieder zwickt oder aber sich der Schmerz festgesetzt hat, werfen wir einen genaueren Blick auf die Wirbelsäule – und zwar von unten nach oben.

Unser Rückgrat besteht aus der Lenden- (LWS), der Brust- (BWS) und der Halswirbelsäule (HWS). Die LWS liegt zwischen der BWS und dem Kreuzbein, verfügt über die kräftigsten Wirbel und ist dafür verantwortlich, dass wir überhaupt Lasten tragen können. Sie setzt sich aus fünf Wirbeln zusammen (L1 bis L5), wobei der unterste (L5) direkt an das Kreuzbein angrenzt. Das »L« steht dabei für das lateinische Wort *lumbus*, was »Lende« bedeutet.

Zwischen den einzelnen Wirbeln unseres Rückgrats befinden sich die Bandscheiben – elastische Polster aus Knorpel – mit einem gelartigen Kern. Sie wirken wie kleine Stoßdämpfer und sorgen dafür, dass unsere Wirbelsäule flexibel bleibt. Damit diese Gelkissen ihre Aufgabe auch optimal erfüllen können, müssen sie regelmäßig mit Nährstoffen versorgt werden.

Das gelingt gut, wenn sie mittels Bewegung wie ein Schwamm zusammengedrückt und wieder entlastet werden. Denn dieser Prozess sorgt nicht nur dafür, dass die Bandscheiben Nährstoffe aufnehmen, sondern auch Abfallstoffe abgeben können. Ein tägliches »Durchkneten« ist also unverzichtbar, um sie und uns gesund zu halten. Wer viel Zeit im Sitzen verbringt, ungewohnte Lasten hebt, mit ein paar Kilos zu viel kämpft oder sich kaum bewegt, erhöht das Risiko für einen Bandscheibenvorfall erheblich.

Was spielt sonst noch eine entscheidende Rolle für eine stabile und zugleich flexible Wirbelsäule? Großer Trommelwirbel! Die Muskeln natürlich. Sie stützen und fixieren unter anderem die Wirbelsäule, die Organe und die zugehörigen Anteile wie die Bandscheiben und Wirbelgelenke (Facettengelenke). Sind die Muskelketten gut trainiert und beweglich, stabilisieren sie nicht nur die Wirbelsäule, sondern verteilen die Belastungen auch gleichmäßig. Dies entlastet wiederum die Bandscheiben und schützt sie vor übermäßiger Abnutzung oder Verletzung.

Umgekehrt kann eine schwache oder verkürzte Muskelkette zu Ungleichgewichten führen. Diese Disbalancen belasten die Wirbelsäule dann einseitig, was das Risiko für Rückenschmerzen natürlich erhöht: Sind beispielsweise die hinteren Beinmuskeln – die zu einer Muskelkette gehören – verkürzt, verhärtet beziehungsweise nicht dehnfähig, kann dies zu einer Fehlbelastung der Lendenwirbelsäule führen, denn der Körper versucht, die fehlende Beweglichkeit auszugleichen. Von daher ist es wichtig, die Muskelkette durch regelmäßige Bewegung und gezielte Übungen zu stärken und flexibel zu halten, um die Bandscheiben und die gesamte Wirbelsäule zu schützen.

Worauf man achten sollte

Häufig beginnen erste Probleme im Wirbelsäulenbereich mit einem Hexenschuss (Lumbago) oder Ischias (Ischialgie). Dabei kommt den sogenannten Facettengelenken, die sich rechts und links neben den Wirbelsäulensegmenten befinden und diese miteinander verbinden, eine entscheidende Funktion zu. Diese kleinen, aber wichtigen Gelenke helfen, die Bewegungen der Wirbelsäule zu steuern und zu stabilisieren: Sie sorgen dafür, dass sich die Wirbelkörper aufeinander abstützen können, und ermöglichen das Beugen und Drehen.

Sind die Facettengelenke – die Dreh- und Angelpunkte unserer Wirbelsäule – jedoch blockiert, kann es zu starken Schmerzen und Bewegungseinschränkungen kommen. Besonders bei einem Hexenschuss verschieben sich gern die Facetten- oder auch die Iliosakralgelenke (ISG) und schränken so die Beweglichkeit ein. Die umliegende Muskulatur verhärtet sich schließlich, was zu noch stärkeren Schmerzen führen kann.

Den Schmerz, den das Gehirn dabei auslöst, dürft ihr gern als Warnsignal verstehen, als rot blinkende »Ampel«, die euch eindringlich mahnt: »Bis hierhin und nicht weiter!« Nun geht es bei meinem ganzheitlichen Ansatz, dem SB-01-Konzept, nicht darum, das rote Licht auszuknipsen, sondern den Schmerz als *Alarmsignal* zu begreifen und den Ursachen auf den Grund zu gehen. Medikamente, Spritzen, Salben, Massagen und symptomatische Operationen sind meines Erachtens hier deshalb fehl am Platz. Natürlich muss bei immer wiederkehrenden beziehungsweise sehr starken Rückenschmerzen eine ordentliche Diagnose gestellt werden:

- mit *bildgebenden Verfahren* wie Röntgen, Computer- (CT), Magnetresonanztomografie (MRT) oder/und Ultraschall, um etwaige Tumoren auszuschließen (keine Angst, die kommen wirklich nur äußerst selten vor),
- mit *klinischen Tests* wie dem Lasègue- oder Bragard-Test (sogenannten Nervendehnungstests, die vom Fachpersonal durchgeführt werden),
- mit *elektrophysiologischen Untersuchungen* wie der Elektromyografie (EMG) und der

Nervenleitgeschwindigkeitsmessung (NLG) und/oder

- mittels einer *Differenzialdiagnose.* Hier betrachtet die Ärztin oder der Arzt alle möglichen Ursachen, führt Tests durch und sammelt Informationen, um schließlich die richtige Ursache zu identifizieren – damit organische Erkrankungen ausgeschlossen werden können.

Nicht nur den Rücken stärken!

Während in den 1980er-Jahren alles an der Wirbelsäule operiert wurde, was ging, weiß man heutzutage, dass viele dieser Beschwerden durch starke Muskeldisbalancen verursacht werden.[3] Auf der einen Seite sind die Muskeln zu schwach, andererseits stark verhärtet, was häufig an einer einseitig wiederkehrenden Bewegung und/oder einer missratenen Sitzhaltung beziehungsweise Position liegt, Stichwort: »Schreibtischtäter«. Wie gesagt spielen bei Bandscheibenvorfällen natürlich auch weitere Faktoren wie Genetik, Übergewicht, Fehlhaltungen, Bewegungsmangel und/oder falsche Hebetechniken eine Rolle – sie sind immer multifaktoriell bedingt.

Dennoch herrscht oft die irrige Annahme vor, nur ein kräftiger Rücken könne Disbalancen ausgleichen. Selbst große Fitnessketten propagieren, mit einem starken Rücken habe man keine Schmerzen (mehr). Meiner Meinung nach ist dieser Ansatz jedoch komplett falsch! Die Erfahrungen meiner jahrzehntelangen Arbeit in meinem Rehazentrum haben gezeigt, dass in erster Linie nicht nur der Rücken gestärkt gehört, sondern die vordere Rumpfmuskulatur – und damit sind vornehmlich Bauch-, Beckenboden-, Brust- und Halsmuskulatur gemeint. Denn sie ist im Verhältnis zum Rückenmuskelkorsett um bis zu 90 Prozent schwächer.

Mit dieser Annahme stehe ich wiederum nicht allein da, in der Wissenschaft herrscht schon lange Konsens über die Bedeutung eines ausgeglichenen Trainings von vorderer und hinterer Rumpfmuskulatur. Einige Studien betonen ebenfalls die Vorteile einer Kräftigung der vorderen Rumpfmuskulatur, beispielsweise schon die von Stuart M. McGill aus dem Jahr 1998.[4]

Während bei Frauen eine viel zu schwache Beckenboden- und Bauchmuskulatur auffällt, zeigt sich bei Männern durchweg – neben der ebenfalls zu schwachen Bauchmuskulatur – eine verhärtete, nicht dehnfähige hintere Oberschenkelmuskulatur. Mit Letzterer sind die nicht so dehnfähigen Beinbeugermuskeln gemeint, auch als »ischiocrurale Muskulatur« bekannt, noch häufiger unter dem Namen »Hamstrings« zusammengefasst. Hinzu kommt natürlich bei beiden Geschlechtern eine verkürzte Hüftbeugermuskulatur (Iliopsoas) – und damit hätten wir unsere Übeltäter, die wichtigsten und ursächlichsten Muskelgruppen für unsere Rückenschmerzen, auch schon beieinander.

Das Einzige, was noch auf unserer »Fahndungsliste« fehlt, ist eine mögliche Disharmonie zwischen der rechten und linken Körperseite bezüglich der Rumpf- und Beinmuskulatur – sie kann bei Rückenleiden ebenfalls ins Gewicht fallen.

Durch gezielte Maßnahmen: starke und stabile Lendenwirbel

Ist nun das Kind in den Brunnen gefallen – sprich, die Rückenschmerzen sind chronisch und sitzen fest an Ort und Stelle –, geht es als Erstes darum, mehrmals am Tag die hinteren Beinmuskeln zu dehnen. Das Zweitwichtigste bei einem akuten Geschehen ist, die Bauchdecke unter Spannung zu bekommen. Dabei werden die Wirbelkörper geöffnet, die Bandscheiben leicht komprimiert – weshalb nur eine ganz kurze Bewegung ausgeführt werden sollte – und die Bauchmuskulatur aktiviert. Dazu gibt es ab Seite 129 effektive Übungen, die sich nach den jeweiligen Beschwerden richten. Genauso wie die darauffolgenden TCM-Techniken, bei denen wir aus unserer umfassenden Praxis wissen, welche Maßnahmen am effizientesten sind und sich leicht anwenden lassen.

Damit könnt ihr eure Rückenprobleme nicht nur langfristig in den Griff bekommen, sondern auch bald wieder schmerzfrei durchs Leben gehen. Die einzelnen LWS-Beschwerden werden auf den nächsten Seiten beschrieben – unterteilt nach radikulären und pseudoradikulären Beschwerden.

Radikulär versus pseudoradikulär

»Radikuläre und pseudoradikuläre Beschwerden? Was heißt das denn?«, wird sich an dieser Stelle sicherlich der eine oder die andere fragen. Damit ihr Bescheid wisst, was genau in eurem Körper vor sich geht und welche Maßnahmen sinnvoll sind, möchte ich euch gern ein paar medizinische Details erklären. Denn nur ein aufgeklärter Patient kann selbstbestimmt handeln und entscheiden. Starten wir also mit unserer kleinen medizinischen Wissensrunde …

Der Begriff »radikulär« leitet sich vom lateinischen Wort *radix* ab, was »Wurzel« bedeutet. In der Medizin bezieht sich »radikulär« auf Schmerzen oder Symptome, die durch die Reizung oder Kompression einer Nerven*wurzel* (hier finden wir schon das gesuchte Wort) entstehen und in die betroffenen Extremitäten – etwa in den Arm oder das Bein – ausstrahlen können, oft entlang eines spezifischen Nervenverlaufs. Radikuläre Schmerzen können zum Beispiel bei einem Bandscheibenvorfall auftreten, wenn die Bandscheibe auf eine Nervenwurzel drückt oder sie reizt.

Im Gegensatz dazu steht der »pseudoradikuläre« Schmerz. Das Wortbildungselement »pseud(o)-« stammt aus dem Griechischen, genauer gesagt vom Verb *pseúdein* (»belügen, täuschen«), und bedeutet »falsch«, »unecht« oder »vorgetäuscht«. Pseudoradikuläre Schmerzen fühlen sich ähnlich wie radikuläre an, da sie auch entlang eines bestimmten Nervenverlaufs auftreten können. Der Unterschied ist jedoch, dass bei pseudoradikulären Schmerzen die Nervenwurzel selbst nicht betroffen ist. Stattdessen entstehen die Schmerzen durch andere Ursachen, wie etwa Muskelverspannungen, Gelenkblockaden oder Reizungen im Bereich der Wirbelsäule, die die Nerven nicht direkt schädigen oder einengen: Der Hexenschuss (Lumbago), die ISG-Blockierung oder die pseudoischialgischen Schmerzen mit Ausstrahlung ins Gesäß sind typische Beispiele.

All diese Erkrankungen, die sehr schmerzhaft sein können, sollten sofort von einer Ärztin oder einem erfahrenen Therapeuten betreut und behandelt werden. Hier sollte weder eine Operation noch eine isolierte Schmerztherapie erfolgen. Meine Empfehlung wäre – falls keine Therapie durch eine behandelnde Ärztin beziehungsweise einen Arzt empfohlen wird oder kein rechtzeitiger Termin bei der Physiotherapie frei ist –, sofort mit unseren aufgeführten Maßnahmen ab Seite 129 zu beginnen.

Ein Worst-Case-Szenario mit glücklichem Ausgang

So, dann haben wir das schon mal geklärt. Um es jetzt noch ein bisschen auf die Spitze zu treiben, erzählen wir den Fall unseres Hexenschusses hier erst mal ohne Happy End weiter. Ihr erinnert euch? Beim Hexenschuss können die Facettengelenke blockieren und damit eure Beweglichkeit eingeschränkt sein – meist einseitig. Und wie wir gerade lesen konnten, werden diese Schmerzen »pseudoradikulär« genannt, da die Nervenwurzel selbst nach wie vor noch nicht betroffen ist.

Nun gehen wir mal davon aus, dass wir es hier mit jemandem zu tun haben, der seinen Schmerz mit Medikamenten einfach unterdrückt – um im Bild zu bleiben: mit Vollgas über die rote Ampel brettert – oder aber einfach keinen Termin bei einem Arzt, einer Ärztin oder einem/einer Therapeut*in bekommen hat. Wenn nun keinerlei Gegenmaßnahmen ergriffen werden, kann es passieren, dass diese Bewegungseinschränkungen die Biomechanik der Wirbelsäule beeinflussen, was wiederum die Belastung auf die benachbarten Bandscheiben verändert. Wenn das eintritt, orientiert sich die dazugehörige Bandscheibe dorthin, wo sie Platz findet – spielt quasi »Reise nach Jerusalem« –, wobei es dazu kommen kann, dass Spinalnerven irritiert werden, indem die Bandscheibe auf eine Nervenwurzel drückt.

Diese Nervenbeteiligung, die meistens sehr schmerzhaft ist, wirkt schließlich auf die eng mit dem betroffenen Nerv verbundenen zuständigen Muskeln (Kennmuskeln), die anfänglich in den Oberschenkel, aber auch bis hinunter zur Wadenmuskulatur beziehungsweise sogar zum kleinsten Zeh reichen kann.

Wird der Schmerz auch hier nicht als Warnsignal wahrgenommen und nur eine sogenannte Schmerztherapie in Form von Spritzen und Tabletten durchgeführt und nicht – zumindest begleitend – mit Krankengymnastik oder Physiotherapie begonnen, können weitere Probleme wie beispielsweise Bandscheibenrisse auftreten. Diese entstehen, weil die Wirbelsäule durch mangelnde Bewegung oder aufgrund einer Fehlbelastung nicht ausreichend versorgt wurde …

Und nun nimmt unser Worst-Case-Szenario seinen Lauf: Ist dies der Fall, kann die betroffene Bandscheibe einen sogenannten Sequester absondern beziehungsweise es kommt zu einem Sequester. Das bedeutet: Durch einen Bandscheibenvorfall hat sich ein abgelöstes Stück des Gallertkerns oder des Faserrings vom Rest der Bandscheibe getrennt.

Dieser »herumwandernde« Sequester kann sich frei im Wirbelkanal oder im umliegenden Gewebe bewegen. Da der Sequester nicht mehr mit der Bandscheibe verbunden ist, kann er an anderer Stelle auf Nervenwurzeln oder das Rückenmark drücken und so erhebliche Beschwerden wie Sensibilitätsstörungen – etwa Taubheitsgefühle, Kribbeln und Missempfindungen –, Schmerzen und/oder eine eingeschränkte Muskelkontrolle verursachen. Sobald man seine Muskeln allerdings nicht mehr kontrollieren kann – beispielsweise seinen Fuß nicht mehr richtig heben (Fußheberschwäche, Peroneusparese) – oder wenn die Fußhebermuskeln vollständig gelähmt sind, ist es höchste Eisenbahn, eine konservative Therapie wie die Rehabilitation oder eine Physiotherapie einzuleiten oder aber dem/der Betroffenen unverzüglich Verhaltensregeln an die Hand zu geben. Bei Nichthandeln kann es zu einer ernsten neurologischen Notlage kommen: nämlich zu einer Blasen- und Mastdarmlähmung (Cauda-equina-Syndrom). Jetzt muss man sofort mit Blaulicht ins Krankenhaus – eine Operation ist unvermeidlich!

Das kann passieren, wenn nichts passiert! Es geht mir aber nicht darum, Ängste zu wecken, sondern euch zu ermutigen, aktiv zu werden und eure Gesundheit selbst in die Hand zu nehmen. Denn mit der richtigen Vorgehensweise bekommt ihr fast alles wieder hin und eure Geschichte hat ein Happy End. Und keine Sorge: Eine Sequesterbildung kommt nur in etwa 10 bis 20 Prozent[5] aller Bandscheibenvorfälle vor und das Cauda-equina-Syndrom hat mit weniger als 2 Prozent[6] eine noch geringere Wahrscheinlichkeit. Außerdem: Ihr habt ja diesen Ratgeber zur Hand, der euch in jeglicher Hinsicht mit bewährten Übungen, den richtigen Meridianen und wichtigen TCM-Punkten unterstützt, damit es erst gar nicht so weit kommt.

Und so beenden wir unsere medizinische Lehrstunde mit einer Übersicht der radikulären und pseudoradikulären Beschwerden – damit auch eure grauen (Gehirn-)Zellen weiterhin trainiert bleiben.

Pseudoradikuläre Beschwerden …

… beziehen sich auf Schmerzen, die nicht durch eine Nervenwurzelkompression verursacht wurden, aber dennoch in andere Bereiche ausstrahlen können, wie:

- Hexenschuss (Lumbago)
- Ischialgie
- Piriformis-Syndrom
- ISG-Blockierung
- Facettensyndrom

Radikuläre Beschwerden …

… bezeichnen Schmerzen, die durch eine Reizung oder Kompression einer Nervenwurzel im Bereich der Wirbelsäule entstehen. Sie strahlen oft entlang des betroffenen Nervenverlaufs in die Arme oder Beine aus – Muskelschwächen bis hin zu Lähmungserscheinungen können ebenfalls auftauchen:

- Bandscheibenvorfall in der LWS und
- Fußheberschwäche (Peroneusparese).

Um eure Schmerzen besser identifizieren zu können, werden diese Rückenleiden auf den nächsten Seiten kurz erklärt. So könnt ihr die jeweiligen Beschwerden verstehen und mit den geeigneten Übungen und TCM-Techniken aktiv gegensteuern.

Am Rande erwähnt. Dass Geschichten meist gut ausgehen, wenn man sich aktiv um seine Gesundheit bemüht, beweist auch eine spannende BEK-Versuchsreihe, die schon vor Jahren von der Barmer – einer der größten gesetzlichen Krankenkassen Deutschlands – gemeinsam mit meinem Reha-Team und über 200 therapieresistenten Rückenpatienten im Alter von 35 bis 85 Jahren durchgeführt wurde.[7] Alle Patienten, die sich an unsere SB-01-Anwendungen hielten und konsequent dabeiblieben, hatten auffällig gute Ergebnisse vorzuweisen, was ihre Bewegung und Beweglichkeit betraf. Auch ihre Schmerzen, die mittels einer Schmerzskala abgefragt wurden, hatten sich enorm verbessert.

Bei denjenigen allerdings, die unsere SB-01-Maßnahmen nicht oder nur nachlässig durchführten, besserten sich die Beschwerden nur geringfügig – und sie wurden danach auch weiterhin von ihren Rückenschmerzen geplagt.

Besonders bemerkenswert an dieser Studie war die Gruppe der Patienten, die regelmäßig Kompressionsstrümpfe trugen: Das morgendliche und abendliche Anziehen, was jeweils ungefähr drei bis fünf Minuten in Anspruch nimmt und auch ordentlich Kraft kostet und Geschicklichkeit erfordert – jeder, der sich schon einmal in einen Kompressionsstrumpf gezwängt hat, weiß, wovon ich spreche –, kombiniert Beugung, Gelenkigkeit, Kraftanstrengung und Dehnung. Und das alles gleichzeitig. Anscheinend ein unbewusstes Fitnessprogramm für den Alltag, denn die »Bestrumpften« waren nicht nur fit, sondern auch völlig beschwerdefrei. Was uns zu dem Schluss kommen lässt, dass ihr mit einem täglich kurzen, aber regelmäßigen Training die besten Erfolgsaussichten habt, bis ins hohe Alter mobil zu bleiben.

Vom Hexenschuss und anderen Plagegeistern

Was fährt so schmerzhaft in den Rücken ein?

Ein Hexenschuss (Lumbago) trifft euch gern, wenn ihr es am wenigsten erwartet. Stellt euch vor, ihr sitzt gemütlich im Biergarten, vertieft in ein gutes Gespräch, und bemerkt nicht, wie es langsam kälter wird. Eure Nierengegend kühlt aus und die Muskeln im unteren Rücken – genauer gesagt, in der Lendenwirbelsäule – beginnen sich zu verspannen. Dann macht ihr diese eine falsche Bewegung – und zack, verschieben sich die Facetten- oder ISG-Gelenke und eure Beweglichkeit ist dahin. Die Muskeln verhärten sich weiter, und plötzlich kommt ihr weder hoch noch ist an aufrechtes Gehen überhaupt zu denken. Stattdessen nehmt ihr eine Schonhaltung ein und bewegt euch in Zeitlupe, um die Schmerzen aushalten zu können. So fährt meiner Erfahrung nach häufig der Hexenschuss ein, wenn es einem vorher kalt geworden ist.

Ein Hexenschuss ist natürlich immer auch ein Wink des Körpers, der uns zu verstehen geben will, dass es ihm an Kraft und/oder Beweglichkeit mangelt. Er kann durch Muskelverspannungen, Verhärtungen, Fehlhaltungen oder einfach durch zu viel des Guten ausgelöst werden und die Kälte gibt uns schließlich den Rest. Um das zu vermeiden, kann ich euch nur einen Tipp geben: Seht zu, dass ihr eure Nieren- und Blasengegend – also den unteren Rücken – immer schön warm haltet. Dazu braucht es nicht gleich einen Motorrad-Nierengurt, eure Jacke oder ein Pulli, den ihr euch um die Nieren schlingt, tut es auch. Genauso wie die Übungen und TCM-Maßnahmen, die ihr ab Seite 129 zum Hexenschuss findet.

Weshalb reichen blitzartig brennende Schmerzen vom Rücken bis ins Bein?

Hängt das etwa mit dem Ischias zusammen und ist das eine Ischialgie? Der Ischiasnerv (Nervus ischiadicus) ist der längste und dickste Nerv unseres Körpers. Er verläuft circa fingerdick von der unteren Wirbelsäule über das Gesäß und die Oberschenkelrückseite jedes Beins bis in die Kniekehle, wo er sich in zwei Hauptäste verzweigt, die bis hinunter in den Fuß führen. Sozusagen ein Stamm mit vielen Ästen. Trotz dieser Verzweigung spricht man entlang seines gesamten Verlaufs vom »Ischiasnerv«, weil die Beschwerden und Symptome, die typischerweise mit ihm assoziiert werden – umgangssprachlich auch gern »Ischias« genannt –, bis in die Füße reichen können.

Normalerweise arbeitet er im Hintergrund, aber wenn er gereizt, komprimiert oder eingeklemmt ist, macht er euch möglicherweise das Leben zur Qual: ein schmerzhaft sengend heißer Blitz, der sich von eurem Rücken bis in die Füße ziehen kann, teilweise begleitet von Kribbeln, Taubheitsgefühlen oder im Extremfall sogar von einer lähmenden Schwäche (dann aber bitte sofort ab in die Arztpraxis!). Oft fängt es ganz harmlos mit einem Ziehen im unteren Rücken an, innerhalb weniger Tage kann daraus aber ein durchdringender Schmerz werden, der sich manchmal auch nur punktuell am Gesäß äußert.

Warum der Ischiasnerv sich auch noch im Fuß bemerkbar machen kann, müsst ihr euch in etwa so vorstellen: Ihr sitzt im Homeoffice vor eurem Computerbildschirm – am Küchentisch, weil ihr es dort einfach gemütlicher findet –, habt aber das PC-Kabel in der Steckdose des Wohnzimmers eingesteckt. Falls ihr nun an der Steckdose (eingeklemmter Ischiasnerv) rüttelt, wird euer Bildschirm zu flimmern beginnen (und ihr spürt die Auswirkungen des komprimierten Ischiasnervs bis in die Kniekehle oder den Fuß). Das ist übrigens auch der Unterschied zum Hexenschuss: dass die plötzlich einschießenden Schmerzen in die Beine ausstrahlen und nicht nur punktuell am Gesäß auftreten wie beim Hexenschuss.

Lange werdet ihr bei den unangenehmen Schmerzen nicht vor eurem Computer am Küchentisch sitzen bleiben können, denn sie treten häufig in Ruhe – vor allem morgens beim Aufstehen – oder eben in der sitzenden Position auf. Auch beim Bewegen machen sie anfänglich gern auf sich aufmerksam, wobei in den meisten Fällen eine Körperseite betroffen ist. Erfahrungsgemäß werdet ihr versuchen, den Schmerzen auszuweichen, und eine Schonhaltung einnehmen.

Die Ursachen für eine Ischialgie können vielfältiger Natur sein, wenn sie pseudoradikulär sind: überbeanspruchte und/oder verhärtete Muskulatur, Probleme mit Bändern, Sehnen und Faszien, Arthrose et cetera pp., die sich durch zu langes Sitzen, eine schlechte Haltung, mangelnde Bewegung oder sogar eine schwache Muskulatur entwickelt haben. Bewegung, Dehnung und Kräftigung sind hier der Schlüssel zum Glück, um die Belastung auf den Ischiasnerv zu verringern und den Bereich zu entspannen. Dazu empfehle ich euch alle Übungen und TCM-Maßnahmen ab Seite 129. Denn der Ischias zeigt unmissverständlich, wie wichtig es ist, auf den eigenen Körper zu hören und – bevor der Ischiasnerv chronisch beleidigt ist – mehr Zeit in die eigene körperliche Gesundheit zu investieren.

Übrigens: Der Blasenmeridian verläuft ähnlich wie der Ischiasnerv. Deshalb wird bei der Aktivierung der Meridiane unter anderem auch ein Teil des Blasenmeridians gezogen. Das könnt ihr auf Seite 174 gleich selbst ausprobieren.

Weshalb sticht es einseitig im Gesäß?

Und warum verstärken sich die Schmerzen beim Sitzen, Bücken oder längeren Gehen? Ist das etwa das Piriformis-Syndrom?

Das Syndrom mit dem so wohlklingenden Namen »Piriformis«, der aus dem Lateinischen stammt und »birnenförmig« bedeutet, kennzeichnet Beschwerden, die entstehen, wenn der Musculus piriformis im Gesäß den darunter liegenden Ischiasnerv komprimiert oder reizt – was wiederum nicht so schön klingt und auch tatsächlich richtig wehtut. Die Basics zum hier genannten Syndrom, also was den Ischiasnerv ausmacht, findet ihr bei der gerade eben umfänglich beschriebenen »Ischialgie«.

Der Piriformis selbst liegt in der tiefen Hüftmuskulatur unter dem großen Gesäßmuskel (Musculus gluteus maximus) verborgen, verbindet Kreuzbein und Oberschenkel und bewirkt insbesondere eine Außenrotation im Hüftgelenk. Ursachen für das Piriformis-Syndrom können – wie so oft – eine wenig ausgebildete Hüft- und Gesäßmuskulatur sein, wodurch das Heben und Bewegen häufig den kleineren Muskeln wie beispielsweise dem Piriformis und unter anderem auch den Rückenmuskeln zufallen. Diese sind für solche Dauerbelastungen jedoch nicht ausgelegt und reagieren mit einem erhöhten Muskeltonus, der sich letztendlich als Schmerz äußert. Durch die Nähe zum Ischiasnerv kann hier zusätzlich ein zu hoher Druck entstehen und die typischen – meist einseitigen – Ischiasbeschwerden wie stechende, ausstrahlende Schmerzen im Gesäß, unteren Rücken und im Bein auslösen. Für gewöhnlich werden die Schmerzen nach langem Sitzen, Treppensteigen, Bücken oder längerem Gehen noch stärker.

Auch wenn euch jede Bewegung wehtut, Schonung wäre hier fehl am Platz: Der verspannte Piriformis-Muskel muss mit Bewegung, Lockerung und Dehnung – eben mit den Therapiemaßnahmen ab Seite 129 – wieder zu seinem ursprünglich weichen und elastischen Zustand zurückfinden. Damit der Ischiasnerv nicht mehr gequetscht oder irritiert wird und sich eure Schmerzen bessern können. Miteinbezogen werden dabei natürlich auch alle benachbarten Muskeln, da sie eigentlich fast immer mitbeteiligt sind, denn der Körper arbeitet als Einheit und ist kein Baukasten!

Was ist das für ein Schmerz auf einer Gesäßseite?

Ein Schmerz, der es kaum zulässt aufzustehen: Ist das ein ISG-Syndrom beziehungsweise eine ISG-Blockierung?

Wer hätte gedacht, dass eine seitlich angewinkelte Schlafposition Rückenbeschwerden befördern kann? Und zwar solche, die auf das ominöse »ISG-Gelenk« zurückgehen, das für 15 bis 30 Prozent aller Rückenleiden im LWS-Bereich verantwortlich ist.[8]

Das Iliosakralgelenk (ISG), Articulatio sacroiliaca, wie es vollständig heißt, verbindet den unteren Teil der Wirbelsäule, das Kreuzbein, mit dem Darmbein der Beckenschaufel und wird deshalb auch »Kreuzbein-Darmbein-Gelenk« genannt. Es ist in feste muskuläre Strukturen und einen ausgeprägten Bandapparat eingebunden und überträgt so Lasten und Kräfte vom Ober- auf den Unterkörper und umgekehrt. Jeder Mensch hat zwei ISG-Gelenke – eines auf jeder Seite des unteren Rückens –, die aufgrund ihrer Funktion und ihres Aufbaus allerdings nicht besonders gelenkig sind (auch wenn der Namen es vermuten lassen würde).

Falls ihr also massive Probleme habt, vom Sitzen ins Stehen zu kommen oder euch überhaupt hinzustellen, kann das auf ein ein- oder beidseitiges ISG-Syndrom beziehungsweise eine ISG-Blockade hindeuten, wobei die meisten Betroffenen über einseitige Rückenschmerzen klagen. Oft wird der intensive Schmerz auch durch eine unbedachte Bewegung, stundenlanges Sitzen oder einen missglückten Schritt ausgelöst.

Die Schmerzen treten häufig rechts oder links im Gesäß auf, können sich aber auch über dem Po oder in der Leiste befinden und sich gelegentlich bis in den Oberschenkel ausbreiten. Teilweise führen die Schmerzen zu einer Schonhaltung, die einen Beckenschiefstand zur Folge haben und letztendlich eine erworbene Beinlängendifferenz nach sich ziehen kann. Aber keine Panik, das ist alles reversibel!

Was hat aber nun eure Schlafposition mit dem ISG zu tun? Dazu sehen wir uns kurz euren Alltag an, der in den meisten Fällen von den immer gleichen Bewegungen wie langes Sitzen – in manchen Berufen auch ein ständiges Bücken – geprägt ist und zu einer generellen Überlastung führen kann. Auch viele Sportlerinnen und Sportler berichten über ähnliche Beschwerden aufgrund einer Überbeanspruchung. Sitzt ihr nun, wie mittlerweile ein Großteil der westlichen Bevölkerung, den ganzen Tag vor eurem Computer – und zwar mit angewinkelten Beinen –, so setzt ihr euren Rücken nachts beim seitlichen Schlafen derselben belastenden Position aus, die er bereits tagsüber innehatte. Wichtig ist daher, aus der ständig gebeugten Bein- und Hüftposition herauszukommen und ein Gegengewicht zu schaffen. Die dazu passenden Übungen, die den ISG-Bereich mobilisieren und dehnen, sowie die geeigneten TCM-Maßnahmen findet ihr ab Seite 129.

PS: Falls die Seitenlage nachts eure Lieblingsposition ist, sollt ihr sie natürlich nicht zwanghaft ändern. Ein erholsamer Schlaf ist allemal wichtiger, als schlaflose Nächte in der vermeintlich richtigen Rückenlage zu verbringen. Denn während wir schlafen, repariert und regeneriert der Körper Gewebe, baut Muskeln auf und produziert wichtige Hormone. Die Redewendung »sich gesund schlafen« kommt eben nicht von ungefähr. Viel entscheidender ist es deshalb, tagsüber aus den monotonen Bewegungsabläufen auszubrechen und geeignete Übungen in den Alltag zu integrieren.

Weshalb schmerzt der Rücken bei Bewegung?

Weshalb schmerzt der Rücken stark beim Beugen, Drehen und Strecken? Ist das ein Facettensyndrom?

Für alle, die den Anfang des Rückenkapitels einfach überblättert haben beziehungsweise von so starken Schmerzen gequält wurden, dass sie sich im Buch gleich auf die Suche nach den Symptomen gemacht haben, sei kurz angemerkt: Das Facettensyndrom, auch als »Facettengelenksyndrom« bezeichnet, ist eine schmerzhafte Erkrankung der kleinen Wirbelgelenke, der sogenannten Facettengelenke, die sich an der Rückseite der Wirbelsäule befinden und deren Funktion auf Seite 114 bereits erwähnt wurde. Für diejenigen, die das alles schon gelesen haben – oder nicht mehr zurückblättern wollen –, kommt hier eine kleine Auffrischung: Die Facettengelenke spielen eine entscheidende Rolle für die Beweglichkeit und Stabilität unseres Rückens, dank ihnen können wir uns bücken und drehen.

Welche Schmerzen deuten nun aber auf ein Facettensyndrom hin? Das auffälligste Zeichen eines Facettensyndroms sind intensive Schmerzen, die sich lokal an einem bestimmten Abschnitt der Wirbelsäule manifestieren können. Dabei kann es sich um die Lenden- (LWS), die Brust- (BWS) oder aber die Halswirbelsäule (HWS) handeln. Besonders oft trifft es allerdings die Lendenwirbelsäule – eben ein echter Hotspot für Rückenschmerzen –, weshalb ich sie hier auch behandle.

Typischerweise äußert sich das Facettensyndrom durch Steifheit und eine eingeschränkte Beweglichkeit: Besonders morgens nach dem Aufstehen oder nach längerem Sitzen machen sich diese Anlaufschmerzen bemerkbar, im Laufe des Tages bessern sie sich dann meist. Sie betreffen den unteren, stark belasteten Lendenwirbelbereich und strahlen häufig in benachbarte Bereiche wie Gesäß, Oberschenkelrückseiten bis hin zum Knie aus. Selbst wenn diese pseudoradikulären Schmerzen nicht von einer Nervenwurzelreizung herrühren, so fühlen sie sich doch ähnlich wie radikuläre Schmerzen an, da sie auch entlang eines bestimmten Nervenverlaufs auftreten können. Hinzu kommt, dass der betroffene Bereich sehr druckempfindlich ist und vor allem jedes Drehen, Beugen und Nach-hinten-Strecken extrem wehtut – meistens in eine Richtung. Was bedeutet: Die Facettengelenke sind einseitig blockiert, und ihr versucht, durch eine Ausweichhaltung den Schmerzen zu entgehen.

Zu den Faktoren, die ein Facettensyndrom begünstigen, gehören neben einer Überbeanspruchung durch schwere körperliche Arbeit oder Sport wie immer einseitige Belastungen, monotone Bewegungen, aber auch Verschleiß und natürlich ein zu schwaches Muskelkorsett. Wie bei allen anderen Beschwerden auch ist unser Lebensstil, der Bewegungsmangel begünstigt – ja, sogar belohnt –, für die Vielzahl unserer Rückenleiden verantwortlich. Regelmäßige Dehnungs- und Kräftigungsübungen sowie die richtigen Meridiane zu ziehen und die wichtigsten TCM-Punkte zu aktivieren, können eure Schmerzen deutlich lindern (siehe Seite 129). Und langfristig helfen euch sicherlich auch kontinuierlich ausgeführte körperliche Aktivitäten dabei, eure Lebensqualität zu verbessern.

Bandscheibenvorfall und Fußheberschwäche

Kommen wir nun zu den häufigsten radikulären Rückenleiden in der Lendenwirbelsäule.

Warum schmerzt der untere Rücken und kribbelt es im Bein?

Jährlich erleiden etwa 180 000 Menschen in Deutschland einen Bandscheibenvorfall – eine der häufigsten Rückenerkrankungen. Obwohl er überall an eurer Wirbelsäule auftreten kann, passieren 90 Prozent der Bandscheibenvorfälle im Lendenwirbelbereich (LWS), während etwa 10 Prozent die Halswirbelsäule (HWS) betreffen.[9]

Ein Bandscheibenvorfall – auch als »Prolaps« bekannt – tritt auf, wenn der gelartige Kern einer Bandscheibe durch Risse in seiner umgebenden Hülle, dem Faserring, austritt. Letzterer kann austrocknen und mürbe werden, besonders unter Belastung oder bei mangelnder Bewegung. Der weiche Kern drückt dann auf Rückenmark und Nerven im Wirbelkanal, was starke Schmerzen und Beeinträchtigungen verursachen kann. Wohlgemerkt: *kann.* Denn interessanterweise fallen die Symptome eines Bandscheibenvorfalls sehr unterschiedlich aus und reichen von kaum merklichen Beschwerden bis hin zu starken Schmerzen.

Typische Symptome können Rückenschmerzen sein, die bei Belastung plötzlich auftreten oder stärker werden, ausstrahlende Schmerzen ins Gesäß und die Beine, Kribbeln in den Beinen und schlussendlich auch Lähmungen in der Beinmuskulatur.

Falls ihr euch nun fragt, wie es zu einem Bandscheibenvorfall kommen kann: Es sind wie immer die üblichen Verdächtigen am Werk – zu langes Sitzen, schweres Heben, Fehlbelastungen, Übergewicht und Bewegungsmangel.

Auch wenn ein Bandscheibenvorfall dramatisch klingt und die Schmerzen wahrlich intensiv sein können, so ist er konservativ sehr gut behandelbar – das erlebe ich täglich in meinem Rehazentrum. Zu den ersten Maßnahmen sollten die Dehnung der hinteren Beinmuskeln sowie des Hüftbeugermuskels – um den Druck auf die LWS zu mindern – sowie die Aktivierung der Bauchmuskulatur gehören. Ich habe euch ab Seite 129 einige Übungen und TCM-Techniken für zu Hause zusammengestellt, die unterstützend und schmerzlindernd wirken können.

Natürlich ist der Bandscheibenvorfall eine ernst zu nehmende und schmerzhafte Angelegenheit, ihr dürft aber nicht verzagen, denn in den meisten Fällen hinterlässt er mit der richtigen Behandlung keinen dauerhaften Schaden. Glaubt mir! Das A und O bleibt allerdings, aktiv zu werden und alle Übungen und Maßnahmen täglich durchzuführen, bis die Symptome verschwunden sind. Und dann: bewegen, bewegen, bewegen!

Weshalb ist es nicht mehr möglich, die Fußspitze zu heben?

Die Fußheberschwäche oder Peroneusparese entsteht, wenn der Peroneusnerv, der für das Heben des Fußes zuständig ist, nur noch eingeschränkt »funktioniert«. Dieser Nerv empfängt normalerweise Bewegungsimpulse vom Gehirn und leitet sie an die Muskeln in eurem Unterschenkel weiter, die daraufhin die Fußspitze anheben. Bei einer Nervenschädigung hängt jedoch die Fußspitze des betroffenen Beins nach unten – und das bedeutet: Ihr könnt euren Fuß beim Gehen weder richtig anheben und aufsetzen noch abrollen, was zu einem schlurfenden oder schleifenden Gang führt.

Davon Betroffene haben so gut wie keine oder nur noch begrenzte Kontrolle über ihren Fuß, weshalb sie beim Spazieren ihren Fuß auch in einem Halbkreis nach vorn schwingen oder ihr Bein ungewöhnlich hoch heben: der sogenannte »Storchen-« oder »Steppergang«. Hauptsächlich, um nicht über den herabhängenden Fuß zu stolpern. Die Folge eines gestörten Gangbilds können Fehlhaltungen sein, die wiederum die Muskeln und Gelenke beeinträchtigen.

Hervorgerufen werden kann die Fußheberschwäche zum Beispiel durch einen Bandscheibenvorfall, einen Schlaganfall oder auch ein Schädel-Hirn-Trauma. Die Diagnose erfolgt meist durch eine körperliche Untersuchung, bei der geprüft wird, inwieweit ihr eure Fußspitze nach oben ziehen könnt.

Das hört sich alles erst mal beängstigend an, die gute Nachricht ist jedoch: Es gibt viele Möglichkeiten, die Symptome zu lindern und die Funktionalität wiederherzustellen – zumindest in den ersten drei Jahren. Danach ist es wahrscheinlich, dass der Muskel ohne Regeneration der Nervenfunktion oder regelmäßiges Training sowohl abgebaut als auch teilweise durch Bindegewebe ersetzt wird. Um das zu vermeiden, können euch meine physiotherapeutischen Übungen und TCM-Maßnahmen ab Seite 141 unterstützen: Sie kräftigen die umliegenden Muskeln, fördern die Reaktivierung des geschädigten Nervengewebes und helfen euch, zu einem natürlichen Gangbild zurückzufinden.

Falls ihr zusätzlich außer Haus üben und mobil bleiben wollt, könnt ihr beispielsweise

Fahrrad fahren und währenddessen eure Fußhebermuskulatur (die Extensoren) kräftigen: Dazu legt ihr euer Hauptgewicht auf den Vorderfuß und tretet kontrolliert in die Pedale. Ideal wäre es, wenn euer Rad über Pedalkörbchen verfügt, dann könnt ihr eure Extensoren optimal aktivieren und stärken. Und bitte achtet während des Tretens darauf, dass der Druck hauptsächlich auf dem Vorderfuß liegt, um die Fußheber gezielt zu trainieren.

Wer lieber zu Hause vorm Fernseher übt, kann sogar im Wohnzimmer seine Fußhebermuskulatur mit Widerstand kräftigen: Setzt euch bequem hin und legt ein kleines Gewicht auf den Vorderfuß – zum Beispiel ein gefülltes Säckchen. Hebt nun den Vorderfuß langsam an und haltet die Spannung kurz, bevor ihr den Fuß wieder absenkt. Wiederholt diese Bewegung 4- bis 5-mal und führt diese Übung 3- bis 4-mal täglich aus. Und vergesst nicht, dem Muskel nach der Übung ausreichend Zeit zur Erholung zu geben.

Wichtig ist aber nach wie vor, aktiv zu bleiben und regelmäßig eure Übungen und TCM-Maßnahmen zu absolvieren. Selbst wenn es zunächst mühsam erscheinen mag, aber so könnt ihr eure Mobilität entscheidend verbessern und weitere Komplikationen vermeiden.

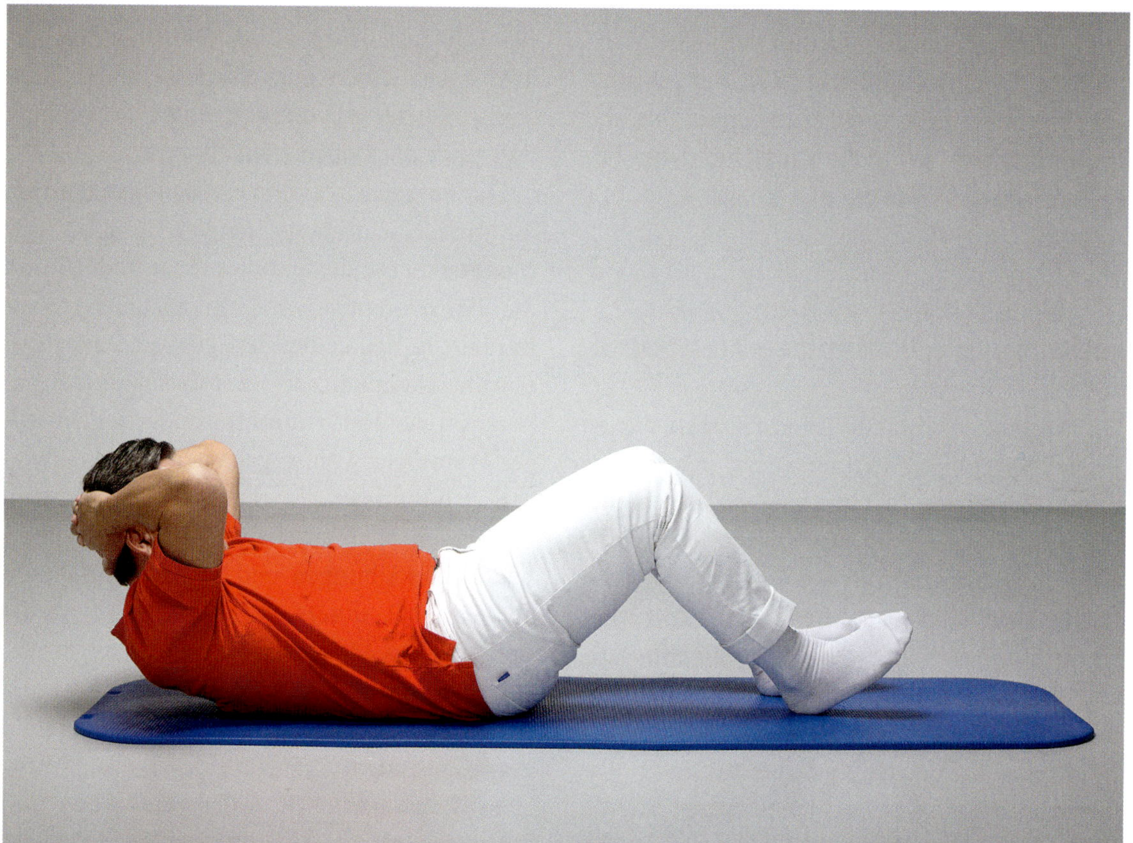

Kardinalsymptome

- Bewegungsschmerz
- Bewegungseinschränkung
- Schmerz in einer bestimmten Haltung beziehungsweise Situation
- Schonhaltung aufgrund von Schmerzen

Dos

- Um die akuten Schmerzen zu lindern, ist die *Entlastung der gesamten Wirbelsäule,* aber auch die Körperhaltung entscheidend: Am wohltuendsten ist im Liegen die *seitliche Embryolage,* erwiesenermaßen hilft sie auch gut dabei, aus dieser Position wieder hochzukommen.
- Beim Aufstehen solltet ihr *mit beiden Beinen gleichzeitig auftreten* und dabei den *Rücken gerade halten* – in etwa so, als hättet ihr einen Besenstiel verschluckt. Das Gleiche gilt, wenn ihr aus dem Auto steigt. Achtet bitte ebenso beim Schuheanziehen darauf, dass der Rücken gerade bleibt. Diese Details zu berücksichtigen, bringt euch schon mal ein kleines Stückchen weiter in Richtung Schmerzfreiheit.
- Versucht ansonsten mit oder ohne fremde Hilfe, die *Stufenlagerung* einzunehmen (die Wirbelsäule liegt in Rückenlage, die Unterschenkel sind im rechten Winkel auf einen Gymnastikball, einen Lagerungswürfel oder Vergleichbares aufgelegt). Sobald ihr euch in dieser Position befindet, könnt ihr die Meridiane ziehen und die TCM-Punkte aktivieren.
- Den Lendenwirbelbereich auf der Couch oder dem Bett mit *nasskalten Kompressen* behandeln: So reduziert ihr entzündliche Prozesse und infolgedessen Schmerzen auf natürliche Art und Weise – und zu guter Letzt vergrößert sich euer Bewegungsradius.
Dazu am besten ein Frotteehandtuch in kaltes Leitungswasser tauchen – gern mit einem Schuss Haushaltsessig –, es auswringen, zu einem Quadrat oder in die jeweils benötigte Größe falten und darunter ein trockenes Handtuch legen. (Keinesfalls mit Eis oder Wärme arbeiten! Statt Leitungswasser eignet sich hier Quark genauso gut wie Kohlblätter oder Retterspitz.) Schließlich das Gesäß mit dem schmerzenden Bereich auf dem nasskalten Quadrat platzieren – und entspannen! Die nasskalten Kompressen reduzieren nämlich nicht nur die entzündlichen Prozesse, sondern beruhigen auch das Nervensystem, und so manch einer ist damit schon hervorragend eingeschlafen. Es ist also egal, wo sich das Handtuch nachher auf der Couch oder im Bett wiederfindet. Hauptsache, ihr macht die Kompressen!
Sobald das feuchte Handtuch warm wird, auf links drehen und das Gesäß wieder darauf platzieren. Je nach Bedarf die nasskalten Kompressen über den Tag verteilt wiederholen.
Das Ganze funktioniert im akuten Stadium auch wunderbar nachts: Sobald ihr es euch in eurem Bett auf den nasskalten Kompressen (trockenes Handtuch darunter nicht vergessen!) – so weit es geht –

»gemütlich« gemacht habt, versucht ihr, euch auszustrecken, ruhig und entspannt die Bauchatmung durchzuführen und euch immer weiter fallen zu lassen ... Ihr werdet erstaunt sein, wie euch das dabei unterstützt, eure Schmerzen in den Griff zu bekommen.

- Die hier vorgestellten *Automobilisationsübungen*, das *Meridianeziehen* und die *Aktivierung der TCM-Punkte* solltet ihr regelmäßig durchführen – damit könnt ihr euch sehr gut selbst helfen. Sobald ein Termin bei einem Arzt oder einer Ärztin frei ist, lasst euch allerdings eine ordentliche Diagnose zur Sicherung eurer Symptome stellen – auch wenn es euch schon viel besser gehen sollte.

Don'ts

- Im akuten Zustand generell *keine Wärme von außen* zuführen, das heißt: keinerlei Wärmflaschen, Rotlichter, Heizkissen et cetera verwenden – selbst wenn es sich zunächst angenehm anfühlen sollte! Die Wärme führt dazu, dass sich entzündliche Prozesse, an denen Nerven beteiligt sind, weiter verstärken können. Die vorhandene Schwellung im Inneren der betroffenen Region wird erneut aktiviert und 1 bis 2 Stunden später haben sich die Schmerzen intensiviert.
- Grundsätzlich *nicht heiß baden!* Die Gefahr, dass ihr nicht mehr – oder nur unter noch stärkeren Schmerzen – aus der Wanne kommt, ist hoch. Vollbäder deshalb unbedingt vermeiden! Lieber aufs Duschen umsteigen: Dabei nehmt ihr nicht nur die Wassertemperatur besser wahr, sondern auch, wie beweglich ihr noch seid. Nutzt die Dusche also gleich für kleine Bewegungsübungen, dreht und wendet euren Oberkörper mit dem Becken – so weit wie möglich – gern in alle Richtungen. Das ist nicht nur erfrischend, sondern macht euch schon morgens ein kleines bisschen fitter. Euer Herz-Kreislauf-System wird es euch danken!

Bewährte Übungen: bei akuten (pseudo)radikulären Beschwerden

Vorsicht! Jede Übung, die ich euch auf den folgenden Seiten zusammengestellt habe, solltet ihr langsam – in Zeitlupe! – und kontrolliert ausführen (isokinetisch). Sobald Spannungen oder Schmerzen auftreten, müsst ihr eure Bewegung unverzüglich, aber langsam umkehren. Es ist entscheidend, dass ihr euch ausschließlich im beschwerdefreien Bereich bewegt, denn nur so verbessert ihr euren Bewegungsablauf. Also nicht vergessen: Schmerzen zu provozieren, ist tabu!

Standbeinübung gekreuzt

- Stelle dich mit geschlossenen Beinen vor einen Stuhl oder einen Tisch. Halte dich – falls notwendig – an einer Rückenlehne oder einem Tisch fest beziehungsweise stütze dich dort ab.
- Kreuze nun das rechte vor das linke Bein und strecke beide Beine durch.
- Beuge deinen gestreckten Oberkörper in Zeitlupe nach unten, bis ein leichter Dehnreiz entsteht. Beide Beine bleiben dabei gestreckt. (Grundsätzlich wird hier millimeterweise gedehnt, es darf kein Schmerz aufkommen!)
- Dehne im beschwerdefreien Bereich für 8 Sekunden und wiederhole das Ganze auf der anderen Seite.
- Führe diese Übung 3-mal 8 Sekunden mit jeweils einer Pause von 1 bis 2 Minuten aus. Jeweils 2- bis 3-mal täglich.

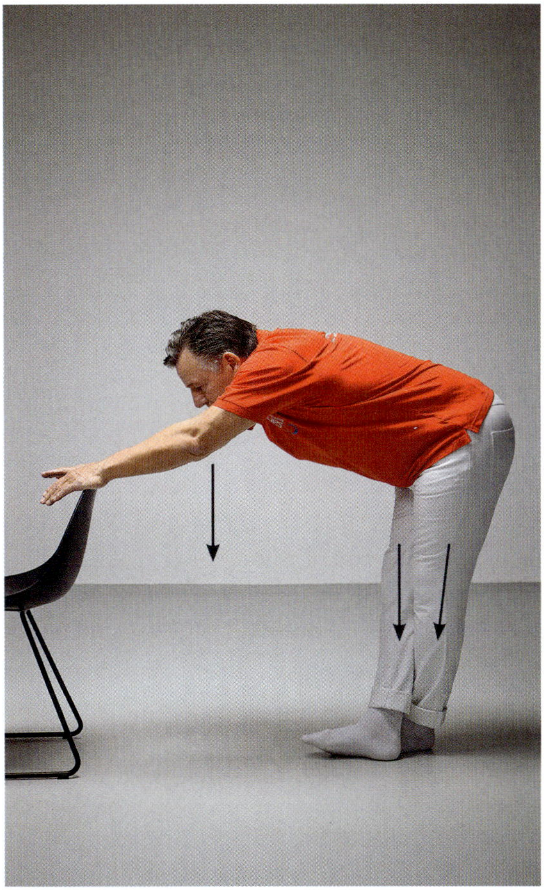

Telefonübung »light«

- Setze dich breitbeinig auf einen Stuhl oder ein anderes Sitzmöbel, strecke ein Bein aus und winkle das andere an. **1**
- Lege deine Hände auf dem Oberschenkel des gestreckten Beins ab und beuge deinen Oberkörper – du darfst einen Katzenbuckel machen – so lange in Richtung Knie, bis ein Ziehen im Oberschenkel und der Wade entsteht. **2**
- Halte diese Position, ohne zu federn, für 8 Sekunden. Wechsle die Beinposition ab und wiederhole das Ganze auf der anderen Seite.
- Führe diese Übung abwechselnd 3-mal auf jeder Seite aus. Jeweils mehrmals täglich.

Sobald du dich fitter fühlst, kannst du die »Telefonübung ›light‹« gegen die »Telefonübung« unter dem Kapitel »Zusatzübungen bei beginnender Besserung« tauschen (siehe Seite 134).

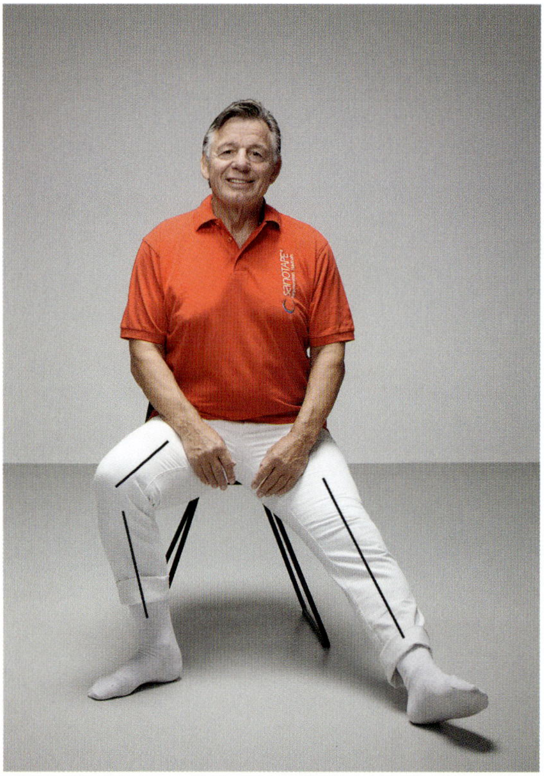

1

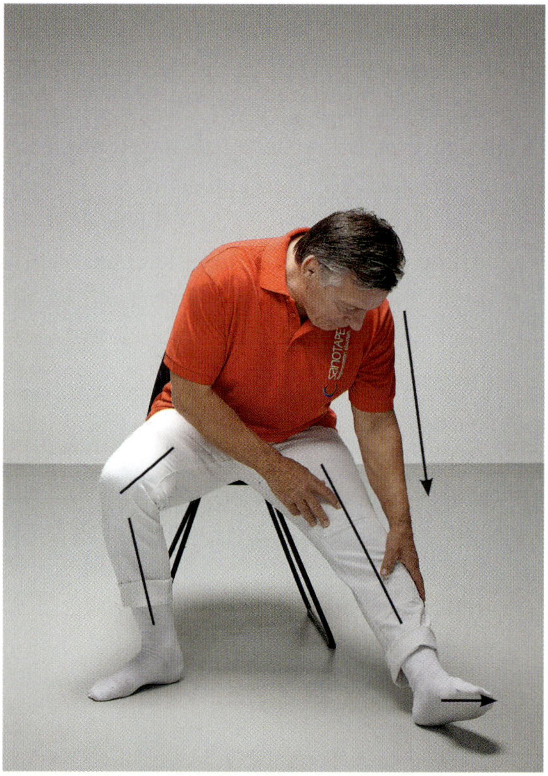

2

Beckenverschiebeübung

- Lege dich in Rückenlage auf das Bett, die Couch oder den Boden. Strecke deine beiden Arme neben deinem Körper aus und flexe deine Füße (die Füße in Richtung Schienbein ziehen). 1
- Baue nun Spannung in deinem ganzen Körper auf und schiebe einen Fuß von dir weg. (Dabei bewegt sich eine Hüftseite mit nach unten). 2
- Wiederhole das Ganze auf der anderen Seite.
- Führe diese Übung abwechselnd 5-mal auf jeder Seite aus. Jeweils 1-mal täglich.

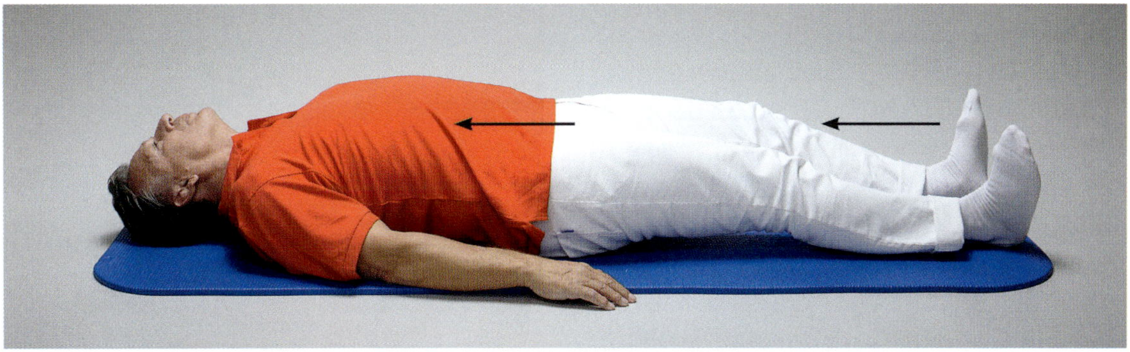

1

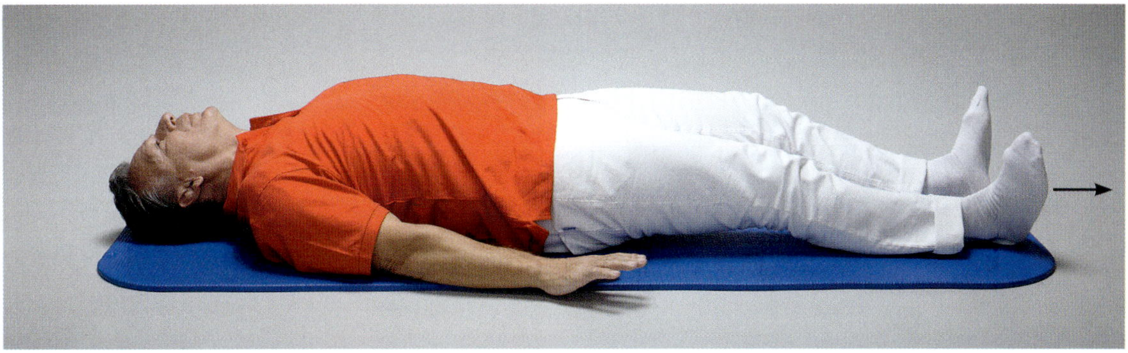

2

Bauch-Beckenboden-Übung

- Lege dich in Rückenlage auf das Bett, die Couch oder den Boden. Winkle beide Knie um 90 Grad an und flexe die Füße (die Füße in Richtung Schienbein ziehen) ebenfalls um 90 Grad. Verschränke die Arme über der Brust und halte dein Kinn im 90-Grad-Winkel zur Halswirbelsäule.
- Fixiere mit den Augen einen Punkt an der Decke und hebe deinen Oberkörper etwas an.
- Hebe nun deinen Oberkörper noch weiter in Richtung Decke und federe in dieser Position 10- bis 20-mal. Falls möglich, gern öfter. (Die Bewegung wird ohne Ablage des Oberkörpers ausgeführt.) 1
- Führe diese Übung 3-mal mit jeweils einer Pause von 1 bis 2 Minuten aus. In der Pause darfst du dich gern ausstrecken. 2 Jeweils 3-mal täglich.

Im fortgeschrittenen Stadium – wenn sich deine Beschwerden verbessert haben – kannst du die Übung auch mit gekreuzten Unterschenkeln durchführen. 3

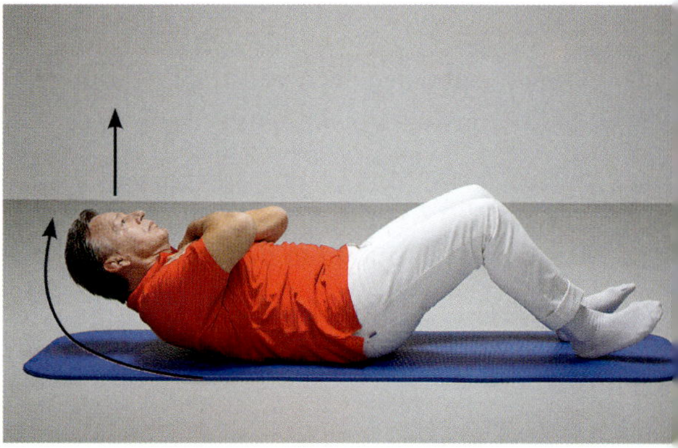

1

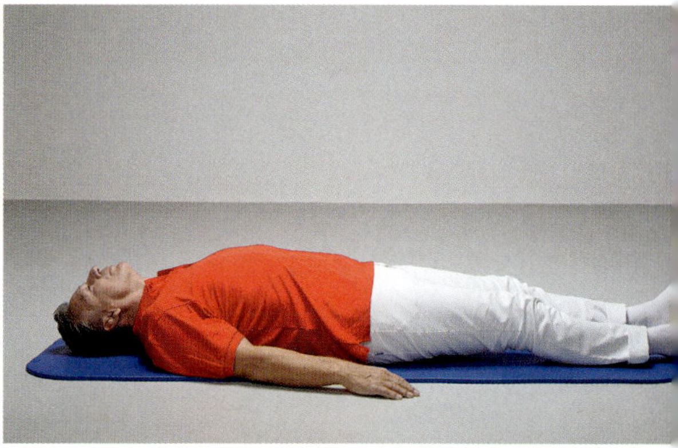

2

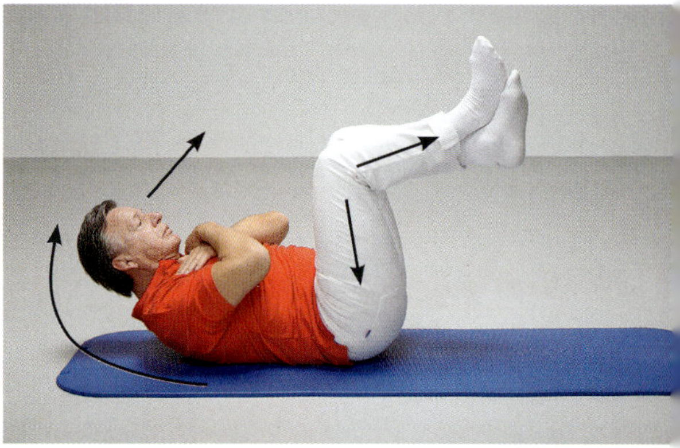

3

Rotationsübung

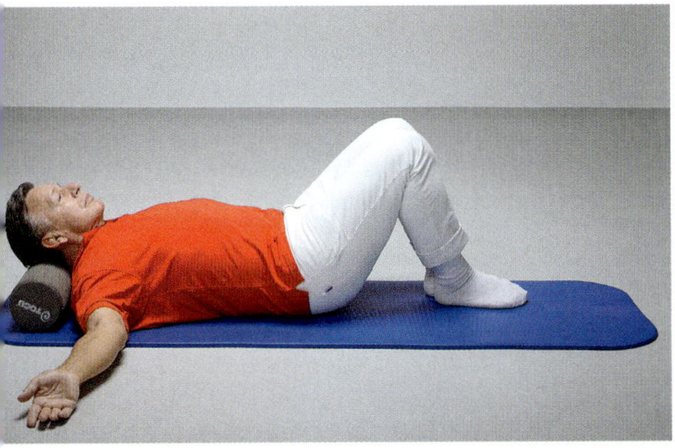
1

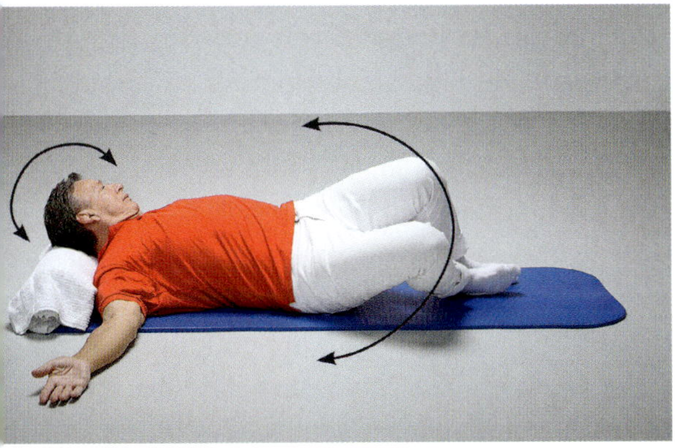
2

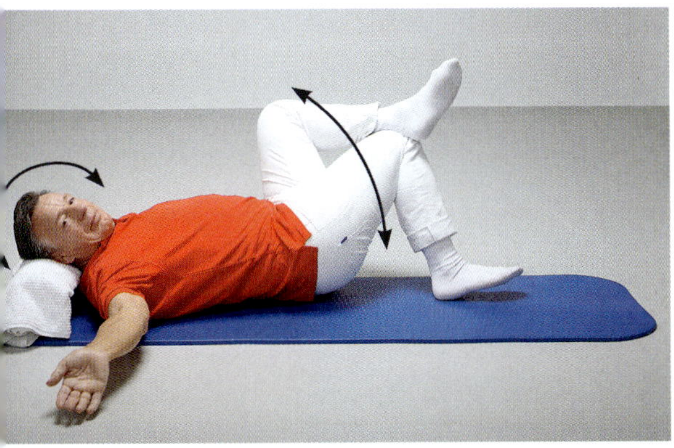
3

- Lege dich in Rückenlage auf das Bett, die Couch oder den Boden und lege dir im Schulter- und Kopfbereich ein Kissen unter. Kopf und Schulter sollten sich ein wenig erhöht befinden, damit du einen leichten Rundrücken hast.
- Winkle beide Beine an und strecke beide Arme auf Brusthöhe neben deinem Körper aus – die Handflächen zeigen nach oben. 1
- Rotiere in Zeitlupe beide Beine nach rechts, während sich dein Kopf nach links dreht. 2
- Rotiere von dort aus in Zeitlupe beide Beine nach links, während sich dein Kopf nach rechts dreht.
- Wechsle diese Positionen in Zeitlupe ohne Pause 20-mal ab. Mit der Zeit und den Wiederholungen kannst du deinen Bewegungsradius verbessern und darfst die Übung auch schneller durchführen. Jeweils 2-mal täglich.

Im fortgeschrittenen Stadium – wenn sich deine Beschwerden verbessert haben – kannst du die Übung auch mit einem angewinkelten Bein durchführen (dein Fuß ist dabei auf dem Knie abgelegt). Nicht vergessen: Das Ganze auf der anderen Seite zu wiederholen. 3

Zusatzübungen bei beginnender Besserung

Kniebeuge – die Übung fürs Leben

- Stelle dich schulterbreit hin, drehe deine Füße leicht nach außen (circa 13 Grad, um eine X-Bein-Stellung zu vermeiden) und verteile dein Körpergewicht gleichmäßig auf deine Fersen. 1
- Gehe nun in Zeitlupe mit geradem Oberkörper in die Knie. Der Po wird dabei nach hinten gestreckt (ruhig etwas ins Hohlkreuz gehen), Brust und Blickrichtung bleiben nach vorn ausgerichtet. 2 Halte dich – falls notwendig – an einer Rückenlehne oder einem Tisch fest beziehungsweise stütze dich dort ab.
- Sobald Spannung, Druck oder Schmerz auftritt, bewege dich in Zeitlupe wieder nach oben. (Mit der Zeit und den Wiederholungen kommst du immer weiter nach unten. Ziel: Die Hüften sollten sich auf gleicher Höhe mit den Knien befinden.)
- Führe diese Übung in Zeitlupe 3-mal mit jeweils einer Pause von 1 bis 2 Minuten aus.
- Wiederhole das Ganze 3- bis 5-mal (3 Sätze à 3 bis 5 Wiederholungen). Jeweils 2-mal täglich.

Kleine Hilfe. Mit einer Absatzerhöhung stehst du bei einem konzentrischen und exzentrischen Bewegungstraining besser im Lot, weshalb du am besten etwas unterlegst, beispielsweise ein Buch, eine Holzlatte, oder aber du ziehst Pumps an – das funktioniert auch. Die Fersen sollten etwa 4 Zentimeter höher als deine Zehen stehen. 3

Vorsicht! Achte darauf, dass du bei der Kniebeuge die Knie nicht nach innen kippst – sie sollten sich im gleichen Winkel wie die Füße oberhalb von ihnen befinden. 4

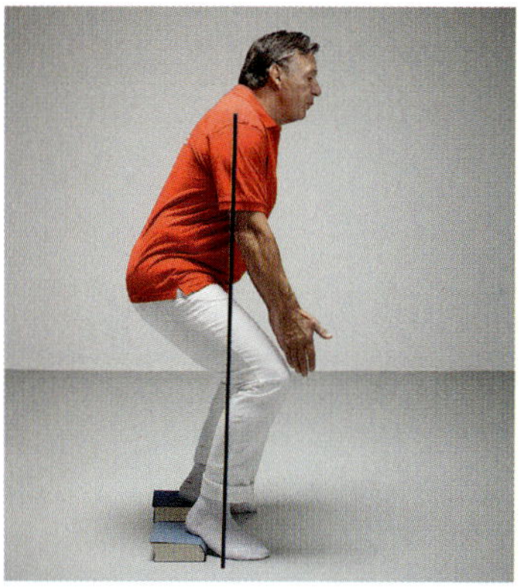

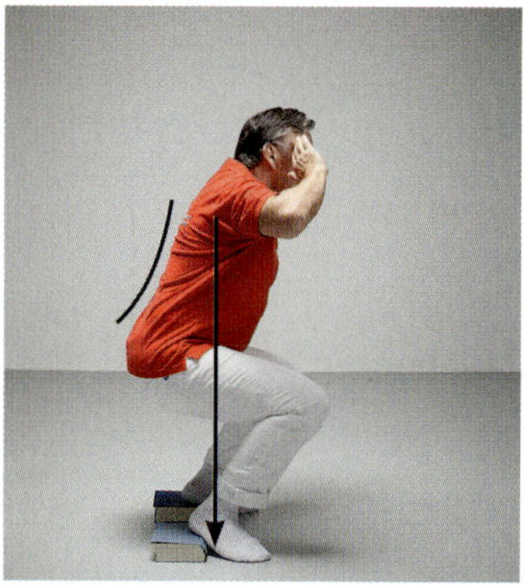

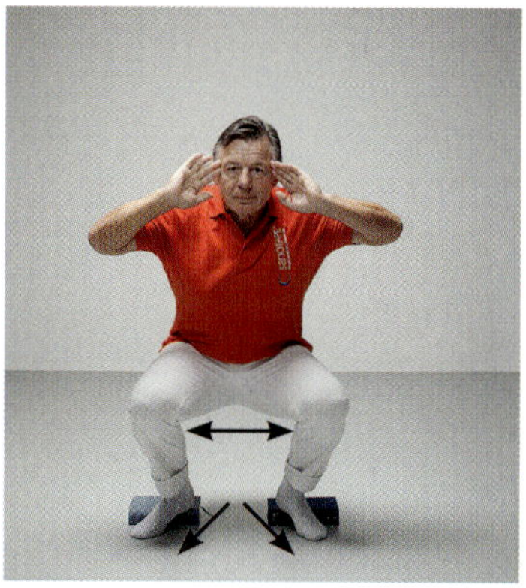

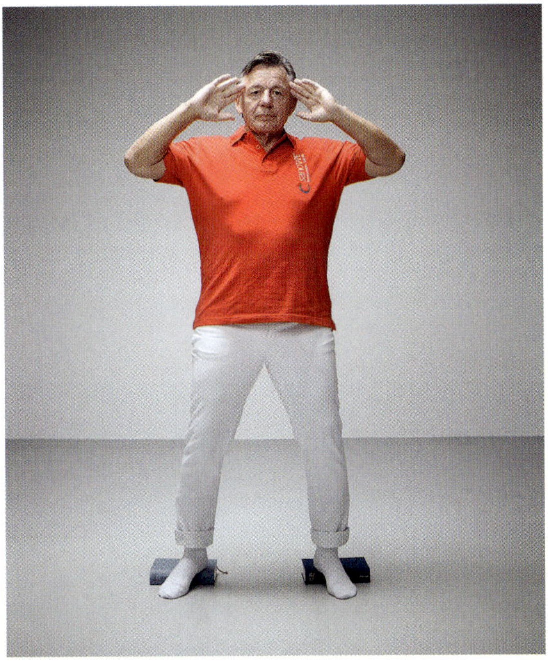

1

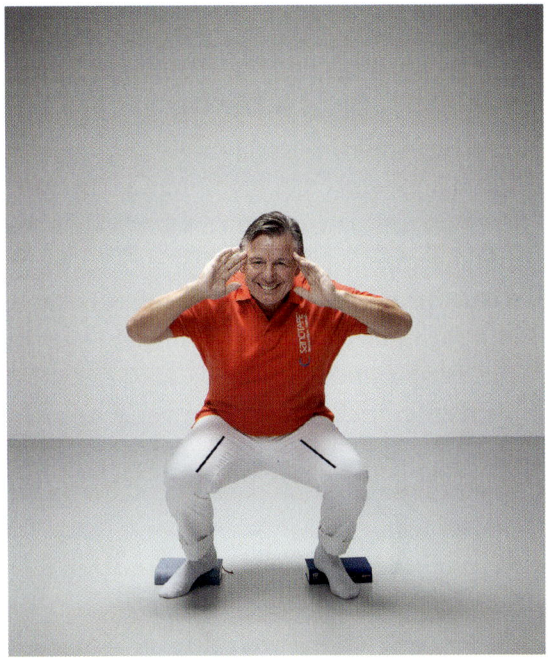

2

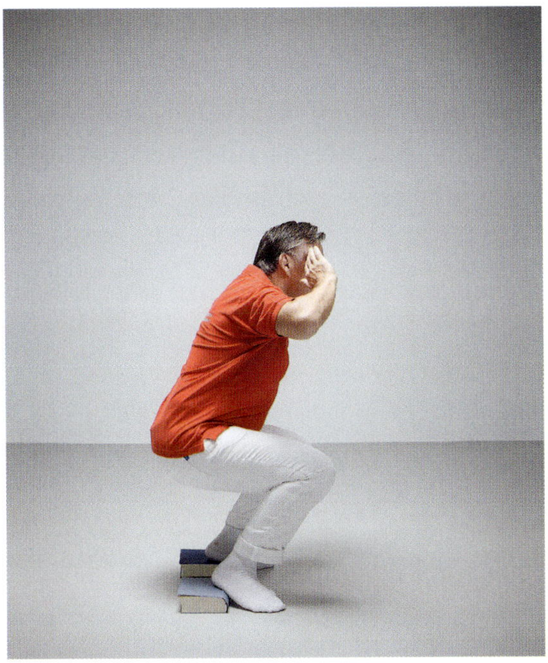

3

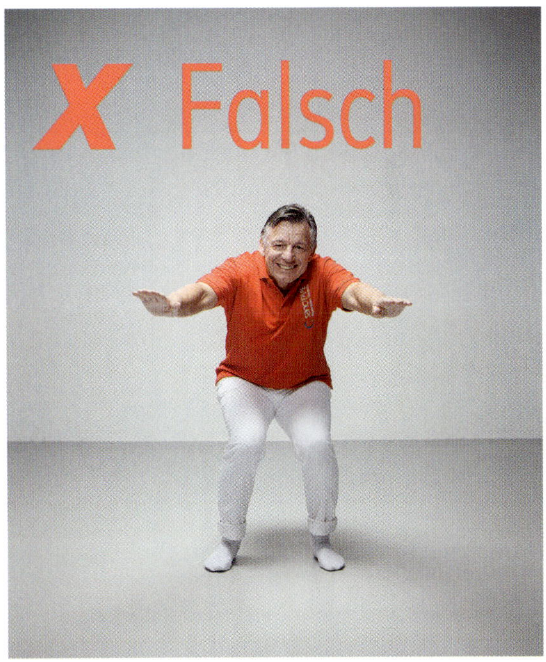

4

Kraft-Streck-Übung

- Lege dich in Rückenlage auf das Bett, die Couch oder den Boden und strecke ein Bein leicht angewinkelt in Richtung Decke, während du gleichzeitig deinen Oberkörper anhebst. 1
- Umfasse mit beiden Händen die Kniekehle des nach oben geführten Beins und strecke die Fersen in Richtung Decke. (Ziel: Das Bein sollte sich schmerzfrei ganz strecken lassen.) 2
- Halte diese Position, ohne zu federn, für 8 Sekunden.
- Wiederhole das Ganze auf der anderen Seite.
- Führe diese Übung abwechselnd 3-mal auf jeder Seite mit jeweils einer Pause von 1 bis 2 Minuten aus. Jeweils 3-mal täglich.

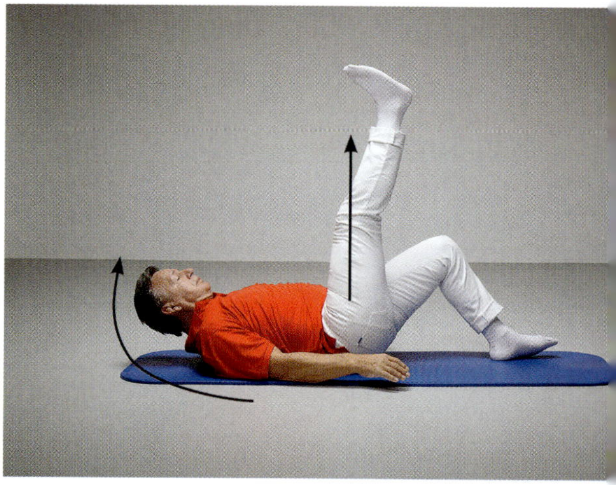

1

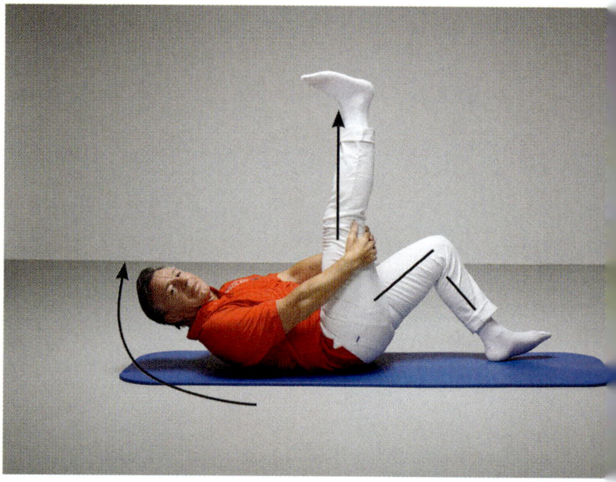

2

Telefonübung

Alternative für die Telefonübung »light« bei fortgeschrittener Besserung:

- Stelle dich hüftbreit vor einen Stuhl oder Hocker. Halte dich – falls notwendig – an einer Rückenlehne fest beziehungsweise stelle dich zwischen zwei Sitzmöbel und halte dich dort jeweils mit den Armen fest (so kannst du die Belastung besser steuern).
- Lege nun die Ferse des nicht betroffenen Beins auf der Sitzfläche ab, der Fuß bleibt entspannt.
- Strecke das abgelegte, nicht betroffene Bein so weit wie möglich durch; das Standbein darf leicht gebeugt sein. 1
- Lege deine Hände auf dem Oberschenkel des hochgelagerten Beins ab und beuge deinen Oberkörper – du darfst einen Katzenbuckel machen – so lange in Richtung Knie, bis ein Ziehen im Oberschenkel und der Wade entsteht. 2
- Halte diese Position, ohne zu federn, für 8 Sekunden und wiederhole das Ganze auf der anderen Seite.
- Führe diese Übung abwechselnd 3-mal auf jeder Seite aus. Jeweils mehrmals täglich.

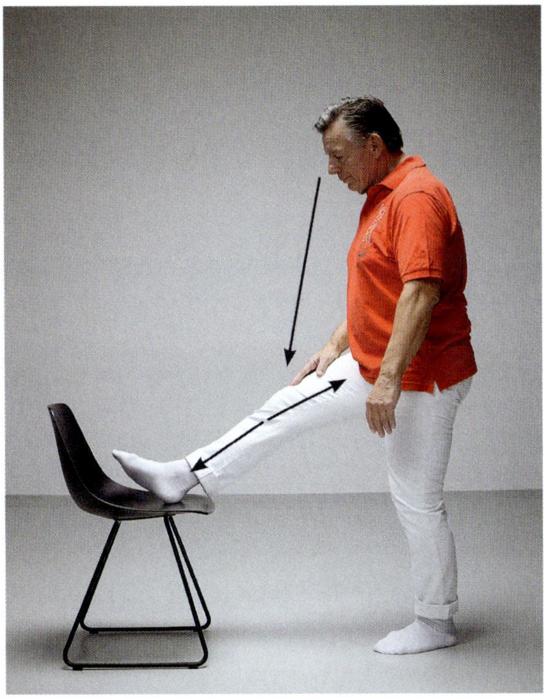

1

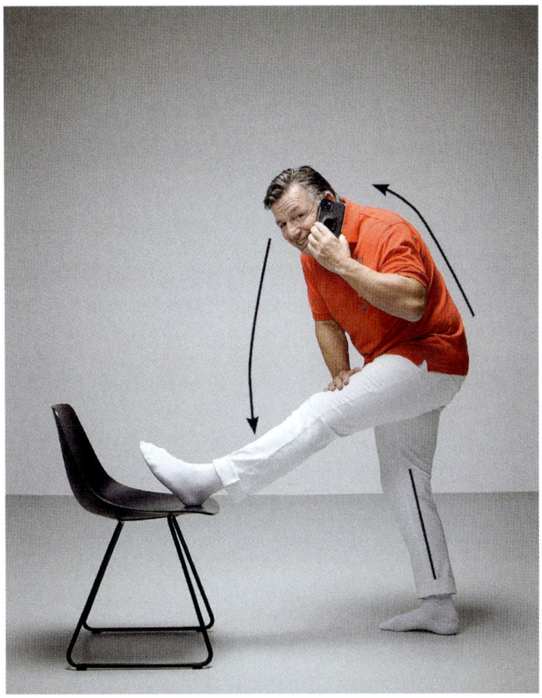

2

Die richtigen Meridiane ziehen: bei pseudoradikulären Beschwerden

Je nachdem, in welchem Zustand du dich gerade befindest – ob im akuten oder auf dem Weg der Besserung –, solltest du die für dich angenehmste Position einnehmen, um die Meridiane ziehen und die TCM-Punkte aktivieren zu können. Du kannst dir auch gern von jemandem helfen lassen. Setze oder stelle dich also hin – abhängig davon, was möglich ist – beziehungsweise lege dich in der Embryolage auf eine Couch oder ein Bett. Die Stufenlagerungsposition ist in der Akutphase auch eine effektive Lage, um Schmerzen lindern und TCM-Maßnahmen durchführen zu können (die Wirbelsäule liegt in Rückenlage, die Unterschenkel sind im rechten Winkel auf einen Gymnastikball, einen Lagerungswürfel oder Vergleichbares aufgelegt).

Den Meridian »Ma« auf der Körper- und Beinvorderseite

- Lege, stelle oder setze dich in die für dich angenehmste Position.
- Beginne in der Leiste und ziehe mit einem Metallgegenstand den Meridian »Ma« etwas seitlich über den Oberschenkel, dann nach unten leicht seitlich über die Kniescheibe weiter über die Fußmitte bis zum zweiten Zeh nach unten.
- Wiederhole alles 3- bis 5-mal.
- Wiederhole das Ganze auf der anderen Körperseite. Jeweils 2- bis 3-mal täglich.

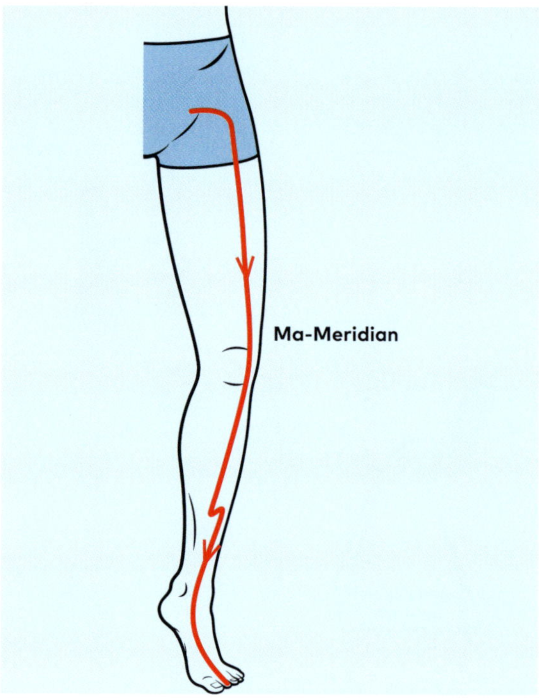

Den Meridian »Bl« auf der Körper- und Beinrückseite

- Lege, stelle oder setze dich in die für dich angenehmste Position.
- Beginne mittig über einer Gesäßhälfte und ziehe mit einem Metallgegenstand den Meridian »Bl« über das Gesäß nach unten bis in die Kniekehle.
- Wiederhole alles 3- bis 5-mal.
- Wiederhole das Ganze auf der anderen Körperseite. Jeweils 2- bis 3-mal täglich.

Den Meridian »Bl« auf der äußeren Beinseite

- Lege, stelle oder setze dich in die für dich angenehmste Position.
- Beginne seitlich am Unterschenkel beziehungsweise der Wade und ziehe mit einem Metallgegenstand den Meridian »Bl« nach unten neben den Außenknöchel (Bl 60) und weiter bis zum äußeren Nagelfalzwinkel des kleinen Zehs (Bl 67).
- Wiederhole alles 3- bis 5-mal.
- Wiederhole das Ganze auf der anderen Körperseite. Jeweils 2- bis 3-mal täglich.

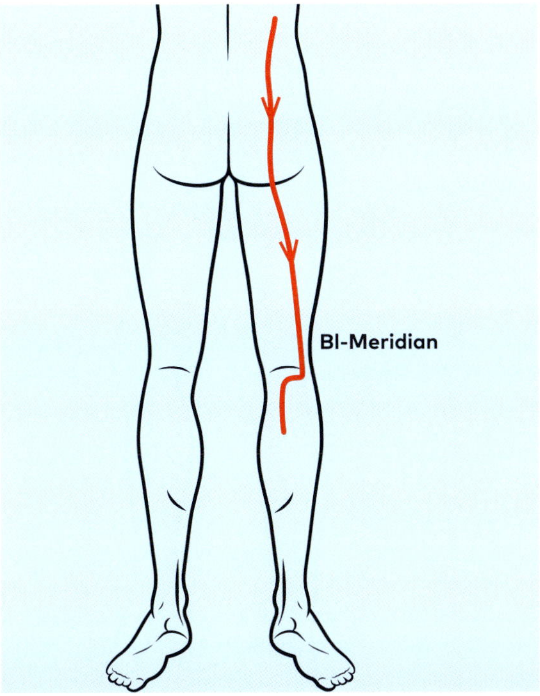

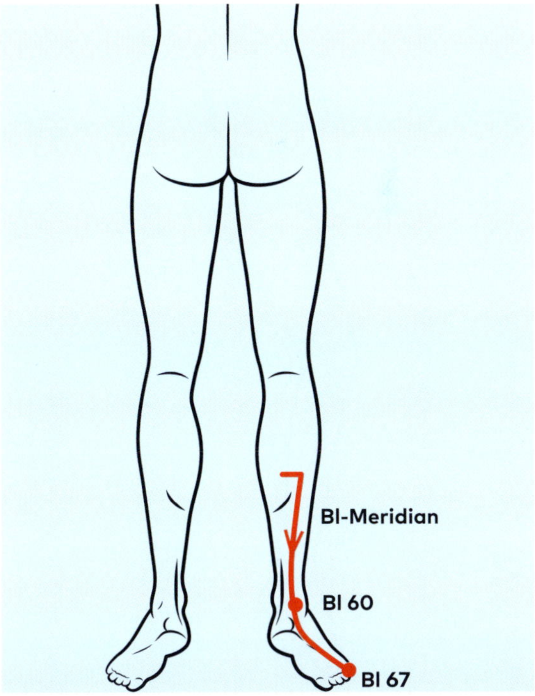

Den Meridian »Ni« auf der Beininnen- und Körpervorderseite

- Lege, stelle oder setze dich in die für dich angenehmste Position.
- Beginne auf deiner Fußsohle (Ni 1) und ziehe mit einem Metallgegenstand den Meridian »Ni« nach oben bis zum Innenknöchel (Ni 6) und darum herum, von dort entlang der Innenseite des Unterschenkels (Ni/MP/Le) über die Oberschenkelinnenseite und die Leiste bis in Bauchnabelhöhe. (Wer mag, kann den Meridian »Ni« auch bis zum Schlüsselbein weiterziehen.)
- Wiederhole alles 3- bis 5-mal.
- Wiederhole das Ganze auf der anderen Körperseite. Jeweils 2- bis 3-mal täglich.

Den Meridian »Gb« auf der Beinaußenseite

- Beginne auf der oberen Hüfte und ziehe mit einem Metallgegenstand den Meridian »Gb« über den großen Rollhügel (Trochanter major) weiter seitlich bis zum Knie außen.
- Wiederhole alles 3- bis 5-mal.
- Wiederhole das Ganze auf der anderen Körperseite. Jeweils 2- bis 3-mal täglich.

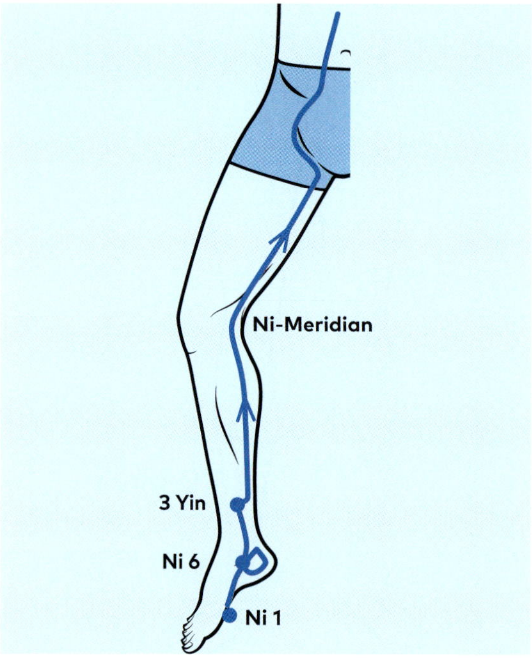

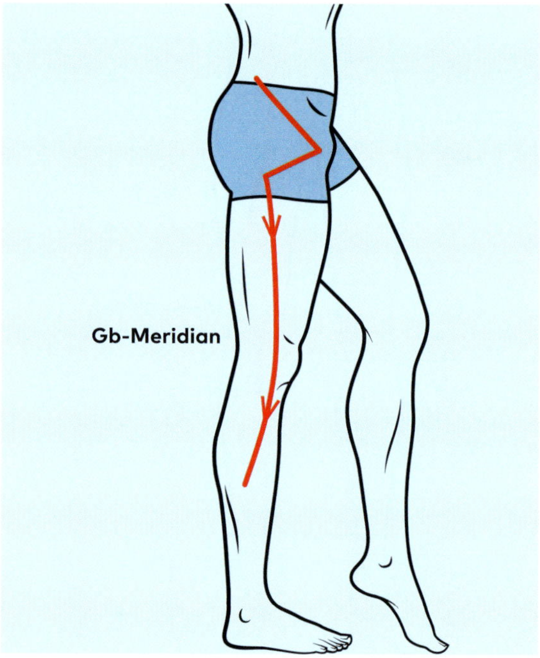

Die richtigen Meridiane ziehen: bei radikulärem Bandscheibenvorfall und Fußheberschwäche

Je nachdem, in welchem Zustand du dich gerade befindest – ob im akuten oder auf dem Weg der Besserung –, solltest du die für dich angenehmste Position einnehmen, um die Meridiane ziehen und die TCM-Punkte aktivieren zu können. Du kannst dir auch gern von jemandem helfen lassen. Setze oder stelle dich also hin – abhängig davon, was möglich ist – beziehungsweise lege dich in der Embryolage auf eine Couch oder ein Bett. Die Stufenlagerungsposition ist in der Akutphase auch eine effektive Lage, um Schmerzen zu lindern und TCM-Maßnahmen durchführen zu können (die Wirbelsäule liegt in Rückenlage, die Unterschenkel sind im rechten Winkel auf einen Gymnastikball, einen Lagerungswürfel oder Vergleichbares aufgelegt).

Den Meridian »Bl« auf der Körperrückseite

- Lege, stelle oder setze dich in die für dich angenehmste Position.
- Beginne mittig über einer Gesäßhälfte und ziehe mit einem Metallgegenstand den Meridian »Bl« nach unten über das Gesäß bis in die Kniekehle, weiter seitlich über den Unterschenkel beziehungsweise die Wade neben den Außenknöchel (Bl 60) bis zum äußeren Nagelfalzwinkel des kleinen Zehs (Bl 67).
- Wiederhole alles 5-mal.
- Wiederhole das Ganze auf der anderen Körperseite. Jeweils 2- bis 3-mal täglich.

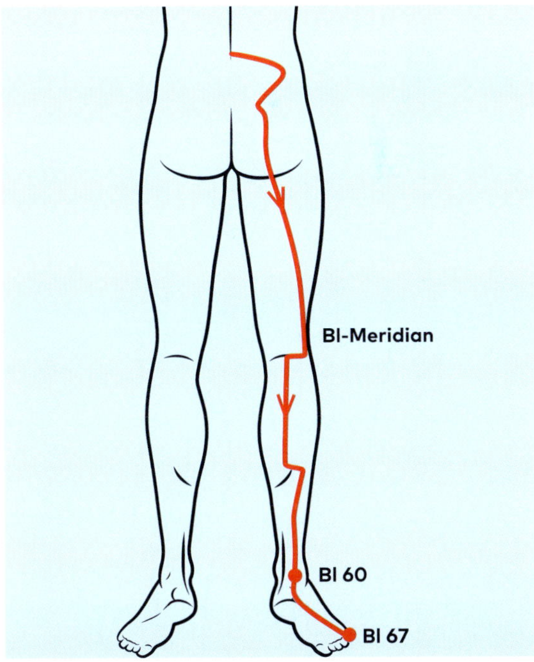

Den Meridian »Dü« auf der Armaußenseite

- Lege, stelle oder setze dich in die für dich angenehmste Position.
- Beginne am äußeren Nagelfalzwinkel des kleinen Fingers (Dü 1) und ziehe mit einem Metallgegenstand den Meridian »Dü« über die Handkante und Unterarmaußenseite entlang bis zum Ellenbogen.
- Wiederhole alles 3- bis 5-mal.
- Wiederhole das Ganze auf der anderen Körperseite. Jeweils 2- bis 3-mal täglich.

Den Meridian »Gb« auf der Beinaußenseite (2. Variante)

- Beginne in der oberen Hüfte und ziehe mit einem Metallgegenstand den Meridian »Gb« über den großen Rollhügel (Trochanter major) weiter seitlich über Unterschenkel und Außenknöchel entlang bis zum äußeren Nagelfalzwinkel des 4. Zehs (Gb 44).
- Wiederhole alles 5-mal.
- Wiederhole das Ganze auf der anderen Körperseite. Jeweils 2- bis 3-mal täglich.

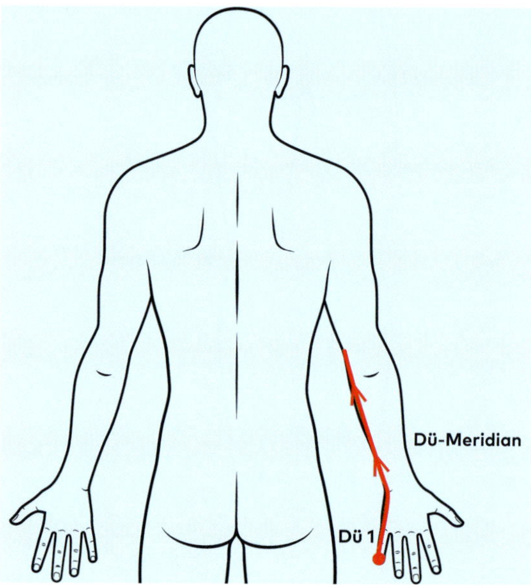

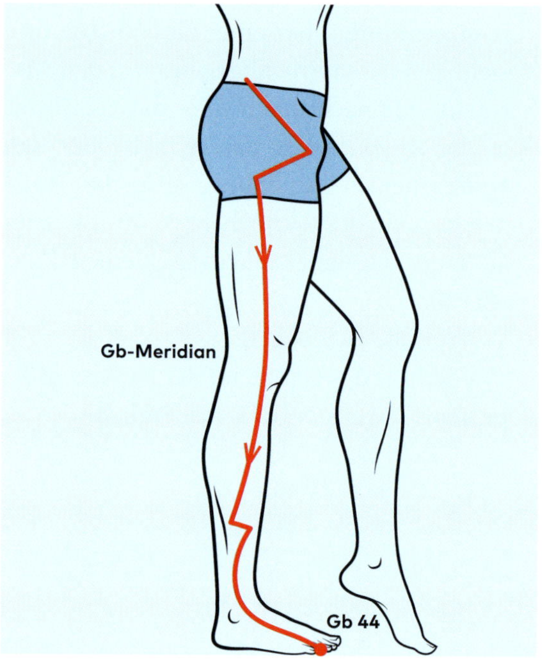

Den Meridian »Ni« auf der Beininnen- und Körpervorderseite

- Lege, stelle oder setze dich in die für dich angenehmste Position.
- Beginne auf deiner Fußsohle (Ni 1) und ziehe mit einem Metallgegenstand den Meridian »Ni« nach oben bis zum Innenknöchel (Ni 6) und darum herum, von dort entlang der Innenseite des Unterschenkels (Ni/MP/Le) über die Oberschenkelinnenseite und die Leiste bis in Bauchnabelhöhe. (Wer mag, kann den Meridian »Ni« auch bis zum Schlüsselbein weiterziehen.)
- Wiederhole alles 3- bis 5-mal.
- Wiederhole das Ganze auf der anderen Körperseite. Jeweils 2- bis 3-mal täglich.

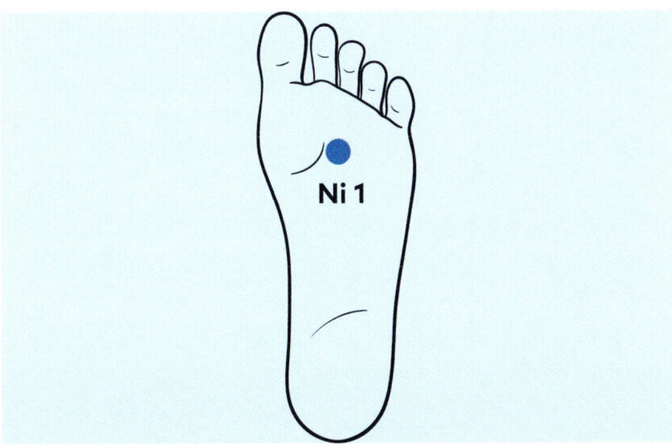

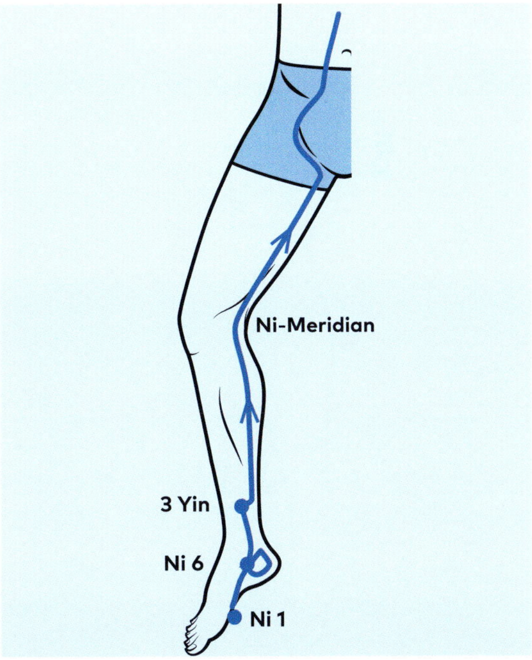

Die wirksamsten TCM-Punkte für (pseudo)radikuläre Beschwerden aktivieren

Den Meisterpunkt »Drei Dörfer« (Ma 36)

- Lege, stelle oder setze dich in die für dich angenehmste Position.
- Beginne auf der nicht betroffenen Körperseite und gehe unterhalb der Kniescheibe 4 Fingerbreit in Richtung Unterschenkelaußenseite.
- Drücke dann mit einem Metallgegenstand in den Meisterpunkt »Drei Dörfer« (Ma 36) und kreise minimal mit Druck für 10 bis 20 Sekunden.
- Wiederhole dies auf der anderen Körperseite. Jeweils 3-mal täglich.

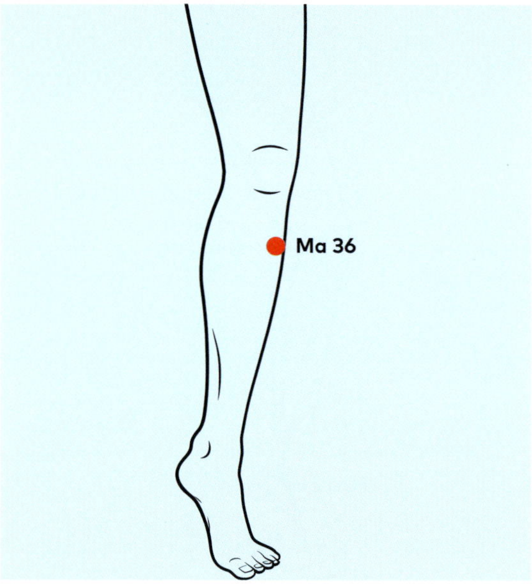

Den Meisterpunkt »Rücken des Landes« (Bl 60)

- Lege, stelle oder setze dich in die für dich angenehmste Position.
- Beginne auf der nicht betroffenen Körperseite und gehe am Außenknöchel deines Unterschenkels in Richtung Ferse. In der Einbuchtung befindet sich die Achillessehne, die am Fersenknochen ansetzt. Dort bist du richtig.
- Drücke dann mit einem Metallgegenstand in den Punkt »Rücken des Landes« (Bl 60) und kreise minimal mit Druck für 10 bis 20 Sekunden.
- Wiederhole dies auf der anderen Körperseite. Jeweils 3-mal täglich.

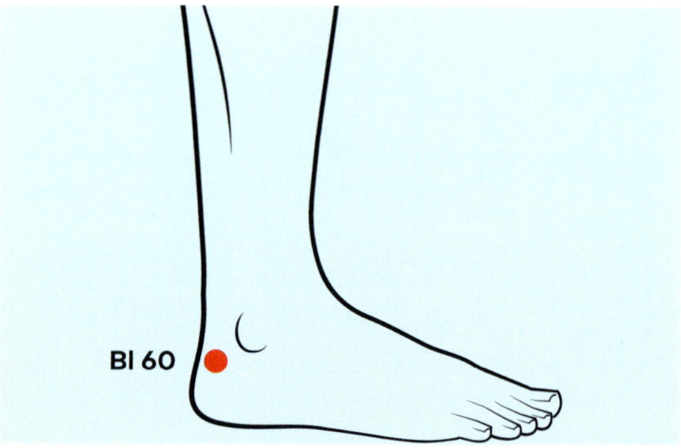

Den Meisterpunkt »Shenmai« (Bl 62)

- Lege, stelle oder setze dich in die für dich angenehmste Position.
- Beginne auf der nicht betroffenen Körperseite und gehe zur Einbuchtung direkt unterhalb der Abflachung deines Fußaußenknöchels.
- Drücke dann mit einem Metallgegenstand in den Meisterpunkt »Shenmai« (Bl 62) und kreise minimal mit Druck für 10 bis 20 Sekunden.
- Wiederhole dies auf der anderen Körperseite. Jeweils 3-mal täglich.

Den Punkt »Sprudelnde Quelle« (Ni 1)

- Lege, stelle oder setze dich in die für dich angenehmste Position.
- Beginne auf der nicht betroffenen Körperseite und gehe auf deiner Fußsohle zur Einbuchtung hinter dem Fußballen.
- Drücke dann mit einem Metallgegenstand in den Punkt »Sprudelnde Quelle« (Ni 1) und kreise minimal mit Druck für 10 Sekunden.
- Wiederhole dies auf der anderen Körperseite. Jeweils 2- bis 3-mal täglich.

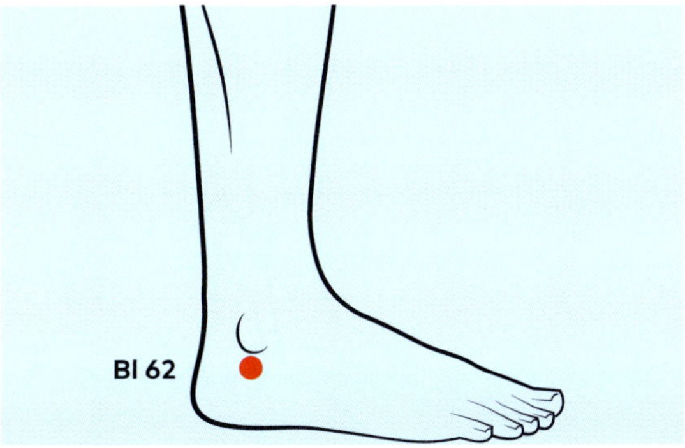

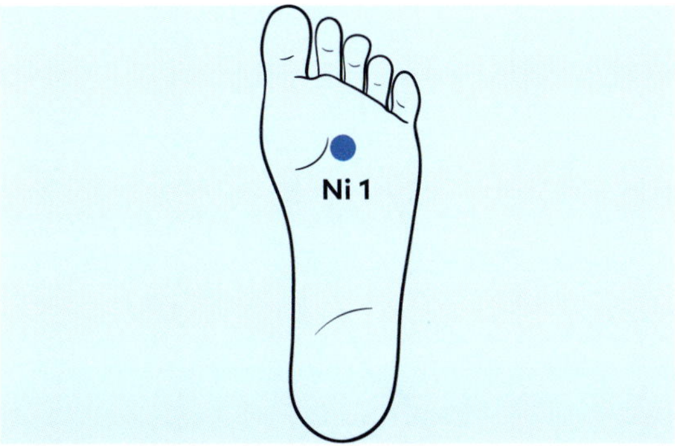

Den Kardinalpunkt »Erleuchtendes Meer« (Ni 6)

- Lege, stelle oder setze dich in die für dich angenehmste Position.
- Beginne auf der nicht betroffenen Körperseite und gehe 1 Fingerbreit unterhalb der Spitze des inneren Fußknöchels in die leichte Einbuchtung.
- Drücke dann mit einem Metallgegenstand in den Punkt »Erleuchtendes Meer« (Ni 6) und kreise minimal mit Druck für 10 Sekunden.
- Wiederhole dies auf der anderen Körperseite. Jeweils 2- bis 3-mal täglich.

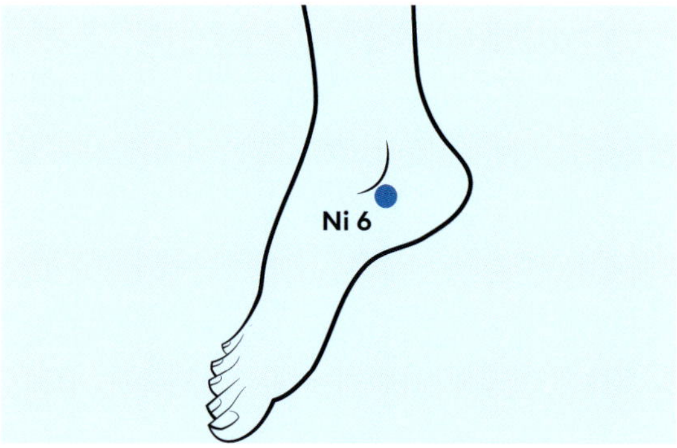

Den »Treffpunkt der drei Yin« (Ni/MP/Le)

- Lege, stelle oder setze dich in die für dich angenehmste Position.
- Beginne auf der nicht betroffenen Körperseite und gehe am inneren Knöchel deines Unterschenkels 4 Fingerbreit über den Innenknöchel.
- Drücke dann mit einem Metallgegenstand in den »Treffpunkt der drei Yin« (Ni/MP/Le) und kreise minimal mit Druck für 10 bis 15 Sekunden.
- Wiederhole dies auf der betroffenen Körperseite. Jeweils 3-mal täglich.

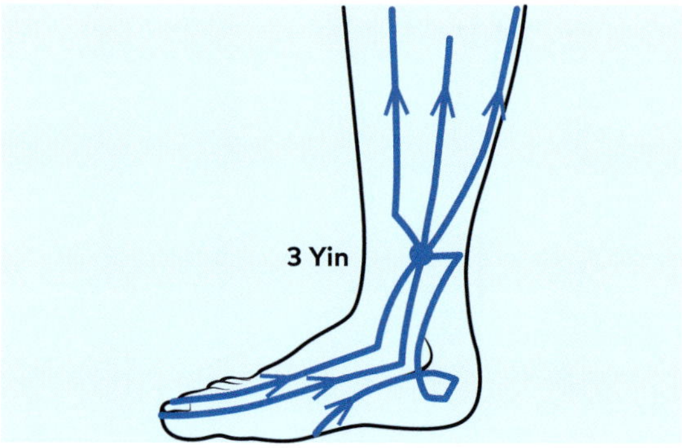

Den Punkt »Springender Kreis« (Gb 30)

- Lege, stelle oder setze dich in die für dich angenehmste Position.
- Beginne auf der nicht betroffenen Körperseite und gehe seitlich auf deiner Hüfte 4 Fingerbreit vom großen Rollhügel (Trochanter major) in Richtung Gesäß in die starke Einbuchtung.
- Drücke dann mit einem Metallgegenstand in den Punkt »Springender Kreis« (Gb 30) und kreise minimal mit Druck für 10 Sekunden.
- Wiederhole dies auf der anderen Körperseite. Jeweils 2- bis 3-mal täglich.

Den Punkt »Marktplatz der Winde« (Gb 31)

- Lege, stelle oder setze dich in die für dich angenehmste Position.
- Beginne auf der nicht betroffenen Körperseite und gehe an der Außenseite deines Oberschenkels 7 bis 8 Fingerbreit über deine Kniegelenksfalte.
- Drücke dann mit einem Metallgegenstand in den Punkt »Windmarkt« (Gb 31) und kreise minimal mit Druck für 10 Sekunden.
- Wiederhole dies auf der anderen Körperseite. Jeweils 2- bis 3-mal täglich.

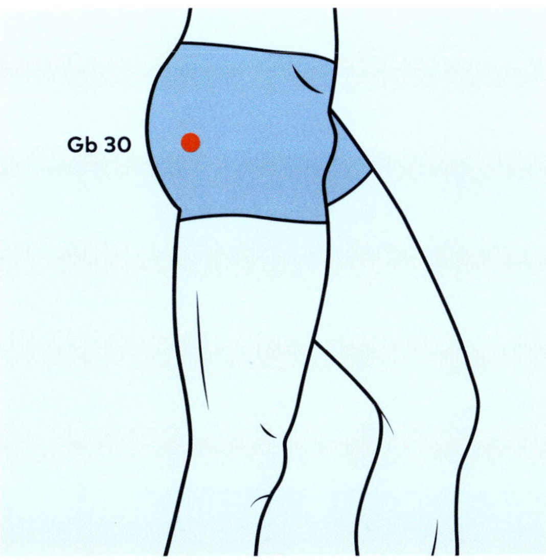

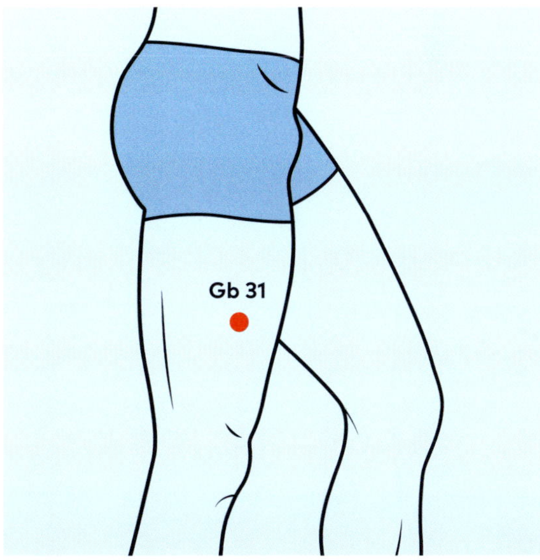

Den Punkt »Erreichung des Yin« (Bl 67)

- Lege, stelle oder setze dich in die für dich angenehmste Position.
- Beginne auf der nicht betroffenen Körperseite und gehe am kleinen Zeh zum äußeren Nagelfalzwinkel.
- Drücke dann mit einem Metallgegenstand in den Punkt »Erreichung des Yin« (Bl 67) und kreise minimal mit Druck für 10 bis 20 Sekunden.
- Wiederhole dies auf der anderen Körperseite. Jeweils 2- bis 3-mal täglich.

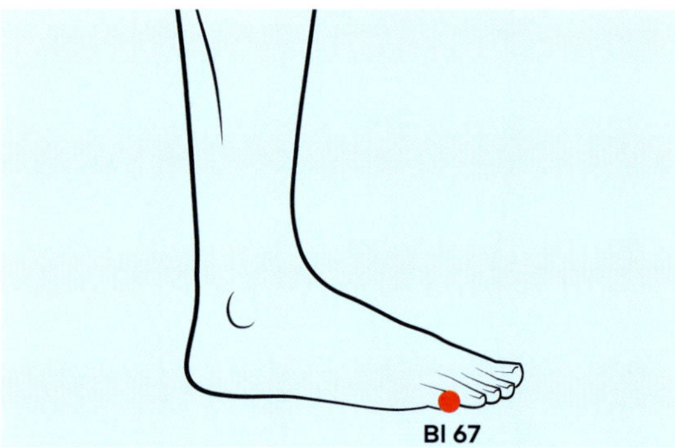

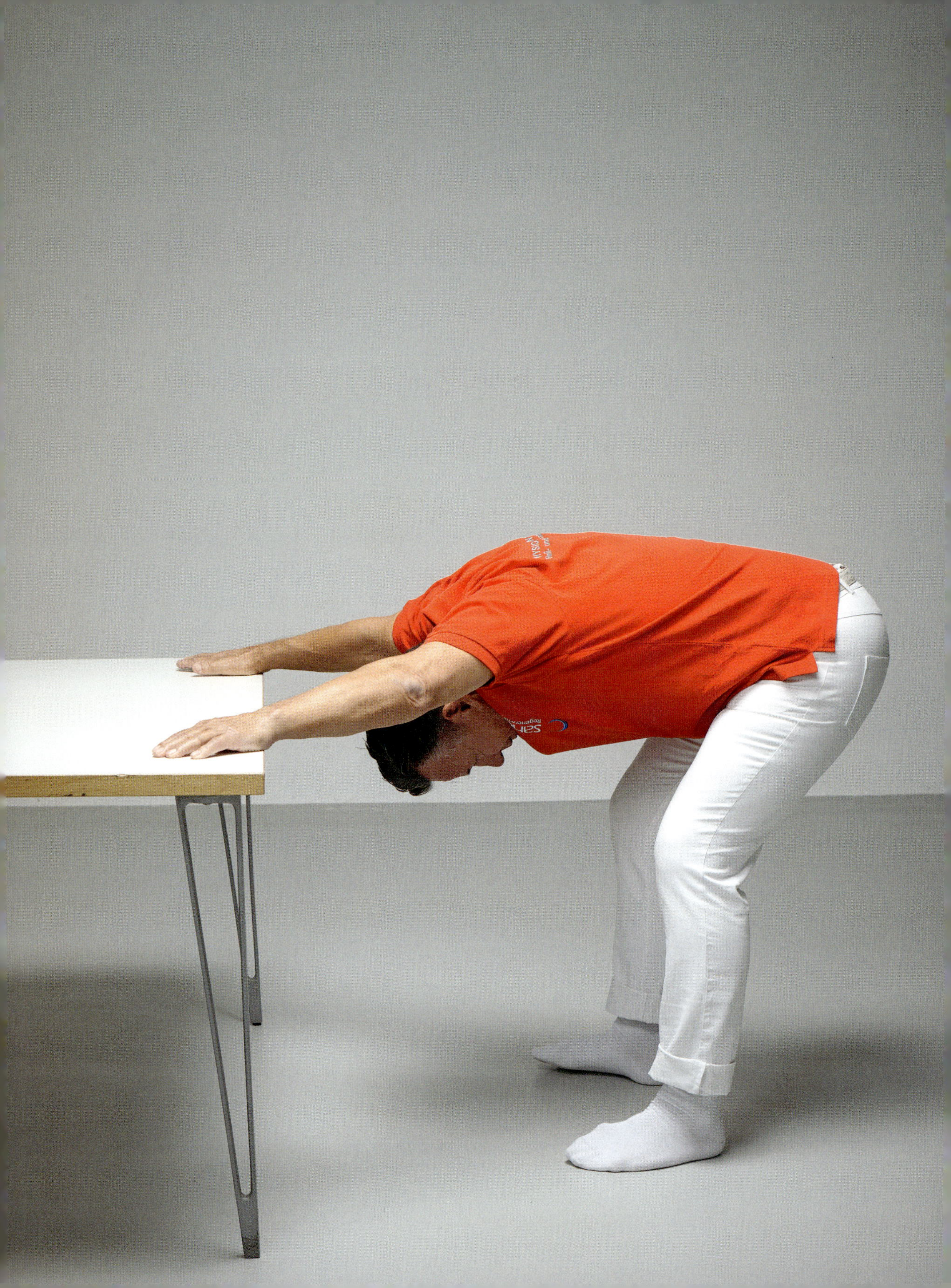

Die Brustwirbelsäule – mehr als nur unsere stützende Mitte

Für unsere Körperhaltung und Beweglichkeit spielt die Brustwirbelsäule (BWS) eine signifikante Rolle, doch gerade im digitalen Zeitalter ist sie oft eine Schwachstelle. Zwischen Lenden- und Halswirbelsäule eingebettet, schützt sie mit ihren zwölf Brustwirbeln T1 bis T12 – das T steht für »Thorax«, die Brust – gemeinsam mit den Rippen wichtige Organe wie Herz und Lunge. Die BWS ist durch ihre bewegliche Verbindung mit den Rippen das zentrale Gerüst des Brustkorbs und sorgt sowohl für Stabilität als auch für Flexibilität in unserem Thorax. Und weil sie beweglicher als die Lendenwirbelsäule ist, leidet die Brustwirbelsäule gewaltig unter unserem modernen Lebensstil, der uns viel zu oft in eine vornübergebeugte Haltung zwingt und sie gern stocksteif werden lässt.

Unser Rückgrat ist aber alles andere als gerade wie ein Stock, eigentlich ist es geschwungen – nämlich in einer eleganten doppelten S-Form. Diese Form hilft dabei, Erschütterungen und Belastungen abzufedern, und besteht aus vier leichten Biegungen: zweimal nach vorn, den sogenannten »Lordosen« im Hals- und Lendenbereich, und zweimal nach hinten, den »Kyphosen« im Brust- und Kreuzbeinbereich.

Die Brustwirbelsäule selbst ist normalerweise also leicht nach hinten gekrümmt, durch das viele Sitzen und Vornüberbeugen kann sich diese Krümmung jedoch übermäßig verstärken. Das Resultat zeigt sich oft im Alter am berüchtigten Rundrücken, der umgangssprachlich auch gern als »Witwenbuckel« bezeichnet wird – in unserem Informationszeitalter trifft es mittlerweile aber bereits die Jüngeren mit dem »Handybuckel«. Medizinisch korrekt heißt es allerdings »Hyperkyphose«.

Der Brustkorb im Dauerstress

Durch das viele Sitzen, sei es im Büro, übers Handy oder Tablet gebeugt, kann sich nicht nur ein Rundrücken ausbilden, die Vielzahl an Rückenbeschwerden ist mannigfaltig. Durch unsere häufig nach vorn geneigte Haltung verkürzt sich nämlich unsere Brustmuskulatur und im Gegenzug sind die Rückenmuskeln ständig damit beschäftigt, uns wieder aufzurichten. Dieser permanente Kampf bringt unsere Muskeln ins Ungleichgewicht, was sich wiederum in Verspannungen, Verkrampfungen und schmerzhaften Blockaden äußern kann: Dumpfe, drückende Schmerzen im Brustkorb, die beim Einatmen stärker werden, oder ein ziehendes Gefühl zwischen den Schulterblättern können dann Anzeichen einer Brustwirbelblockade sein. Bisweilen strahlt der Schmerz sogar in den Bauchraum aus und kann Übelkeit verursachen.

Bei starken Thoraxblockaden, Rippenköpfchengelenk-Blockierungen oder Muskelverspannungen kann der Brustkorb auch so steif werden, dass die Herzfunktion beeinträchtigt ist: Das Herz wird durch den starren Brustkorb in Höhe des Herzens quasi eingeklemmt, es leidet unter »Platzangst«, sozusagen unter »klaustrophobischen Zuständen«, und kann nicht mehr frei pumpen. Der Blutdruck steigt, auch das Herz steht unter Dauerstress. Genau aus diesen Gründen ist ein elastischer Brustkorb nicht nur für eine gesunde Wirbelsäule essenziell, sondern auch für ein entspanntes Herz und somit für den Blutdruck.

Übrigens: Viele der über Neunzigjährigen haben einen überraschend elastischen Brustkorb – und ich wage mal zu behaupten, dass sie ohne diesen flexiblen Thorax nicht so alt geworden wären. Nehmt euch also ein Beispiel an diesen Rolemodels und versucht mit gezielten Übungen und den TCM-Maßnahmen ab Seite 158, die Beweglichkeit eurer BWS zu verbessern, Schmerzen zu lindern und eure Herzgesundheit zu unterstützen. Tut eurem Rücken den Gefallen, regelmäßig aufzustehen, euch zu dehnen und vor allem in Bewegung zu bleiben – euer Körper wird es euch danken! Allen voran die Hals- und Lendenwirbel, die einspringen müssen und stark überlastet sind, wenn ihr eure Brustwirbelsäule nicht mehr geschmeidig nach rechts und links drehen beziehungsweise ihr euch nicht mehr richtig beugen und strecken könnt. Ein guter Anfang ist hier die Brustdehnübung im Stand – falls möglich, mit beiden Armen über dem Kopf.

Die gängigsten BWS-Beschwerden

Gleich vornweg: Der Bandscheibenvorfall in der Brustwirbelsäule – auch als »thorakaler Bandscheibenvorfall« oder »thorakale Diskushernie« bekannt – wird hier nicht thematisiert, da er deutlich seltener als in der Hals- oder Lendenwirbelsäule auftritt. Der Grund: Die Brustwirbelsäule wird durch das Rippenskelett zusätzlich stabilisiert und geschützt.

Stattdessen gehe ich auf den folgenden Seiten auf die Beschwerden ein, die mit der Zwischenrippenmuskulatur, den Rippenköpfchengelenken und dem Rundrücken zu tun haben.

Weshalb sticht es im Brust- oder Rückenbereich?

Und warum verstärkt sich der Schmerz beim tiefen Einatmen oder Bewegen des Oberkörpers? Ist das etwa eine Rippenköpfchengelenk-Blockierung?

Schmerzen im und ein Druck auf dem Brustkorb können beängstigend sein, besonders wenn sie in den Arm ausstrahlen. Viele von euch werden dabei sofort an Herzprobleme wie Angina Pectoris denken, den Vorboten eines Herzinfarkts, oder sogar an einen Herzinfarkt selbst. Dabei muss das nicht der Fall sein: Tatsächlich rühren drückende Brustschmerzen, die einem schon mal den Atem nehmen können, nicht immer vom Herzen her, nein, sie können auch auf orthopädisch-chirurgische Ursachen zurückgehen. Das beobachte nicht nur ich, sondern auch mein Kardiologe, der im Team meines Rehazentrums mit von der Partie ist und davon ausgeht, dass rund 80 Prozent solcher Beschwerden auf Fehlstellungen im Bereich der Wirbelsäule oder der Rippen zurückgeführt werden können. Ein verrutschtes Rippenköpfchengelenk etwa verursacht höllische Schmerzen, die bis in den Arm ausstrahlen und sogar die Atmung beeinträchtigen.

Solche Fehlstellungen können unter anderem das Herz beeinflussen und Symptome hervorrufen, die Herzbeschwerden stark ähneln. Natürlich ist hier auch Vorsicht angebracht, weil aus der Ferne keine Diagnosen abgegeben werden können, nur Wahrscheinlichkeiten. Derartige Beschwerden solltet ihr also immer medizinisch abklären lassen. Sucht bei akuten, anhaltenden oder wiederkehrenden Schmerzen deshalb bitte schnellstens einen/eine Kardiolog*in oder Hausarzt beziehungsweise -ärztin auf. Auch sonst schadet es natürlich nicht, wenn ihr über euren Blutdruck, eure Herzfrequenz und euren Herzrhythmus Bescheid wisst, also präventiv unterwegs seid. Nehmt eure Symptome ernst! Bei akuten Beschwerden bitte umgehend die ärztliche Praxis aufsuchen oder den medizinischen Notdienst konsultieren.

Nun aber zu unserer Rippenköpfchengelenk-Blockierung, die auch als »Rippenblockade« oder »Kostovertebralsyndrom« bekannt ist (von den lateinischen Wörtern *costa* für »Rippe« und *vertebra* für »Wirbel«). Das Rippenköpfchengelenk, ein kleines, aber tragendes Gelenk, verbindet die Rippen mit der Wirbelsäule und befindet sich an deren Rückseite. Es sorgt für Beweglichkeit und spielt eine entscheidende Rolle bei der Atmung: Dank ihm können die Rippen beim Ein- und Ausatmen leicht nach oben und unten schwingen, was den Brustkorb weitet oder verengt und damit die Lungenfunktion unterstützt. Ihr könnt euch vorstellen, dass – falls dieses Gelenk blockiert ist – die Schmerzen oft scharf und stechend daherkommen und sich bei tiefem Einatmen, Husten oder bestimmten Bewegungen verschlimmern. Häufig ist auch die Beweglichkeit des Brustkorbs eingeschränkt, vor allem bei solchen, die ihn ausdehnen oder heben.

Eine Rippenköpfchengelenk-Blockierung kann durch verschiedene Faktoren verursacht werden, darunter finden sich beispielsweise Verletzungen wie Stürze, Schläge oder starke Verdrehungen des Oberkörpers; zudem eine Überbeanspruchung durch wiederholte Bewegungsabläufe – insbesondere bei Sportlern oder in bestimmten Berufen. Natürlich gehören eine schlechte Körperhaltung und eine Fehlhaltung ebenfalls dazu: Sie führen über längere Zeit zu Verspannungen, Muskelhartspann und Ungleichgewichten, die die Rippenköpfchengelenke in Mitleidenschaft ziehen können. Aber auch bei degenerativen Veränderungen, wie zum Beispiel einer Osteoarthritis, können sich die Gelenke »verschlechtern«.

Zusammenfassend möchte ich euch mit auf den Weg geben: Brustschmerzen sind immer ein Warnsignal eures Körpers. Während orthopädische Ursachen häufig sind und sich oft mit einfachen Mitteln lindern lassen, dürft ihr mögliche Herzprobleme nicht ignorieren. Nutzt die vorgestellten Techniken aus der TCM und die Übungen als unterstützende

Maßnahmen, aber verlasst euch nicht ausschließlich darauf. Falls sich die Beschwerden nicht bessern, denkt daran: Eure Gesundheit ist wichtig! Scheut euch also nicht, professionelle Hilfe in Anspruch zu nehmen und euch bei akuten Beschwerden umgehend an einen Arzt, eine Ärztin oder den medizinischen Notdienst zu wenden.

Sobald die Diagnose gestellt und gesichert ist, dass keinerlei Gefahr vom Herzen ausgeht, greifen die hier vorgestellten Therapiemethoden. Zur Unterstützung sucht euch gern einen Physiotherapeuten oder eine Physiotherapeutin vor Ort: Sie sind in diesem Fall das richtige Fachpersonal.

Warum sticht, brennt oder krampft es entlang der Rippen?

Und weshalb wird der Schmerz beim Luftholen, Husten oder Niesen schlimmer? Ist das ein Interkostalsyndrom oder eine Interkostalneuralgie?

Genauso wie bei der eben behandelten Rippenköpfchengelenk-Blockierung könnt ihr beim Interkostalsyndrom beziehungsweise bei der Interkostalneuralgie das Gefühl bekommen, ihr hättet es am Herzen. Denn durch die Interkostalräume – das sind die Räume zwischen den Rippen – verlaufen Muskeln, Nerven und wichtige Blutgefäße, die auch für die Beweglichkeit des Brustkorbs beim Atmen bedeutsam sind. Verspannungen hier beziehungsweise gereizte oder geschädigte Nerven können den Brustkorb weniger beweglich machen und so Herz und Organe belasten. Denn der Widerstand, den starre Interkostalräume schaffen, sorgt dafür, dass die Organe – vor allem das Herz – unter Stress geraten.

Unser Lebensmotor muss aber in einer »elastischen« Umgebung pumpen dürfen, es darf kein starrer oder fester beziehungsweise nur wenig Widerstand vorhanden sein. Ansonsten erhöht sich das Risiko, dass der Blutdruck steigt und das Herz sowie die Blutgefäße unter Dauerbelastung stehen. Auch psychisch kann das durchaus belastend sein: Manche Menschen entwickeln dadurch Ängste, fühlen sich körperlich unwohl und insgesamt instabil.

Während das »Interkostalsyndrom« ganz allgemein Zwischenrippenschmerzen beschreibt und eine Vielzahl von Ursachen haben kann – sowohl muskuläre, strukturelle als auch nervliche –, bezieht sich die »Interkostalneuralgie« auf Schmerzen, die durch eine Reizung oder Schädigung der Interkostalnerven verursacht werden. (Der Begriff »Neuralgie« stammt übrigens aus dem Griechischen und setzt sich zusammen aus den Wörtern *neũron,* was »Nerv« bedeutet, und *álgos,* was mit »Schmerz« übersetzt wird.)

Die Interkostalneuralgie selbst ist gekennzeichnet durch Schmerzen, die – wie sollte es auch anders sein? – entlang der betroffenen Interkostalnerven auftreten. Wie erwähnt, verlaufen sie zwischen den Rippen und sind für die Sensibilität und Motorik im Brustkorb verantwortlich. Typischerweise können die Schmerzen stechend, brennend oder krampfartig sein und sich entlang der Rippen ausbreiten – oft verschlimmern sie sich durch Drehen des Oberkörpers, durch tiefes Atmen, Husten oder Niesen, was bei vielen zu einer Schonatmung führen kann.

Das Interkostalsyndrom wiederum umfasst – neben der nervlichen Komponente – jegliche Art von Schmerz oder Unbehagen im Bereich der Zwischenrippenräume, die zum Beispiel durch Muskelzerrungen, Verletzungen der Rippen oder Muskeln hervorgerufen werden können. Die Symptome können neben Schmerzen Steifheit und Bewegungseinschränkungen einschließen und verschärfen sich ebenfalls oft durch Bewegung, tiefe Atmung oder Husten. Das kann man sich gut vorstellen und ergibt auch Sinn, wenn man weiß, wofür die Zwischenrippenmuskeln (Interkostalmuskulatur) überhaupt zuständig sind, unter anderem nämlich für die Atmung. Diese Muskeln helfen dabei, den Brustkorb beim Einatmen zu heben und beim Ausatmen zu senken.

Auch hier noch mal der Hinweis und die Bitte: Wenn ihr Schmerzen im Brustkorb verspürt, kann das auch ein Alarmzeichen für ernsthafte Erkrankungen von Herz, Lunge oder Bauchorganen sein. Deshalb solltet ihr solche Symptome immer ärztlich abklären lassen. Ansonsten ist es sehr ratsam, dass ihr unbedingt die bewährten Übungen und wirksamen TCM-Maßnahmen ab Seite 158 befolgt, die dazu beitragen können, eure Schmerzen und Bewegungsstörungen zu reduzieren, und dazu, dass ihr gute Chancen habt, in den Club der über Hundertjährigen einzutreten …

Wieso schmerzt der Oberkörper und ist vornübergebeugt?

Weshalb fallen Dreh- und Streckbewegungen schwer, der Rücken schmerzt und der Oberkörper ist leicht nach vorn gebeugt? Ist das etwa ein Rundrücken?

Anzeichen für einen Rundrücken – der zu den häufigsten Haltungsschäden unserer Zeit zählt und medizinisch wie gesagt als »Hyperkyphose« bezeichnet wird – kann eine nach vorn gebeugte Haltung mit vorstehenden Schultern sein. Aber auch Rückenschmerzen, besonders im Bereich der Brustwirbelsäule, und eine eingeschränkte Beweglichkeit fallen darunter, denn das Bücken, Drehen oder Strecken des Oberkörpers wird als äußerst mühselig empfunden.

Leider ist dieses Haltungsproblem heutzutage weit verbreitet, die gute Nachricht lautet aber: Ihr könnt aktiv etwas dagegen unternehmen! Bevor ich euch die Übungen und TCM-Maßnahmen ab Seite 158 ans Herz lege, möchte ich euch kurz noch erklären, was genau unter einem Rundrücken verstanden wird und wie er zustande kommt.

Der Rundrücken ist eine übermäßige Krümmung der Brustwirbelsäule nach hinten – ab einem Winkel von 40 Grad spricht man von »Hyperkyphose«. Wie schon bei der Beschreibung der BWS auf Seite 151 erwähnt, hat unsere Wirbelsäule normalerweise eine natürlich doppelte S-Form, die Stöße abfedert und uns fast in alle Himmelsrichtungen bewegen lässt. Bei einem Rundrücken ist diese Krümmung jedoch verstärkt, was zu einer nach vorn gebeugten Haltung führt oder auch da herrührt.

Die Ursachen hierfür sind wieder einmal in unserem Alltag zu suchen: Langes Sitzen am Schreibtisch, ständiges Starren aufs Smartphone oder Tablet – all das fördert eine nach vorn geneigte Haltung genauso wie Bewegungsmangel. Wenn ihr viel Zeit in dieser Position verbringt, verkürzen sich die Brustmuskeln, die Rückenmuskulatur muss dagegenhalten und es kommt schließlich zu einem muskulären Ungleichgewicht, einer Disbalance, die wiederum zu einem Rundrücken führen kann. Bei all diesen gerade genannten Beispielen haben wir es mit einer funktionellen Hyperkyphose zu tun, die meiner Erfahrung nach am häufigsten vorkommt.

Erkrankungen wie beispielsweise Morbus Scheuermann – eine Wachstumsstörung der Wirbelsäule im Jugendalter, benannt nach einem dänischen Arzt – oder Osteoporose können jedoch auch die Wirbelkörper »deformieren« und so einen Rundrücken verursachen. Mit zunehmendem Alter steigt insbesondere bei Frauen nach der Menopause das Risiko. Hier begünstigen hormonelle Veränderungen den Knochenabbau. Letzterer kann zu Wirbelkörperbrüchen führen, die die Wirbelsäule zusammensinken lassen und die Krümmung verstärken. In diesem Zusammenhang spricht der Volksmund dann vom »Witwenbuckel«.

Aber auch rheumatische Erkrankungen, also entzündliche Prozesse, sind in der Lage, die Wirbelsäulenstruktur zu verändern und eine Hyperkyphose voranzutreiben. Langfristig kann ein unbehandelter Rundrücken zu chronischen Schmerzen führen, ebenso jedoch zu einem Bandscheibenverschleiß und zu einem erhöhten Risiko für Bandscheibenvorfälle beitragen.

Was könnt ihr nun dagegen tun? In erster Linie mal Haltung bewahren und ein Bewusstsein dafür entwickeln! Achtet im Alltag vermehrt auf eure Körperhaltung, stellt euren Arbeitsplatz ergonomisch ein und vermeidet langes Sitzen ohne Bewegungspausen. Außerdem solltet ihr Kräftigungs- und Dehnübungen durchführen und euch regelmäßig bewegen. Das fördert nicht nur die Rückengesundheit, sondern auch euer Wohlbefinden. Eine ausgewogene Ernährung, reich an Kalzium und Vitamin D, unterstützt ebenfalls die Knochendichte.

Beginnt – besonders wenn ihr viel sitzt oder genetisch vorbelastet seid – also frühzeitig mit vorbeugenden Maßnahmen. Selbst kleine Änderungen im Alltag können bereits große Auswirkungen haben: Steht zum Beispiel beim Telefonieren auf, macht dabei Dehnübungen (»Telefonübung«, siehe Seite 137) und nehmt die Treppe statt des Aufzugs. Ein Rundrücken muss kein schmerzhafter Dauerzustand sein, man kann ihm schmerzfrei zu Leibe rücken. Mit Bewusstsein, Bewegung, gezieltem Training und den TCM-Techniken ab Seite 174 könnt ihr eure Haltung verbessern und Rückenschmerzen lindern beziehungsweise ihnen vorbeugen. Also: Kopf hoch!

Kardinalsymptome

- Bewegungsschmerz
- Bewegungseinschränkung
- Schmerz in einer bestimmten Haltung beziehungsweise Situation
- Schweißausbrüche, heftige Atemnot, Herzrasen. Falls sich eines oder mehrere Rippenköpfchen- oder Facettengelenke der BWS nur minimal außerhalb ihrer optimalen Position befinden, kann das

heftigste Schmerzen verursachen, die ebenjene paradoxen Reaktionen des vegetativen Nervensystems hervorrufen. Das bedeutet auch: Zur Ruhe kommen, stillzusitzen, liegen, schlafen, ist fast nicht mehr möglich.

- Schonhaltung aufgrund von Schmerzen

Dos

- Um die akuten Schmerzen zu lindern, ist die *Entlastung der gesamten Wirbelsäule,* aber auch die Körperhaltung entscheidend: Am wohltuendsten ist im Liegen die seitliche Embryolage, erwiesenermaßen hilft sie auch gut dabei, aus dieser Position wieder hochzukommen.
- Beim *Aufstehen* solltet ihr mit beiden Beinen gleichzeitig auftreten und dabei den Rücken gerade halten – in etwa so, als hättet ihr einen Besenstiel verschluckt. Das Gleiche gilt, wenn ihr aus dem Auto steigt. Beim Schuheanziehen bitte ebenfalls darauf achten, dass der Rücken gerade bleibt. Diese Details zu beachten, bringt euch schon mal ein kleines Stückchen weiter in Richtung Schmerzfreiheit.
- Versucht ansonsten mit oder ohne fremde Hilfe, die *Stufenlagerung* einzunehmen (die Wirbelsäule liegt in Rückenlage, die Unterschenkel sind im rechten Winkel auf einen Gymnastikball, einen Lagerungswürfel oder Vergleichbares aufgelegt). Sobald ihr euch in dieser Position befindet, könnt ihr die Meridiane ziehen und die TCM-Punkte aktivieren.
- Den Brustwirbelsäulenbereich auf der Couch oder dem Bett mit *nasskalten Kompressen* behandeln: So reduziert ihr entzündliche Prozesse und infolgedessen Schmerzen auf natürliche Art und Weise – und zu guter Letzt vergrößert sich euer Bewegungsradius wieder.
  Dazu am besten ein Frotteehandtuch in kaltes Leitungswasser tauchen – gern mit einem Schuss Haushaltsessig –, es auswringen, zu einem Quadrat oder in die jeweils benötigte Größe falten und darunter ein trockenes Handtuch legen. (Keinesfalls mit Eis oder Wärme arbeiten! Statt Leitungswasser eignet sich hier Quark genauso gut wie Kohlblätter oder Retterspitz.) Schließlich den Rücken mit dem schmerzenden Bereich auf dem nasskalten Quadrat platzieren – und entspannen durch langes Ausatmen! Die nasskalten Kompressen reduzieren nämlich nicht nur entzündlichen Prozesse, sondern beruhigen auch das Nervensystem, und so manch einer ist damit schon hervorragend eingeschlafen. Es ist also egal, wo sich das Handtuch nachher auf der Couch oder im Bett wiederfindet. Hauptsache, ihr macht die Kompresse!
  Sobald das feuchte Handtuch warm wird, auf links drehen und sich mit dem schmerzenden Bereich wieder darauf platzieren. Je nach Bedarf die nasskalten Kompressen über den Tag verteilt wiederholen.
  Das Ganze funktioniert im akuten Stadium auch wunderbar nachts: Sobald ihr es euch in eurem Bett auf den nasskalten Kompressen (trockenes Handtuch darun-

ter nicht vergessen!) – so weit es geht – »gemütlich« gemacht habt, versucht ihr, euch auszustrecken, ruhig und entspannt die Bauchatmung durchzuführen und euch immer weiter »fallen zu lassen« ... Ihr werdet erstaunt sein, wie euch das dabei unterstützt, eure Schmerzen in den Griff zu bekommen.

- Die hier vorgestellten *Automobilisationsübungen*, das *Meridianeziehen* und die *Aktivierung der TCM-Punkte* solltet ihr regelmäßig durchführen – damit könnt ihr euch sehr gut selbst helfen. Sobald ein Termin bei einem Arzt frei ist, lasst euch allerdings eine ordentliche Diagnose zur Sicherung eurer Symptome stellen – auch wenn es euch schon viel besser gehen sollte.

Don'ts

- Im akuten Zustand generell *keine Wärme von außen* zuführen, das heißt: keinerlei Wärmflaschen, Rotlicht, Heizkissen et cetera verwenden – selbst wenn es sich zunächst angenehm anfühlen sollte! Die Wärme führt dazu, dass sich entzündliche Prozesse, an denen Nerven beteiligt sind, weiter verstärken können. Die vorhandene Schwellung im Inneren der betroffenen Region wird erneut aktiviert und 1 bis 2 Stunden später haben sich die Schmerzen intensiviert.
- Grundsätzlich *nicht heiß baden!* Die Gefahr, dass ihr nicht mehr – oder nur unter noch stärkeren Schmerzen – aus der Wanne kommt, ist hoch. Vollbäder deshalb unbedingt vermeiden! Lieber aufs Duschen umsteigen: Dabei nehmt ihr nicht nur die Wassertemperatur besser wahr, sondern auch, wie beweglich ihr noch seid. Nutzt die Dusche also gleich für kleine Bewegungsübungen, dreht und wendet euren Oberkörper mit dem Becken – so weit wie möglich – gern in alle Richtungen. Das ist nicht nur erfrischend, sondern macht euch schon morgens ein kleines bisschen fitter. Euer Herz-Kreislauf-System wird es euch danken!

Bewährte Übungen

Vorsicht! Jede Übung bei einer Rippenköpfchengelenk-Blockierung, einem Interkostalsyndrom, einer Interkostalneuralgie und einem Rundrücken, die ich euch auf den folgenden Seiten zusammengestellt habe, solltet ihr langsam – in Zeitlupe! – und kontrolliert ausführen (isokinetisch). Sobald Spannungen oder Schmerzen auftreten, müsst ihr eure Bewegung unverzüglich, aber langsam umkehren. Es ist entscheidend, dass ihr euch ausschließlich im beschwerdefreien Bereich bewegt, denn nur so verbessert ihr euren Bewegungsablauf. Also nicht vergessen: Schmerzen zu provozieren, ist tabu!

Brustdehnübung

- Stelle dich hüftbreit hin und strecke beide Arme senkrecht nach oben. 1 (Diese Übung kannst du auch im Bett, auf der Couch oder dem Boden durchführen. 4, 5, 6)
- Neige den Oberkörper mit den ausgestreckten Armen in Zeitlupe nach rechts und halte diese Position, ohne zu federn, für 8 Sekunden. 2
- Wiederhole das Ganze auf der anderen Seite. 3
- Führe diese Übung abwechselnd 3-mal auf jeder Seite aus. Jeweils 2-mal täglich.

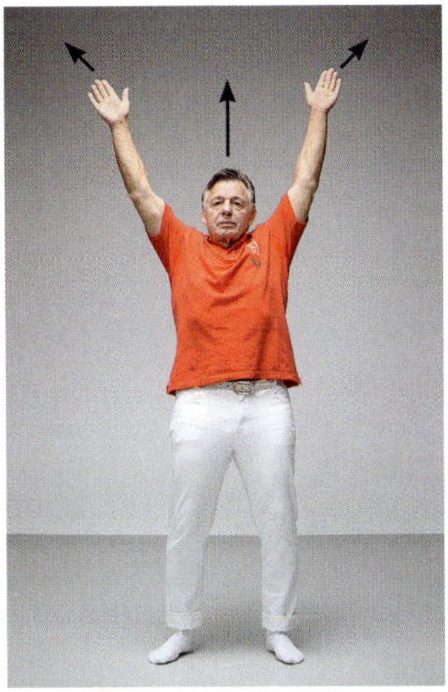

1

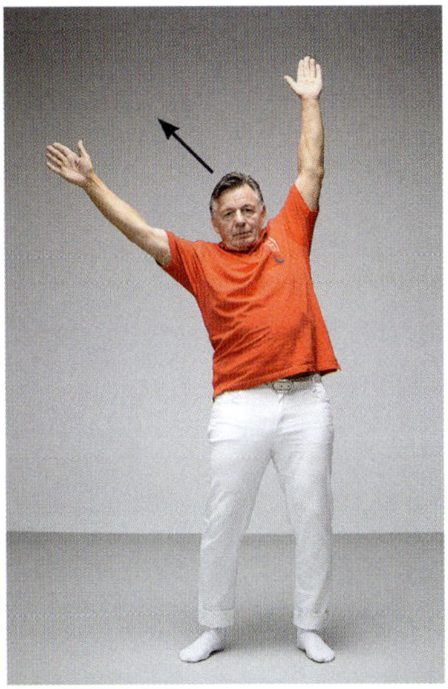

2

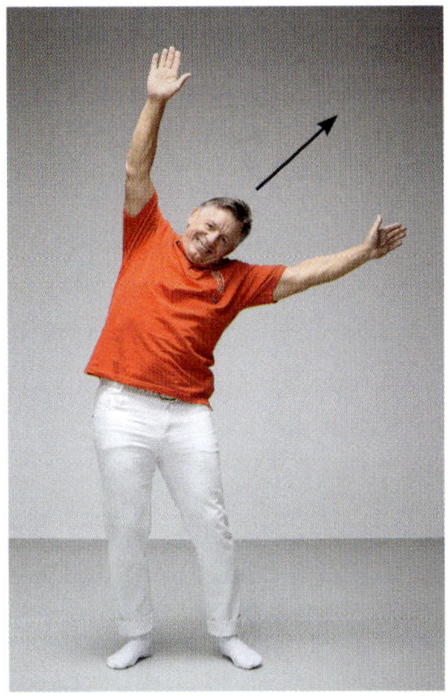

3

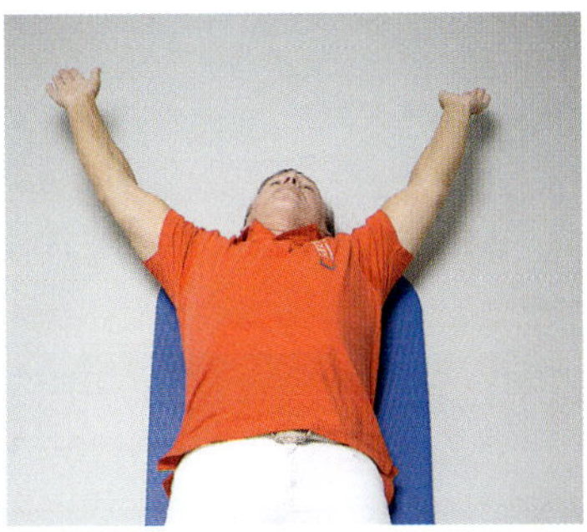

4

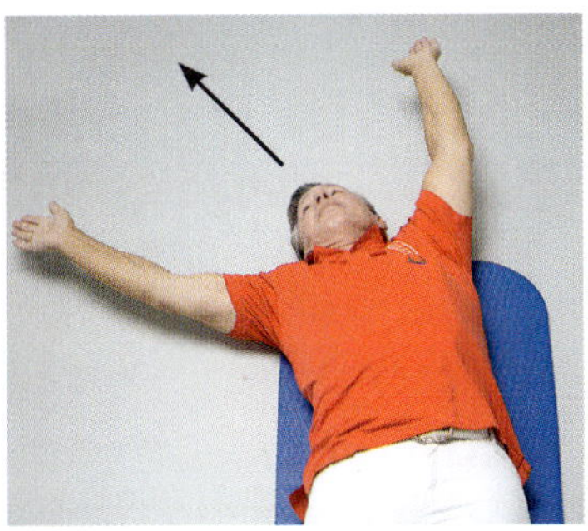

5

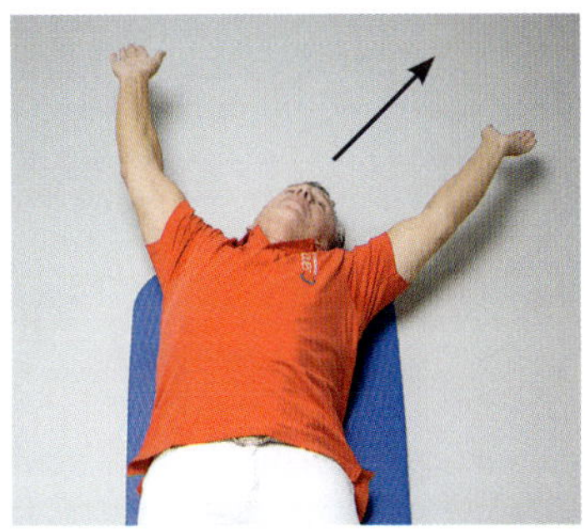

6

Bauch-Beckenboden-Übung

- Lege dich in Rückenlage auf das Bett, die Couch oder den Boden. Winkle beide Knie um 90 Grad an und flexe die Füße (die Füße in Richtung Schienbein ziehen) ebenfalls um 90 Grad. Verschränke die Arme über der Brust und halte dein Kinn im 90-Grad-Winkel zur Halswirbelsäule.
- Fixiere mit den Augen einen Punkt an der Decke und hebe deinen Oberkörper etwas an.
- Hebe nun deinen Oberkörper noch weiter in Richtung Decke und federe in dieser Position 10- bis 20-mal. Falls möglich, gern öfter. (Die Bewegung wird ohne Ablage des Oberkörpers ausgeführt.) 1
- Führe diese Übung 3-mal mit jeweils einer Pause von 1 bis 2 Minuten aus. In der Pause darfst du dich gern ausstrecken. 2 Jeweils 3-mal täglich.

Im fortgeschrittenen Stadium – wenn sich deine Beschwerden verbessert haben – kannst du die Übung auch mit gekreuzten Unterschenkeln durchführen. 3

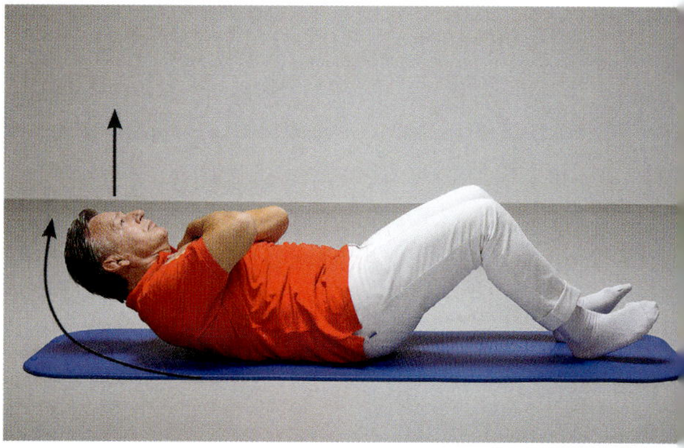

1

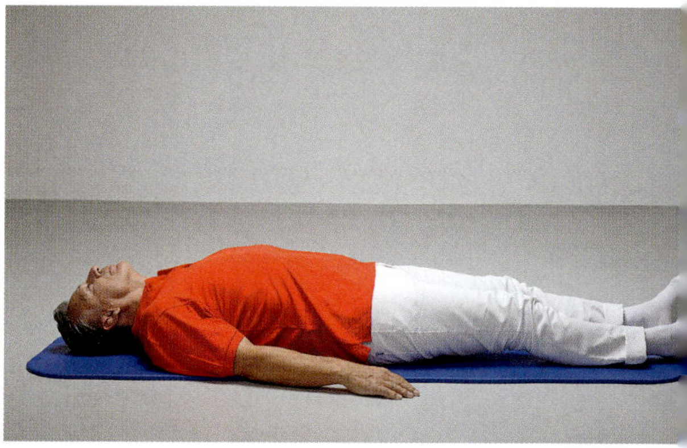

2

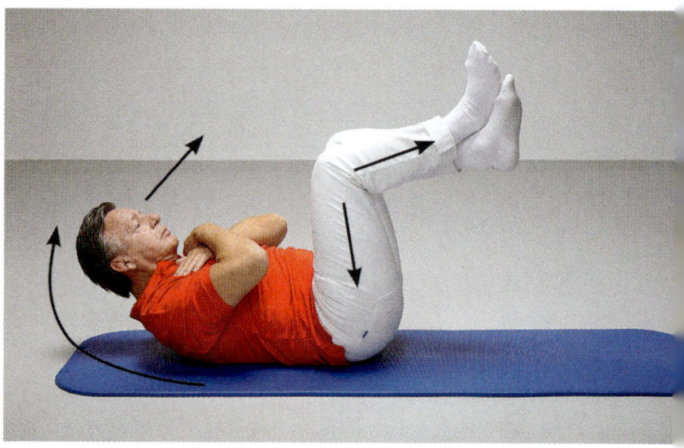

3

BWS-Mobilisation

- Setze dich auf das Bett, die Couch oder den Boden und stütze dich mit den Unterarmen ab. 1
- Winkle beide Knie um 90 Grad an und flexe die Füße (die Füße in Richtung Schienbein ziehen) ebenfalls um 90 Grad. Falte die Hände hinter deinem Kopf und rolle in Zeitlupe Wirbel für Wirbel deinen Oberkörper ab. 2
- Strecke dann beide Beine aus, hebe die Arme gestreckt über deinen Kopf und bleibe so für 1 Minute liegen; tief ein- und ausatmen. 3
- Führe diese Übung 3-mal mit jeweils einer Pause von 1 Minute aus. Jeweils 3-mal täglich.

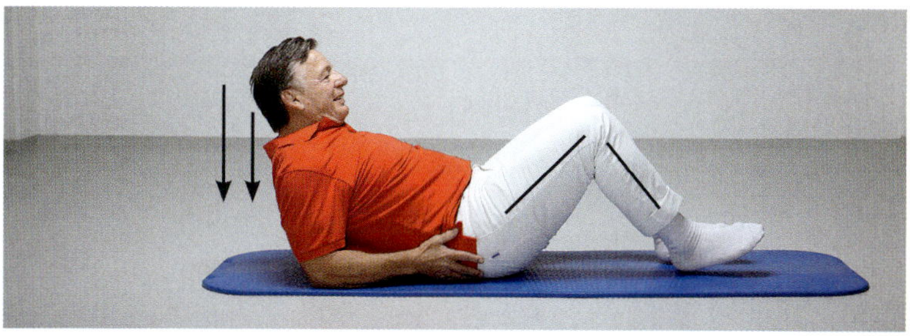

1

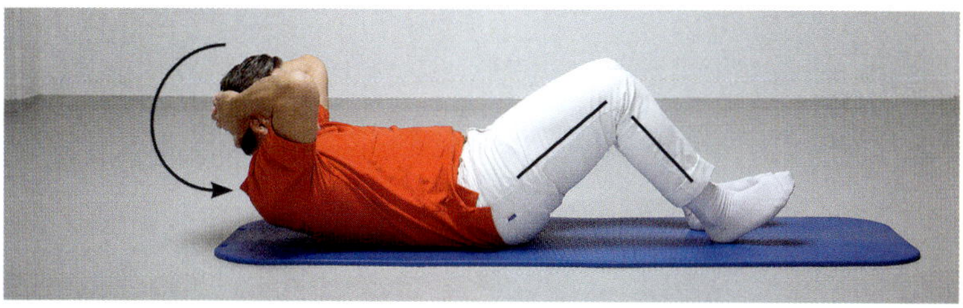

2

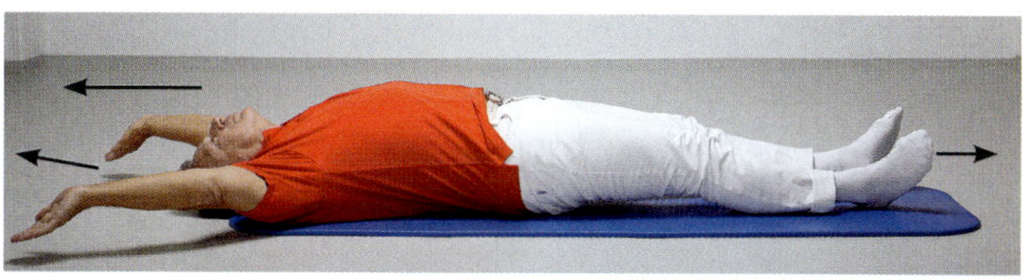

3

Schulterheben

- Stelle dich hüftbreit hin, verteile dein Körpergewicht gleichmäßig auf deine Füße und lasse die Arme locker neben dir hängen. 1
- Hebe beide Schultern in Zeitlupe bis zu den Ohren an 2 und bewege die Schultern in Zeitlupe – so weit es geht – wieder nach unten. Die Ellenbogen bleiben dabei gestreckt.
- Führe diese Übung 5- bis 10-mal aus. Jeweils täglich morgens.

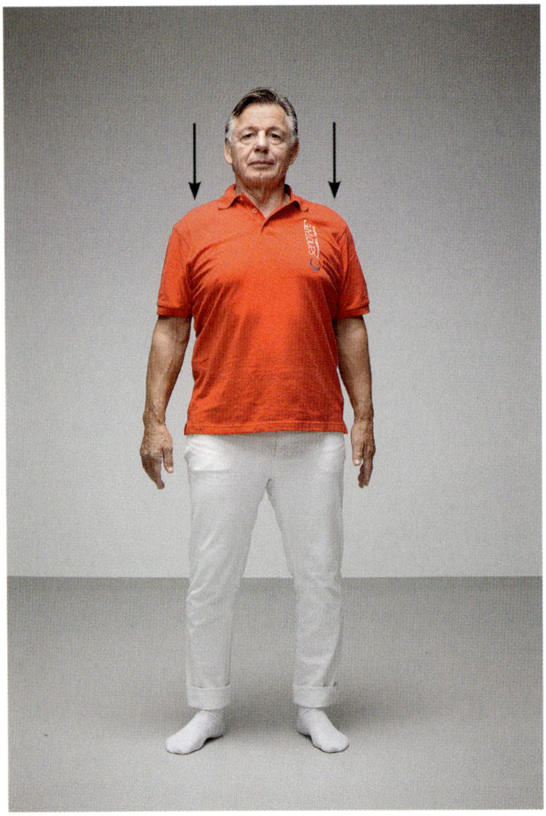

1

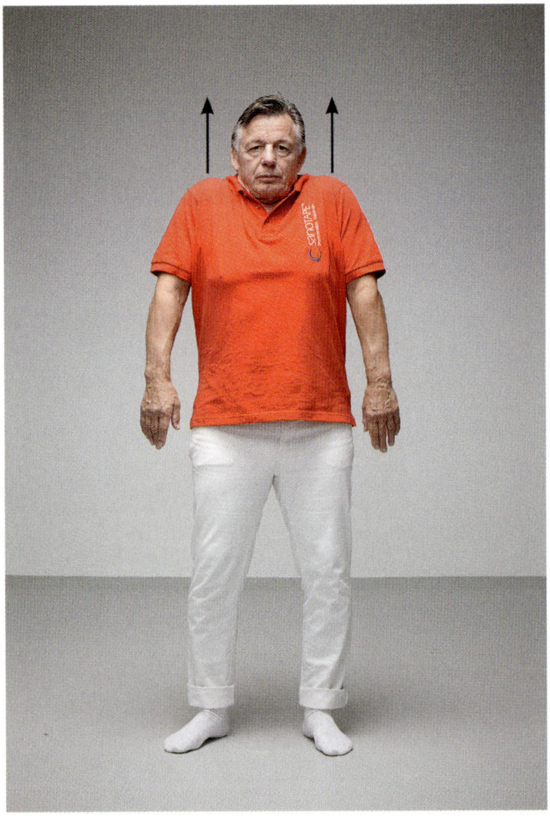

2

Schulterkreisen

- Stelle dich hüftbreit hin, verteile dein Körpergewicht gleichmäßig auf deine Füße und lasse die Arme locker neben dir hängen.
- Hebe beide Schultern bis zu den Ohren an. 1
- Rotiere die Schultern in Zeitlupe um 360 Grad, bis du wieder in der Ausgangsposition angelangt bist. Die Ellenbogen bleiben dabei gestreckt. Nutze hier deinen vollständigen Bewegungsradius aus. 2, 3
- Führe diese Übung 5-mal vorwärts und 5-mal rückwärts aus.
- Jeweils täglich morgens.

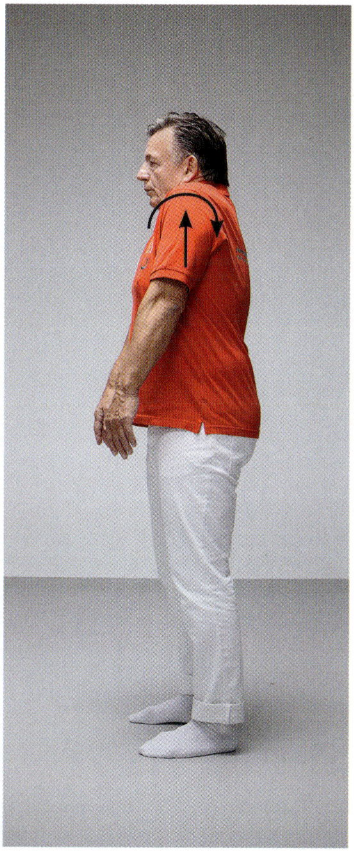

1

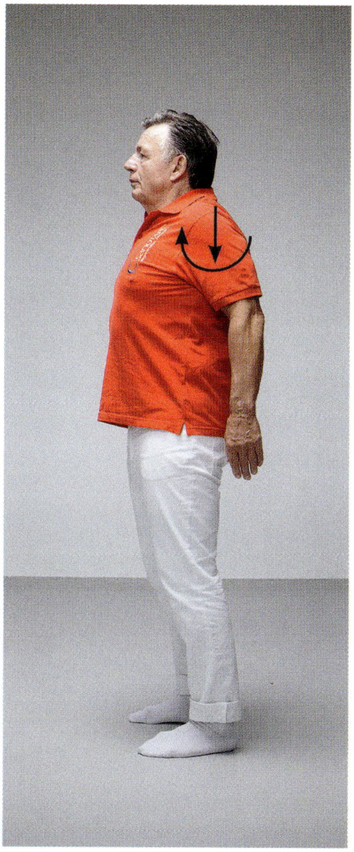

2

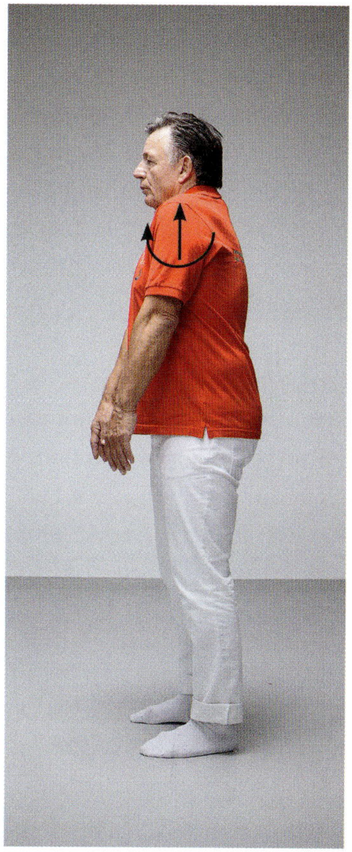

3

Rotationsübung

- Lege dich in Rückenlage auf das Bett, die Couch oder den Boden und lege dir im Schulter- und Kopfbereich ein Kissen unter. Kopf und Schulter sollten sich leicht erhöht befinden, damit du einen leichten Rundrücken hast.
- Winkle beide Beine an und strecke beide Arme auf Brusthöhe neben deinem Körper aus – die Handflächen zeigen nach oben. 1
- Rotiere in Zeitlupe beide Beine nach rechts, während sich dein Kopf nach links dreht. 2
- Rotiere von dort aus in Zeitlupe beide Beine nach links, während sich dein Kopf nach rechts dreht.
- Wechsle diese Positionen in Zeitlupe ohne Pause 20-mal ab. Mit der Zeit und den Wiederholungen kannst du deinen Bewegungsradius verbessern und darfst die Übung auch schneller durchführen. Jeweils 2-mal täglich.

Im fortgeschrittenen Stadium – wenn sich deine Beschwerden verbessert haben – kannst du die Übung mit einem angewinkelten Bein durchführen (dein Fuß ist dabei auf dem Knie abgelegt). Nicht vergessen: Das Ganze auf der anderen Seite zu wiederholen. 3

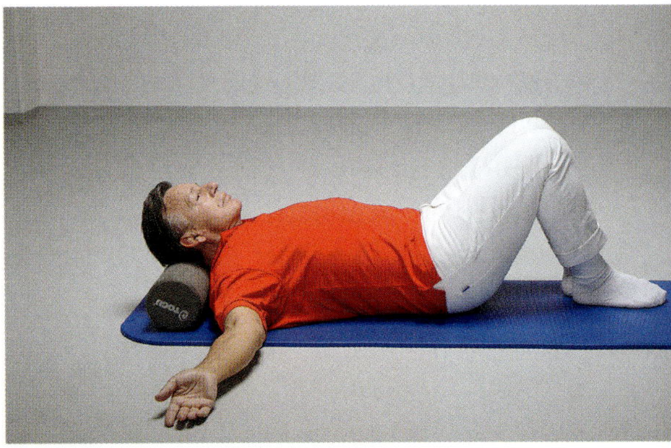

1

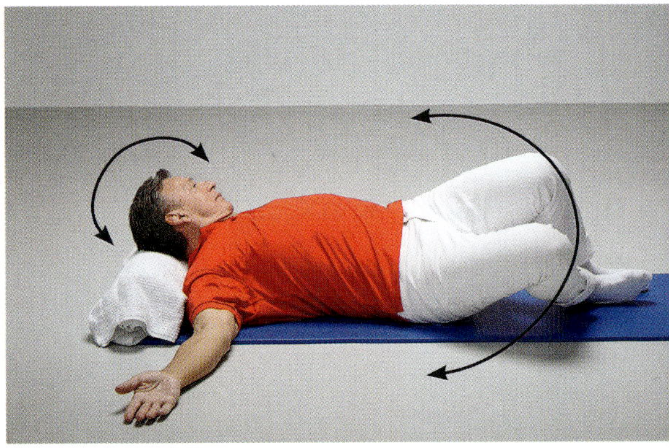

2

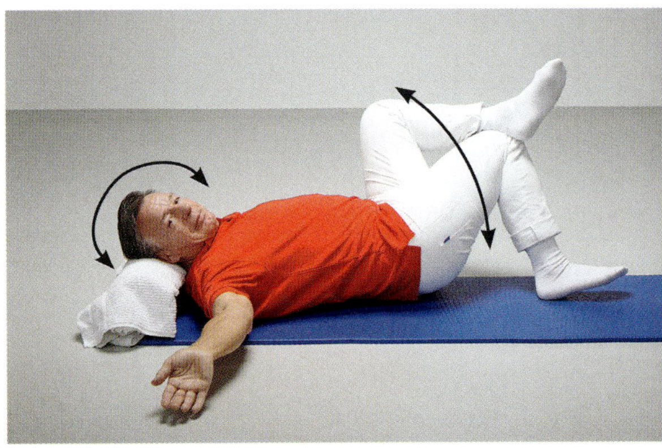

3

Streckübung

- Lege dich in Rückenlage auf das Bett, die Couch oder den Boden.
- Strecke beide Arme auf Brusthöhe neben deinem Körper aus, die Handflächen zeigen nach oben. 1
- Flexe deine Füße (die Füße in Richtung Schienbein ziehen) und bewege deine gestreckten Arme auf dem Boden in Zeitlupe in Richtung deines Kopfes, bis ein leichtes Ziehen auftritt. 2 (Mit der Zeit und den Wiederholungen kommst du immer weiter nach oben. Ziel: Die Arme sollten sich gestreckt über deinem Kopf befinden.)
- Bleibe in dieser Position, solange es für dich angenehm ist; tief ein- und ausatmen.
- 1-mal täglich.

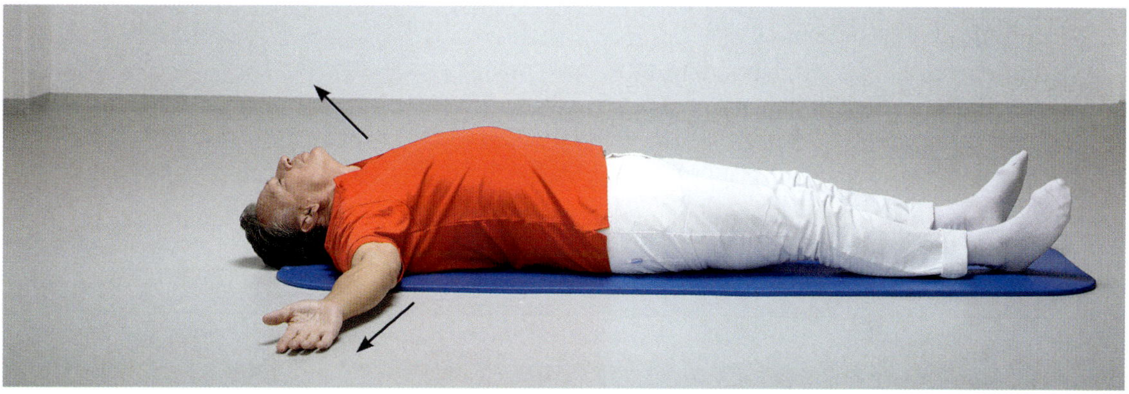

1

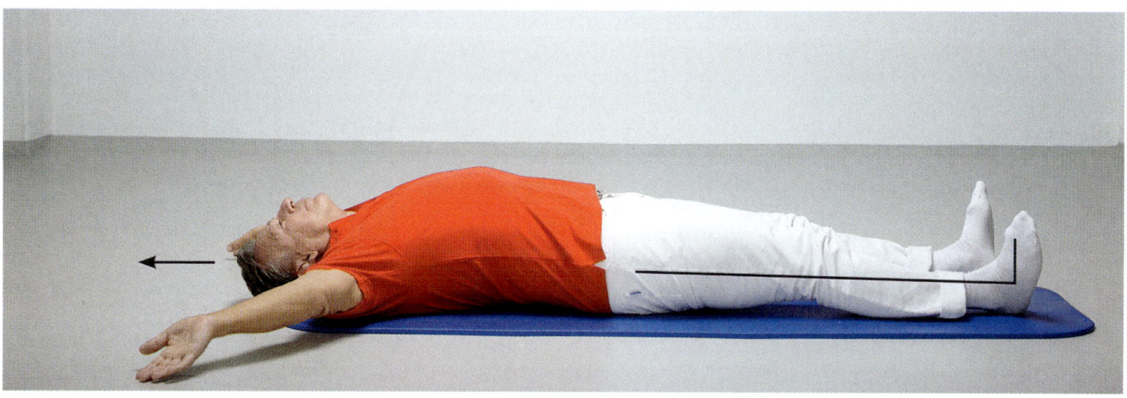

2

Die richtigen Meridiane ziehen: bei der Rippenköpfchengelenk-Blockierung

Den Meridian »Ni« auf der Körpervorderseite

- Lege, stelle oder setze dich in die für dich angenehmste Position.
- Beginne auf Höhe des Bauchnabels und ziehe mit einem Metallgegenstand den Meridian »Ni« über den Brustkorb bis zum Anfang des Schlüsselbeins.
- Wiederhole alles 3- bis 5-mal.
- Wiederhole das Ganze auf der anderen Körperseite. Jeweils 3-mal täglich.

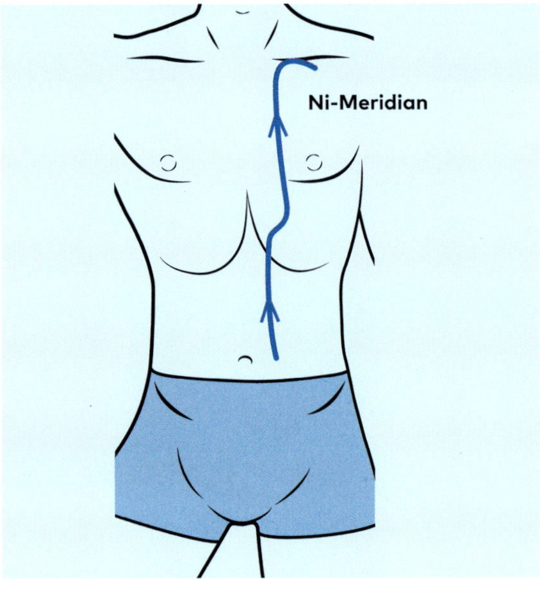

Den Meridian »Le« auf der Körpervorderseite

- Lege, stelle oder setze dich in die für dich angenehmste Position.
- Beginne in der Leiste und ziehe mit einem Metallgegenstand über die Taille bis hoch zum Oberkörper.
- Wiederhole alles 3- bis 5-mal.
- Wiederhole das Ganze auf der anderen Körperseite. Jeweils 3-mal täglich.

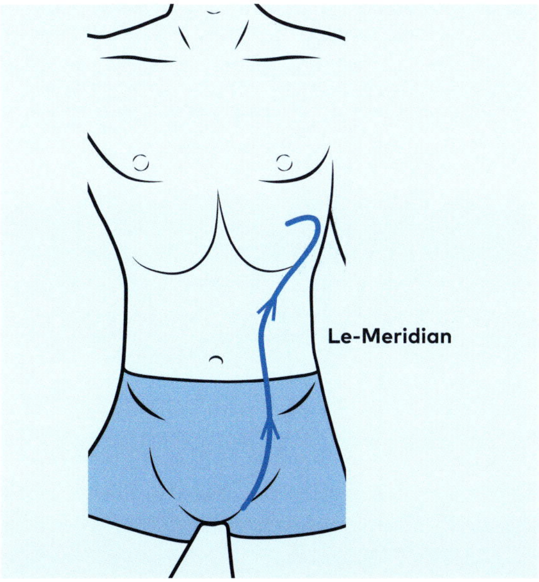

Den Meridian »MP« auf der Körpervorderseite (Variante 1)

- Lege, stelle oder setze dich in die für dich angenehmste Position.
- Beginne in der Leiste und ziehe mit einem Metallgegenstand über den Oberkörper bis hoch zu den äußeren Rippen.
- Wiederhole alles 3- bis 5-mal.
- Wiederhole das Ganze auf der anderen Körperseite. Jeweils 3-mal täglich.

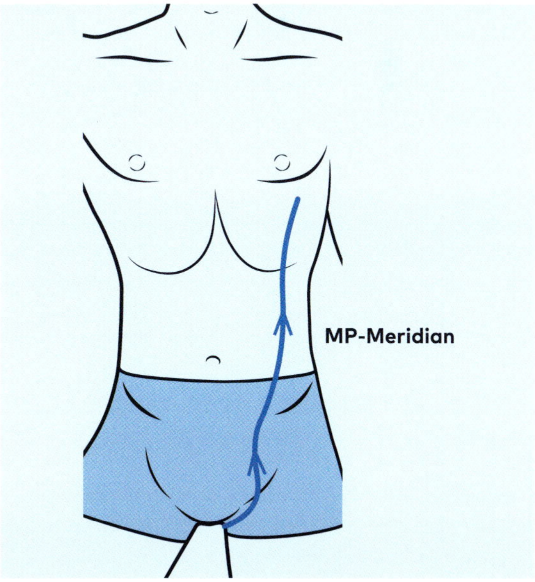

Die wirksamsten TCM-Punkte aktivieren: bei der Rippenköpfchengelenk-Blockierung

Den Meisterpunkt »Rücken des Landes« (Bl 60)

- Lege, stelle oder setze dich in die für dich angenehmste Position.
- Beginne auf der nicht betroffenen Körperseite und gehe am Außenknöchel deines Unterschenkels in Richtung Ferse. In der Einbuchtung befindet sich die Achillessehne, die am Fersenknochen ansetzt. Dort bist du richtig.
- Drücke dann mit einem Metallgegenstand in den Punkt »Rücken des Landes« (Bl 60) und kreise minimal mit Druck für 10 bis 20 Sekunden.
- Wiederhole dies auf der anderen Körperseite. Jeweils 3-mal täglich.

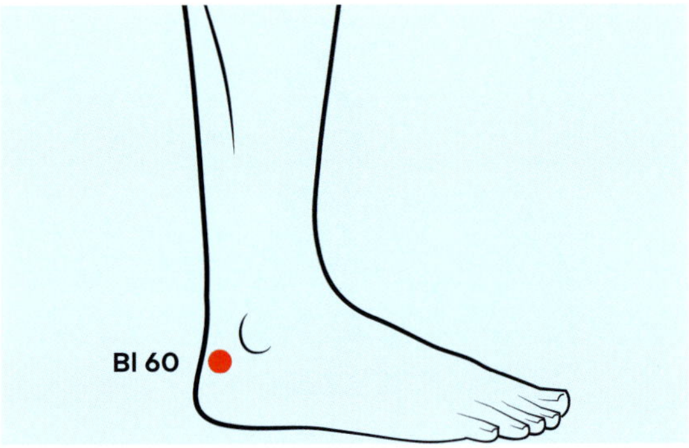

Den Meisterpunkt »Shenmai« (Bl 62)

- Lege, stelle oder setze dich in die für dich angenehmste Position.
- Beginne auf der nicht betroffenen Körperseite und gehe zur Einbuchtung direkt unterhalb der Abflachung deines Fußaußenknöchels.
- Drücke dann mit einem Metallgegenstand in den Meisterpunkt »Shenmai« (Bl 62) und kreise minimal mit Druck für 10 bis 20 Sekunden.
- Wiederhole dies auf der anderen Körperseite. Jeweils 3-mal täglich.

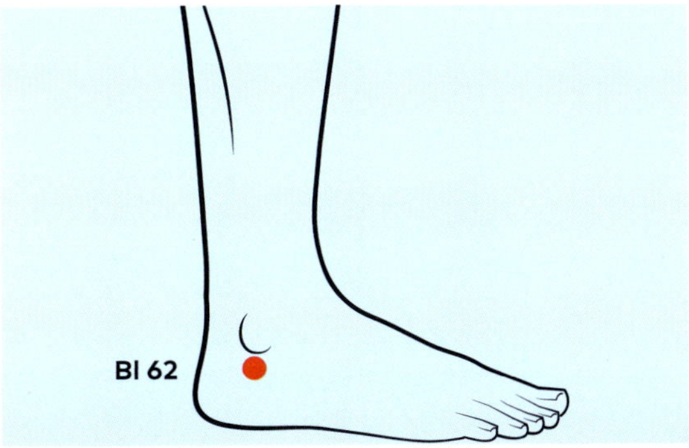

Den Kardinalpunkt »Erleuchtendes Meer« (Ni 6)

- Lege, stelle oder setze dich in die für dich angenehmste Position.
- Beginne auf der nicht betroffenen Körperseite und gehe 1 Fingerbreit unterhalb der Spitze des inneren Fußknöchels in die leichte Einbuchtung.
- Drücke dann mit einem Metallgegenstand in den Punkt »Erleuchtendes Meer« (Ni 6) und kreise minimal mit Druck für 10 Sekunden.
- Wiederhole dies auf der anderen Körperseite. Jeweils 2- bis 3-mal täglich.

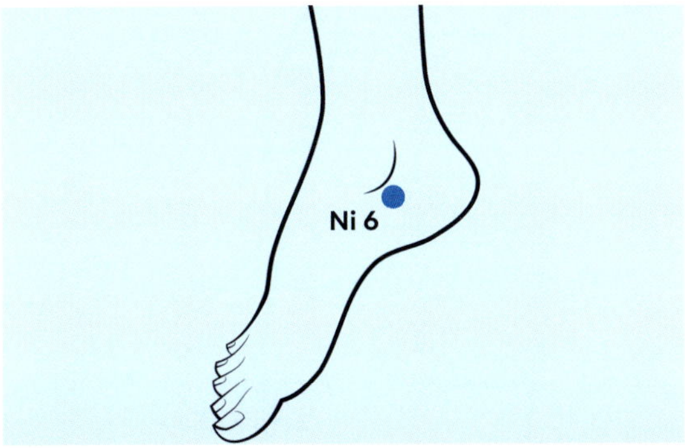

Die richtigen Meridiane ziehen: bei Interkostalsyndrom und -neuralgie

Den Meridian »Ks« auf der Körpervorder- und Arminnenseite

- Lege, stelle oder setze dich in die für dich angenehmste Position.
- Beginne 1 Fingerbreit über und 1 Fingerbreit lateral (zur Seite hin) neben deiner Brustwarze (Ks 1) und ziehe mit einem Metallgegenstand den Meridian »Ks« hoch über den Schulteranfang, die Armbeuge, den Unterarm bis zum Mittelfinger.
- Wiederhole alles 3- bis 5-mal.
- Wiederhole das Ganze auf der anderen Körperseite. Jeweils 3-mal täglich.

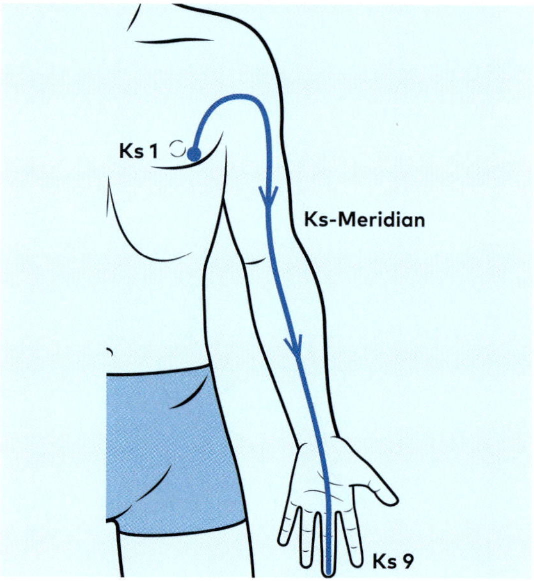

Den Meridian »KG« auf der Körpervorderseite

- Lege, stelle oder setze dich in die für dich angenehmste Position.
- Beginne am Schambein und ziehe mit einem Metallgegenstand den Meridian »KG« gerade über die Körpermitte bis zum Brustbein.
- Wiederhole alles 3- bis 5-mal.
- Wiederhole das Ganze auf der anderen Körperseite. Jeweils 3-mal täglich.

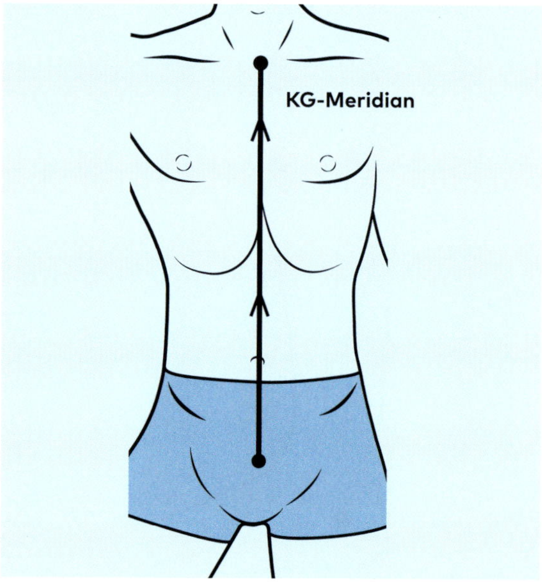

Den Meridian »MP« auf der Körpervorderseite (Variante 2)

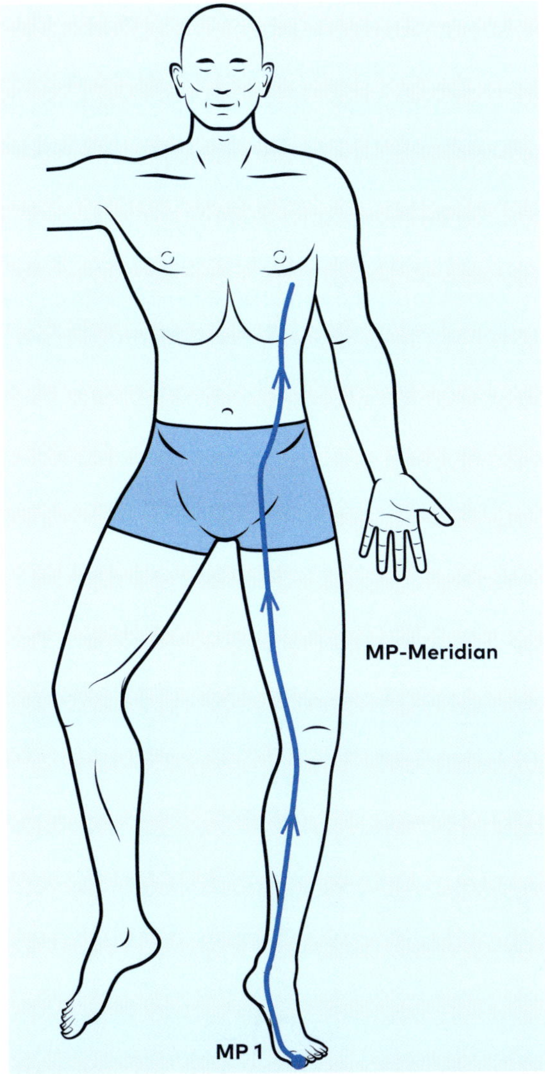

- Lege, stelle oder setze dich in die für dich angenehmste Position.
- Beginne am äußeren Nagelfalzwinkel deines großen Zehs (MP 1) und ziehe mit einem Metallgegenstand den Meridian »MP« über den Innenknöchel weiter entlang des Schienbeins über die Innenseite des Knies und des Oberschenkels, über die Leiste seitlich entlang des Oberkörpers bis unter die Brust.
- Wiederhole alles 3- bis 5-mal.
- Wiederhole das Ganze auf der anderen Körperseite. Jeweils 3-mal täglich.

Die wirksamsten TCM-Punkte aktivieren: bei Interkostalsyndrom und -neuralgie

Den Luo-Durchgangspunkt »Innere Barriere« (Ks 6)

- Lege, stelle oder setze dich in die für dich angenehmste Position.
- Beginne auf der nicht betroffenen Körperseite und gehe an der Innenseite deines Unterarms 3 Fingerbreit über die Handgelenksfalte zwischen die beiden Sehnen des Unterarms.
- Drücke dann mithilfe des Daumen-Zangengriffs (siehe Seite 32) in den Punkt »Innere Barriere« (Ks 6) und kreise minimal mit Druck für 10 Sekunden.
- Wiederhole dies auf der anderen Körperseite. Jeweils 3-mal täglich.

Den Punkt »Göttliches Haus« (KG 8)

- Lege, stelle oder setze dich in die für dich angenehmste Position.
- Gehe zu deinem Bauchnabel und von dort aus in gleicher Höhe ½ Fingerbreit nach rechts oder links auf die nicht betroffene Körperseite.
- Drücke dann mit einem Metallgegenstand in den Punkt »Göttliches Haus« (KG 8) und kreise minimal mit Druck für 10 Sekunden.
- Wiederhole dies auf der anderen Körperseite. Jeweils 3-mal täglich.

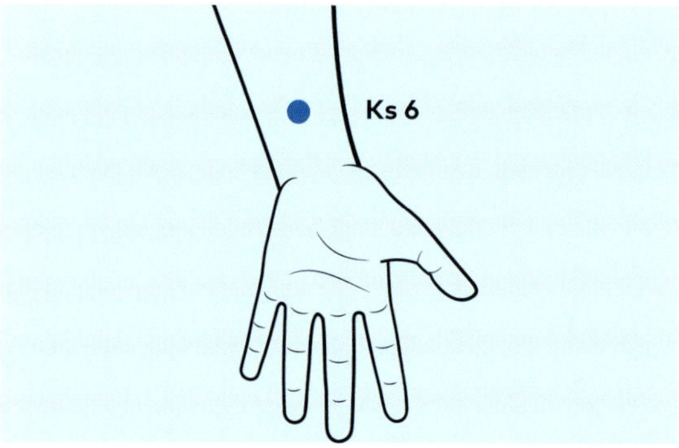

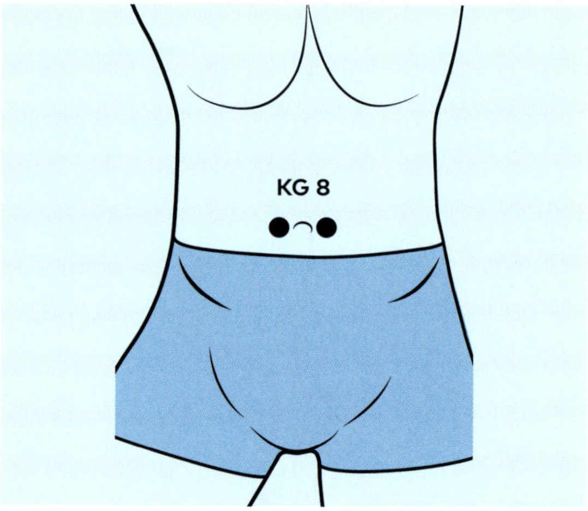

Den Kardinalpunkt »Söhne des Menschen« (MP 4)

- Lege, stelle oder setze dich in die für dich angenehmste Position.
- Beginne auf der nicht betroffenen Körperseite und gehe an der Innenseite deines Fußes – knapp unterhalb der Basis des ersten Mittelfußknochens – zur höchsten Stelle deines Fußgewölbes.
- Drücke dann mit einem Metallgegenstand in den Punkt »Söhne des Menschen« (MP 4) und kreise minimal mit Druck für 10 Sekunden.
- Wiederhole dies auf der anderen Körperseite. Jeweils 3-mal täglich.

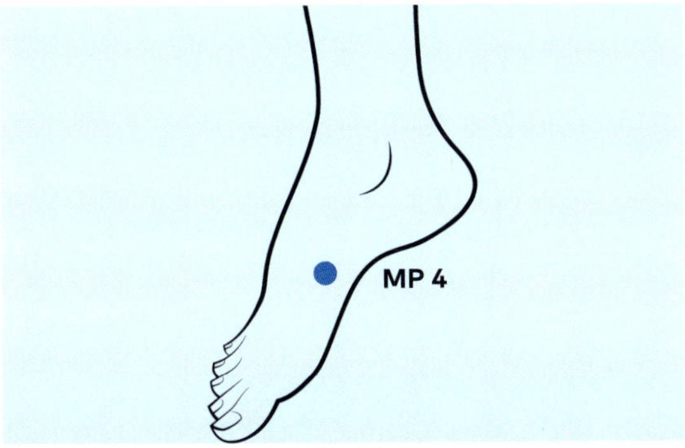

Den »Treffpunkt der drei Yin« (Ni/MP/Le)

- Setze dich auf eine Couch oder ein Bett und lege das betroffene Bein leicht gebeugt (30 bis 40 Grad) darauf ab.
- Beginne auf der nicht betroffenen Körperseite und gehe am inneren Knöchel deines Unterschenkels 4 Fingerbreit über den Innenknöchel.
- Drücke dann mit einem Metallgegenstand in den »Treffpunkt der drei Yin« (Ni/MP/Le) und kreise minimal mit Druck für 10 bis 15 Sekunden.
- Wiederhole dies auf der betroffenen Körperseite. Jeweils 2- bis 3-mal täglich.

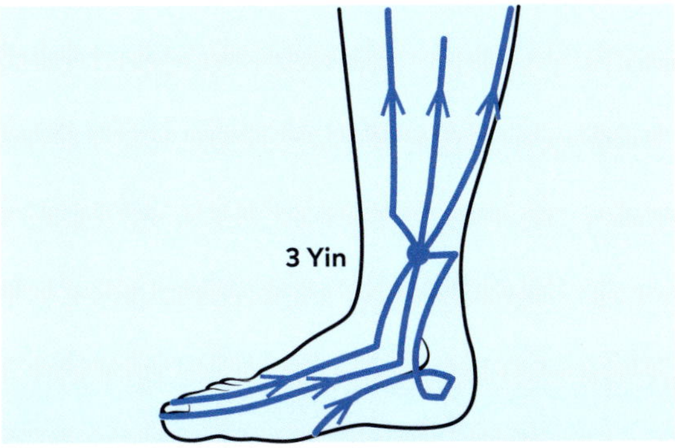

Die richtigen Meridiane ziehen: beim Rundrücken

Den Meridian »Bl« auf der Beinaußenseite

- Lege, stelle oder setze dich in die für dich angenehmste Position.
- Beginne seitlich am Unterschenkel beziehungsweise an der Wade und ziehe mit einem Metallgegenstand den Meridian »Bl« nach unten neben den Außenknöchel (Bl 60) und weiter bis zum äußeren Nagelfalzwinkel des kleinen Zehs (Bl 67).
- Wiederhole alles 3- bis 5-mal.
- Wiederhole das Ganze auf der anderen Körperseite. Jeweils 3-mal täglich.

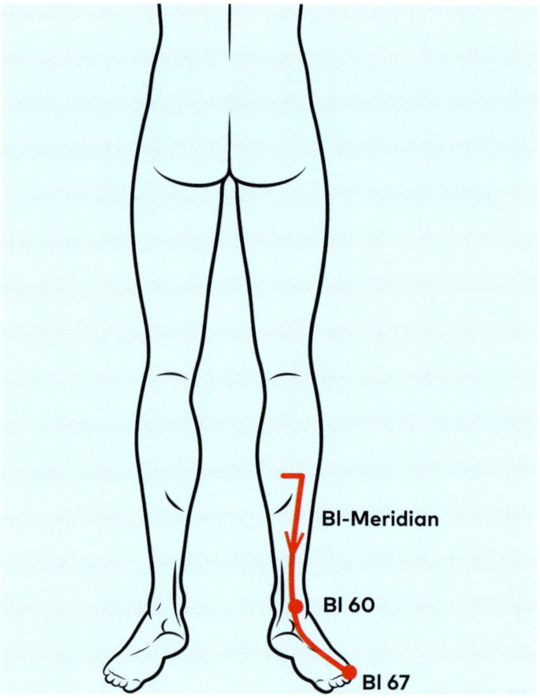

Den Meridian »Ni« auf der Beininnen- und Körpervorderseite

- Lege, stelle oder setze dich in die für dich angenehmste Position.
- Beginne auf deiner Fußsohle (Ni 1) und ziehe mit einem Metallgegenstand den Meridian »Ni« nach oben bis zum Innenknöchel (Ni 6) und darum herum, von dort entlang der Innenseite des Unterschenkels (Ni/MP/Le) über die Oberschenkelinnenseite und die Leiste bis in Bauchnabelhöhe nach oben, von dort weiter seitlich über den Brustkorb hoch und entlang des Schlüsselbeins.
- Wiederhole alles 3- bis 5-mal.
- Wiederhole das Ganze auf der anderen Körperseite. Jeweils 1-mal täglich.

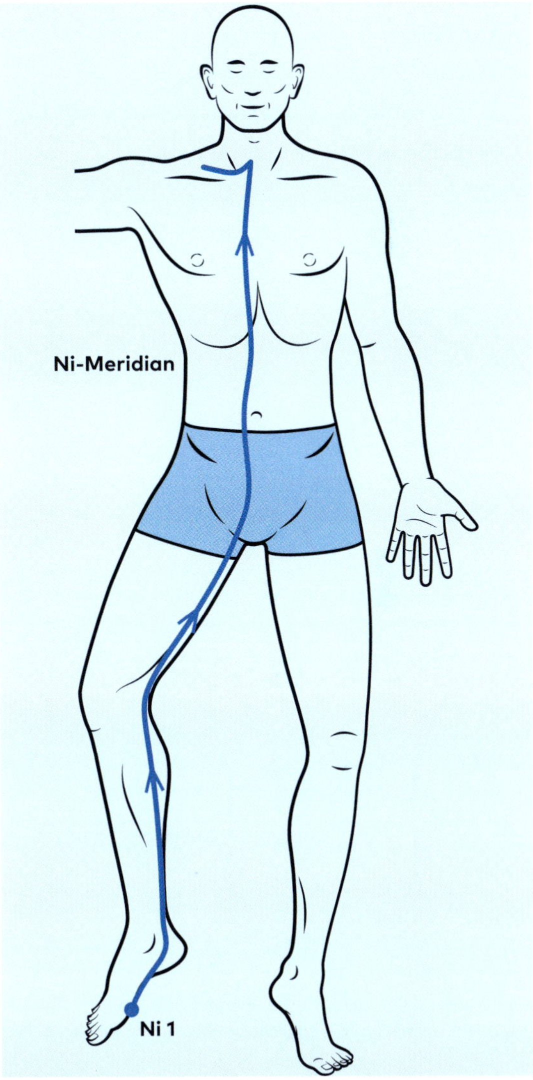

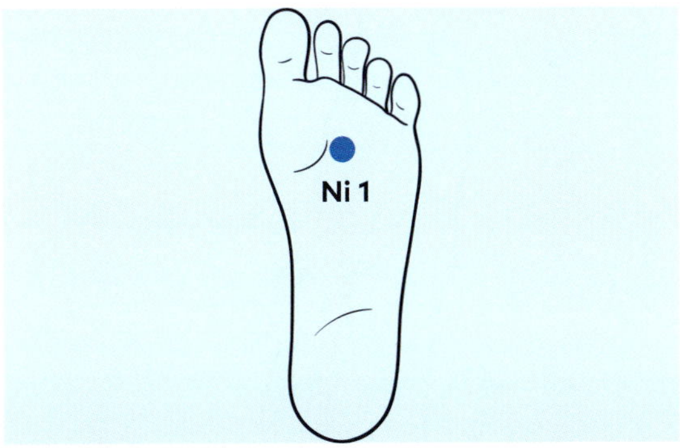

Den Meridian »Ma« auf der Körpervorderseite

- Lege, stelle oder setze dich in die für dich angenehmste Position.
- Beginne am Schlüsselbein und ziehe mit einem Metallgegenstand den Meridian »Ma« über die Brust entlang bis hinunter zur Leiste.
- Wiederhole alles 3- bis 5-mal.
- Wiederhole das Ganze auf der anderen Körperseite. Jeweils 2-mal täglich.

Den Meridian »3E« auf der Armaußenseite bis zum Schulterdach

- Lege, stelle oder setze dich in die für dich angenehmste Position.
- Beginne am äußeren Nagelfalzwinkel des Ringfingers (3E 1) und ziehe mit einem Metallgegenstand den Meridian »3E« über den Handrücken bis etwa 4 Fingerbreit oberhalb des Handgelenks, von dort weiter in einer kleinen Zackenbewegung in Richtung äußerer Unterarm, wieder zurück und über den äußeren Ellenbogen und Oberarm entlang bis hoch zum Schulterdach.
- Wiederhole alles 3- bis 5-mal.
- Wiederhole das Ganze auf der anderen Körperseite. Jeweils 3-mal täglich.

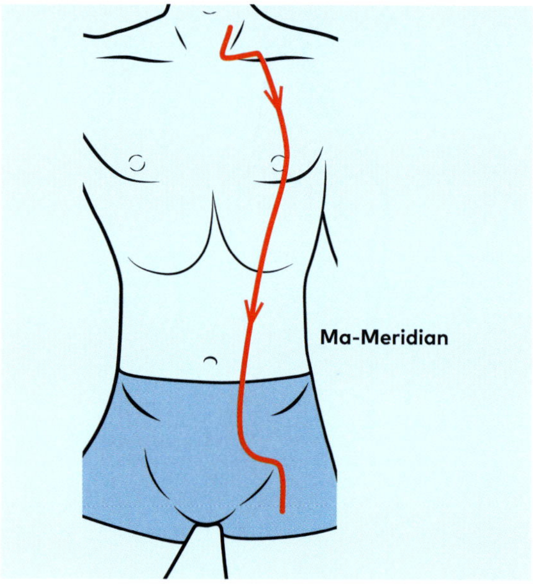

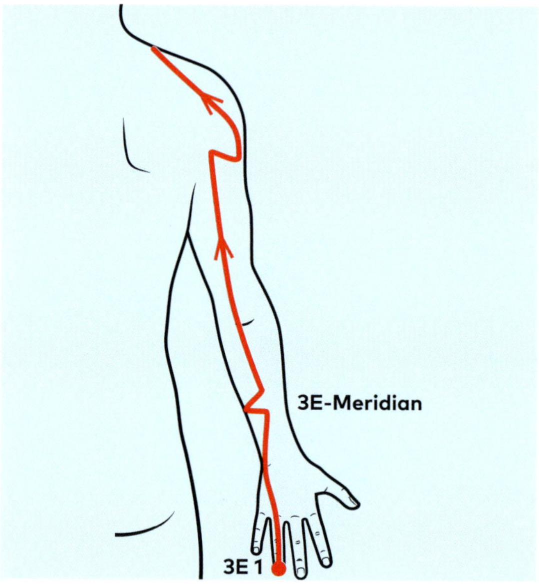

Die wirksamsten TCM-Punkte aktivieren: beim Rundrücken

Den »Shu-Zustimmungspunkt des weißen Gürtels« (Bl 30)

- Lege, stelle oder setze dich in die für dich angenehmste Position.
- Beginne auf der nicht betroffenen Körperseite und gehe zum Lendenwirbelbereich. Da gleitest du über die Pofalte nach unten in Richtung Kreuzbein und auf Höhe des 2. Kreuzbeinwirbels 1,5 Fingerbreit nach außen. Dort bist du richtig.
- Drücke dann mit einem Metallgegenstand in den »Shu-Zustimmungspunkt des weißen Gürtels« (Bl 30) und kreise minimal mit Druck für 10 bis 20 Sekunden.
- Wiederhole dies auf der anderen Körperseite. Jeweils 1- bis 2-mal täglich.

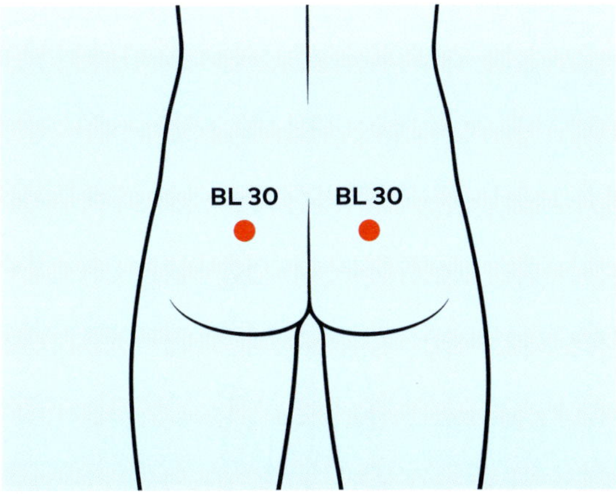

Den Meisterpunkt »Shenmai« (Bl 62)

- Lege, stelle oder setze dich in die für dich angenehmste Position.
- Beginne auf der nicht betroffenen Körperseite und gehe zur Einbuchtung direkt unterhalb der Abflachung deines Fußaußenknöchels.
- Drücke dann mit einem Metallgegenstand in den Meisterpunkt »Shenmai« (Bl 62) und kreise minimal mit Druck für 10 bis 20 Sekunden.
- Wiederhole dies auf der anderen Körperseite. Jeweils 3-mal täglich.

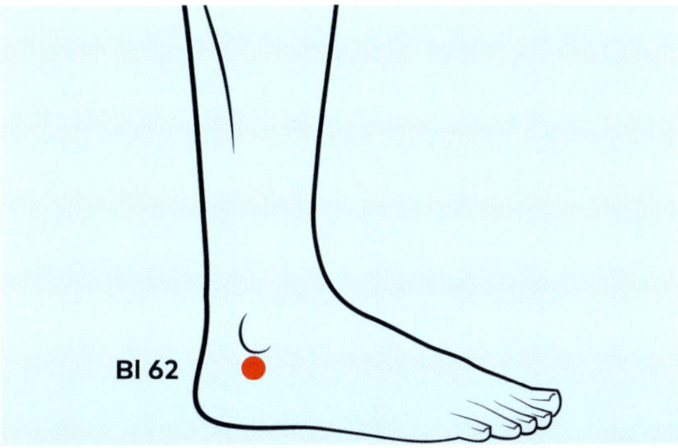

Den Kardinalpunkt »Hintere Talmulde« (Dü 3)

- Lege, stelle oder setze dich in die für dich angenehmste Position.
- Beginne auf der nicht betroffenen Körperseite, balle deine Hand zu einer Faust und gehe zur äußeren Kante deiner Hand. Dort bildet sich eine deutliche Falte, bei ihrem äußersten Punkt am Knöchel bist du richtig; öffne deine Hand wieder.
- Drücke dann mit einem Metallgegenstand in den Punkt »Hintere Talmulde« (Dü 3) und kreise minimal mit Druck für 10 bis 20 Sekunden.
- Wiederhole dies auf der anderen Körperseite. Jeweils 1-mal täglich.

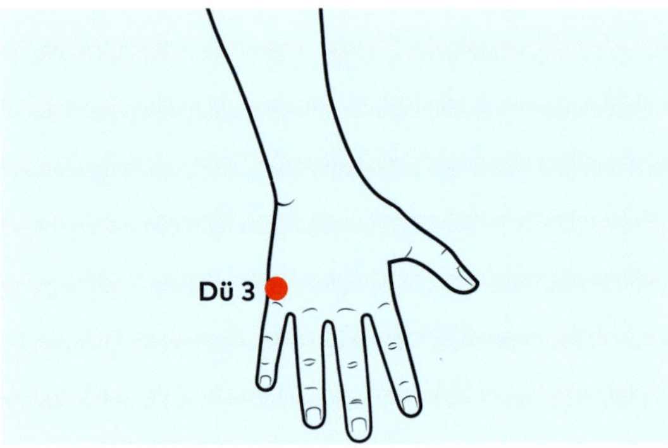

Den Punkt »Der fliegende Tiger« (3 E6)

- Lege, stelle oder setze dich in die für dich angenehmste Position.
- Beginne auf der nicht betroffenen Körperseite und gehe von der Mitte deiner Handgelenksfalte 3 Fingerbreit über die Außenseite deines Unterarms nach oben. Von dort 1 Fingerbreit nach außen.
- Drücke dann mit einem Metallgegenstand in den Punkt »Der fliegende Tiger« (3E 6) und kreise minimal mit Druck für 10 bis 20 Sekunden.
- Wiederhole dies auf der anderen Körperseite. Jeweils 1-mal täglich.

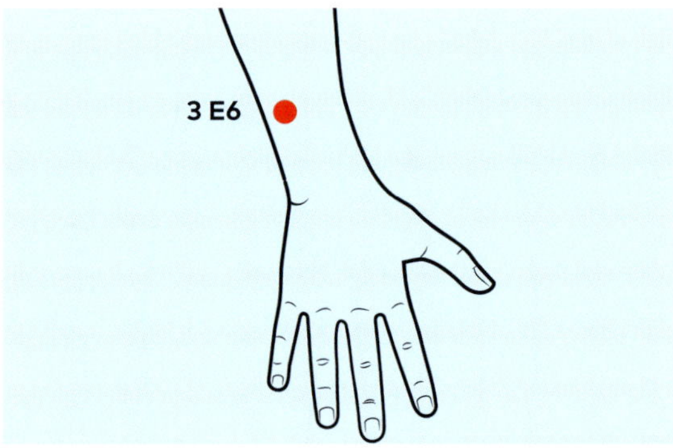

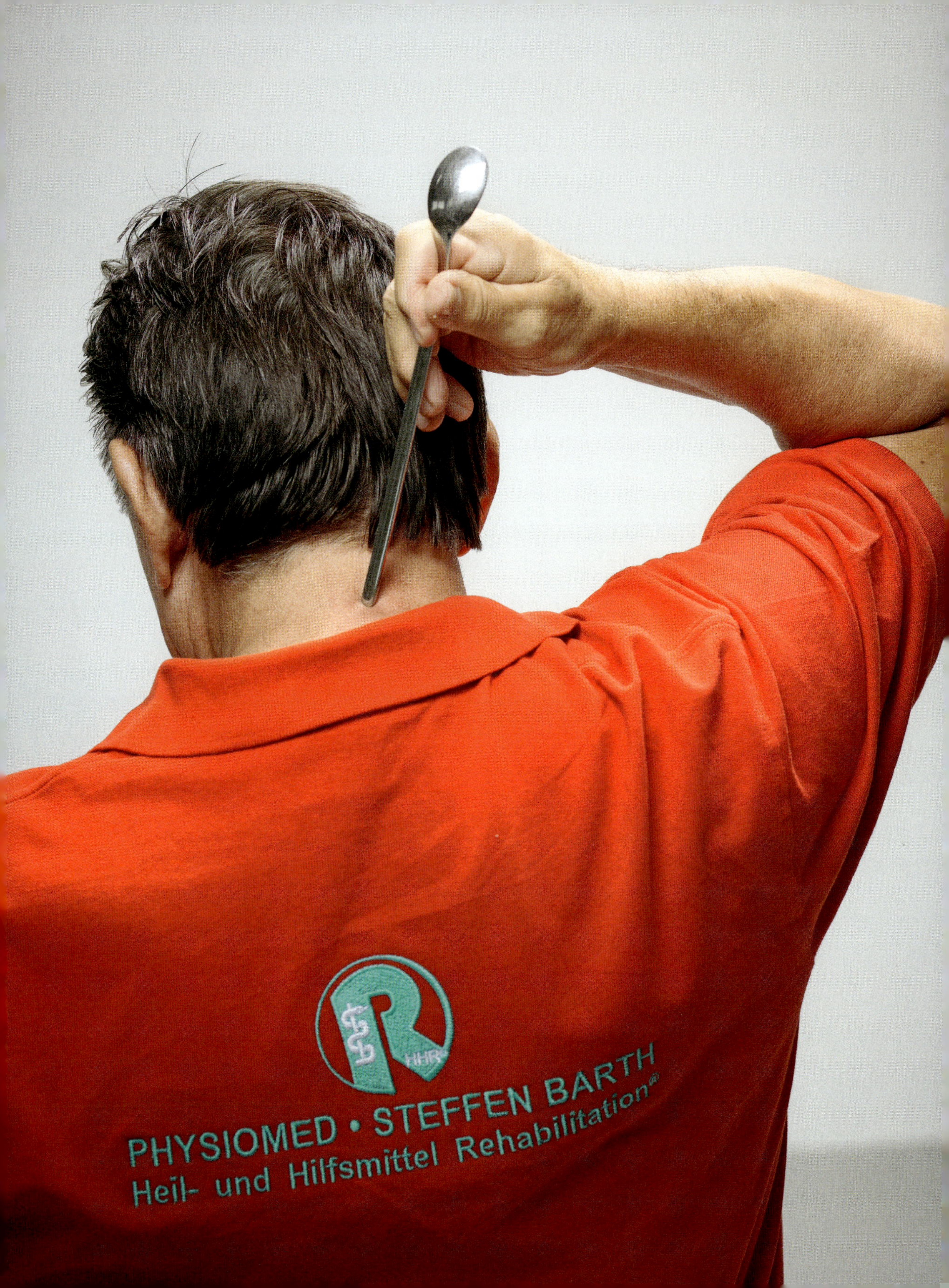
PHYSIOMED • STEFFEN BARTH
Heil- und Hilfsmittel Rehabilitation®

Die Halswirbelsäule – ein prächtiger Halt für unseren Kopf

Die Halswirbelsäule (HWS) ist ein echter Alleskönner und zugleich ein verblüffend empfindlicher Teil unseres Körpers: Sie besteht aus sieben kleinen Wirbeln (C1 bis C7), die erstaunlich viel leisten können (das »C« steht für *cervix,* was im Lateinischen »Hals« und »Nacken« bedeutet). Schließlich trägt die Halswirbelsäule unseren Kopf – ein wahres Schwergewicht –, der beim Erwachsenen ungefähr 6 Kilo auf die Waage bringt und in etwa dem Gewicht eines durchschnittlichen Muskatkürbisses unserer Breitengrade entspricht.

Kein Wunder also, dass sie so oft Beschwerden bereitet, immerhin trägt die Halswirbelsäule unser Haupt nicht nur rund um die Uhr, sondern muss dabei auch noch extrem beweglich sein. Sie ermöglicht es uns, unseren Kopf in alle Richtungen zu drehen, zu neigen und zu kippen, und damit, uns in der unmittelbaren Umgebung zu orientieren.

Mit daran beteiligt sind natürlich die Wirbel unserer HWS, die ein wenig anders aufgebaut sind als die herkömmlichen der Brust- und Lendenwirbelsäule – zumindest die obersten beiden, der Atlas (C1) und der Axis (C2). Während der Atlas den Kopf trägt und uns nicken lässt, ist der Axis fürs Drehen zuständig. Möglich ist dies durch den Aufbau des Atlas, der weder einen Wirbelkörper noch einen Dornfortsatz oder eine Bandscheibe besitzt und weitestgehend einem Ring ähnelt. Ohne den Axis, den zweiten Halswirbel, der mit dem Atlas durch seinen zahnartigen Fortsatz eine funktionelle Einheit bildet, wäre unser Kopf allerdings nicht so beweglich. Alle übrigen Halswirbel (C3 bis C7) folgen wiederum dem Konstruktionsprinzip eines klassischen Wirbels.

Warum unsere Nackenmuskeln und die HWS Schwerstarbeit leisten

Zur besonderen Aufgabe der HWS gehört aber auch – neben der Bewegung und Stabilität –, das Rückenmark zu schützen, das im knöchernen Wirbelkanal liegt, sowie die wichtigen Nervenwurzeln, die Arme und Hände zu versorgen. Schließlich sollen die Nervenimpulse ja reibungslos zwischen Gehirn und Körper hin und her fließen können. Gleichzeitig verlaufen in der HWS die aufsteigenden Blutgefäße, die das Gehirn mit Sauerstoff versorgen.

Wie ihr seht, ist der Bereich der Halswirbelsäule also ein besonders sensibler, der – anders als bei der Lenden- und Brustwirbelsäule – aber eher von kleineren Muskeln umgeben wird, die weniger Masse haben. Was wiederum damit zusammenhängt, dass diese Muskeln mehr der Feinmotorik und Stabilisation dienen als der reinen Kraft.

Um diesen empfindlichen Bereich vor Verletzungen zu bewahren, ziehen wir in Gefahrensituationen deshalb unbewusst die Schultern nach oben. Was der Körper als gefährlich einstuft, unterscheidet sich jedoch von Mensch zu Mensch und hängt von der jeweiligen Situation ab.

Während in früheren Zeiten tatsächliche Bedrohungen wie Raubtiere oder feindliche Angreifer dafür sorgten, dass der Körper in Alarmbereitschaft versetzt wurde, lösen in unserer modernen Gesellschaft auch ganz alltägliche Stressfaktoren diese Reaktion aus: Ob nun der Termindruck im Job, die Lichthupe des Fahrers hinter uns auf der Autobahn oder gar eine unangenehme Begegnung – all das kann unser Nervensystem in den Schutzmodus versetzen. Eine schwache oder verspannte Muskulatur, schlechte Körperhaltung oder übermäßige Belastungen tun dann ihr Übriges. Und mal ehrlich: Wie oft sitzen wir stundenlang übers Handy, Tablet oder das Notebook gebeugt?

Eine ungünstige Kopfhaltung – der sogenannte »Handynacken« oder »Text Neck« – bedeutet allerdings noch mehr Druck auf die HWS. Selbst wenn sie in aufrechter Haltung zusammen mit den Nackenmuskeln unseren Kopf gut tragen kann, so nimmt die Belastung auf die Halswirbelsäule massiv zu, wenn sich der Nacken um 45 Grad nach vorn senkt. Bei einer Neigung um 60 Grad beträgt die Belastung sogar bis zu 27 Kilo.[10] Ja, richtig gelesen: Das ist ungefähr so, als würde der Nacken einen kleinen Kühlschrank balancieren.

Was der Alltag Rücken und Nacken abverlangt

Solche oder ähnliche Fehlhaltungen führen genauso wie ständige Überlastungen zu den typischen Beschwerden im HWS-Bereich, die oft von Nackenverspannungen über stechende Schmerzen bis hin zu Bewegungseinschränkungen reichen. Manchmal strahlen die Schmerzen auch in die Schultern oder Arme aus und können mit Kribbeln, Taubheitsgefühlen oder Schwäche einhergehen.

In solchen Fällen spricht man gern von einem »zervikalen« oder »HWS-Syndrom«, das im Grunde alle Beschwerden zusammenfasst, die von der Halswirbelsäule ausgehen und sich im Nacken, Schulter- oder Armbereich manifestieren. Dass dies hierzulande keine Seltenheit mehr ist, sondern fast schon Normalität, zeigt die repräsentative BURDEN-Studie des Robert Koch-Instituts, in der gut 45 Prozent der Deutschen angeben, unter Nackenschmerzen zu leiden, die ihre Lebensqualität spürbar verringern.[11] Weiter heißt es: »Eine Ausnahme bildet die Gruppe der ab 70-Jährigen, die seltener von Rücken- und Nackenschmerzen berichtet als jüngere Befragte.«[12] So weit, so schlecht. Die Last der modernen Welt scheint also vermehrt auf den Schultern derjenigen zu liegen, die noch keine siebzig sind.

Um ernsthafte Beschwerden zu vermeiden, solltet ihr deshalb auf Prävention setzen, wozu nicht nur die Stärkung der Nackenmuskulatur gehört, sondern auch die richtige Haltung in allen Lebenslagen. Vorrangig – aber natürlich nicht nur – bei der Arbeit: Hier machen bereits kleine Veränderungen wie ein ergonomisch eingerichteter Arbeitsplatz, regelmäßige Pausen, kleine Spaziergänge zwischendurch und natürlich präventive Übungen und TCM-Maßnahmen einen großen Unterschied.

Flexibel und belastbar durch ganzheitliches Vorgehen

Akute Schmerzen sollten aber unbedingt ernst genommen und ihnen sollte dementsprechend entgegengewirkt werden. Denn wie sich im Laufe meiner jahrzehntelangen Praxiserfahrung gezeigt hat, können viele Baustellen und bestimmte Krankheitsbilder im Bereich der HWS, die auf den folgenden Seiten dargestellt werden – ja, sogar ein Bandscheibenvorfall –, durch gezielte Übungen und TCM-Maßnahmen gelindert werden (ab Seite 192).

Herausgreifen möchte ich hier kurz die Atlasübung, die mir besonders am Herzen liegt, weil sie einfach als Tausendsassa fungiert, eine Schlüsselübung sozusagen. Wie vorhin bereits erwähnt, wird der Kopf vom ersten Wirbel (C1), dem Atlas, getragen. Und ich sag's jetzt mal ganz salopp: Wenn der Kopf nicht richtig darauf sitzt, haben wir ein ziemliches Problem, denn die Nervenbahnen, die vom Kopf zur Wirbelsäule reichen, können dadurch irritiert werden, was zu einer Art »Kriechstrom« führen kann. Und der wiederum beeinträchtigt das funktionelle Geschehen – beispielsweise wird die Beweglichkeit eingeschränkt.

Bei unseren Übungen geht es natürlich nicht nur um den Atlas allein, sondern auch darum, die Beweglichkeit der HWS zu verbessern, damit die Durchblutung gefördert werden kann: So können Beschwerden wie unter anderem das Karpaltunnelsyndrom, der Tennis- beziehungsweise Golferellenbogen oder Probleme mit der Supraspinatussehne gleichzeitig behandelt werden – darauf gehe ich später im Kapitel »Schulter, Ellenbogen und Hand: perfektes Zusammenspiel von Kraft und Flexibilität« ab Seite 235 noch näher ein.

Wichtig ist auf jeden Fall, dass ihr nicht abwartet, bis sich die Beschwerden verschlimmern und/oder chronisch werden. Von Letzterem spricht man übrigens, wenn Schmerzen und Einschränkungen seit mindestens drei Monaten bestehen. Viele HWS-Probleme können sich gut mit den Übungen und TCM-Maßnahmen ab Seite 192 behandeln lassen – ja, selbst ein Bandscheibenvorfall. Wie heißt es doch so schön: »Es ist noch nicht aller Tage Abend.« Von daher: »Hinfallen, aufstehen, Krone richten – und weiter geht's!«

Die gängigsten HWS-Beschwerden

Warum sind Nacken und Schulter verspannt?

Und weshalb ist der Nacken- und Schulterbereich steif, warum schmerzt er und warum kommt es zu Bewegungseinschränkungen des Kopfes? Ist das etwa eine HWS-Beweglichkeitsstörung, ein HWS-Syndrom?

Nackenschmerzen beeinträchtigen den Alltag von fast der Hälfte der deutschen Bevölkerung – mit fast 55 Prozent sind die Frauen dabei etwas häufiger vertreten als die Männer mit ungefähr 36 Prozent.[13] Diese Zahlen hat die repräsentative BURDEN-Studie des Robert Koch-Instituts ausgemacht, aus der ich euch vorhin weitere Zahlen präsentiert habe. Und die – wie ich finde – ganz schön erschreckend sind.

Aber was versteht man überhaupt unter dem Begriff »Nackenschmerzen« beziehungsweise »HWS-Beschwerden«? Zählen sie auch zum HWS-Syndrom? Und was bedeutet in diesem Zusammenhang »spezifisch« und »unspezifisch«?

Grundsätzlich ist die Bezeichnung »HWS-Syndrom« ein Sammelbegriff für eine Vielzahl der Beschwerden, die von der Halswirbelsäule ausgehen. Typische Symptome umfassen Nackenverspannungen, Schmerzen im Nacken- und Schulterbereich sowie Bewegungseinschränkungen. Und der Unterschied zwischen einem spezifischen und unspezifischen HWS-Syndrom liegt lediglich darin, inwieweit die Ursache klar identifiziert wurde.

Bei einem spezifischen HWS-Syndrom können das strukturelle Veränderungen in der Halswirbelsäule sein, zum Beispiel Bandscheibenvorfälle, Wirbelkanalstenosen (Verengungen), Arthrose oder Frakturen, die in bildgebenden Verfahren wie etwa im MRT oder beim Röntgen eine Schmerzursache aufzeigen können. Ich sage »können«, denn der Mensch muss ganzheitlich betrachtet werden und oft stehen Patienten vor mir, deren Röntgenbilder oder MRT-Aufnahmen keinen Befund aufweisen und die dennoch schmerzgeplagt sind – das wären dann übrigens unspezifische Schmerzen (wenn bildgebende Verfahren keine klaren strukturellen Veränderungen dokumentieren).

Aber das Gegenteil kann genauso der Fall sein: etwa wenn ein Bandscheibenvorfall auf einer MRT-Aufnahme zu sehen ist, der/die Patient*in aber keinerlei Schmerzen hat, sondern wegen eines anderen Problems zu mir in Behandlung gekommen ist (ein Zufallsbefund sozusagen).

Kommen wir aber wieder zurück zu den unspezifischen HWS-Syndromen: Hier spielen häufig Fehlhaltungen, Muskelverspannungen, Stress oder mangelnde Bewegung eine große Rolle. Ein typisches Beispiel ist das lange Sitzen am Computer oder das häufige Vornüberbeugen wie etwa beim Blick aufs Handy – den Handynacken habe ich ja schon erwähnt. Das führt zu Verspannungen und Verhärtungen, die bis in die Daumen-Sattelgelenke ziehen können und mittlerweile nicht nur junge Menschen, sondern zunehmend auch ältere betreffen.

Neben der oben beschriebenen Fehlhaltung sind Stress und mangelnde Bewegung der nächste Nackenkiller, denn psychische Belastungen führen oft zu einer ständig angespannten Nackenmuskulatur (Stichwort: besonders schützenswerter Bereich, siehe Seite 181)! Und seien wir mal ehrlich, der meiste Stress ist doch hausgemacht beziehungsweise wir versuchen, all die an uns gestellten Erwartungen im Schnelldurchlauf zu erfüllen: Da sind die Businessmänner und -frauen, die ständig unter Strom stehen wegen Abgabeterminen, Budgets und Mitarbeitern, die berufstätigen Eltern, die ihren Chefs, den Kindern und den Ehepartnern gerecht werden wollen, und schließlich die Schüler, die nicht nur gute Noten schreiben sollen, sondern sich auch noch möglichst vorteilhaft auf sämtlichen Social-Media-

Kanälen inszenieren müssen, um in ihrer Peergroup Anerkennung zu finden. Da kann man schon mal gestresst sein und als Folge all dieser Anforderungen gewohnte Rituale vernachlässigen wie etwa gemeinsame Mahlzeiten, regelmäßige Bewegung und Entspannung.

Die ausgeklügelten Übungen und effektiven TCM-Maßnahmen, die du dagegen im Büro und zu Hause durchführen kannst und die ich dir ab Seite 192 zusammengestellt habe, zielen darauf ab, die betroffenen Strukturen zu stärken und gleichzeitig zu entlasten. Denn ich als Reha-Experte und Manualtherapeut stelle immer wieder fest: Die vordere Halsmuskulatur ist meistens zu schwach. Selbst bei gut trainierten Menschen zeigt sich beispielsweise bei der »Atlasübung im Liegen« innerhalb von 8 Sekunden eine Muskelermüdung, die zum Zittern führt.

Wichtig ist aber nicht nur, dass die vordere Halsmuskulatur gekräftigt wird, sondern auch, dass eine bessere Durchblutung bis hin zum Kopf stattfindet, gleichzeitig der Stoffwechsel verbessert und die »Abfallprodukte« schneller abtransportiert werden. Zum Glück gibt es viele einfache Ansätze, die ich euch hier vorstelle und ihr problemlos durchführen könnt, denn: Selbst ist der Mann und die Frau!

Weshalb schmerzen Kopf, Nacken oder Rücken beziehungsweise ist das Gleichgewicht gestört?

Oder es machen sich Schwindel oder Ohrgeräusche (Tinnitus) breit? Ist das etwa eine Atlasblockade, -fehlstellung oder -verschiebung?

Der Atlas – das klingt nach einem mächtigen und bedeutenden Namen, und tatsächlich trägt dieser erste Halswirbel nicht nur eine enorme Verantwortung für unseren Körper. Nein, er ist auch nach einem Titan aus der griechischen Mythologie benannt, der als Strafe das Himmelsgewölbe abstützen musste. Welch ein Kraftakt! Und so würden wir ohne unseren Atlas auch buchstäblich den Kopf verlieren, denn er trägt ihn mit Fassung und ermöglicht uns zusammen mit unserem zweiten Wirbel erstaunliche Bewegungsfreiheiten.

Deshalb die beruhigende Nachricht gleich zu Beginn: Eine Atlasblockade kommt nicht über Nacht. Und selbst wenn sie sich eingeschlichen hat, seid ihr nicht hilflos: Mit bewährten Übungen und den effektiven TCM-Techniken ab Seite 192 könnt ihr dem Atlas seinen Platz weisen.

Die Atlasblockade, auch als »Atlasfehlstellung« oder »-verschiebung« bekannt, beschreibt eine Funktionsstörung des obersten Halswirbels, ebenjenes Atlas (C1), den ich auf Seite 181 bereits vorgestellt habe. Noch mal zur Erinnerung: Er bildet mit dem Axis (C2) eine funktionelle Einheit, die den Schädel trägt und die Verbindung zwischen Kopf und Wirbelsäule darstellt, weshalb er gemeinsam mit dem Axis auch zu den Kopfgelenken zählt.

Bei einer Atlasblockierung tauchen Beschwerden auf, die von Kopfschmerzen, Migräne, Schwindel, Gleichgewichtsstörungen über Tinnitus und Sehstörungen bis hin zu Rückenschmerzen reichen – Letztere können sich auf eure gesamte Wirbelsäule auswirken. Wie aus dem Sammelsurium der Beschwerdebilder herauszulesen ist, kann eine Atlasblockade weitreichende Auswirkungen auf die gesamte Wirbelsäule und das Nervensystem haben.

Da durch den Atlas wichtige Nervenbahnen und Blutgefäße verlaufen, die das Gehirn mit dem Körper verbinden, beeinflusst eine Fehlstellung den gesamten Körper: Ein blockierter Atlas vermag die Durchblutung des Gehirns zu beeinträchtigen oder Nervenreizungen zu verursachen, die sich etwa in Schwindel oder Schwerhörigkeit äußern können. Der Atlaswirbel nimmt eben eine zentrale Position in unserem Körper ein, weshalb die Beschwerden auch so unspezifisch daherkommen.

Die Ursachen sind ebenso vielfältig wie die Symptome, wobei ganz oben auf der Liste natürlich die Fehlhaltung thront, wie sie bei vielen von uns tagtäglich vorkommt – beispielsweise durch längeres Sitzen in ungünstigen Positionen. Durch Stürze, Unfälle oder muskuläre Verspannungen kann der Atlas ebenfalls blockiert sein, genauso wie durch Stress, aus dem meistens anhaltende, schmerzhafte Muskelverhärtungen resultieren. Das Atlasgleiten selbst – es beschreibt die sanfte Bewegung des Kopfes auf dem ersten Halswirbel nach hinten – ist daher bei vielen älteren Menschen auch aufgrund fehlender Synovialflüssigkeit nur noch wenig möglich, der Kopf bewegt sich auf dem Atlas kaum oder gar nicht mehr nach hinten. Diese feine Bewegung gewährleistet jedoch eine optimale Ausrichtung der Halswirbelsäule.

Zu alldem kann eine Atlasblockade zu einer Fehlhaltung führen, bei der der Körper die »Schiefstellung« des Kopfs auszugleichen versucht. Dies wiederum kann Muskelverspannungen, Rückenschmerzen und Probleme im LWS-Bereich nach sich ziehen. So hat diese kleine Fehlstellung am oberen Ende der Wirbelsäule das Potenzial, den gesamten Bewegungsapparat zu belasten.

Behandeln könnt ihr eine Atlasblockierung mittels meiner speziellen ganzheitlichen Vorgehensweise ab Seite 192 wirklich gut. So findet der Atlas wieder auf seinen angestammten Platz zurück und kann seiner Schlüsselrolle, weiterhin souverän euren Kopf zu tragen, gerecht werden.

Wieso fühlt sich der Nacken steif an und der Kopf schmerzt beim Bewegen?

Ist das etwa eine Nackensteife, eine Genickstarre oder gar ein Schiefhals? Ihr habt Nackenschmerzen, könnt den Kopf nicht richtig drehen und beim Autofahren nicht über eure Schulter blicken? Irgendwie fühlt sich im Nacken alles steinhart an und will einfach nicht besser werden? Einrenken lassen möchtet ihr euch aber auch nicht, weil ihr Angst davor habt?

Das kann ich gut verstehen – ich persönlich bin auch kein großer Fan vom Einrenken, weshalb ich euch auf Seite 192 effektive Übungen und bewährte TCM-Maßnahmen zusammengestellt habe. Hier kann jede und jeder sich selbst mobilisieren: *Automobilisation* – so heißt das in der Fachsprache.

Eine akute Nackensteife, unter anderem auch als »Schiefhals«, »Genickstarre« oder »Zervikalsyndrom« bezeichnet, kann plötzlich auftreten und den Alltag stark beeinträchtigen. Sie ist keine eigenständige Erkrankung, sondern ein Symptom, das natürlich verschiedene Ursachen haben kann: Eine plötzliche Bewegung, eine ungünstige Schlafposition oder ein kalter Luftzug reichen oft schon aus, um die Nackenmuskulatur so zu überreizen, dass sie streikt.

Manchmal steckt hinter der Starre auch eine Nervenreizung oder eine Blockade der Facettengelenke, die nicht nur in der LWS, sondern auch in der HWS auftreten kann. Diese kleinen Wirbelgelenke, die den Bewegungsumfang der Halswirbelsäule steuern, können durch Fehlhaltungen oder Überlastung blockieren und zu schmerzhaften Verspannungen führen. Die Genickstarre müsst ihr euch also ähnlich wie einen Hexenschuss vorstellen – nur in diesem Fall eben an der Halswirbelsäule.

Wer Genaueres über die Facettengelenke wissen möchte, kann sich auf den Seiten 114, 117 und 123 informieren. Allerdings treten in ernsteren Fällen, wie etwa bei einer Hirnhautentzündung (Meningitis), ebenfalls Nackensteife, starke Kopfschmerzen und/oder Fieber auf, weshalb bei schwereren Symptomen immer eine ärztliche Praxis aufgesucht werden sollte. Das Gleiche gilt natürlich bei neurologischen Ausfällen.

Jetzt gehen wir aber mal vom Guten aus – auch wenn es schmerzt –, nämlich davon, dass eure Nackenstarre durch muskuläre Verspannungen verursacht wurde. Der häufigste Auslöser für eine Nackensteife ist, wie gerade erwähnt, eine Überbelastung oder Fehlhaltung der Nackenmuskulatur, die oft durch einseitige monotone Bewegungsmuster hervorgerufen wird. Wer also lange am Schreibtisch vorm Bildschirm sitzt, sich beim Schlafen verlegt oder unter Stress steht, riskiert eine Verhärtung der Muskulatur im Nacken- und Schulterbereich. Auch äußere Faktoren wie etwa Zugluft oder Kälte fördern Verspannungen, was besonders in den Herbst- und Wintermonaten oder auch bei intensiver Nutzung von Klimaanlagen häufiger vorkommt.

Um die Schmerzen lindern zu können, solltet ihr nicht nur meine ganzheitliche Vorgehensweise ab Seite 192 durchführen – und zwar regelmäßig –, sondern langfristig auch einseitige Bewegungsabläufe umstellen: falls nötig, euren Arbeitsplatz ergonomisch an eure Bedürfnisse anpassen, Stress reduzieren und euch vor allem regelmäßig bewegen.

Was das Schlafen angeht und weil ich so oft darauf angesprochen werde und das Kissen, auf dem ihr euer Haupt bettet, ja auch bestimmt, wie ihr euch zur Ruhe legt – hier noch eine Antwort auf die Fragen aller Fragen: Mit welchem Kissen sollt ihr die Nacht verbringen?

Gleich vornweg: Für nicht ideal halte ich ein vorgeformtes Kissen. Ihr schlaft ja nicht bewusst – meint: willentlich – nur in einer Position, sondern bewegt euch. Mal liegt ihr auf der rechten Seite, mal auf der linken, dann wieder auf dem Rücken – manche unter euch schlafen sogar auf dem Bauch. In einer Position die ganze Nacht durchzuschlafen, ist äußerst selten. Deshalb empfehle ich ein klassisches, weiches, knautschbares Kissen, am besten ein schönes großes aus dem Material, das euch gefällt – meinetwegen wie früher mit Federn gefüllt. Beim Seitenschlaf knautscht ihr es euch automatisch zurecht.

Falls ihr hauptsächlich auf dem Rücken schlaft und eine gute Matratze euer Eigen nennen könnt, ist es auch egal, wie flach das Kissen ist. Diese vorgefertigten Kissen, wie sie vielfach angeboten werden, erinnern mich eher an eine feste Rolle. Darauf zu schlafen, führt oft dazu, dass man nachts mehrfach aufwacht. Es mag sein, dass einige damit klarkommen, aber in der Regel empfehle ich ein flexibles Kissen, das ihr nach Bedarf knautschen könnt – egal, ob ihr euch auf die Seite oder den Rücken dreht.

Warum schmerzen HWS, Kopf, Schulter und Nacken?

Und der Nacken ist steif. Weshalb kommen Schwindel oder Übelkeit dazu? Ist das etwa ein Schleudertrauma beziehungsweise eine HWS-Distorsion (vom lateinischen *distorsio* für »Verdrehung«)?

Einigen unter euch wird es wahrscheinlich schon mal passiert sein: dass ihr euch bei einem Unfall ein Schleudertrauma – oder medizinisch korrekt: eine »HWS-Distorsion« – zugezogen habt. Dabei handelt es sich um eine Verletzung des Nackens, die auftritt, wenn der Kopf durch eine plötzliche, ruckartige Bewegung nach vorn und dann nach hinten katapultiert wird – oder umgekehrt. Typisch ist das für einen Auffahrunfall, bei dem man beispielsweise im Fahrersitz durch den Aufprall nach vorn geschleudert und der Kopf genauso unkontrolliert mitbewegt wird.

Um ein Schleudertrauma zu erleiden, müsst ihr aber nicht unbedingt in einen Unfall verwickelt sein, auch bei sportlichen Aktivitäten, einem Sturz oder einer kräftigen Erschütterung kann diese Verletzung auftreten. In erster Linie betrifft es die Weichteile rund um die Halswirbelsäule, daher auch der Begriff »HWS-Distorsion«: Hier werden die Muskeln, Bänder und Sehnen im Nackenbereich überdehnt und es kommt zu schmerzhaften Verspannungen. Auch die Wirbelgelenke, Nerven und Bandscheiben stehen unter Druck und werden stark belastet, was teilweise zu Schwellungen und Entzündungen führen kann.

Die Symptome eines Schleudertraumas sind unterschiedlich stark ausgeprägt und treten oft verzögert nach einem Unfall auf. Häufige Beschwerden sind HWS-, Nackenschmerzen und Steifheit, Kopfschmerzen, Schwindel, Übelkeit, Schmerzen in den Schultern sowie im Rücken – und in schweren Fällen Taubheit oder Kribbeln in den Armen und Händen.

Eine amerikanische Studie hat dazu folgenden Verlauf ausgemacht: »Nach einem Autounfall entwickeln 15 bis 40 Prozent der Patienten mit akuten Nackenschmerzen chronische Nackenschmerzen. Das zervikale Facettengelenk ist die häufigste Ursache für chronische Nackenschmerzen nach einem Schleudertrauma, gefolgt von Bandscheibenschmerzen. Bei einigen Patienten treten Schmerzen in beiden Strukturen auf.«[14]

Um das zu verhindern, sind Ruhe und Schonung angesagt – allerdings keine völlige Ruhigstellung. Früher wurde der Nacken gern noch mit einer Halskrause immobilisiert, heute weiß man, dass eine sanfte Mobilisierung die »Heilung« besser fördert. Und dazu sind am besten die darauf abgestimmten Übungen und TCM-Techniken ab Seite 192 geeignet. Akute Schmerzen lassen sich zudem gut mit einem nasskalten Halswickel reduzieren, der von einem gerollten Handtuch um den Hals gestützt wird. Diese Methode entlastet die HWS sofort – vor allem nachts.

Falls einige Tage nach der Verletzung Symptome wie Nackenschmerzen, Schwindel oder Bewegungseinschränkungen nicht besser geworden sind oder sich sogar verschlimmert haben, solltet ihr ärztliche Hilfe in Anspruch nehmen – bei Übelkeit bitte sofort.

Leider könnt ihr ein Schleudertrauma nicht immer verhindern – vor allem nicht, wenn ihr als Beifahrer oder Fahrer in einen Unfall verwickelt seid. Dennoch gibt es ein paar Schutzmaßnahmen, die ihr ergreifen könnt, um das Risiko zu minimieren. Besonders beim Autofahren ist es beispielsweise wichtig, die Kopfstütze richtig einzustellen: Sie sollte möglichst dicht am Hinterkopf anliegen und so hoch sein, dass der Kopf im Falle eines Aufpralls nicht unkontrolliert ganz nach hinten schnellt. Zusätzlich hilft es natürlich, wenn ihr eure Nacken- und Schultermuskulatur stärkt, da gut trainierte Muskeln eher derartig plötzliche Belastungen abfangen …

Wieso schmerzt der Nacken und die Beschwerden strahlen bis in die Arme aus?

Ist das etwa ein Bandscheibenvorfall in der Halswirbelsäule? Wie bereits auf Seite 124 erwähnt, finden 10 Prozent der Bandscheibenvorfälle in der Halswirbelsäule statt. Und das, obwohl von sieben Wirbeln, die vom Kopf bis zum oberen Brustbereich reichen und eine zentrale Rolle für die Beweglichkeit und Stabilität unseres Nackens spielen, nur fünf eine Bandscheibe besitzen. Denn der Atlas (C1) und der Axis (C2) – umgangssprachlich auch »Genick« genannt – bilden eine funktionelle Einheit und kommen gänzlich ohne Stoßdämpfer aus. Die verbliebenen fünf liegen zwischen den Halswirbeln C2 bis C7, bestehen aus einem äußeren Faserring und einem weichen, gelartigen Kern.

Im Laufe der Zeit oder durch eine plötzliche Überlastung kann der Faserring Risse bekommen, der innere Kern austreten und auf umliegende Nervenwurzeln oder das Rückenmark drücken – was natürlich sehr schmerzhaft sein und auch zu neurologischen Symptomen führen kann.

Verursacht wird ein Bandscheibenvorfall (Prolaps) in der HWS oft durch eine Kombination aus Verschleißerscheinungen und mechanischer Belastung. Zu den Risikofaktoren zählen unter anderem das Alter, da mit zunehmenden Lebensjahren die Bandscheiben an Flüssigkeit und Elastizität verlieren, was sie anfälliger für Verletzungen macht. Ob das nun daran liegen mag, dass man sich, je älter man wird, umso weniger bewegt, lassen wir jetzt mal dahingestellt. Aber auch eine Überlastung oder chronische Fehlhaltungen – wie etwa durch lange Schreibtischarbeit – können die Wirbelsäule stark unter Druck setzen. Genauso wie Verletzungen aufgrund von Unfällen oder Stürzen mit starker Kräfteeinwirkung auf unseren Nacken. Und zu guter Letzt dürft ihr nicht vergessen: Die Genetik hat hier mehr als nur *ein* Wörtchen mitzusprechen.

Die Symptome eines Bandscheibenvorfalls können sehr unterschiedlich ausfallen und hängen stark davon ab, welche Nerven betroffen sind. Zu den häufigsten Beschwerden gehören Nackenschmerzen – lokal begrenzt oder mit Ausstrahlung in den Hinterkopf und oberen Rücken –, eine eingeschränkte Beweg-

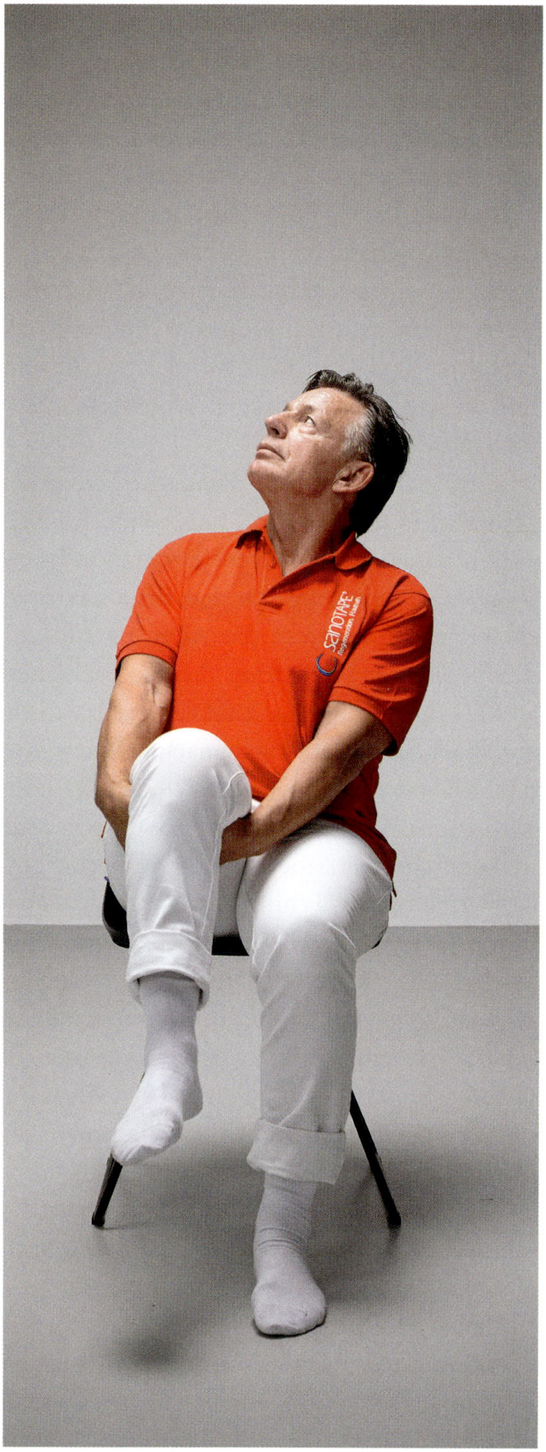

lichkeit, ergo Steifheit im Nacken und Schwierigkeiten, den Kopf zu drehen, Schmerzen, die bis in die Arme und sogar in die Finger ausstrahlen können, bis hin zu Taubheitsgefühlen oder Kribbeln, da die Nervenwurzeln der HWS auch die Arme versorgen. Eine Kompression der Nervenwurzel kann aber auch zu einer Schwäche im Arm oder in der Hand führen: Dabei könnt ihr den Arm nicht mehr anheben oder Gegenstände festhalten et cetera pp.

Bevor ich jetzt eine lange Liste mit Symptomen erstelle, wollen wir uns lieber darauf konzentrieren, welche Maßnahmen ihr ergreifen könnt, um dem Ungemach ein Ende zu bereiten. Kurz und gut: Ein Bandscheibenvorfall in der HWS kann schmerzhaft sein, ist jedoch in den meisten Fällen konservativ behandelbar. Mit der richtigen Kombination aus Bewegung, Physiotherapie und medizinischer Betreuung (Reha) können – meiner Erfahrung nach – die Symptome erfolgreich durch eine ursächliche Behandlung ohne Operation gelindert beziehungsweise beschwerdefrei angepasst werden. Je früher behandelt wird, umso schneller seid ihr genesen. Von daher: Bitte führt unbedingt täglich alle für euch zusammengestellten Übungen und TCM-Maßnahmen ab Seite 192 durch.

Apropos: Mit der richtigen Prävention, wie die Haltung zu korrigieren, eine abgeschwächte Muskulatur rechtzeitig zu trainieren – hier vor allem die vorderen Halsmuskeln –, verhärtete Muskeln aufzudehnen und zu lockern, könnt ihr verhindern, dass es überhaupt zu einem Bandscheibenvorfall kommt!

Kardinalsymptome

- Bewegungsschmerz
- Bewegungseinschränkung
- Schmerz in einer bestimmten Haltung beziehungsweise Situation
- Teilweise Schmerzen im Nacken-, Kopf-, Stirn- oder/und Schläfenbereich
- Teilweise Schwindel, Tinnitus beziehungsweise Hörprobleme/Ohrgeräusche und/oder Sehstörungen beziehungsweise verschwommenes Sehen oder Augendruck
- Schonhaltung aufgrund von Schmerzen

Dos

- Um die akuten Schmerzen zu lindern, ist die *Entlastung der gesamten Wirbelsäule,* aber auch die Körperhaltung entscheidend: Am wohltuendsten ist das Liegen auf dem Rücken mit einer unterstützenden Kopfunterlage.
- Versucht am besten im Sitzen oder Stehen, die *Meridiane zu ziehen* und die *TCM-Punkte* zu aktivieren – mit oder ohne fremde Hilfe.
- Den Halswirbelsäulenbereich auf der Couch oder dem Bett – auf dem Rücken mit einer unterstützenden Kopfunterlage – mit nasskalten *Kompressions-Halswickeln* behandeln: So reduziert ihr entzündliche Prozesse und infolgedessen Schmerzen auf natürliche Art und Weise – und zu guter Letzt vergrößert sich euer Bewegungsradius.

  Dazu am besten ein Frotteehandtuch in kaltes Leitungswasser tauchen – gern mit einem Schuss Haushaltsessig –, es auswringen, zu einem Wickel rollen und um den Hals legen. Darüber ein gerolltes trockenes Handtuch wickeln, alles quasi wie eine Halskrause anlegen. (Keinesfalls mit Eis oder Wärme arbeiten! Statt Leitungswasser eignet sich hier Quark genauso gut wie Kohlblätter oder Retterspitz.) Sich schließlich mit den nasskalten Kompressions-Halswickeln in Rückenlage auf die Couch oder das Bett mit einer Kopfunterlage legen – und entspannen! Die nasskalten Kompressen reduzieren nämlich nicht nur die entzündlichen Prozesse, sondern beruhigen auch das Nervensystem, und so manch einer ist damit schon hervorragend eingeschlafen. Es ist also egal, wo sich das Handtuch nachher auf der Couch oder im Bett wiederfindet. Hauptsache, ihr macht die Kompresse!

  Sobald das feuchte Handtuch warm wird, auf links drehen und wieder um den Hals legen – trockenes Handtuch drum herum nicht vergessen! Je nach Bedarf die nasskalten Kompressions-Halswickel über den Tag verteilt wiederholen.

  Das Ganze funktioniert im akuten Stadium auch wunderbar nachts: Sobald ihr es euch in eurem Bett mit dem nasskalten Wickel (trockenes Handtuch drum herum nicht vergessen!) – so weit es geht – »gemütlich« gemacht habt, versucht ihr, euch auszustrecken, ruhig und entspannt die Bauchatmung durchzuführen und euch immer weiter »fallen zu lassen« ... Ihr werdet erstaunt sein, wie euch das dabei unterstützt, eure Schmerzen in den Griff zu bekommen.

- Die hier vorgestellten *Automobilisationsübungen*, das *Meridianeziehen* und die *Aktivierung der TCM-Punkte* solltet ihr regelmäßig durchführen – damit könnt ihr euch sehr gut selbst helfen. Sobald ein Termin bei einem Arzt oder einer Ärztin frei ist, lasst euch allerdings eine ordentliche Diagnose zur Sicherung eurer Symptome stellen – auch wenn es euch schon viel besser gehen sollte.

Don'ts

- Im akuten Zustand generell *keine Wärme von außen* zuführen, das heißt keinerlei Wärmflaschen, Rotlicht, Heizkissen et cetera verwenden – selbst wenn es sich zunächst angenehm anfühlen sollte! Die Wärme führt dazu, dass sich entzündliche Prozesse, an denen Nerven beteiligt sind, weiter verstärken können. Die vorhandene Schwellung im Inneren der betroffenen Region wird erneut aktiviert und 1 bis 2 Stunden später haben sich die Schmerzen intensiviert.
- Grundsätzlich *nicht heiß baden!* Die Gefahr, dass ihr nicht mehr – oder nur unter noch stärkeren Schmerzen – aus der Wanne kommt, ist hoch. Vollbäder deshalb unbedingt vermeiden! Lieber aufs Duschen umsteigen: Dabei nehmt ihr nicht nur die Wassertemperatur besser wahr, sondern auch, wie beweglich ihr noch seid. Nutzt die Dusche also gleich für kleine Bewegungsübungen, dreht und wendet euren Oberkörper mit dem Becken – so weit wie möglich – gern in alle Richtungen. Das ist nicht nur erfrischend, sondern macht euch schon morgens ein kleines bisschen fitter. Euer Herz-Kreislauf-System wird es euch danken!

Bewährte Übungen

Vorsicht! Jede Übung, die ich euch auf den folgenden Seiten zusammengestellt habe, solltet ihr langsam – in Zeitlupe! – und kontrolliert ausführen (isokinetisch). Sobald Spannungen oder Schmerzen auftreten, müsst ihr eure Bewegung unverzüglich, aber langsam umkehren. Es ist entscheidend, dass ihr euch ausschließlich im beschwerdefreien Bereich bewegt, denn nur so verbessert ihr euren Bewegungsablauf. Also nicht vergessen: Schmerzen zu provozieren, ist tabu!

Atlasübung im Stand

Diese Übung ist für alle geeignet, das heißt auch im akuten Zustand.

- Stelle dich schulterbreit mit dem Rücken an eine Wand; der Hinterkopf, die Schulterblätter, das Gesäß und die Fersen sollten die Wand berühren. 1
- Neige deinen Kopf leicht in Richtung Brustbein, sodass ein kleines Doppelkinn entsteht. Der Blick bleibt nach vorn ausgerichtet. 2
- Strecke deine Arme seitlich leicht abgewinkelt vom Körper aus, hebe deine Handflächen im 90-Grad-Winkel an und halte diese Position für 8 Sekunden. 3
- Führe diese Übung 3-mal mit jeweils einer Pause von 1 Minute aus. Jeweils 1-mal täglich.

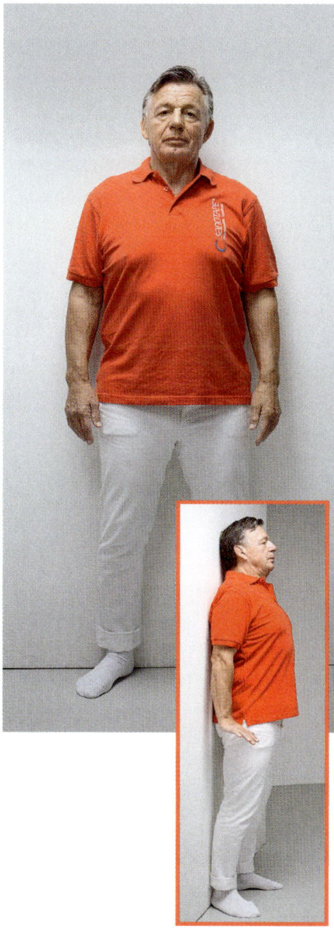

1

1a

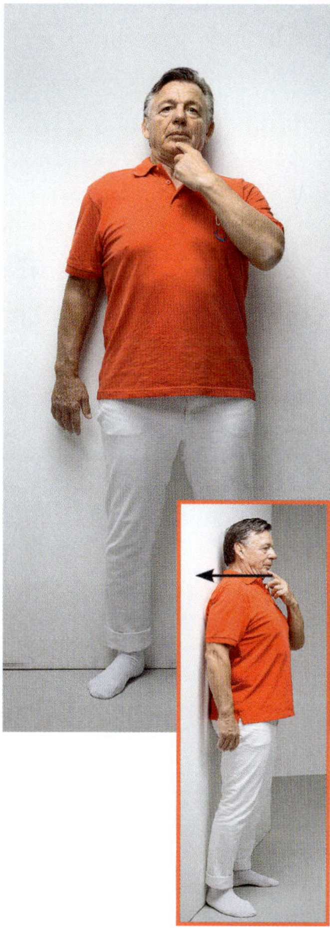

2

2a

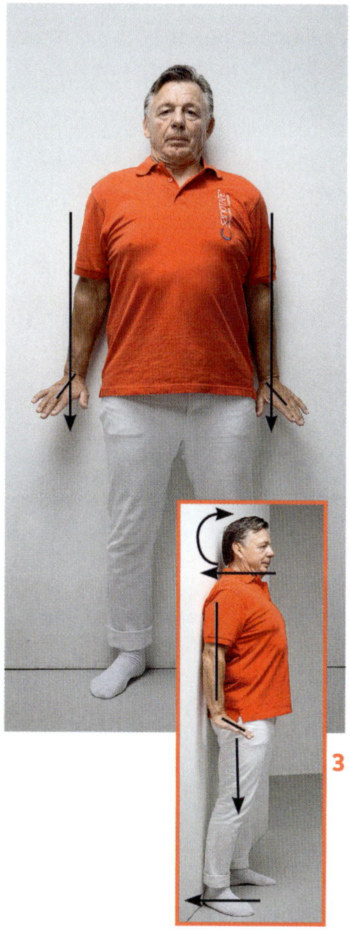

3

3a

Atlasübung im Liegen

Sobald du dich fitter fühlst, kannst du die »Atlasübung im Stand« gegen die »Atlasübung im Liegen« tauschen, da der Kopf im ersten Stadium fürs Hochheben zu schwer ist. Letztere ist also geeignet, nachdem die akuten Schmerzen unter Kontrolle sind.

- Lege dich in Rückenlage auf das Bett, die Couch oder den Boden und flexe die Füße (die Füße in Richtung Schienbein ziehen). 1
- Strecke beide Arme seitlich neben deinem Körper aus und hebe deine Handflächen im 90-Grad-Winkel. Halte dein Kinn ebenfalls im 90-Grad-Winkel zur Halswirbelsäule. 2
- Fixiere mit den Augen einen Punkt an der Decke, hebe deinen Kopf etwa 5 Millimeter an – es sollen nur 2 Zeitungsblätter darunter passen – und halte diese Position für 8 Sekunden. 3
- Führe diese Übung 3-mal mit jeweils einer Pause von 1 Minute aus. In der Pause darfst du dich gern ausstrecken. Jeweils 1-mal täglich.

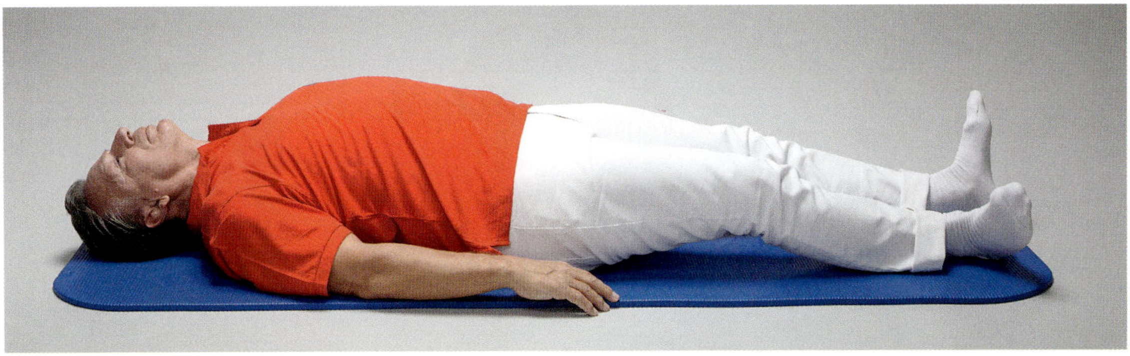

1

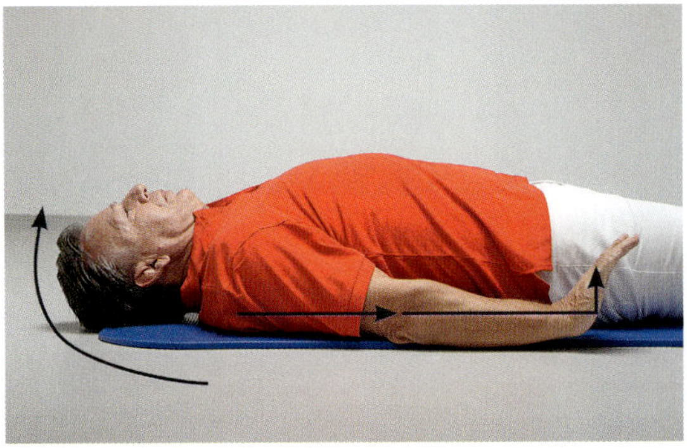

2

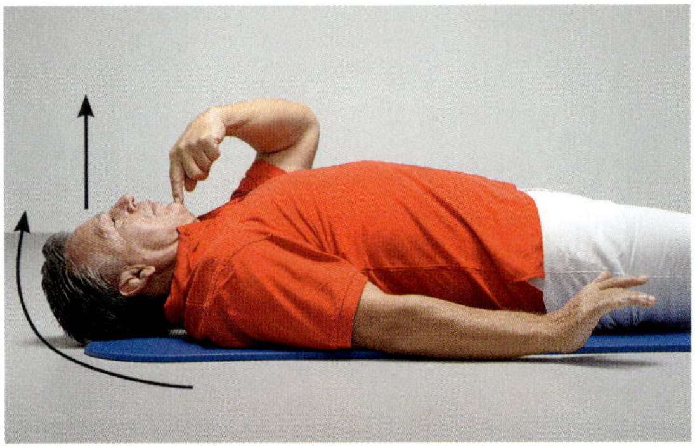

3

Schulterkreisen

- Stelle dich hüftbreit hin, verteile dein Körpergewicht gleichmäßig auf deine Füße und lasse die Arme locker neben dir hängen.
- Hebe beide Schultern bis zu den Ohren an. 1
- Rotiere die Schultern in Zeitlupe um 360 Grad, bis du wieder in der Ausgangsposition angelangt bist. Die Ellenbogen bleiben dabei gestreckt. Nutze hier deinen vollständigen Bewegungsradius aus. 2, 3
- Führe diese Übung 5-mal vorwärts und 5-mal rückwärts aus.
- Jeweils täglich morgens.

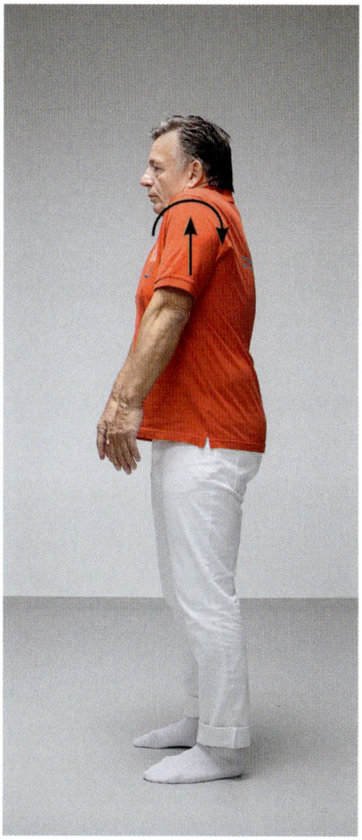

1

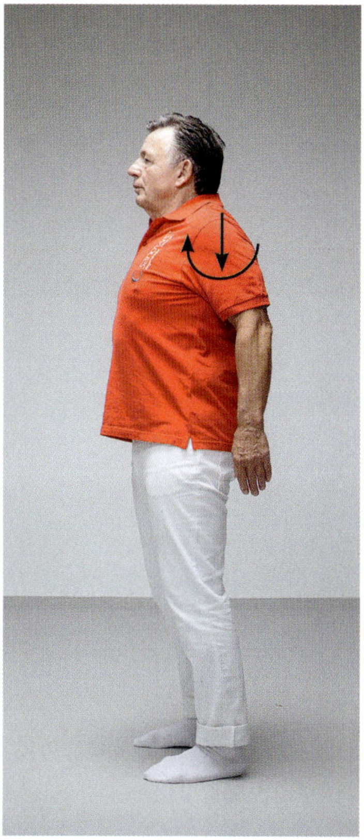

2

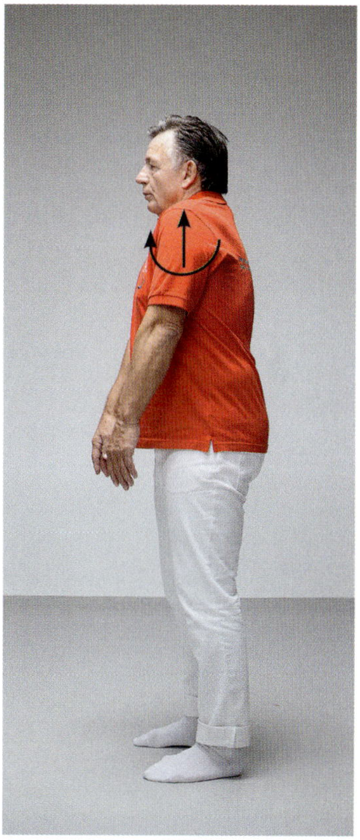

3

Schulterheben

- Stelle dich hüftbreit hin, verteile dein Körpergewicht gleichmäßig auf deine Füße und lasse die Arme locker neben dir hängen. **1**
- Hebe beide Schultern in Zeitlupe bis zu den Ohren an **2** und bewege die Schultern in Zeitlupe – so weit es geht – wieder nach unten. Die Ellenbogen bleiben dabei gestreckt.
- Führe diese Übung 5- bis 10-mal aus. Jeweils täglich morgens.

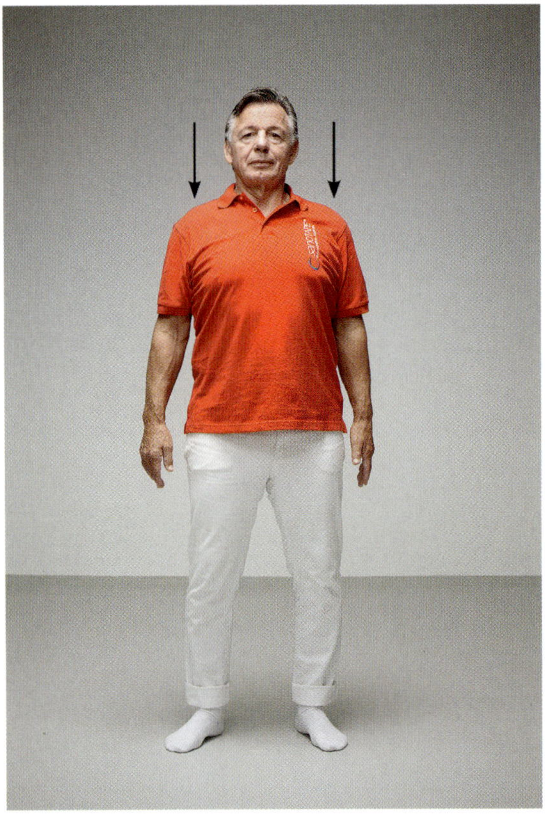

1

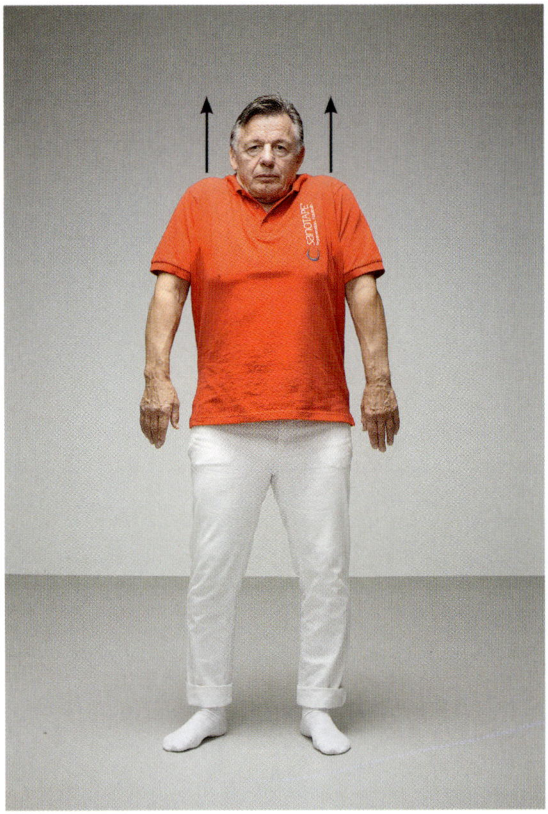

2

HWS-Automobilisation

- Stelle dich hüftbreit hin, verteile dein Körpergewicht gleichmäßig auf deine Füße und lege den rechten Handrücken auf das Gesäß. Lege die Handfläche des linken Arms auf deine rechte Schläfe/dein rechtes Ohr.
- Neige deinen Kopf zur linken Seite und halte diese Position für 8 Sekunden. **1**
- Wiederhole das Ganze auf der anderen Seite. **2**
- Führe diese Übung abwechselnd 3-mal auf jeder Seite aus. Jeweils 1- bis 2-mal täglich.

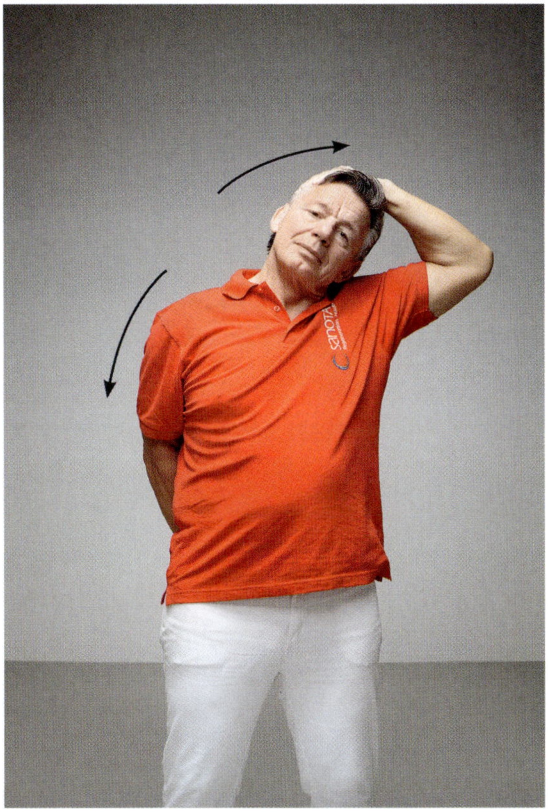

1

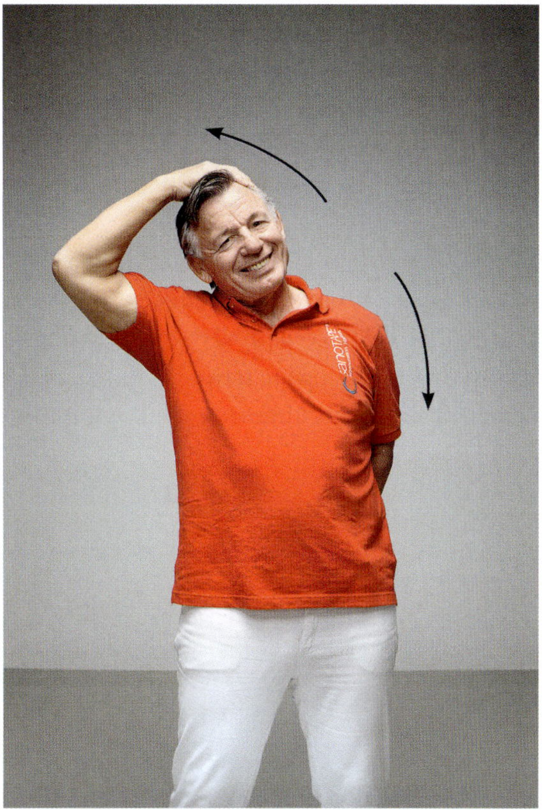

2

Bauch-Beckenboden-Übung

- Lege dich in Rückenlage auf das Bett, die Couch oder den Boden. Winkle beide Knie um 90 Grad an und flexe die Füße (die Füße in Richtung Schienbein ziehen) ebenfalls um 90 Grad. Verschränke die Arme über der Brust und halte dein Kinn im 90-Grad-Winkel zur Halswirbelsäule.
- Fixiere mit den Augen einen Punkt an der Decke und hebe deinen Oberkörper etwas an.
- Hebe nun deinen Oberkörper noch weiter in Richtung Decke und federe in dieser Position 10- bis 20-mal. Falls möglich, gern öfter. (Die Bewegung wird ohne Ablage des Oberkörpers ausgeführt.) **1**
- Führe diese Übung 3-mal mit jeweils einer Pause von 1 bis 2 Minuten aus. In der Pause darfst du dich gern ausstrecken. **2** Jeweils 3-mal täglich.

Im fortgeschrittenen Stadium – wenn sich deine Beschwerden verbessert haben – kannst du die Übung auch mit gekreuzten Unterschenkeln durchführen. **3**

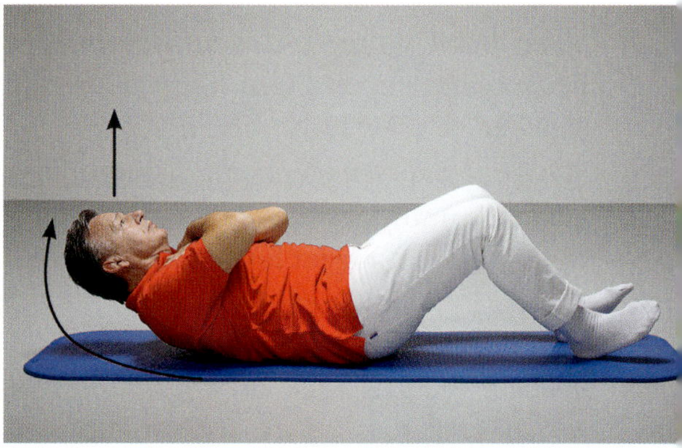

1

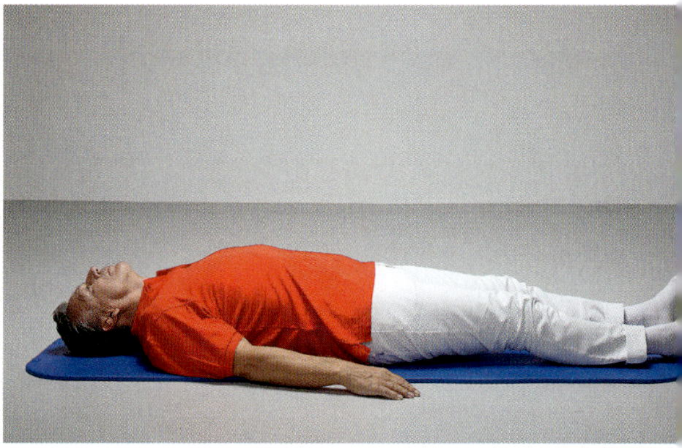

2

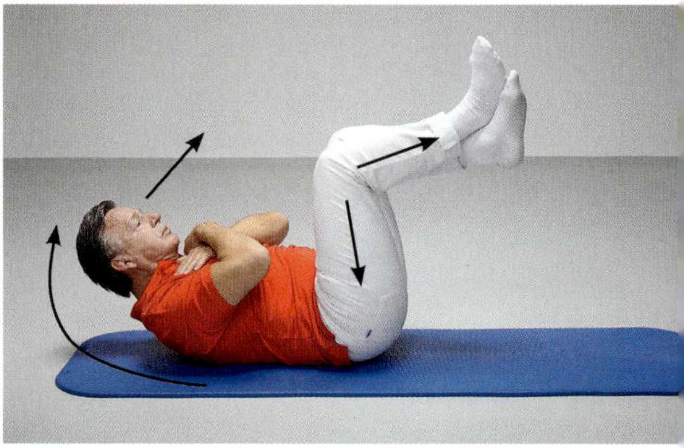

3

Telefonübung »light«

Diese Übung ist für alle geeignet, das heißt auch im akuten Zustand.

- Setze dich breitbeinig auf einen Stuhl oder ein anderes Sitzmöbel, strecke ein Bein aus und winkle das andere an. 1
- Lege deine Hände auf dem Oberschenkel des gestreckten Beins ab und beuge deinen Oberkörper – du darfst einen Katzenbuckel machen – so lange in Richtung Knie, bis ein Ziehen im Oberschenkel und der Wade entsteht. 2
- Halte diese Position, ohne zu federn, für 8 Sekunden. Wechsle die Beinposition ab und wiederhole das Ganze auf der anderen Seite.
- Führe diese Übung abwechselnd 3-mal auf jeder Seite aus. Jeweils mehrmals täglich.

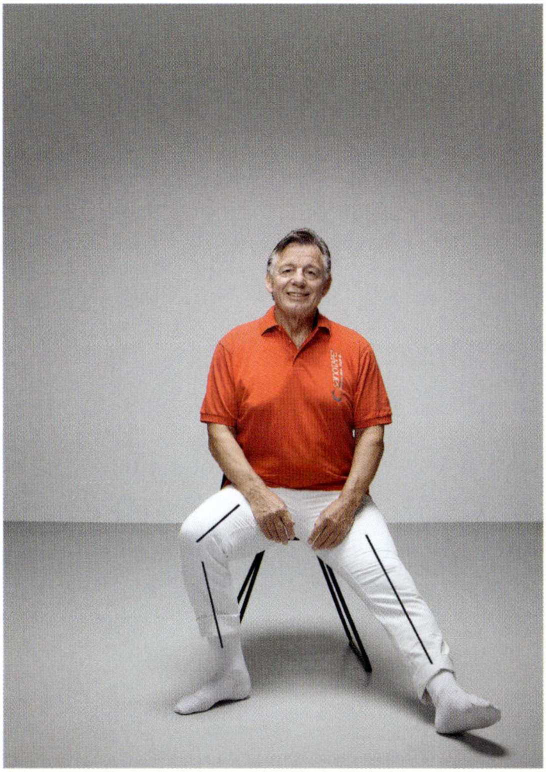

1

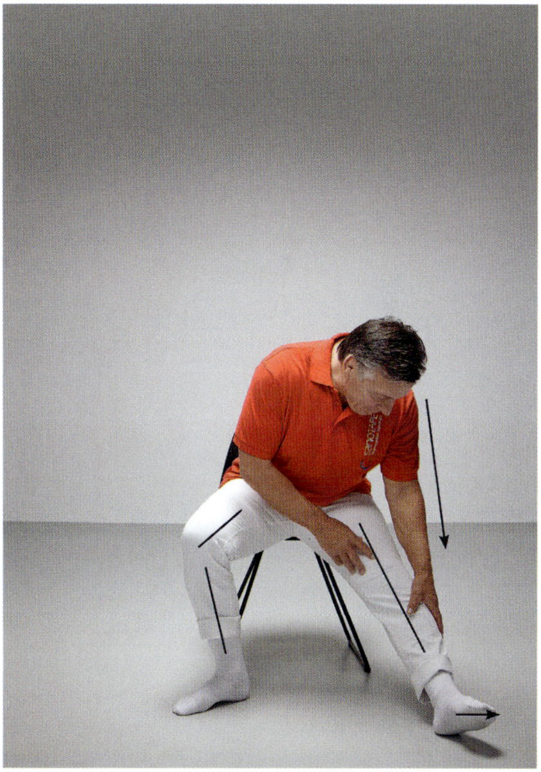

2

Telefonübung

Sobald du dich fitter fühlst, kannst du die Telefonübung »light« gegen diese Telefonübung im Stand tauschen. Sie ist geeignet, wenn die akuten Schmerzen unter Kontrolle sind und du auf einem Bein stehen kannst.

- Stelle dich hüftbreit vor einen Stuhl oder Hocker. Halte dich – falls notwendig – an einer Rückenlehne fest beziehungsweise stelle dich zwischen zwei Sitzmöbel und halte dich dort jeweils mit den Armen fest (so kannst du die Belastung besser steuern).
- Lege nun die Ferse des nicht betroffenen Beins auf der Sitzfläche ab, der Fuß bleibt entspannt.
- Strecke das abgelegte, nicht betroffene Bein so weit wie möglich durch; das Standbein darf leicht gebeugt sein. 1
- Lege deine Hände auf dem Oberschenkel des hochgelagerten Beins ab und beuge deinen Oberkörper – du darfst einen Katzenbuckel machen – so lange in Richtung Knie, bis ein Ziehen im Oberschenkel und der Wade entsteht. 2
- Halte diese Position, ohne zu federn, für 8 Sekunden und wiederhole das Ganze auf der anderen Seite.
- Führe diese Übung abwechselnd 3-mal auf jeder Seite aus. Jeweils mehrmals täglich.

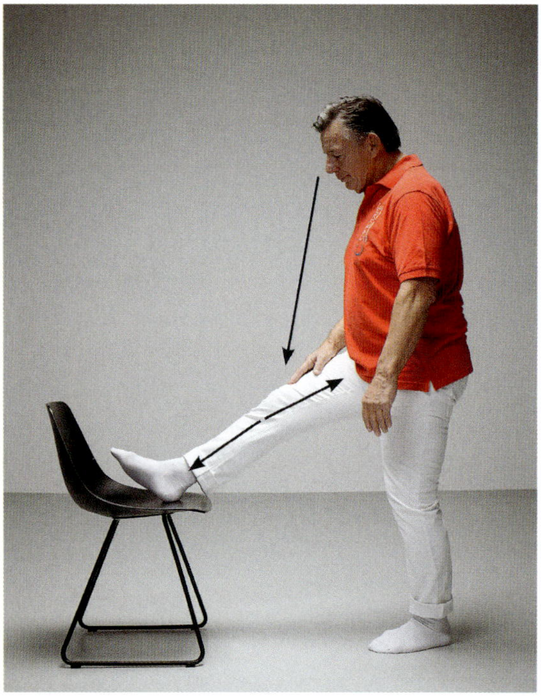

1

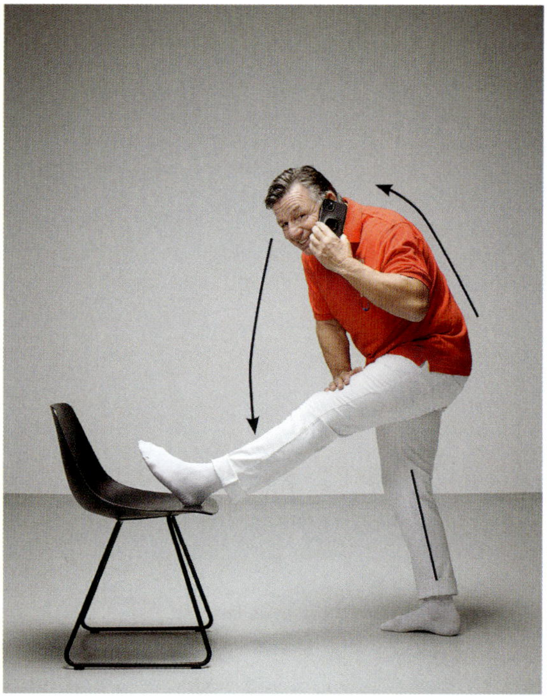

2

Fußhebeübung

- Stelle dich mindestens schulterbreit hin, drehe deine Füße leicht nach außen (circa 13 Grad, um eine X-Bein-Stellung zu vermeiden) und verteile dein Körpergewicht gleichmäßig auf deine Füße. 1
- Hebe beide Fersen in Zeitlupe hoch und halte dich dabei – falls notwendig – an einer Rückenlehne oder einem Tisch fest beziehungsweise stütze dich dort ab. 2
- Sobald Spannung, Druck oder Schmerz auftritt, bewege deine Fersen in Zeitlupe wieder zurück auf den Boden.
- Führe diese Übung in Zeitlupe 3-mal mit jeweils einer Pause von 1 bis 2 Minuten aus.
- Wiederhole das Ganze 5-mal (3 Sätze à 5 Wiederholungen). Jeweils 3-mal täglich.
- Die Fußhebeübung für Fortgeschrittene. 3

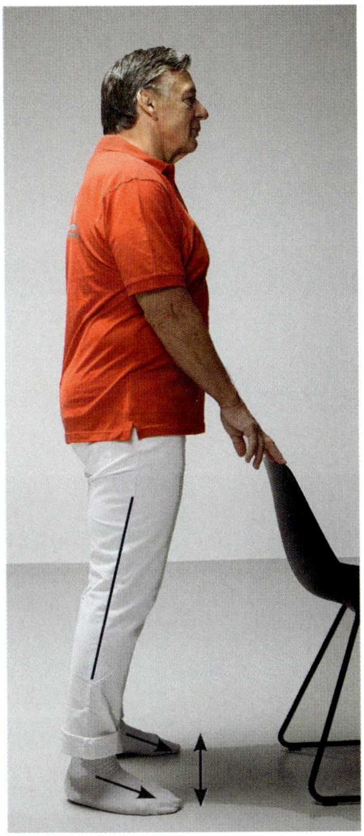

1

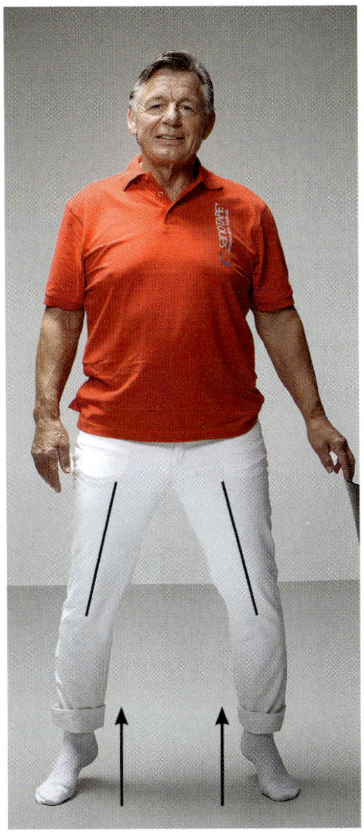

2

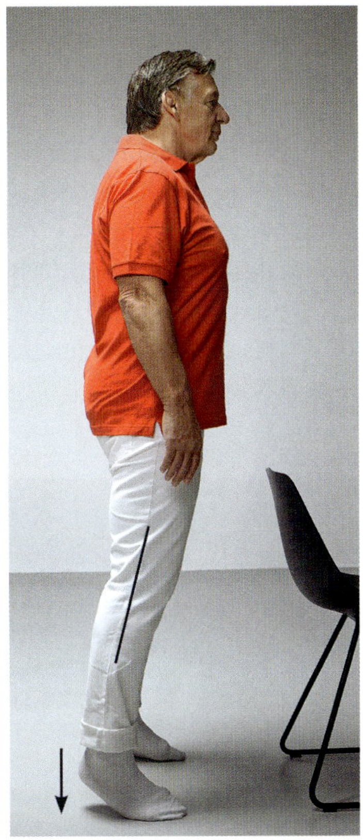

3

- Stelle dich schulterbreit hin, drehe deine Füße leicht nach außen (circa 13 Grad, um eine X-Bein-Stellung zu vermeiden) und verteile dein Körpergewicht gleichmäßig auf deine Fersen. **1**
- Gehe nun in Zeitlupe mit gestrecktem Oberkörper in die Knie. Der Po wird dabei nach hinten gestreckt, Brust und Blickrichtung bleiben nach vorn ausgerichtet. **2** Halte dich – falls notwendig – an einer Rückenlehne oder einem Tisch fest beziehungsweise stütze dich dort ab.
- Sobald Spannung, Druck oder Schmerz auftritt, bewege dich in Zeitlupe wieder nach oben. (Mit der Zeit und den Wiederholungen kommst du immer weiter nach unten. Ziel: Die Hüften sollten sich auf gleicher Höhe mit den Knien befinden.)
- Führe diese Übung in Zeitlupe 3-mal mit jeweils einer Pause von 1 bis 2 Minuten aus.
- Wiederhole das Ganze 3- bis 5-mal (3 Sätze à 3 bis 5 Wiederholungen). Jeweils 2-mal täglich.

Kleine Hilfe. Mit einer Absatzerhöhung stehst du bei einem konzentrischen und exzentrischen Bewegungstraining besser im Lot, weshalb du am besten etwas unterlegst, beispielsweise ein Buch, eine Holzlatte, oder aber du ziehst Pumps an – das funktioniert auch. Die Fersen sollten etwa 4 Zentimeter höher als deine Zehen stehen. **3**

Vorsicht! Achte darauf, dass du bei der Kniebeuge die Knie nicht nach innen kippst – sie sollten sich im gleichen Winkel wie die Füße oberhalb von ihnen befinden. **4**

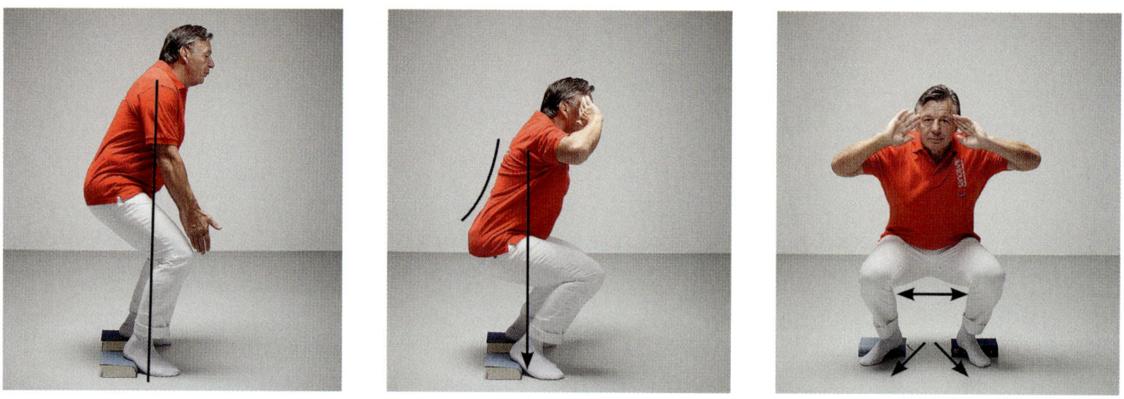

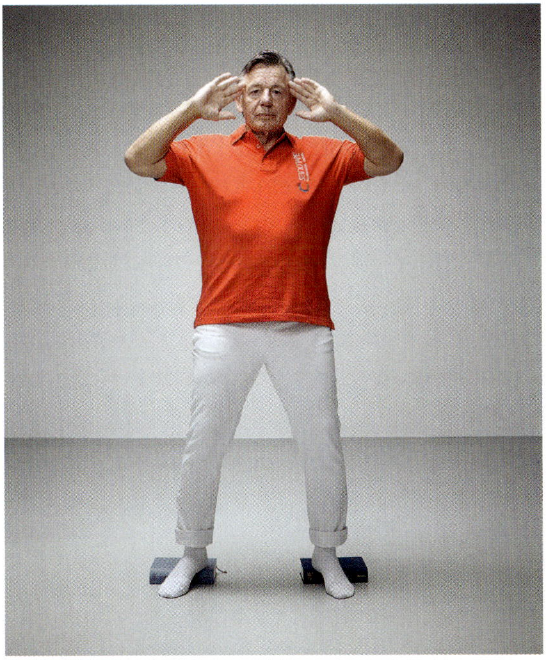

1

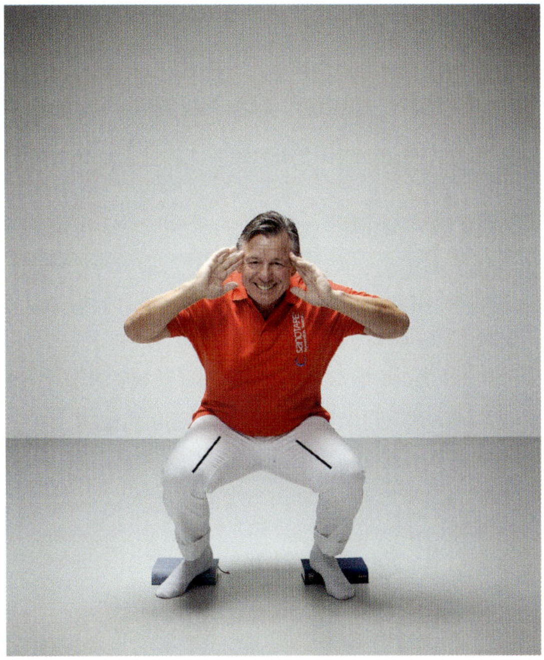

2

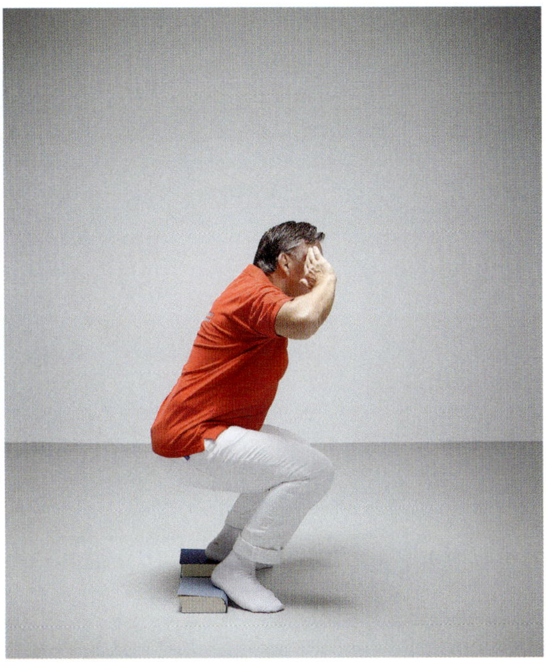

3

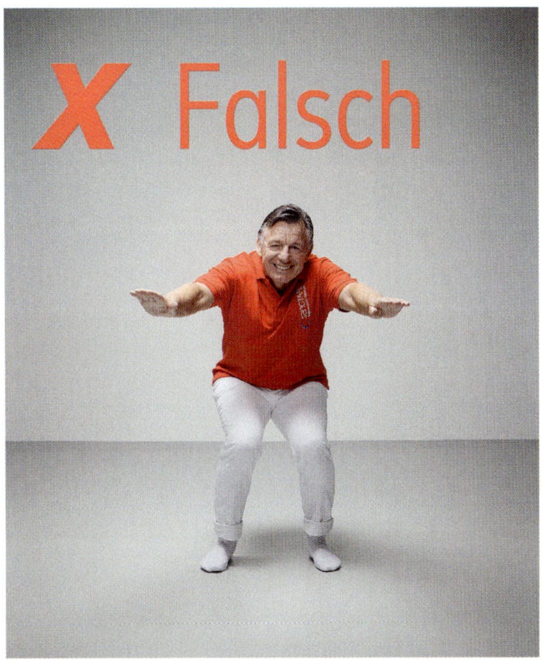

4

Breitarmübung

- Stelle dich schulter- oder hüftbreit vor einen Tisch und verteile dein Körpergewicht gleichmäßig auf deine Fersen; die Beine sind gestreckt.
- Lege deine Handflächen so weit wie möglich voneinander entfernt auf dem Tisch ab; die Ellenbogen sind gestreckt. 1
- Stelle dich nun so weit wie möglich vom Tisch entfernt hin und verlagere dein Körpergewicht auf deine Fersen.
- Beuge in Zeitlupe deinen Oberkörper gestreckt nach unten. Der Po wird dabei nach hinten gestreckt, dein Kopf befindet sich in der Verlängerung der Halswirbelsäule; die Ellenbogen bleiben dabei gestreckt. 2
- Sobald Spannung, Druck oder Schmerz auftritt, bewege dich in Zeitlupe wieder zurück.
- Führe diese Übung in Zeitlupe 3-mal mit jeweils einer Pause von 1 Minute aus. Jeweils 3-mal täglich.

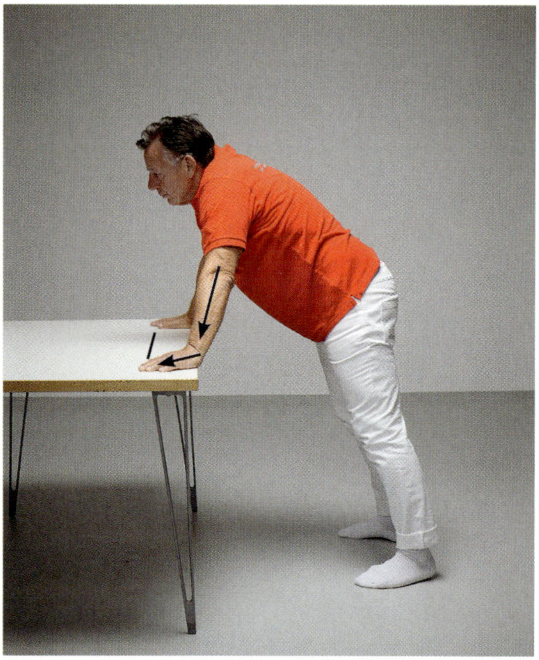

1

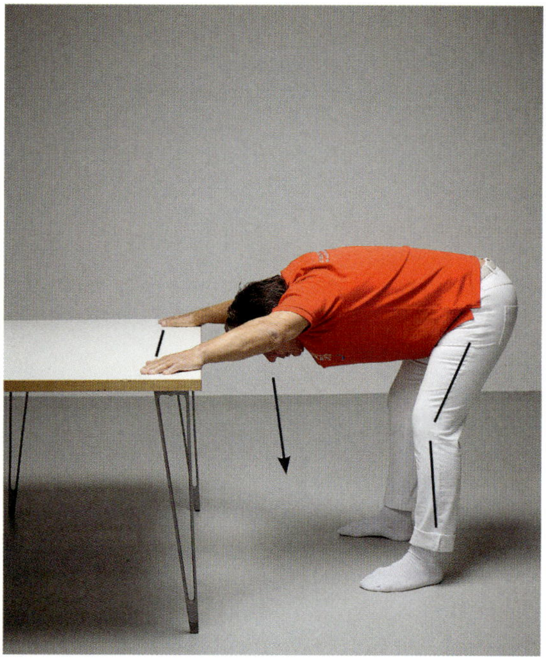

2

Bizeps-/Trizepskräftigung mit Zugband

- Stelle dich hüftbreit hin und den Fuß auf die Mitte eines Zugbands. Umfasse mit der Hand des nicht betroffenen Arms das Zugband, die Handfläche zeigt nach vorn und der Ellenbogen ist gestreckt. 1
- Bewege nun deinen Arm in Zeitlupe nach oben. Sobald Spannung, Druck oder Schmerz auftritt, bewegst du deinen Arm in Zeitlupe wieder nach unten. (Mit der Zeit und den Wiederholungen kommst du immer weiter nach oben.) 2
- Die Bewegung nach hinten ausgeführt kräftigt den Trizeps. 3
- Führe diese Übung in Zeitlupe 5- bis 10-mal aus. Wiederhole alles auf der betroffenen Seite.
- Wiederhole das Ganze 3-mal (3 Sätze à 5 bis 10 Wiederholungen) auf jeder Seite. Jeweils 1- bis 2-mal täglich.

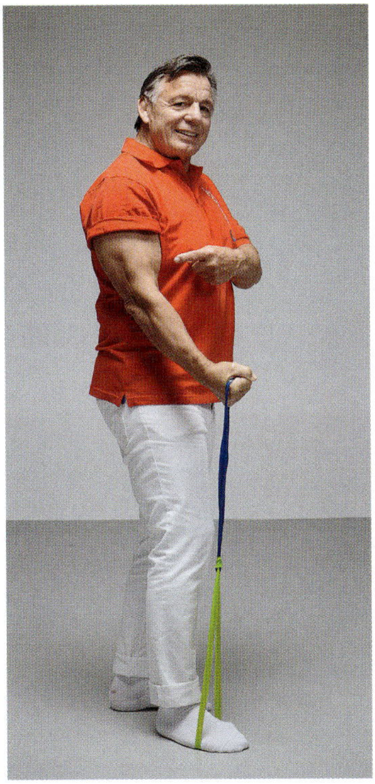

1

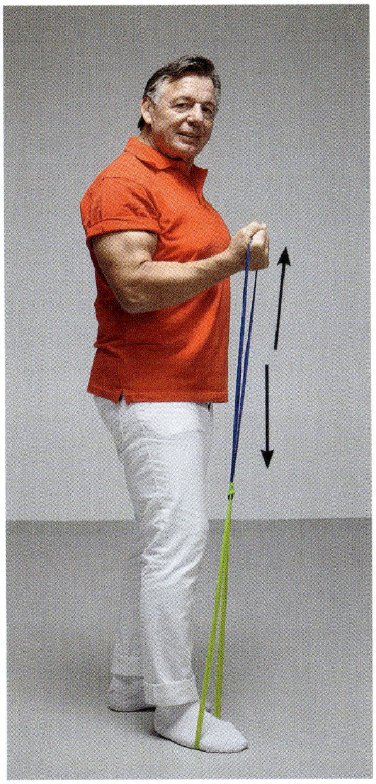

2

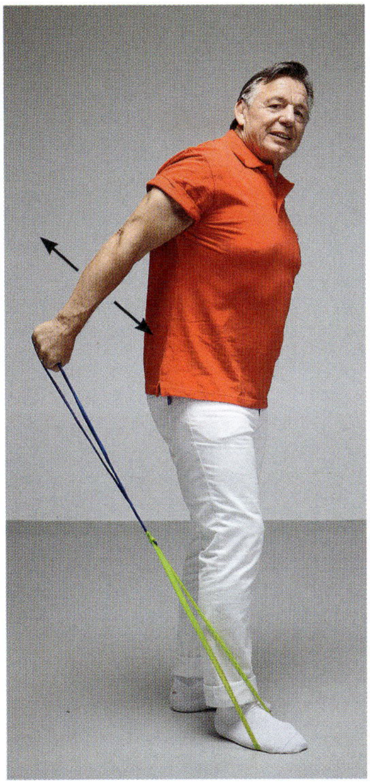

3

Aufdehnübung

- Stelle dich schulter- oder hüftbreit vor einen Tisch und verteile dein Körpergewicht gleichmäßig auf deine Füße; die Beine sind gestreckt.
- Lege deine Handflächen schulterbreit auf dem Tisch ab; die Ellenbogen sind gestreckt.
- Hebe beide Fersen in Zeitlupe hoch und verlagere das Gewicht deines Oberkörpers auf deine Handflächen, bis sich deine Arme im 90-Grad-Winkel zu deinen Händen befinden. (Je weiter du vom Tisch entfernt stehst, umso mehr Kraft benötigst du.)
- Halte diese Position für 8 Sekunden und bewege deine Fersen in Zeitlupe wieder zurück auf den Boden.
- Führe diese Übung in Zeitlupe 3-mal mit jeweils einer Pause von 1 Minute aus. Jeweils 2- bis 3-mal täglich.
- Die unterschiedlichen Stellungen der Hand bewirken unterschiedliche Dehnungen in den Muskeln.

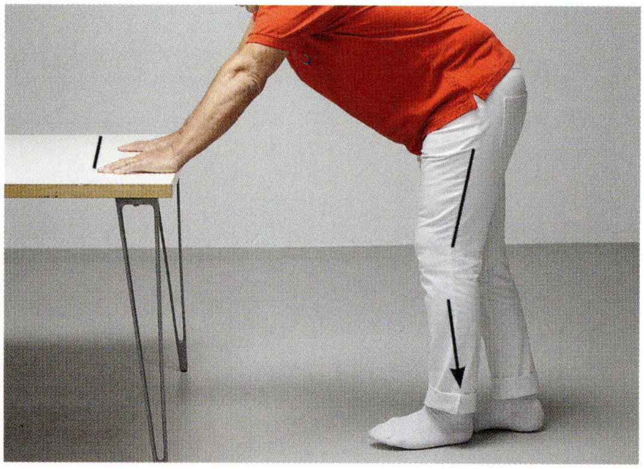
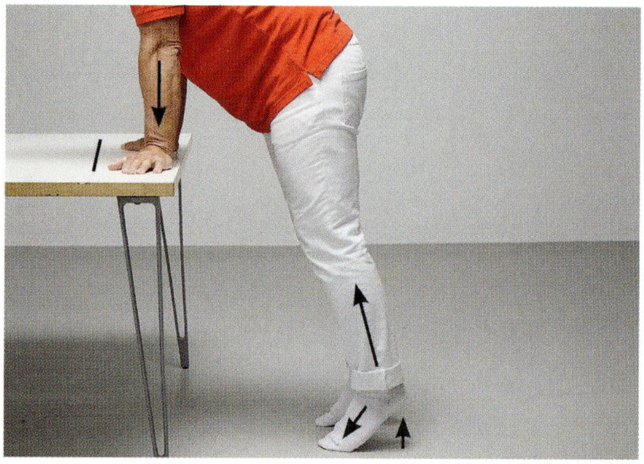
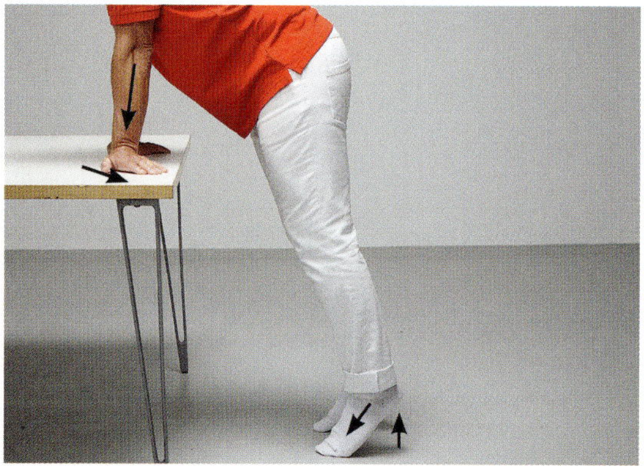
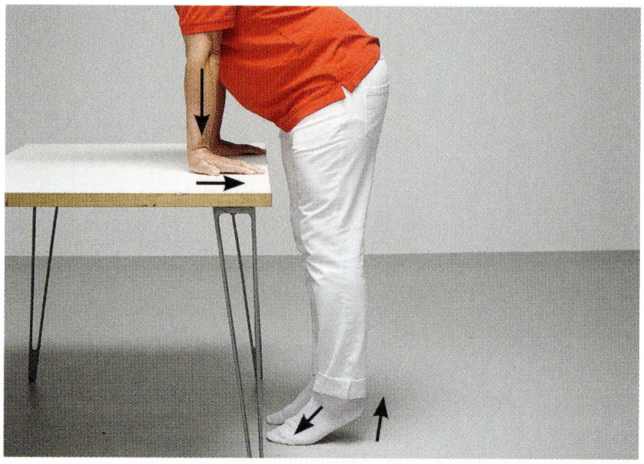

Besenstielübung

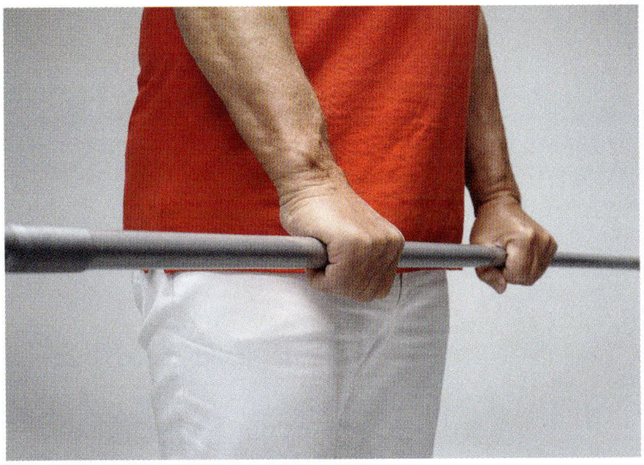

1

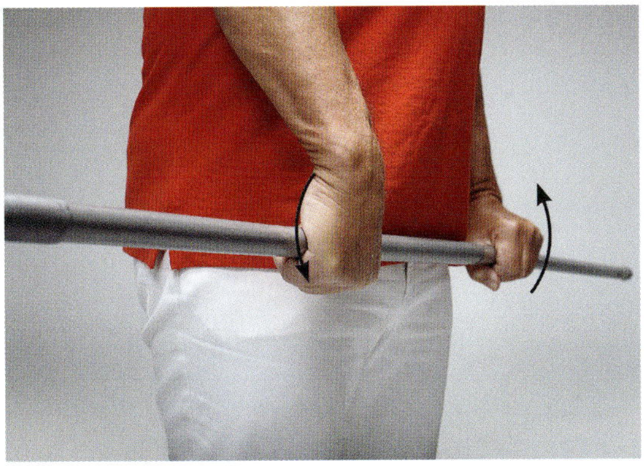

2

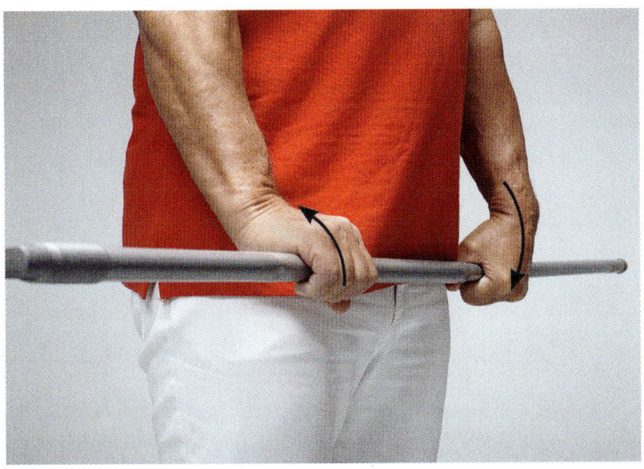

3

- Stelle dich hüftbreit hin und verteile dein Körpergewicht gleichmäßig auf deine Füße. Umgreife den Besenstiel mit beiden Händen und strecke die Ellenbogen. 1
- Drehe die rechte Hand in Zeitlupe nach unten und gleichzeitig die linke Hand nach oben. 2
- Wechsle diese Positionen in Zeitlupe 8 Sekunden ab. 3
- Wiederhole das Ganze 3-mal mit jeweils einer Pause von 1 Minute. Jeweils 1- bis 2-mal täglich.

Rotationsübung

- Lege dich in Rückenlage auf das Bett, die Couch oder den Boden und lege dir im Schulter- und Kopfbereich ein Kissen unter. Kopf und Schulter sollten sich leicht erhöht befinden, damit du einen leichten Rundrücken hast.
- Winkle beide Beine an und strecke beide Arme auf Brusthöhe neben deinem Körper aus – die Handflächen zeigen nach oben. 1
- Rotiere in Zeitlupe beide Beine nach rechts, während sich dein Kopf nach links dreht. 2
- Rotiere von dort aus in Zeitlupe beide Beine nach links, während sich dein Kopf nach rechts dreht.
- Wechsle diese Positionen in Zeitlupe ohne Pause 20-mal ab. Mit der Zeit und den Wiederholungen kannst du deinen Bewegungsradius verbessern und darfst die Übung auch schneller durchführen. Jeweils 2-mal täglich.

Im fortgeschrittenen Stadium – wenn sich deine Beschwerden verbessert haben – kannst du die Übung auch mit einem angewinkelten Bein durchführen (dein Fuß ist dabei auf dem Knie abgelegt). Nicht vergessen: Das Ganze auf der anderen Seite zu wiederholen. 3

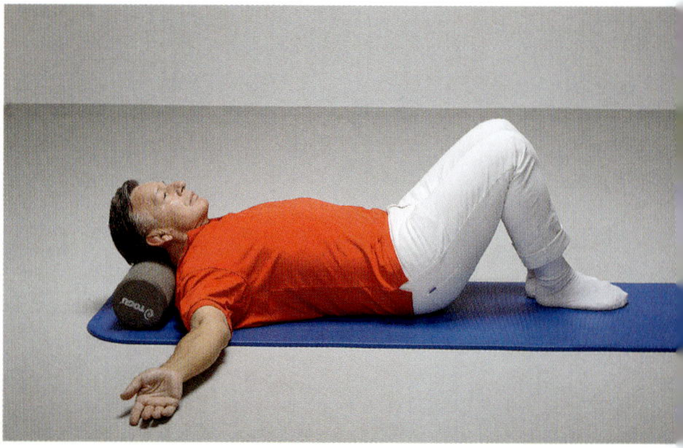

1

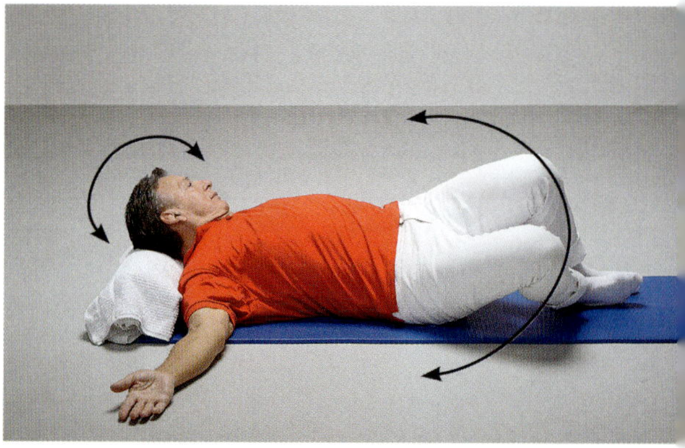

2

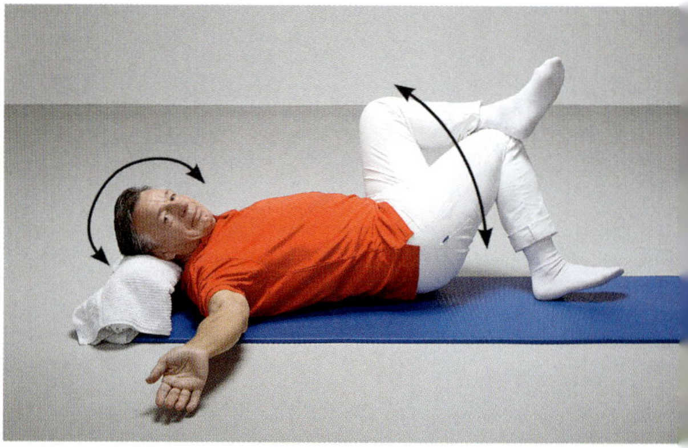

3

Hüftbeugerübung im Liegen

- Lege dich in Rückenlage auf das Bett oder die Couch und lege dir im Schulter- und Kopfbereich ein Kissen unter; die linke Gesäßhälfte ist am Rand des Bettes / der Couch positioniert.
- Winkle das rechte Bein an und lasse das linke vom Bett / der Couch herunterhängen, bis du ein kräftiges Ziehen in der Leistengegend verspürst. 1
- Halte diese Position für 8 Sekunden. Führe diese Übung 3-mal mit jeweils einer Pause von 1 Minute aus.
- Wiederhole das Ganze auf der anderen Seite. Jeweils 1- bis 2-mal täglich.

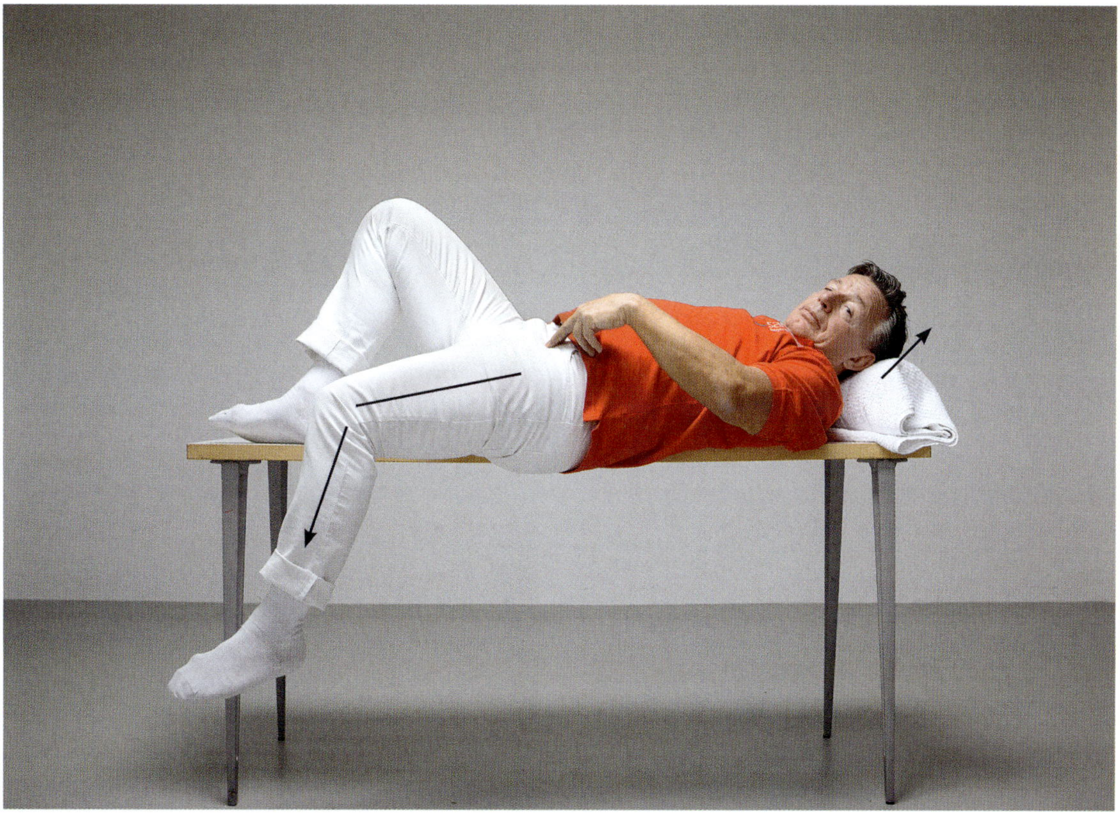

1

Beinpendelübung vorn

- Stelle dich hüftbreit vor einen Tisch und stütze dich mit beiden Händen darauf ab. 1
- Verlagere dein Körpergewicht auf dein rechtes Bein; die Beine sind gestreckt. Schwinge dein linkes Bein 2 vor deinem Körper von der linken zur rechten Seite. 3
- Wechsle diese Positionen 8 Sekunden rhythmisch ab und wiederhole das Ganze mit dem anderen Bein.
- Führe diese Übung abwechselnd 3-mal auf jeder Seite aus. Jeweils 2- bis 3-mal täglich.

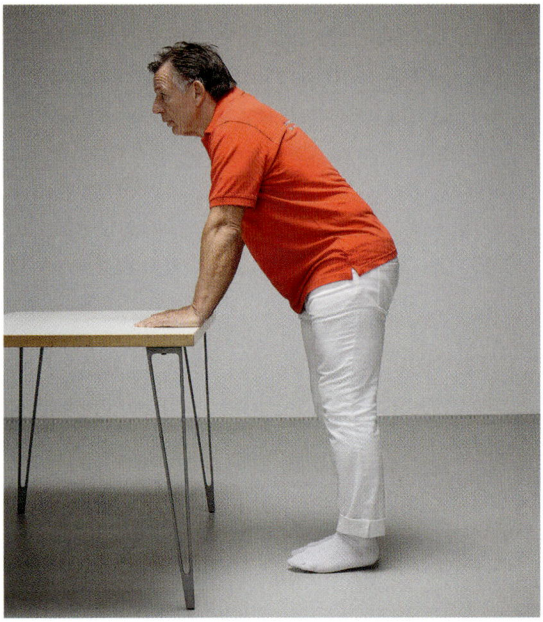

1

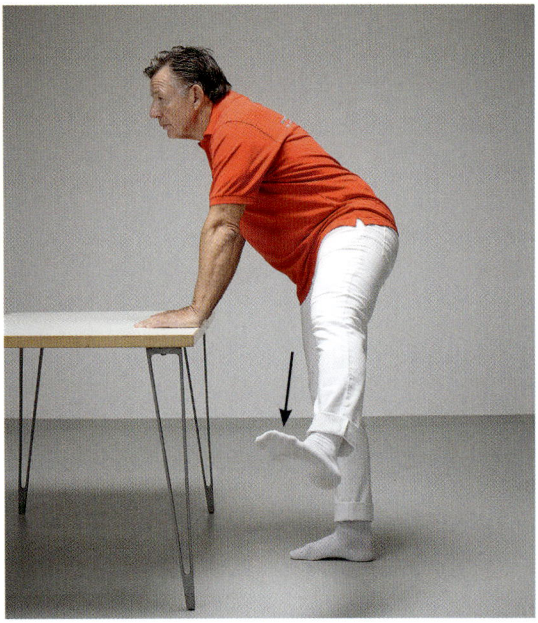

2

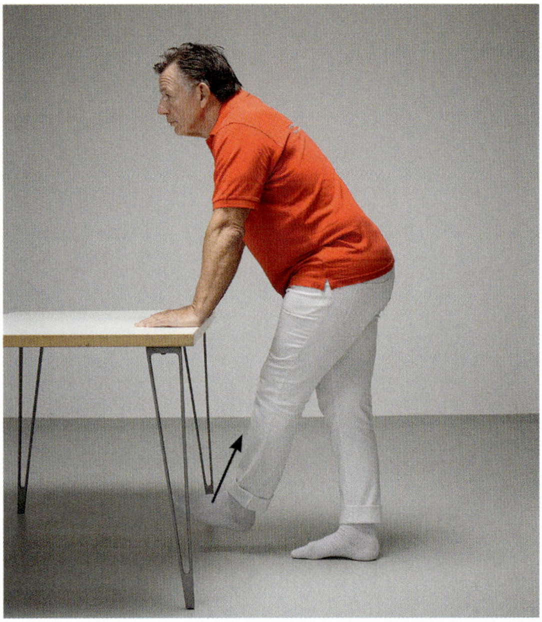

3

Beinpendelübung seitwärts

- Stelle dich neben einen Tisch und stütze dich mit deiner rechten Hand darauf ab.
- Verlagere dein Körpergewicht auf dein linkes Bein; die Beine sind gestreckt. Schwinge dein rechtes Bein seitlich neben deinem Körper von vorn nach hinten. 1
- Wechsle diese Positionen 8 Sekunden rhythmisch ab und wiederhole das Ganze auf der anderen Seite. 2
- Führe diese Übung abwechselnd 3-mal auf jeder Seite aus. Jeweils 3-mal täglich.

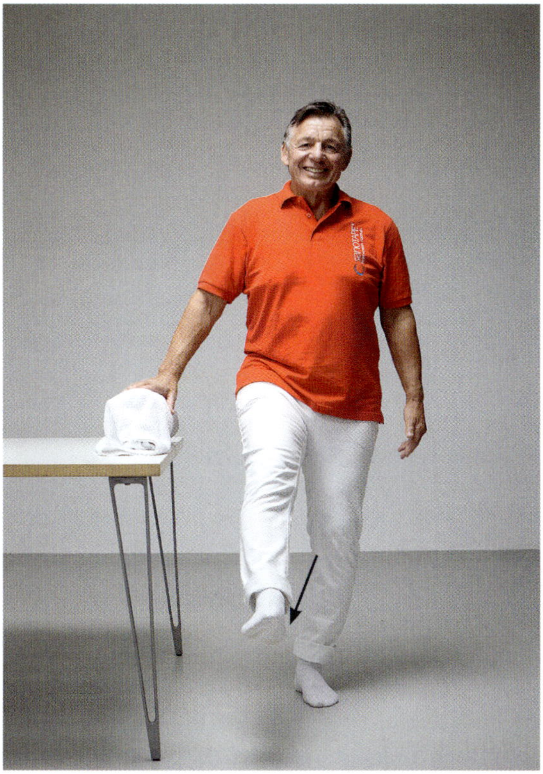

1

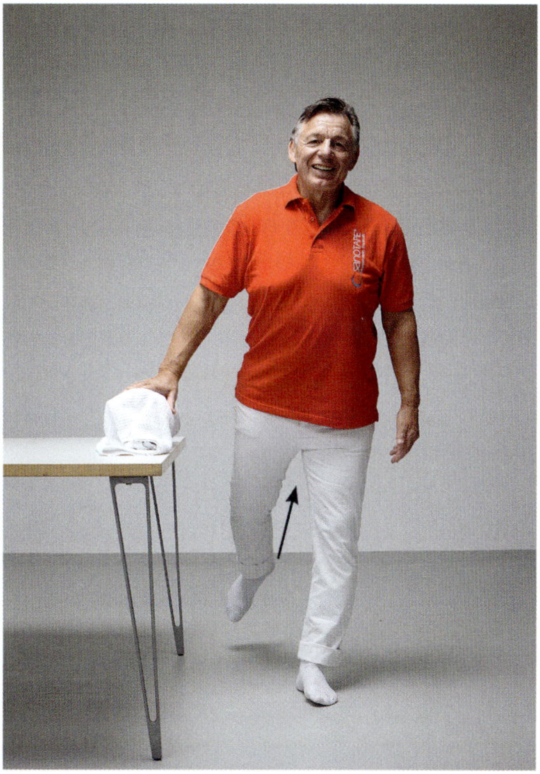

2

Die richtigen Meridiane ziehen: bei HWS-Beschwerden

Die folgenden Meridiane kannst du beim HWS-Syndrom und unter anderem bei einer Nackensteife, Genickstarre und einem Schiefhals ziehen.

Den Meridian »Dü« auf der Armaußenseite und dem Kopf

Dieser Meridianverlauf wurde für Selbstanwender*innen stark angepasst.

- Lege, stelle oder setze dich in die für dich angenehmste Position.
- Beginne am äußeren Nagelfalzwinkel des kleinen Fingers (Dü 1) und ziehe mit einem Metallgegenstand den Meridian »Dü« über die Handkante und Unterarmaußenseite entlang bis zum Ellenbogen, an der Oberarmunterseite hoch bis zum Schulteransatz, gerade weiter zur seitlichen Halswirbelsäule entlang nach oben über den Kieferknochen zur Mitte der Wange und von dort aus zurück zur Einbuchtung kurz vor dem Ohr (die du beim Öffnen des Mundes spüren kannst).
- Wiederhole alles 3- bis 5-mal.
- Wiederhole das Ganze auf der anderen Körperseite. Jeweils 3-mal täglich.

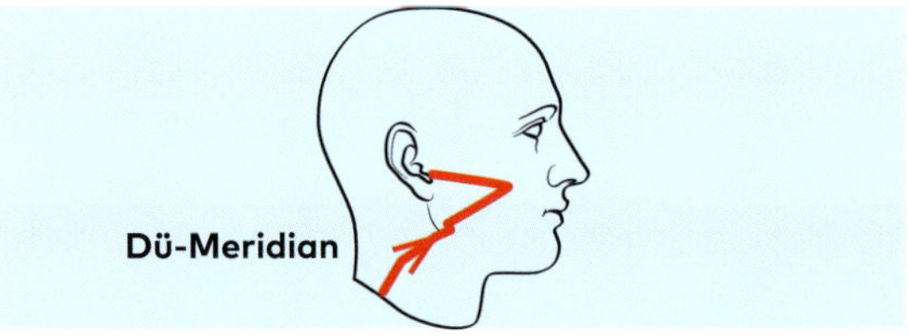

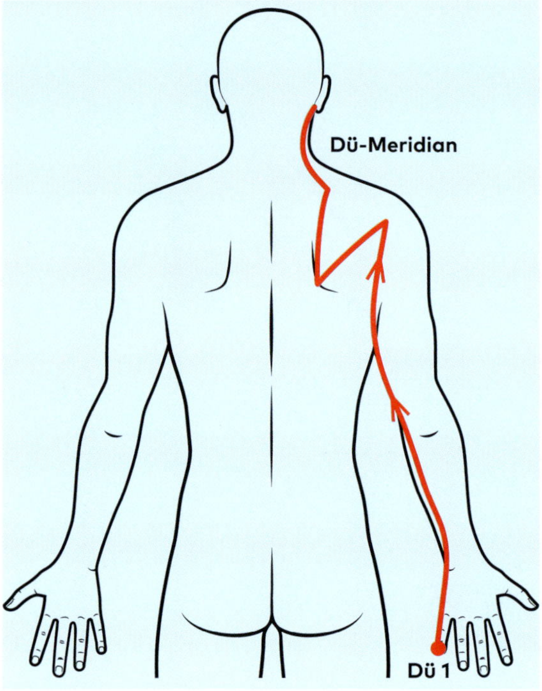

Den Meridian »Bl« über den Kopf

- Lege, stelle oder setze dich in die für dich angenehmste Position.
- Beginne am inneren Punkt deiner Augenhöhle und ziehe mit einem Metallgegenstand den Meridian »Bl« über den Rand deiner Augenbraue bis zum Haaransatz und von dort 1 Fingerbreit in Richtung Schläfe weiter über den Kopf bis zum Halswirbelsäulenbereich.
- Wiederhole alles 3- bis 5-mal.
- Wiederhole das Ganze auf der anderen Körperseite. Jeweils 1- bis 2-mal täglich.

Den Meridian »Gb« über den Kopf

Dieser Meridianverlauf wurde für Selbstanwender*innen stark angepasst.

- Lege, stelle oder setze dich in die für dich angenehmste Position.
- Beginne neben dem äußeren Augenwinkel (Gb 1) und ziehe mit einem Metallgegenstand den Meridian »Gb« zum Ohr, von dort aus weiter nach oben – etwa auf Höhe der Stirn –, in einer Zackenbewegung um das Ohr herum und in einer Bogenform nach oben über den Kopf zur Stirn (über die Augenbrauenmitte), von dort aus in einer weiteren Bogenform über die Schädeldecke und den Hinterkopf seitlich bis zum Nacken über den oberen Teil der Schulter bis hinunter zum Schlüsselbein.
- Wiederhole alles 3- bis 5-mal.
- Wiederhole das Ganze auf der anderen Körperseite. Jeweils 1- bis 2-mal täglich.

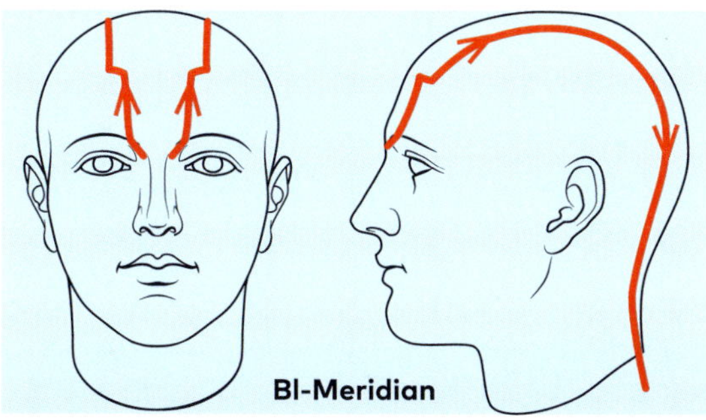

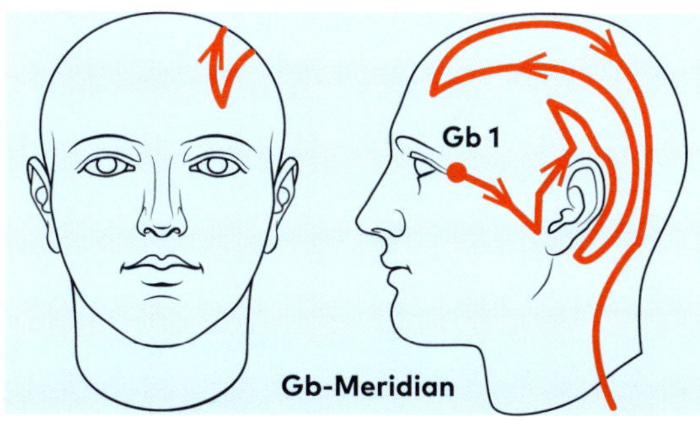

Die wirksamsten TCM-Punkte aktivieren: bei HWS-Beschwerden

Folgende TCM-Punkte kannst du beim HWS-Syndrom und unter anderem bei einer Nackensteife, Genickstarre und einem Schiefhals aktivieren.

Den Punkt »Säule des Himmels« (Bl 10)

- Lege, stelle oder setze dich in die für dich angenehmste Position.
- Beginne auf der nicht betroffenen Körperseite und gehe von der Mittellinie des Hinterkopfs direkt auf Höhe des Haaransatzes 1 bis 1,5 Fingerbreit nach außen in die Einbuchtung.
- Drücke dann mit einem Metallgegenstand in den Punkt »Säule des Himmels« (Bl 10) und kreise minimal leicht für 10 bis 20 Sekunden.
- Wiederhole dies auf der anderen Körperseite. Jeweils 1- bis 2-mal täglich.

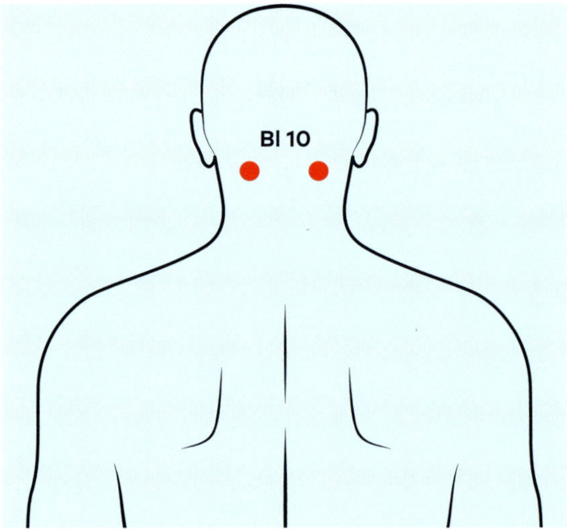

Den Meisterpunkt »Rücken des Landes« (Bl 60)

- Lege, stelle oder setze dich in die für dich angenehmste Position.
- Beginne auf der nicht betroffenen Körperseite und gehe am Außenknöchel deines Unterschenkels in Richtung Ferse. In der Einbuchtung befindet sich die Achillessehne, die am Fersenknochen ansetzt. Dort bist du richtig.
- Drücke dann mit einem Metallgegenstand in den Punkt »Rücken des Landes« (Bl 60) und kreise minimal mit Druck für 10 bis 20 Sekunden.
- Wiederhole dies auf der anderen Körperseite. Jeweils 3-mal täglich.

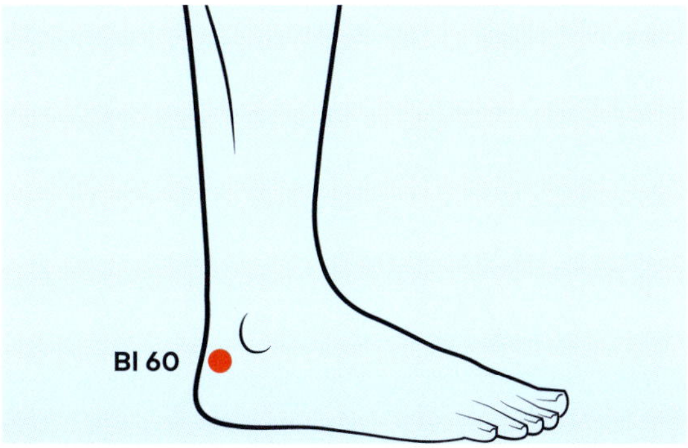

Den Meisterpunkt »Shenmai« (Bl 62)

- Lege, stelle oder setze dich in die für dich angenehmste Position.
- Beginne auf der nicht betroffenen Körperseite und gehe zur Einbuchtung direkt unterhalb der Abflachung deines Fußaußenknöchels.
- Drücke dann mit einem Metallgegenstand in den Meisterpunkt »Shenmai« (Bl 62) und kreise minimal mit Druck für 10 bis 20 Sekunden.
- Wiederhole dies auf der anderen Körperseite. Jeweils 3-mal täglich.

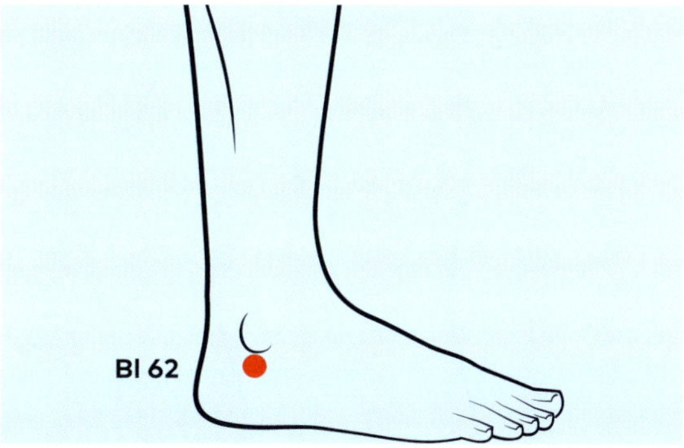

Den Punkt
»Springender Kreis« (Gb 30)

- Lege, stelle oder setze dich in die für dich angenehmste Position.
- Beginne auf der nicht betroffenen Körperseite und gehe seitlich auf deiner Hüfte 4 Fingerbreit vom großen Rollhügel (Trochanter major) in Richtung Gesäß in die starke Einbuchtung.
- Drücke dann mit einem Metallgegenstand in den Punkt »Springender Kreis« (Gb 30) und kreise minimal mit Druck für 10 Sekunden.
- Wiederhole dies auf der anderen Körperseite. Jeweils 2- bis 3-mal täglich.

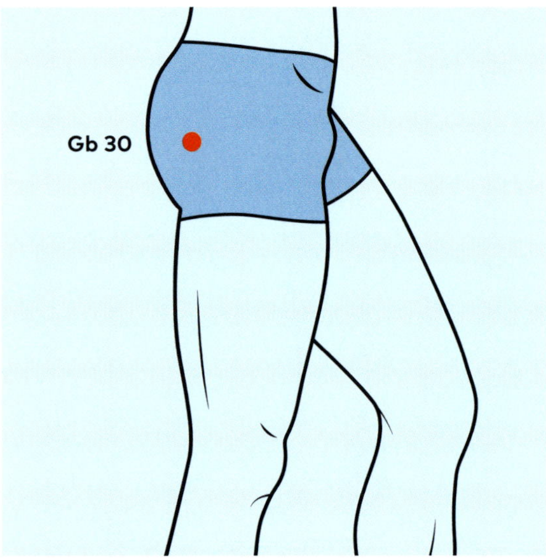

Die richtigen Meridiane ziehen: bei einer Atlasblockade

Den Meridian »Bl« über den Kopf

- Lege, stelle oder setze dich in die für dich angenehmste Position.
- Beginne am inneren Punkt deiner Augenhöhle und ziehe mit einem Metallgegenstand den Meridian »Bl« über den Rand deiner Augenbraue bis zum Haaransatz und von dort 1 Fingerbreit in Richtung Schläfe weiter über den Kopf bis zum Halswirbelsäulenbereich.
- Wiederhole alles 3- bis 5-mal.
- Wiederhole das Ganze auf der anderen Körperseite. Jeweils 3-mal täglich.

Den Meridian »Gb« über den Kopf

Dieser Meridianverlauf wurde für Selbstanwender*innen stark angepasst.

- Lege, stelle oder setze dich in die für dich angenehmste Position.
- Beginne neben dem äußeren Augenwinkel (Gb 1) und ziehe mit einem Metallgegenstand den Meridian »Gb« zum Ohr, von dort aus weiter nach oben – etwa auf Höhe der Stirn –, in einer Zackenbewegung um das Ohr herum und in einer Bogenform nach oben über den Kopf zur Stirn (über die Augenbrauenmitte), von dort aus in einer weiteren Bogenform über die Schädeldecke und den Hinterkopf seitlich bis zum Nacken über den oberen Teil der Schulter bis hinunter zum Schlüsselbein.
- Wiederhole alles 3- bis 5-mal.
- Wiederhole das Ganze auf der anderen Körperseite. Jeweils 1- bis 2-mal täglich.

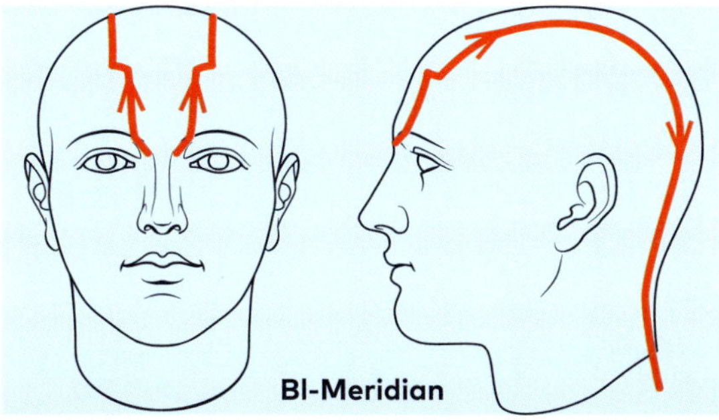

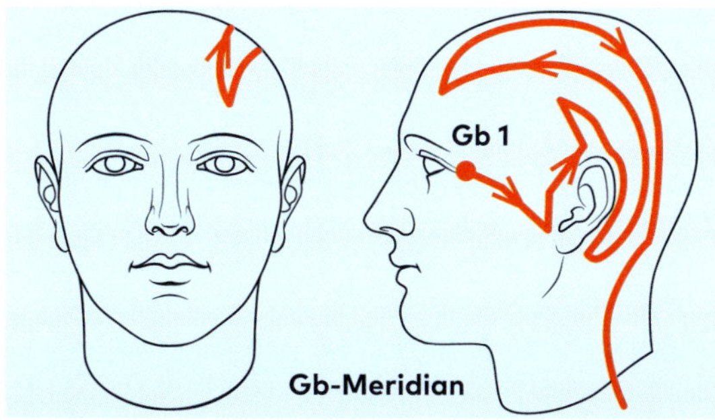

Den Meridian »Dü« auf der Armaußenseite und dem Kopf

Dieser Meridianverlauf wurde für Selbstanwender*innen stark angepasst.

- Lege, stelle oder setze dich in die für dich angenehmste Position.
- Beginne am äußeren Nagelfalzwinkel des kleinen Fingers (Dü 1) und ziehe mit einem Metallgegenstand den Meridian »Dü« über die Handkante und Unterarmaußenseite entlang bis zum Ellenbogen, an der Oberarmunterseite hoch bis zum Schulteransatz, gerade weiter zur seitlichen Halswirbelsäule entlang nach oben über den Kieferknochen, zur Mitte der Wange und von dort aus zurück zur Einbuchtung kurz vor dem Ohr (die du beim Öffnen des Mundes spüren kannst).
- Wiederhole alles 3- bis 5-mal.
- Wiederhole das Ganze auf der anderen Körperseite. Jeweils 3-mal täglich.

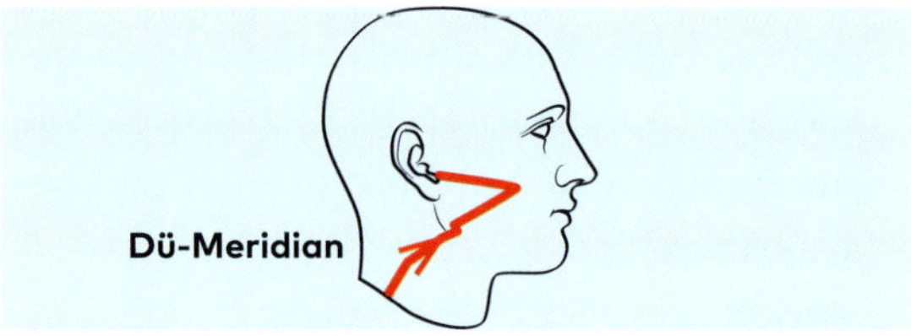

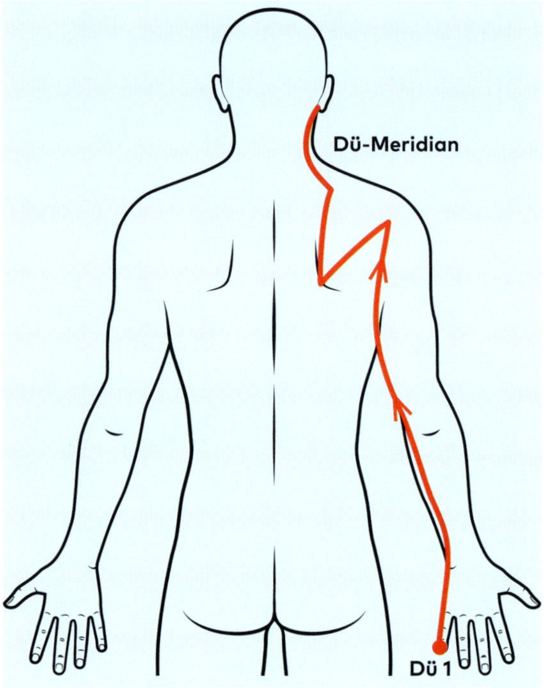

Die wirksamsten TCM-Punkte aktivieren: bei einer Atlasblockade

Den Punkt »Großes Weberschiffchen« (Bl 11)

- Lege, stelle oder setze dich in die für dich angenehmste Position.
- Beginne auf der nicht betroffenen Körperseite, gehe am oberen Rücken zum unteren Rand des ersten spürbaren Brustwirbelkörpers und von dort aus 1,5 Fingerbreit nach außen.
- Drücke dann mit einem Metallgegenstand in den Punkt »Großes Weberschiffchen« (Bl 11) und kreise minimal mit Druck für 10 Sekunden.
- Wiederhole dies auf der anderen Körperseite. Jeweils 3-mal täglich.

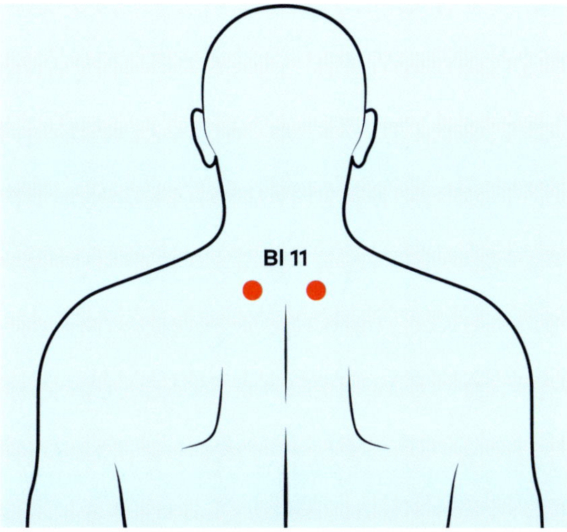

Den Punkt »Vorderes Tal« (Dü 2)

- Lege, stelle oder setze dich in die für dich angenehmste Position.
- Beginne auf der nicht betroffenen Körperseite und gehe vom äußeren Knöchel deines kleinen Fingers nach unten in die Einbuchtung vor dem Grundgelenk.
- Drücke dann mit einem Metallgegenstand in den Punkt »Vorderes Tal« (Dü 2) und kreise minimal mit Druck für 10 Sekunden.
- Wiederhole dies auf der anderen Körperseite. Jeweils 3-mal täglich.

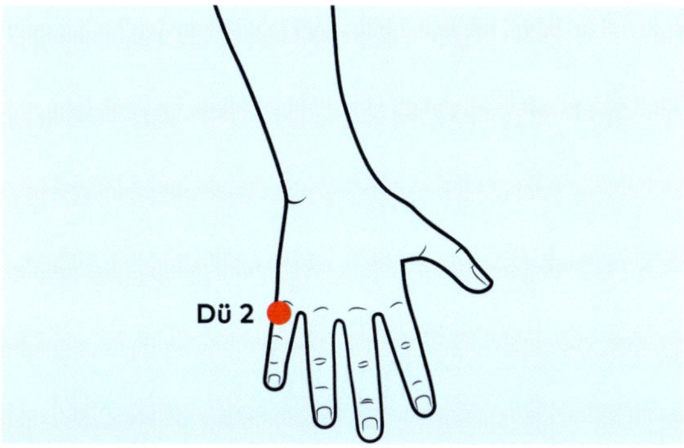

Den Kardinalpunkt »Hintere Talmulde« (Dü 3)

- Lege, stelle oder setze dich in die für dich angenehmste Position.
- Beginne auf der nicht betroffenen Körperseite, balle deine Hand zu einer Faust und gehe zur äußeren Kante deiner Hand. Dort bildet sich eine deutliche Falte, bei ihrem äußersten Punkt am Knöchel bist du richtig; öffne deine Hand wieder.
- Drücke dann mit einem Metallgegenstand in den Punkt »Hintere Talmulde« (Dü 3) und kreise minimal mit Druck für 10 bis 20 Sekunden.
- Wiederhole dies auf der anderen Körperseite. Jeweils 3-mal täglich.

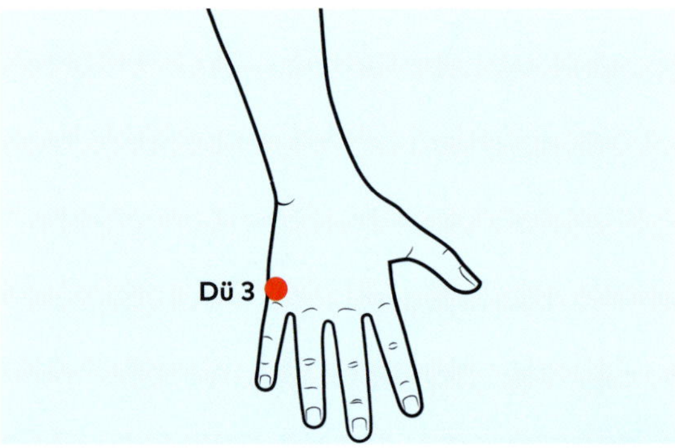

Den Punkt »Zufriedenes Alter« (Dü 6)

- Lege, stelle oder setze dich in die für dich angenehmste Position.
- Beginne auf der nicht betroffenen Körperseite und gehe zur Spitze des Außenknöchels deines Handgelenks, von dort aus ½ Fingerbreit in Richtung Armmitte in die Einbuchtung.
- Drücke dann mit einem Metallgegenstand in den Punkt »Zufriedenes Alter« (Dü 6) und kreise minimal mit Druck für 10 bis 20 Sekunden.
- Wiederhole dies auf der anderen Körperseite. Jeweils 3-mal täglich.

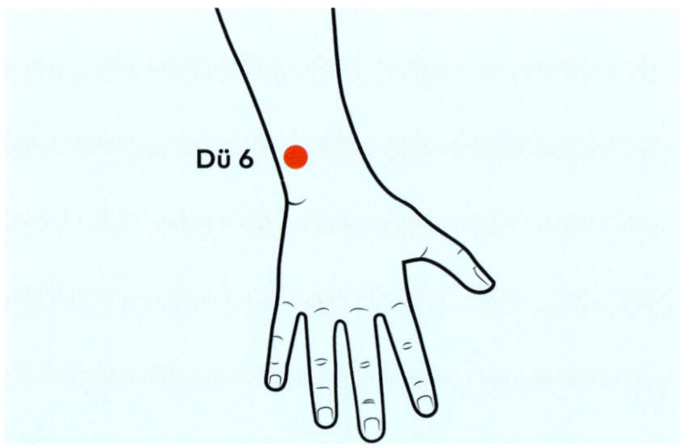

Die richtigen Meridiane ziehen: beim Schleudertrauma

Den Meridian »Ni« auf der Beininnen- und Körpervorderseite

- Lege, stelle oder setze dich in die für dich angenehmste Position.
- Beginne auf deiner Fußsohle (Ni 1) und ziehe mit einem Metallgegenstand den Meridian »Ni« nach oben bis zum Innenknöchel (Ni 6) und darum herum, von dort entlang der Innenseite des Unterschenkels (Ni/MP/Le) über die Oberschenkelinnenseite und die Leiste bis in Bauchnabelhöhe nach oben, von dort weiter seitlich über den Brustkorb hoch und entlang des Schlüsselbeins.
- Wiederhole alles 3- bis 5-mal.
- Wiederhole das Ganze auf der anderen Körperseite. Jeweils 3-mal täglich.

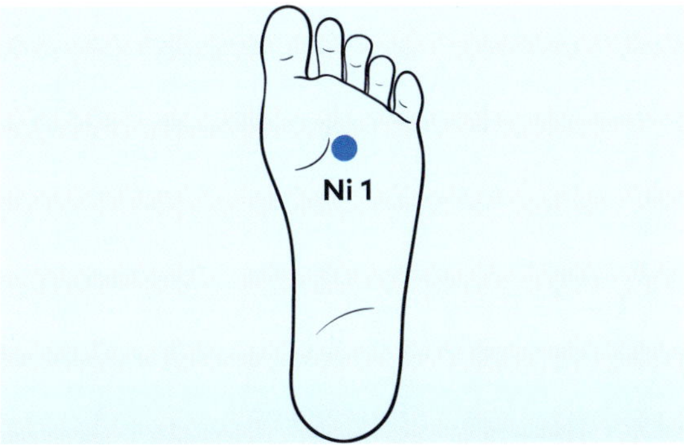

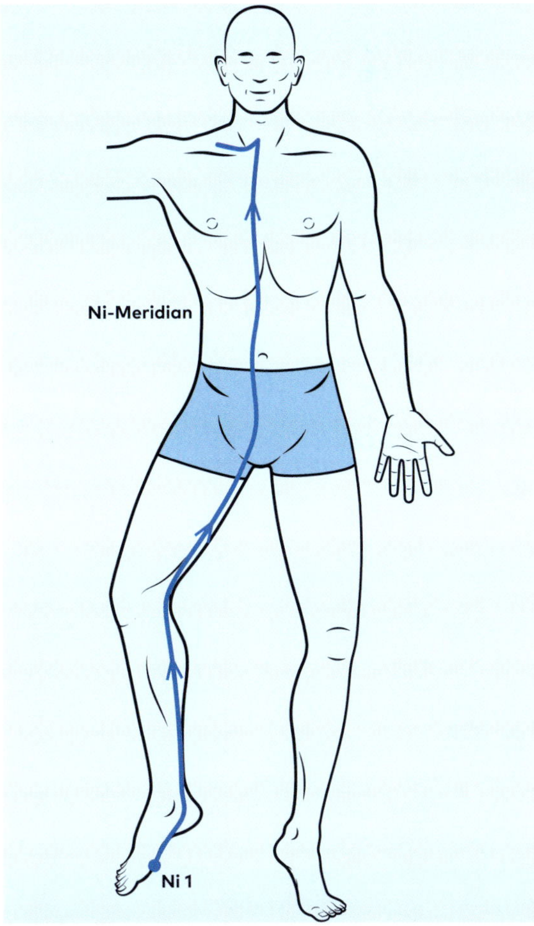

Den Meridian »Bl« über den Kopf

- Lege, stelle oder setze dich in die für dich angenehmste Position.
- Beginne am inneren Punkt deiner Augenhöhle und ziehe mit einem Metallgegenstand den Meridian »Bl« über den Rand deiner Augenbraue bis zum Haaransatz und von dort 1 Fingerbreit in Richtung Schläfe weiter über den Kopf bis zum Halswirbelsäulenbereich.
- Wiederhole alles 3- bis 5-mal.
- Wiederhole das Ganze auf der anderen Körperseite. Jeweils 1- bis 2-mal täglich.

Den Meridian »Gb« über den Kopf

Dieser Meridianverlauf wurde für Selbstanwender*innen stark angepasst.

- Lege, stelle oder setze dich in die für dich angenehmste Position.
- Beginne neben dem äußeren Augenwinkel (Gb 1) und ziehe mit einem Metallgegenstand den Meridian »Gb« zum Ohr, von dort aus weiter nach oben – etwa auf Höhe der Stirn –, in einer Zackenbewegung um das Ohr herum und in einer Bogenform nach oben über den Kopf zur Stirn (über die Augenbrauenmitte), von dort aus in einer weiteren Bogenform über die Schädeldecke und den Hinterkopf seitlich bis zum Nacken über den oberen Teil der Schulter bis hinunter zum Schlüsselbein.
- Wiederhole alles 3- bis 5-mal.
- Wiederhole das Ganze auf der anderen Körperseite. Jeweils 1- bis 2-mal täglich.

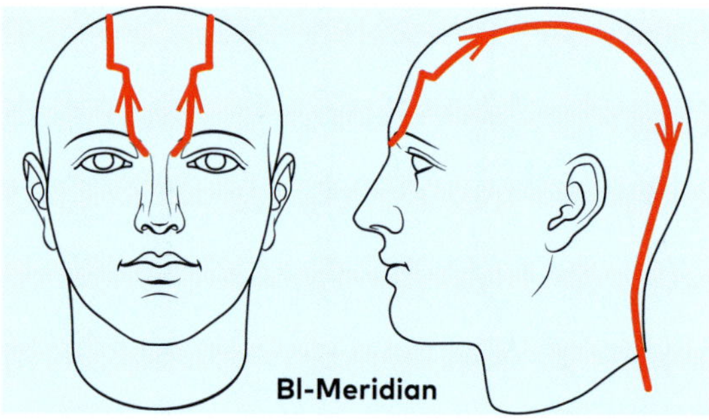

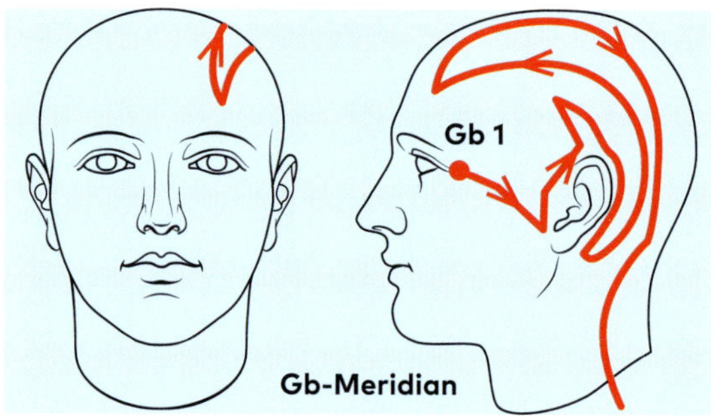

Die wirksamsten TCM-Punkte aktivieren: beim Schleudertrauma

Den Meisterpunkt »Rücken des Landes« (Bl 60)

- Lege, stelle oder setze dich in die für dich angenehmste Position.
- Beginne auf der nicht betroffenen Körperseite und gehe am Außenknöchel deines Unterschenkels in Richtung Ferse. In der Einbuchtung befindet sich die Achillessehne, die am Fersenknochen ansetzt. Dort bist du richtig.
- Drücke dann mit einem Metallgegenstand in den Punkt »Rücken des Landes« (Bl 60) und kreise minimal mit Druck 10 bis 20 Sekunden.
- Wiederhole dies auf der anderen Körperseite. Jeweils 3-mal täglich.

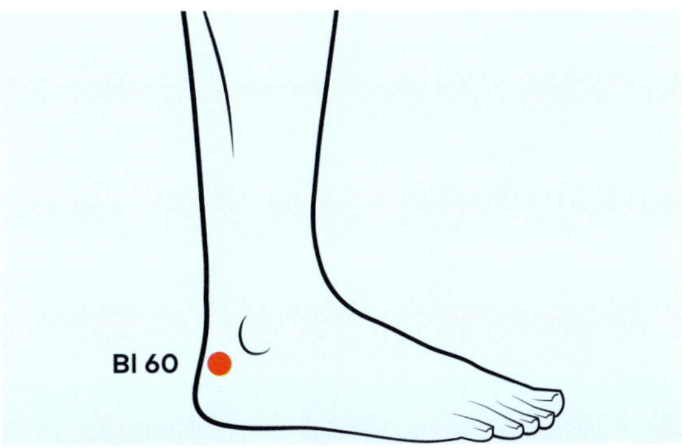

Den Meisterpunkt »Shenmai« (Bl 62)

- Lege, stelle oder setze dich in die für dich angenehmste Position.
- Beginne auf der nicht betroffenen Körperseite und gehe zur Einbuchtung direkt unterhalb der Abflachung deines Fußaußenknöchels.
- Drücke dann mit einem Metallgegenstand in den Meisterpunkt »Shenmai« (Bl 62) und kreise minimal mit Druck für 10 bis 20 Sekunden.
- Wiederhole dies auf der anderen Körperseite. Jeweils 3-mal täglich.

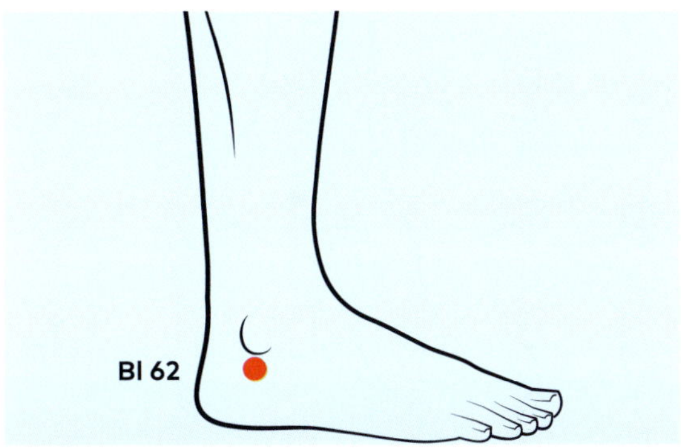

Den Kardinalpunkt »Erleuchtendes Meer« (Ni 6)

- Lege, stelle oder setze dich in die für dich angenehmste Position.
- Beginne auf der nicht betroffenen Körperseite und gehe 1 Fingerbreit unterhalb der Spitze des inneren Fußknöchels in die leichte Einbuchtung.
- Drücke dann mit einem Metallgegenstand in den Punkt »Erleuchtendes Meer« (Ni 6) und kreise minimal mit Druck für 10 Sekunden.
- Wiederhole dies auf der anderen Körperseite. Jeweils 2- bis 3-mal täglich.

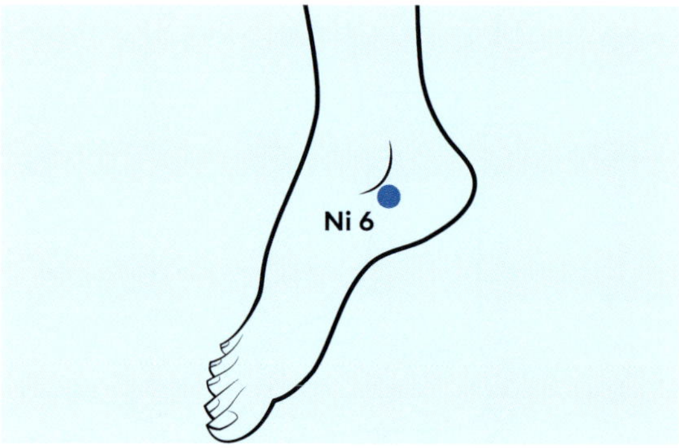

Den Kardinalpunkt »Hintere Talmulde« (Dü 3)

- Lege, stelle oder setze dich in die für dich angenehmste Position.
- Beginne auf der nicht betroffenen Körperseite, balle deine Hand zu einer Faust und gehe zur äußeren Kante deiner Hand. Dort bildet sich eine deutliche Falte, bei ihrem äußersten Punkt am Knöchel bist du richtig; öffne deine Hand wieder.
- Drücke dann mit einem Metallgegenstand in den Punkt »Hintere Talmulde« (Dü 3) und kreise minimal mit Druck für 10 bis 20 Sekunden.
- Wiederhole dies auf der anderen Körperseite. Jeweils 3-mal täglich.

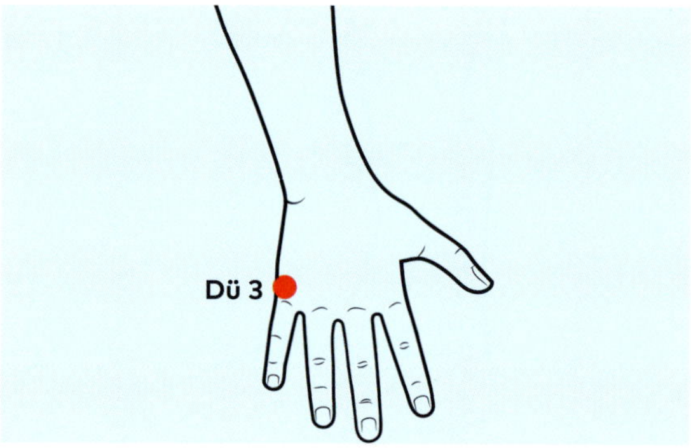

Den Meisterpunkt »Drei Dörfer« (Ma 36)

- Lege, stelle oder setze dich in die für dich angenehmste Position.
- Beginne auf der nicht betroffenen Körperseite und gehe unterhalb der Kniescheibe 4 Fingerbreit in Richtung Unterschenkelaußenseite.
- Drücke dann mit einem Metallgegenstand in den Meisterpunkt »Drei Dörfer« (Ma 36) und kreise minimal mit Druck für 10 bis 20 Sekunden.
- Wiederhole dies auf der anderen Körperseite. Jeweils 3-mal täglich.

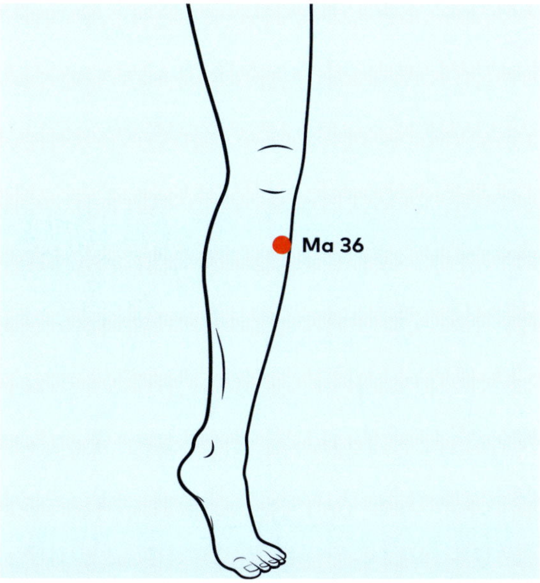

Die richtigen Meridiane ziehen: beim Bandscheibenvorfall und postoperativ

Den Meridian »Dü« auf der Armaußenseite und dem Kopf

Dieser Meridianverlauf wurde für Selbstanwender*innen stark angepasst.

- Lege, stelle oder setze dich in die für dich angenehmste Position.
- Beginne am äußeren Nagelfalzwinkel des kleinen Fingers (Dü 1) und ziehe mit einem Metallgegenstand den Meridian »Dü« über die Handkante und Unterarmaußenseite entlang bis zum Ellenbogen, an der Oberarmunterseite hoch bis zum Schulteransatz, gerade weiter zur seitlichen Halswirbelsäule entlang nach oben über den Kieferknochen zur Mitte der Wange und von dort aus zurück zur Einbuchtung kurz vor dem Ohr (die du beim Öffnen des Mundes spüren kannst).
- Wiederhole alles 3- bis 5-mal.
- Wiederhole das Ganze auf der anderen Körperseite. Jeweils 3-mal täglich.

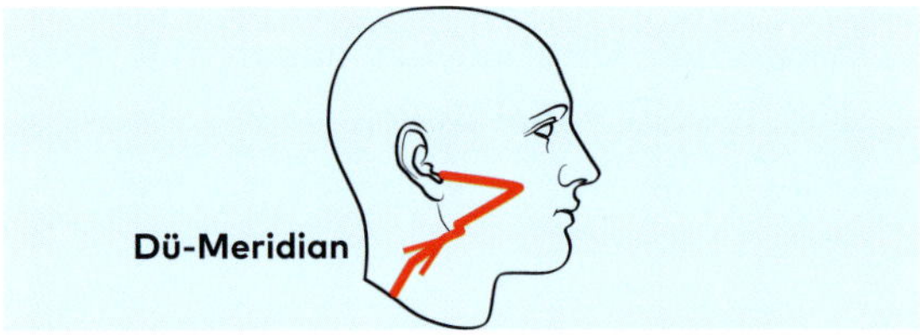

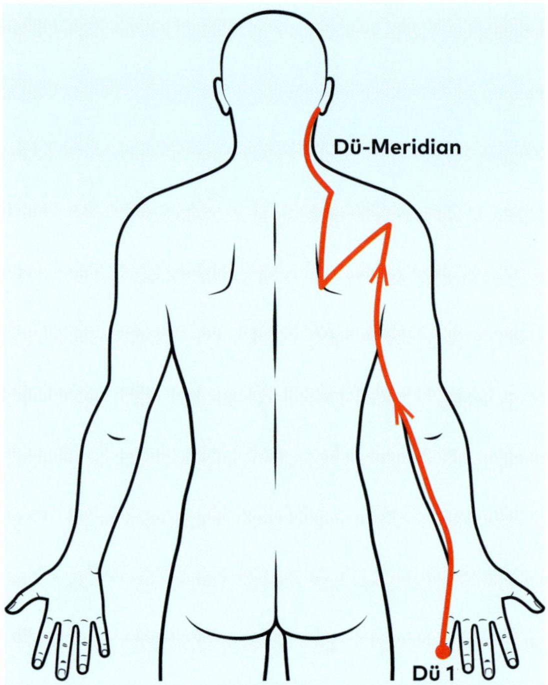

Den Meridian »Ni« auf der Beininnen- und Körpervorderseite

- Lege, stelle oder setze dich in die für dich angenehmste Position.
- Beginne auf deiner Fußsohle (Ni 1) und ziehe mit einem Metallgegenstand den Meridian »Ni« nach oben bis zum Innenknöchel (Ni 6) und darum herum, von dort entlang der Innenseite des Unterschenkels (Ni/MP/Le) über die Oberschenkelinnenseite und die Leiste bis in Bauchnabelhöhe nach oben, von dort weiter seitlich über den Brustkorb hoch und entlang des Schlüsselbeins.
- Wiederhole alles 3- bis 5-mal.
- Wiederhole das Ganze auf der anderen Körperseite. Jeweils 3-mal täglich.

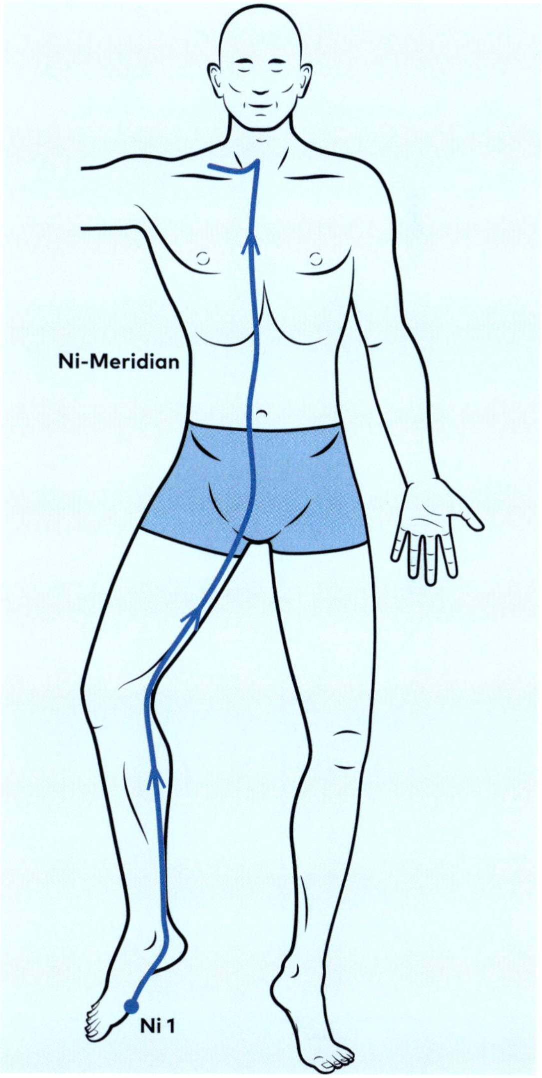

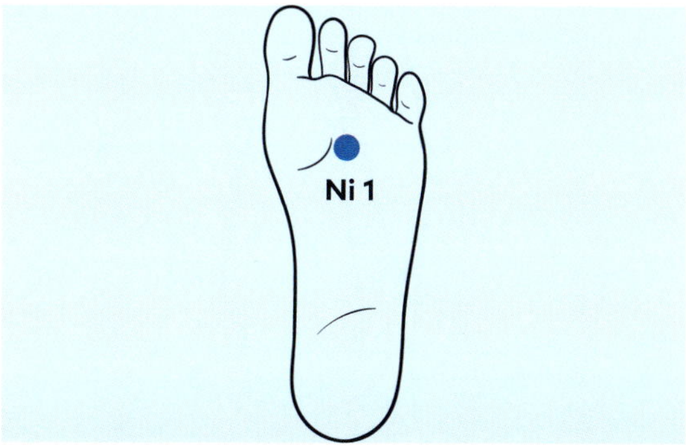

Den Meridian »KG« auf der Körpervorderseite

- Lege, stelle oder setze dich in die für dich angenehmste Position.
- Beginne am Schambein und ziehe mit einem Metallgegenstand den Meridian »KG« gerade über die Körpermitte bis zum Brustbein.
- Wiederhole alles 3- bis 5-mal.
- Wiederhole das Ganze auf der anderen Körperseite. Jeweils 3-mal täglich.

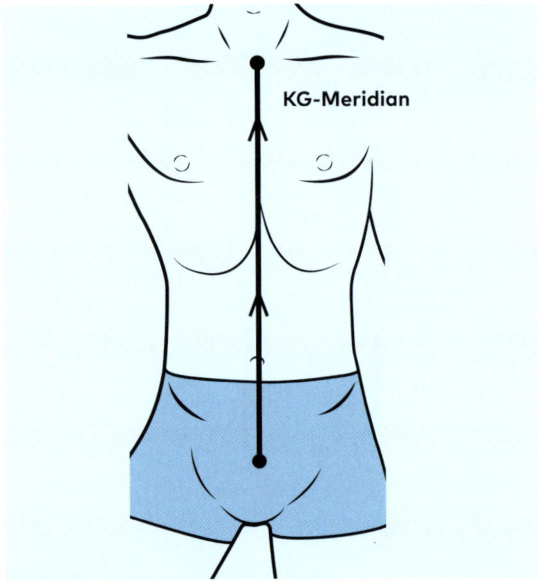

Den Meridian »Gb« auf der Beinaußenseite (2. Variante)

- Beginne in der oberen Hüfte und ziehe mit einem Metallgegenstand den Meridian »Gb« über den großen Rollhügel (Trochanter major) weiter seitlich über Unterschenkel und Außenknöchel entlang bis zum äußeren Nagelfalzwinkel des 4. Zehs (Gb 44).
- Wiederhole alles 5-mal.
- Wiederhole das Ganze auf der anderen Körperseite. Jeweils 2- bis 3-mal täglich.

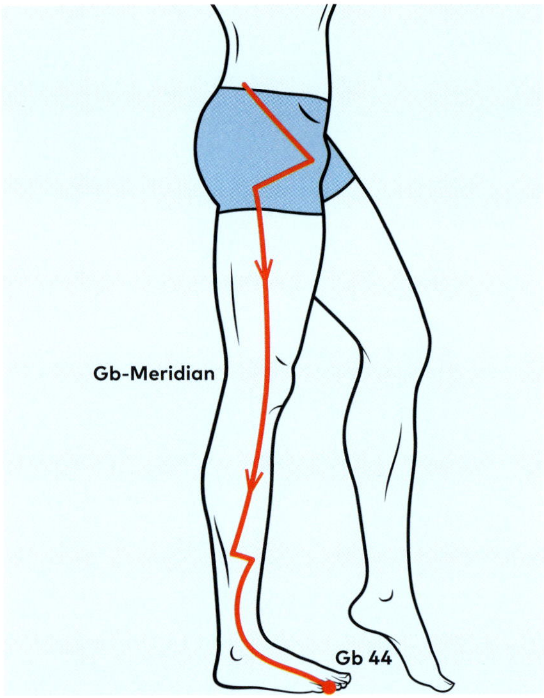

Die wirksamsten TCM-Punkte aktivieren: beim Bandscheibenvorfall und postoperativ

Den Meisterpunkt »Rücken des Landes« (Bl 60)

- Lege, stelle oder setze dich in die für dich angenehmste Position.
- Beginne auf der nicht betroffenen Körperseite und gehe am Außenknöchel deines Unterschenkels in Richtung Ferse. In der Einbuchtung befindet sich die Achillessehne, die am Fersenknochen ansetzt. Dort bist du richtig.
- Drücke dann mit einem Metallgegenstand in den Punkt »Rücken des Landes« (Bl 60) und kreise minimal mit Druck 10 bis 20 Sekunden.
- Wiederhole dies auf der anderen Körperseite. Jeweils 3-mal täglich.

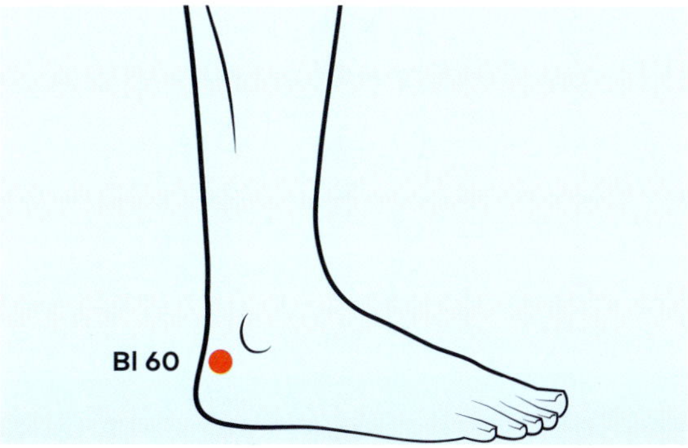

Den Meisterpunkt »Shenmai« (Bl 62)

- Lege, stelle oder setze dich in die für dich angenehmste Position.
- Beginne auf der nicht betroffenen Körperseite und gehe zur Einbuchtung direkt unterhalb der Abflachung deines Fußaußenknöchels.
- Drücke dann mit einem Metallgegenstand in den Meisterpunkt »Shenmai« (Bl 62) und kreise minimal mit Druck für 10 bis 20 Sekunden.
- Wiederhole dies auf der anderen Körperseite. Jeweils 3-mal täglich.

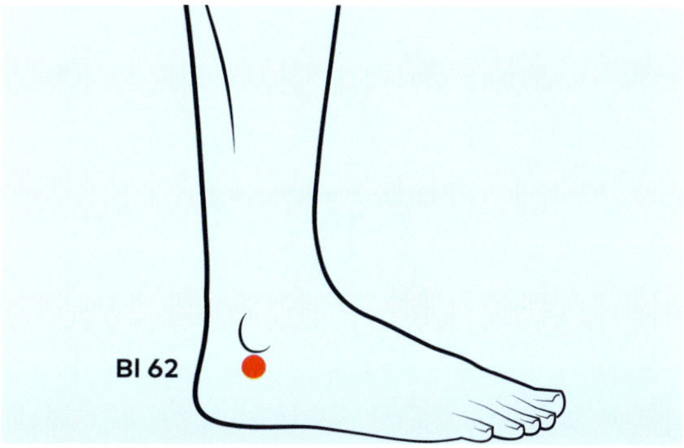

Den Kardinalpunkt »Erleuchtendes Meer« (Ni 6)

- Lege, stelle oder setze dich in die für dich angenehmste Position.
- Beginne auf der nicht betroffenen Körperseite und gehe 1 Fingerbreit unterhalb der Spitze des inneren Fußknöchels in die leichte Einbuchtung.
- Drücke dann mit einem Metallgegenstand in den Punkt »Erleuchtendes Meer« (Ni 6) und kreise minimal mit Druck für 10 Sekunden.
- Wiederhole dies auf der anderen Körperseite. Jeweils 2- bis 3-mal täglich.

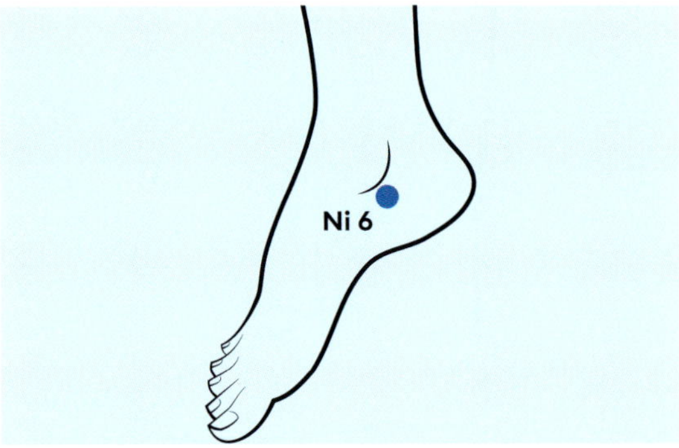

Den Punkt »Sprudelnde Quelle« (Ni 1)

- Lege, stelle oder setze dich in die für dich angenehmste Position.
- Beginne auf der nicht betroffenen Körperseite und gehe auf deiner Fußsohle zur Einbuchtung hinter dem Fußballen.
- Drücke dann mit einem Metallgegenstand in den Punkt »Sprudelnde Quelle« (Ni 1) und kreise minimal mit Druck für 10 Sekunden.
- Wiederhole dies auf der anderen Körperseite. Jeweils 2- bis 3-mal täglich.

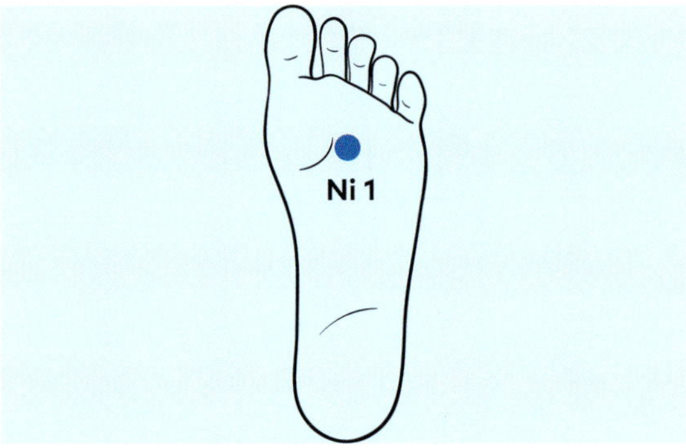

Den Punkt »Springender Kreis« (Gb 30)

- Lege, stelle oder setze dich in die für dich angenehmste Position.
- Beginne auf der nicht betroffenen Körperseite und gehe seitlich auf deiner Hüfte 4 Fingerbreit vom großen Rollhügel (Trochanter major) in Richtung Gesäß in die starke Einbuchtung.
- Drücke dann mit einem Metallgegenstand in den Punkt »Springender Kreis« (Gb 30) und kreise minimal mit Druck für 10 Sekunden.
- Wiederhole dies auf der anderen Körperseite. Jeweils 2- bis 3-mal täglich.

Den Punkt »Marktplatz der Winde« (Gb 31)

- Lege, stelle oder setze dich in die für dich angenehmste Position.
- Beginne auf der nicht betroffenen Körperseite und gehe an der Außenseite deines Oberschenkels 7 bis 8 Fingerbreit über deine Kniegelenksfalte.
- Drücke dann mit einem Metallgegenstand in den Punkt »Windmarkt« (Gb 31) und kreise minimal mit Druck für 10 Sekunden.
- Wiederhole dies auf der anderen Körperseite. Jeweils 2- bis 3-mal täglich.

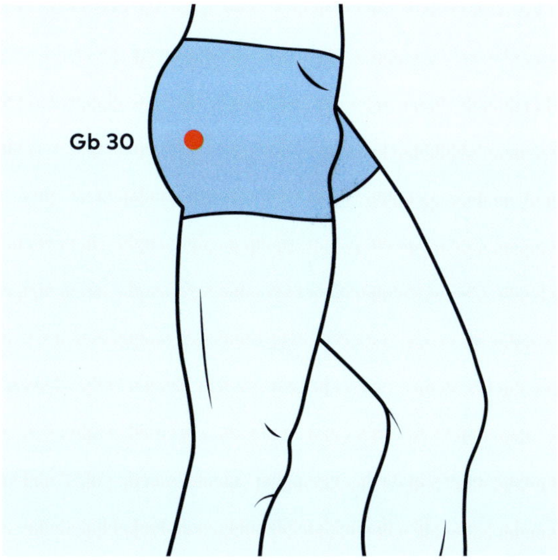

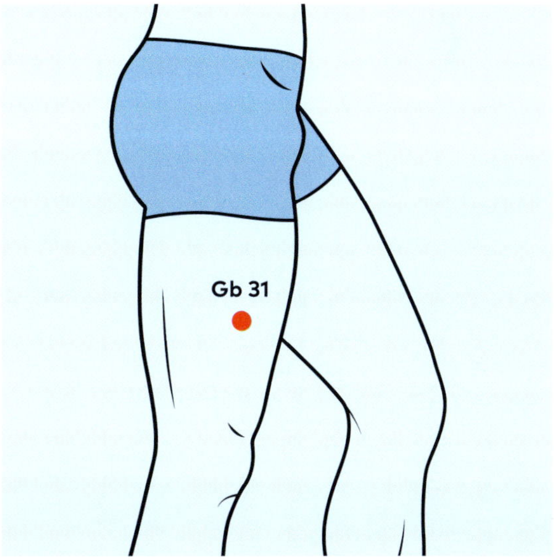

Den Meisterpunkt »Wo die Tränen auftreffen« (Gb 41)

- Lege, stelle oder setze dich in die für dich angenehmste Position.
- Beginne auf der nicht betroffenen Körperseite und gehe vom äußeren Fußaußenknöchel 4 Fingerbreit in Richtung des kleinen Zehs; in der Einbuchtung zwischen dem 4. und 5. Mittelfußknochen bist du richtig.
- Drücke dann mit einem Metallgegenstand in den Punkt »Wo die Tränen auftreffen« (Gb 41) und kreise minimal mit Druck für 10 bis 20 Sekunden.
- Wiederhole dies auf der anderen Körperseite. Jeweils 3-mal täglich.

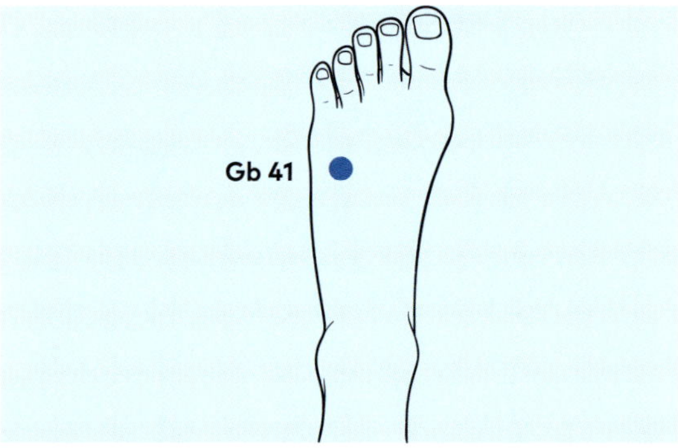

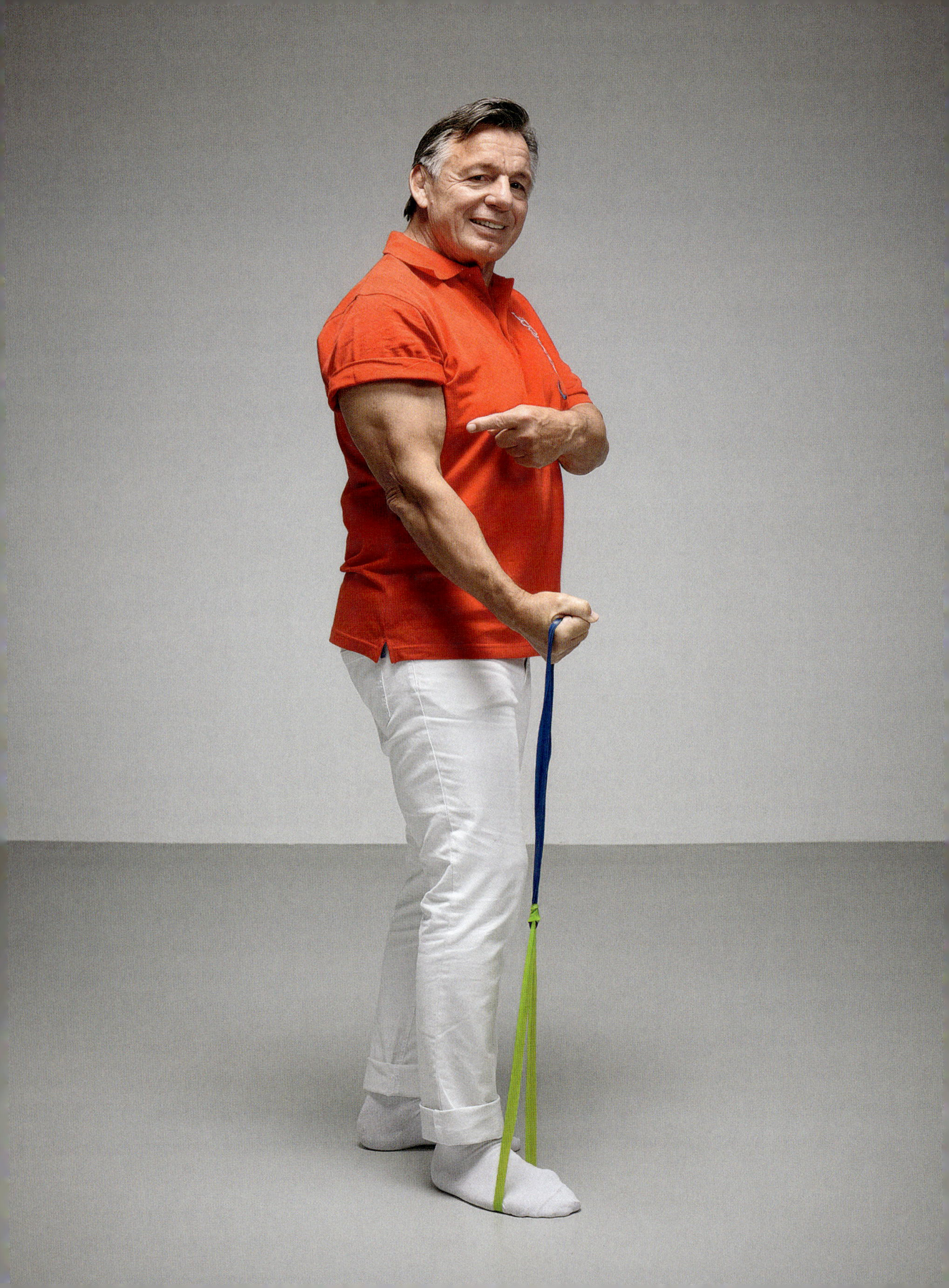

Schulter, Ellenbogen und Hand: perfektes Zusammenspiel von Kraft und Flexibilität

Die Schulterpartie – unser Multitalent

Die Schulterpartie ist eines der beweglichsten und gleichzeitig komplexesten Gelenksysteme unseres Körpers und verbindet den Arm mit unserem Oberkörper. Sie erlaubt uns, den Arm in nahezu alle Richtungen zu bewegen, und ermöglicht uns viele alltägliche Aufgaben – vom Anziehen eines Pullovers bis hin zum Hochheben schwerer Gegenstände. Doch genau diese großartige Beweglichkeit macht die Schulter auch besonders anfällig für Verletzungen und Verschleißerscheinungen.

Das ist weiter nicht verwunderlich, lässt einen allein schon die Anzahl an Knochen, Gelenken, Muskeln, Bändern und Sehnen schwindeln, die bei der Schulter am Werk sind. Deshalb hier nur so viel: Die Schulter selbst besteht aus drei Hauptgelenken, dem Schulter- (Glenohumeralgelenk), dem Schultereck- (Acromioklavikulargelenk) und dem Brustbein-Schlüsselbein-Gelenk (Sternoklavikulargelenk). Dazu kommen noch vier weitere Muskelgelenke, die hinten am Nacken und Schulterblatt ansetzen, mehrere Muskeln und Sehnen, die das Schulterblatt und den Oberarmknochen verbinden und für Stabilität sorgen – allen voran die sogenannte Rotatorenmanschette. Diese Muskel-Sehnen-Gruppe umfasst das Schultergelenk kappenartig und sorgt nicht nur für die Beweglichkeit der Schulter, sondern auch dafür, dass der Oberarmknochen in der flachen Gelenkpfanne bleibt, um ein Auskugeln der Schulter möglichst zu verhindern.

Während Gelenke wie das Hüft- oder Kniegelenk in erster Linie von den Knochen geführt werden, sind es bei der Schulter vor allem Muskeln und Sehnen, die für den immensen Bewegungsradius verantwortlich zeichnen. Kurz gesagt: Die Schulter ist ein hauptsächlich weichteilgeführtes Gelenk, weshalb die meisten Beschwerden auch nicht – wie beim Knie oder der Hüfte – im Inneren des Gelenks auftreten, sondern an den sogenannten Weichteilen, als da wären Bänder, Gelenkkapseln, Muskeln, Sehnen und Schleimbeutel. Und nicht zu vergessen: natürlich unter anderem an der Rotatorenmanschette.

Die Rotatorenmanschette spielt eine entscheidende Rolle, denn zu ihr gehört zum Beispiel die unentbehrliche Supraspinatussehne, die den Arm hebt, um beispielsweise ein T-Shirt aus dem Kleiderschrank zu holen. Hat man Probleme mit ihr – und das ist bei der Schulterpartie am häufigsten der Fall –, sind oft Überlastungen oder eine falsche Haltung der Auslöser. Besonders Menschen, die tagtäglich am Schreibtisch sitzen oder schwere Lasten heben, klagen vermehrt über derartige Schulterbeschwerden. Auch Sportarten wie Tennis, Golfen oder Gewichtheben können die Schulter ziemlich strapazieren, wenn im Gegenzug keine ausreichende Mobilisierung stattfindet.

Wenn die Schulter klemmt

Und so ist eine der häufigsten Schultererkrankungen das sogenannte Impingementsyndrom (Engpasssyndrom), bei dem neben der Supraspinatussehne meist der Schleimbeutel beteiligt ist.

Ihr müsst euch das in etwa so vorstellen: Unter dem Schulterdach gleitet die Supraspinatussehne durch, die vom hier größten Schleimbeutel versorgt wird, der wiederum als »Puffer« zwischen Schulterdach und Supraspinatussehne sitzt und Reibungen verringern soll. Ist nun der Schleimbeutel – aufgrund von Über- und/oder Fehlbelastungen – geschwollen, dann hat unsere Supraspinatussehne nicht mehr genügend Platz, um geschmeidig unter dem Schulterdach zu gleiten, sie ist zwischen Schulterdach und Oberarmknochen sozusagen eingeklemmt beziehungsweise eingeengt – daher der Name »Engpasssyndrom« –, was zu schmerzhaften Entzündungen der Schleimbeutel führen kann, die auch unter dem Namen »Bursitis« firmieren (vom lateinischen *bursa* für »Beutel, Ledersack«). Dies spürt ihr meistens beim Heben des Arms über Schulterhöhe – selbst das einfache Greifen nach einer Tasse aus einem Oberschrank kann da zur Qual werden.

Bei einer immer wiederkehrenden einseitigen Belastung kann es dazu kommen, dass das Gebiet unter dem Schulterdach – meistens der Supraspinatusmuskel und die dazugehörige Supraspinatussehne – nicht ausreichend versorgt wird. Als Ursache sehe ich etwa knochenharte Bindegewebsstrukturen der Halswirbelsäule. So setzen beispielsweise wichtige Muskeln unter anderem an der ersten Rippe an. Gibt es nun muskuläre Disbalancen – etwa in Form von Verhärtungen und Verkürzungen –, wird die erste Rippe unter das Schlüsselbein gezogen und beide Knochen funktionieren quasi als Schere: Sie quetschen Nervengeflecht, Blutgefäße und andere Weichteile ab, womit wichtige Anteile nicht mehr mit genügend sauerstoffreichem Blut versorgt werden. Das kann der obere Quadrant der Brust sein, aber auch der Kopf sowie die Arme und bis hin zur Hand und den Fingern reichen.

Ein Kreuzungspunkt ist hier der SB-01-Punkt, der außerhalb der Meridiane liegt und im vorderen Teil des Buchs bereits erwähnt wurde (Seite 31)! Er ist der empfindlichste Punkt am menschlichen Körper, kein Areal reagiert durch Muskelkontraktion so heftig wie dieser Bereich, weshalb er bei der Aktivierung der TCM-Punkte in diesem Kapitel auch seinen Platz findet.

Schulterprobleme ohne Skalpell lösen

Neben dem Impingementsyndrom kommt es bei der Supraspinatussehne auch öfters zu einer Ruptur. Das bedeutet meistens jedoch nicht, dass sie komplett abgerissen, sondern »lediglich« leicht eingerissen ist und ein paar Fibrillen abhandengekommen sind – keine Sorge, dort gibt es Tausende davon. Solche Einrisse entstehen durch Verschleiß aufgrund von einseitiger Belastung, Haltungsproblemen oder möglicherweise auch durch eine suboptimale Ernährung.

Falls ein Gelenk nicht mehr einwandfrei funktioniert, eine Sehne nicht mehr reibungslos gleiten kann und leichte Risse aufweist, heißt das noch lange nicht, dass ihr euch unters Messer legen müsst. Bevor ihr an eine Operation denkt, solltet ihr es zuerst mit einer nichtinvasiven Therapie versuchen – es sei denn, ihr seid blutjung und die Sehne ist vollständig abgerissen, was aber äußerst selten vorkommt.

Es erstaunt mich immer wieder, wie viele Menschen sich sofort operieren lassen, ohne vorher richtig therapiert worden zu sein oder alle konservativen Maßnahmen ausgeschöpft zu haben. Einfach ohne einen/eine Physiotherapeut*in aufgesucht zu haben. Und es gibt in Deutschland genügend bestens ausgebildete Fachleute, die mit einer derartigen Problematik gut umgehen können. Eine OP sollte wirklich erst in Erwägung gezogen werden, wenn alles andere nicht von Erfolg gekrönt war. In den meisten Fällen lassen sich Schulterbeschwerden aber mit gezielten und gut durchdachten Übungen sowie TCM-Maßnahmen in den Griff bekommen – deshalb hältst du ja gerade auch dieses Buch in deinen Händen.

Die gängigste Beschwerde in der Schulterpartie

Nur ein Beschwerdebild stelle ich euch jetzt vor – nämlich das häufigste, das ich eben schon angesprochen habe: die Supraspinatussehnen-Problematik. Darauf müssen wir uns hier beschränken, sonst würde das Buch zu dick – und so einen telefonbuchstarken Wälzer will ja auch keiner mit sich herumschleppen. Obwohl präventiv, zur Kräftigung eurer Schulter, würde es sicherlich etwas beitragen …

Weshalb schmerzt die Schulter und der Arm kann kaum gehoben werden?

Beziehungsweise der Arm kann seitlich nicht mehr über Schulterhöhe gehoben werden. Ist das ein Impingementsyndrom oder eine defekte Rotatorenmanschette?

Die Praxis zeigt, dass Schulterbeschwerden und das Supraspinatussyndrom zu den häufigsten Krankheitsbildern gehören. Besonders oft betroffen sind Menschen dabei von der Diagnose einer defekten Rotatorenmanschette – nämlich zu 85 Prozent – beziehungsweise mit 74 Prozent von einem Impingementsyndrom.[1] Darüber hinaus leiden viele Patient*innen am Golfer- oder Tennisellenbogen, dem Karpaltunnelsyndrom oder der sogenannten Schnappsehne am Finger. Was all diesen Beschwerden, die sich hier nahezu beliebig weiter auflisten ließen, gemeinsam ist? Dass den Auslöser ein Engpass darstellt, bei dem Sehnen, Nerven oder Muskeln in ihrer Beweglichkeit eingeschränkt werden.

Was genau ihr euch unter dem Impingementsyndrom vorstellen müsst, habe ich eben erklärt: Es beschreibt eine Einklemmung von Sehnen, meist der Supraspinatussehne, zwischen dem Schulterdach und dem Oberarmkopf. Diese mechanische Reibung verursacht Schmerzen und Bewegungseinschränkungen – besonders beim Heben des Arms zur Seite oder über den Kopf. Ursache sind oft muskuläre Disbalancen, eine Überlastung oder schlechte Haltung.

Eine defekte Rotatorenmanschette bezieht sich hingegen auf Schädigungen der Sehnen, die das Schultergelenk stabilisieren: Diese Verletzungen können durch Risse, Abnutzung oder Überlastung entstehen. Das Impingementsyndrom und eine beschädigte Rotatorenmanschette gehen oft Hand in Hand, da geschädigte Sehnen den Raum in der Schulter noch weiter verengen und so einen Engpass verstärken können.

Auch wenn diese Arten von Schulterbeschwerden oftmals sehr schmerzen, muss erst mal nicht operiert werden. Studien haben gezeigt, dass konservative Therapien wie eine gezielte Physiotherapie und Kräftigungsübungen langfristig genauso erfolgreich sein können wie operative Eingriffe.[2]

Entscheidend ist, die Muskulatur zu stärken, um die Stabilität und Funktionalität der Schulter wiederherzustellen und die TCM-Maßnahmen durchzuführen – all dies habe ich euch ab Seite 240 zusammengestellt. Denn durch abgestimmte Übungen lässt sich eine starke Schulter aufbauen, die euren Anforderungen im Alltag standhält. Dabei ist es wichtig, schmerzfreie Bewegungen auszuführen, also unbedingt auf die eigene Schmerzgrenze zu achten. Auch Techniken wie die TCM wirken dabei unterstützend, können eure Schmerzen lindern und eure Beweglichkeit fördern.

Was mir in diesem Zusammenhang noch einfällt und gern übersehen wird: Frauen mit einer großen Oberweite und schmalen BH-Trägern leiden ebenfalls oft unter Durchblutungsstörungen in der Schulter- und Nackenregion, die zu einem Engpasssyndrom führen können. Auch hier spielt der muskuläre Zustand der Schulter eine wichtige Rolle: Eine regelmäßige Mobilisation und das Tragen passender BHs mit breiten Trägern können die Beschwerden lindern.

Wenn die Schulter schmerzt, gilt es vor allem, sich zu bewegen und keinesfalls ruhig zu halten. Schonende, funktionelle Übungen, die Synergien zwischen den Gelenken und Muskeln nutzen, sind der Schlüssel zu einer gesunden Schulter. Wer seinen Arm nicht seitwärts zu heben vermag, kann trotzdem Schultern und Bizeps aktivieren – das entlastet die verletzte Struktur und fördert die Heilung. Ihr dürft die Schultern heben und senken, sie bis zu den Ohren hochziehen, dürft schwere Sachen tragen und den Bizeps anspannen. All das ist möglich, ihr müsst nur die verletzte Struktur aussparen. Denn es geht darum, den Bereich um die Verletzung herum zu trainieren und gleichzeitig die verletzten Sehnen zu schonen. Also, werdet aktiv! Und klopft euch dafür ab und zu mal selbst auf die Schulter!

Kardinalsymptome

- Bewegungsschmerz
- Bewegungseinschränkung
- Schmerz in einer bestimmten Haltung beziehungsweise Situation
- Entzündungsschmerz
- Schwellung
- Hitze
- Schonhaltung aufgrund von Schmerzen

Dos

- Im akuten Stadium die Schulter mit *nasskalten Kompressen* behandeln: So reduziert ihr entzündliche Prozesse und infolgedessen die Schmerzen auf natürliche Art und Weise – und zu guter Letzt vergrößert sich euer Bewegungsradius.
  Dazu am besten ein Frotteehandtuch in kaltes Leitungswasser tauchen – gern mit einem Schuss Haushaltsessig –, es auswringen, falten und auf den schmerzenden Schulterbereich legen. Schließlich ein trockenes Handtuch über das nasse geben. (Keinesfalls mit Eis oder Wärme arbeiten! Statt Leitungswasser eignet sich hier Quark genauso gut wie Kohlblätter oder Retterspitz.)
  Sobald der feuchte Umschlag warm wird, auf links drehen und wieder auf den schmerzenden Bereich geben. Je nach Bedarf die nasskalten Kompressen über den Tag verteilt wiederholen.
  Das Ganze funktioniert auch wunderbar nachts: Sobald ihr es euch in eurem Bett mit den nasskalten Kompressen (trockenes Handtuch darüber nicht vergessen!) – so weit es geht – »gemütlich« gemacht habt, versucht ihr, euch auszustrecken, ruhig und entspannt die Bauchatmung durchzuführen und euch immer weiter »fallen zu lassen« … Ihr werdet erstaunt sein, wie euch das dabei unterstützt, eure Schmerzen in den Griff zu bekommen.
- Die hier vorgestellten *Automobilisationsübungen*, das *Meridianeziehen* und die *Aktivierung der TCM-Punkte* solltet ihr regelmäßig durchführen – damit könnt ihr euch sehr gut selbst helfen. Sobald ein Termin bei einem Arzt oder einer Ärztin frei ist, lasst euch allerdings eine ordentliche Diagnose zur Sicherung eurer Symptome stellen – auch wenn es euch schon viel besser gehen sollte.

Don'ts

- *Eisanwendungen,* da sich sonst die Entzündung in der Schulter reaktiv erwärmt.
- *Heiße Bäder* – Duschen ist hingegen »erlaubt«.
- *Zusätzliche Wärme,* wie sie beispielsweise in Wärmepackungen, der Sauna oder im Whirlpool vorkommt.
- Ein seitliches *Anheben des Arms.*

Bewährte Übungen

Vorsicht! Jede Übung, die ich euch auf den folgenden Seiten zusammengestellt habe, sollt et ihr langsam – in Zeitlupe! – und kontrolliert ausführen (isokinetisch). Sobald Spannungen oder Schmerzen auftreten, müsst ihr eure Bewegung unverzüglich, aber langsam umkehren. Es ist entscheidend, dass ihr euch ausschließlich im beschwerdefreien Bereich bewegt, denn nur so verbessert ihr euren Bewegungsablauf. Also nicht vergessen: Schmerzen zu provozieren, ist tabu!

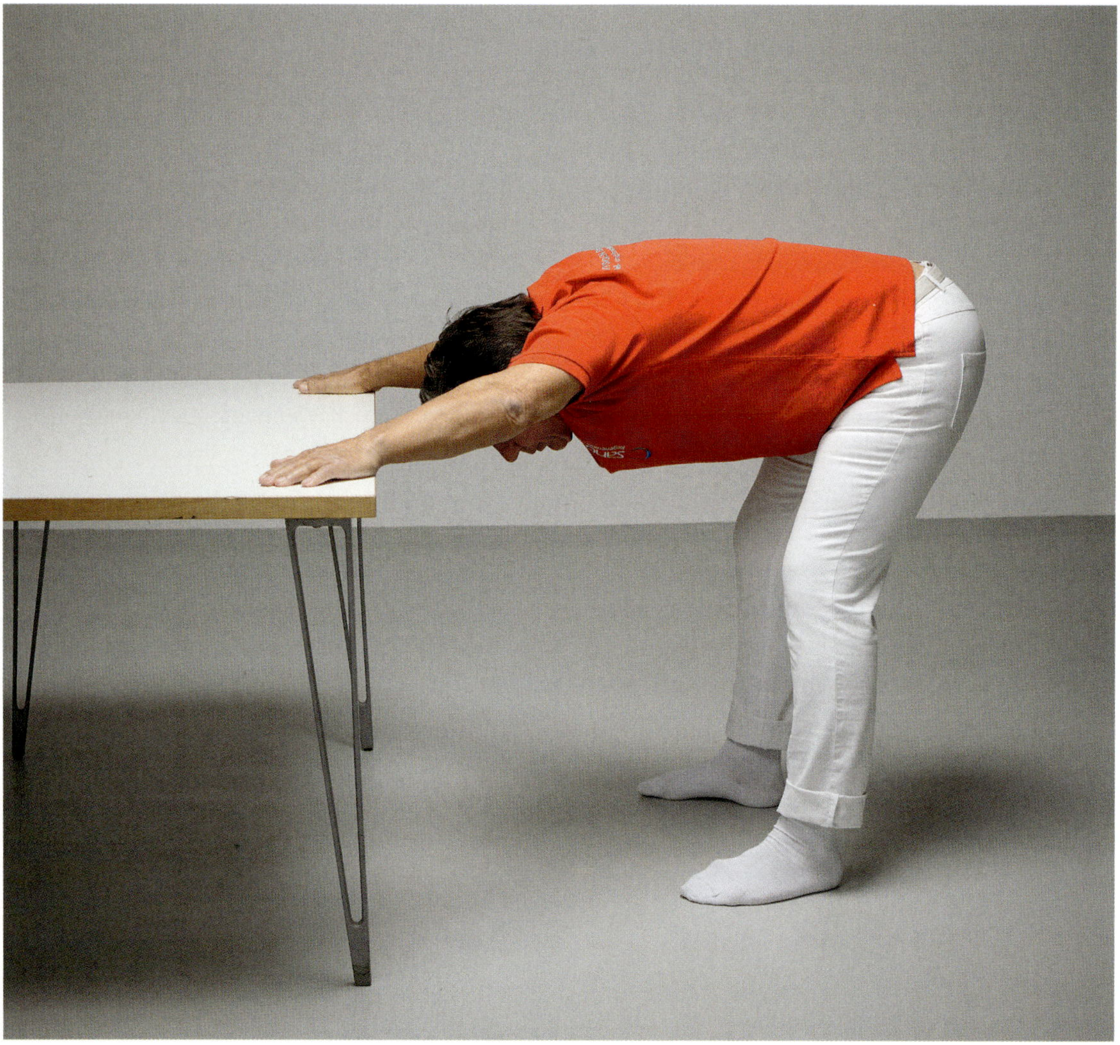

Schulterkreisen

- Stelle dich hüftbreit hin, verteile dein Körpergewicht gleichmäßig auf deine Füße und lasse die Arme locker neben dir hängen.
- Hebe beide Schultern bis zu den Ohren an. Die Ellenbogen bleiben dabei gestreckt. 1
- Rotiere die Schultern in Zeitlupe um 360 Grad, bis du wieder in der Ausgangsposition angelangt bist. Nutze dabei deinen vollständigen Bewegungsradius aus. 2, 3
- Führe diese Übung 5-mal vorwärts und 5-mal rückwärts aus.
- Jeweils täglich morgens.

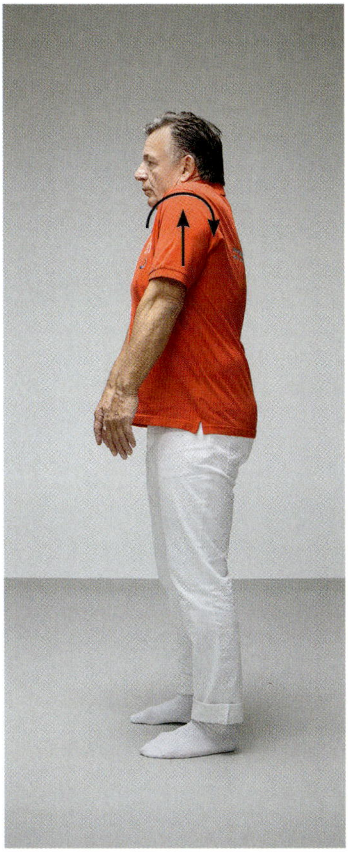

1

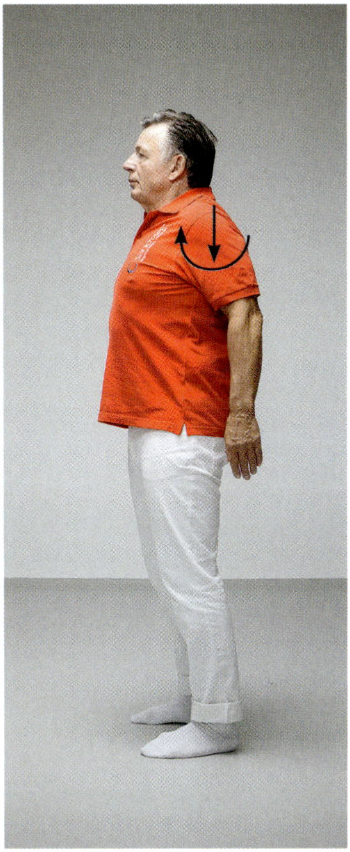

2

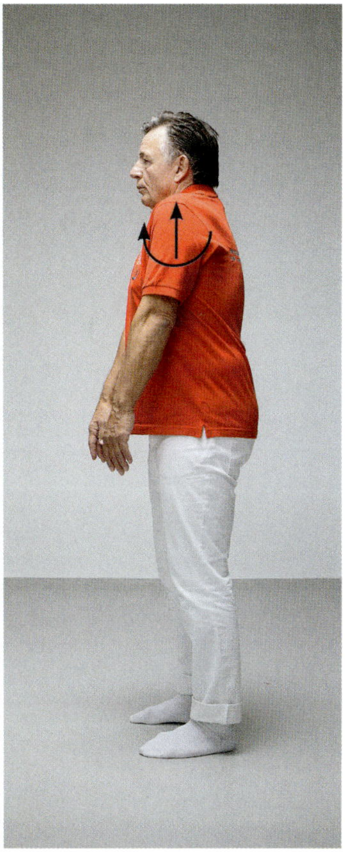

3

Schulterheben

- Stelle dich hüftbreit hin, verteile dein Körpergewicht gleichmäßig auf deine Füße und lasse die Arme locker neben dir hängen. 1
- Hebe beide Schultern in Zeitlupe bis zu den Ohren an 2 und bewege die Schultern in Zeitlupe – so weit es geht – wieder nach unten. Die Ellenbogen bleiben dabei gestreckt.
- Führe diese Übung 5- bis 10-mal aus. Jeweils täglich morgens.

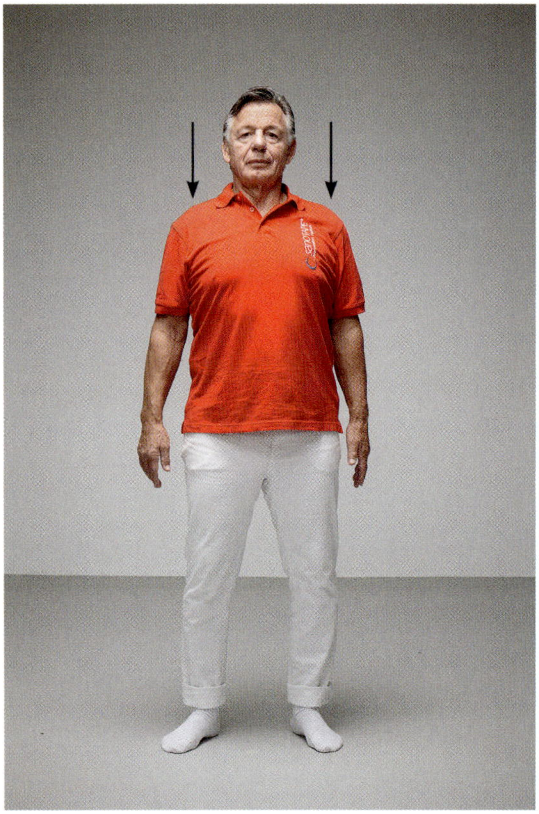

1

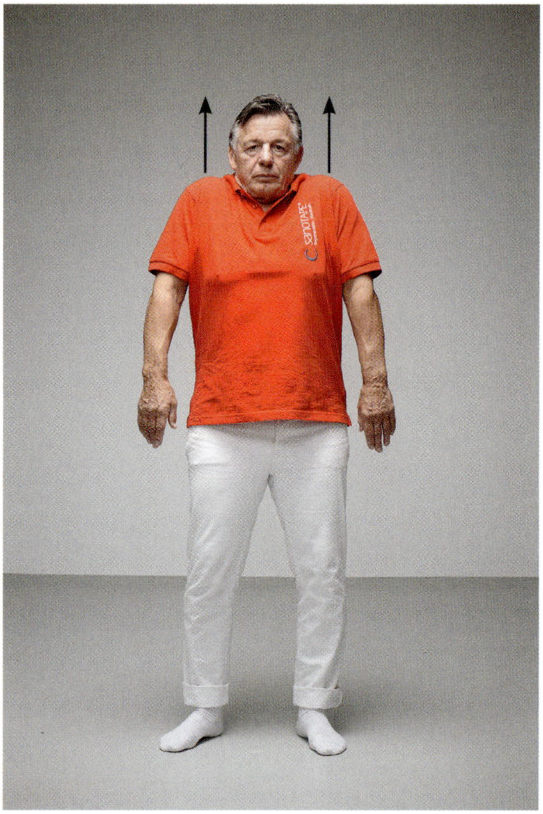

2

Breitarmübung

- Stelle dich schulter- oder hüftbreit vor einen Tisch und verteile dein Körpergewicht gleichmäßig auf deine Fersen; die Beine sind gestreckt.
- Lege deine Handflächen so weit wie möglich voneinander entfernt auf dem Tisch ab; die Ellenbogen sind gestreckt. 1
- Stelle dich nun so weit wie möglich vom Tisch entfernt hin und verlagere dein Körpergewicht auf deine Fersen.
- Beuge in Zeitlupe deinen Oberkörper gestreckt nach unten. Der Po wird dabei nach hinten gestreckt, dein Kopf befindet sich in der Verlängerung der Halswirbelsäule; die Ellenbogen bleiben dabei gestreckt. 2
- Sobald Spannung, Druck oder Schmerz auftritt, bewege dich in Zeitlupe wieder zurück.
- Führe diese Übung in Zeitlupe 3-mal mit jeweils einer Pause von 1 Minute aus. Jeweils 3-mal täglich.

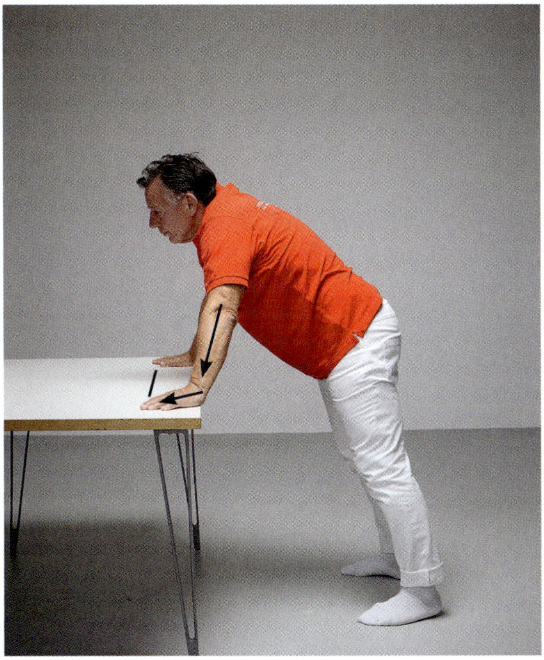

1

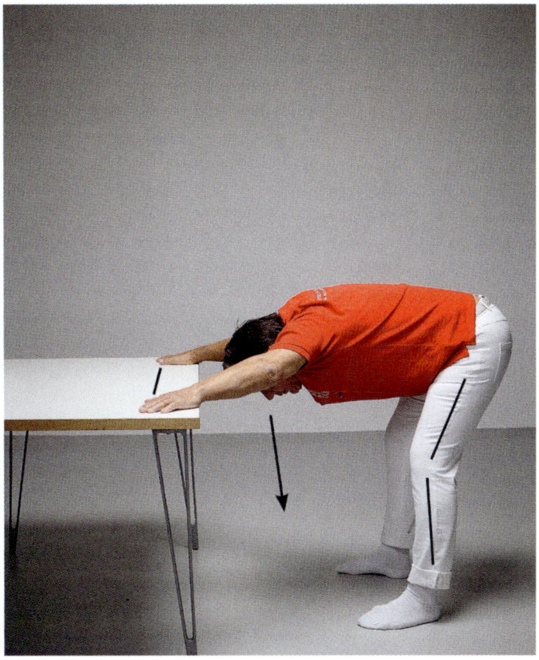

2

Bizeps-/Trizepskräftigung mit Zugband

- Stelle dich hüftbreit hin und den Fuß auf die Mitte eines Zugbands. Umfasse mit der Hand des nicht betroffenen Arms das Zugband, die Handfläche zeigt nach vorn und der Ellenbogen ist gestreckt. 1
- Bewege nun deinen Arm in Zeitlupe nach oben. Sobald Spannung, Druck oder Schmerz auftritt, bewegst du deinen Arm in Zeitlupe wieder nach unten. (Mit der Zeit und den Wiederholungen kommst du immer weiter nach oben.) 2
- Die Bewegung nach hinten ausgeführt kräftigt den Trizeps. 3
- Führe diese Übung in Zeitlupe 5- bis 10-mal aus. Wiederhole alles auf der betroffenen Seite.
- Wiederhole das Ganze 3-mal (3 Sätze à 5 bis 10 Wiederholungen) auf jeder Seite. Jeweils 1- bis 2-mal täglich.

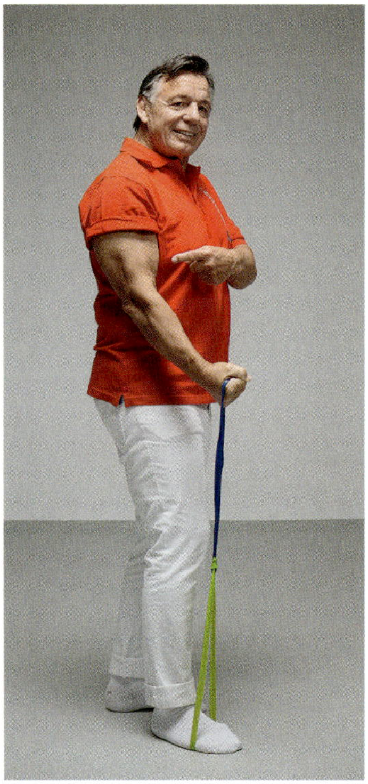

1

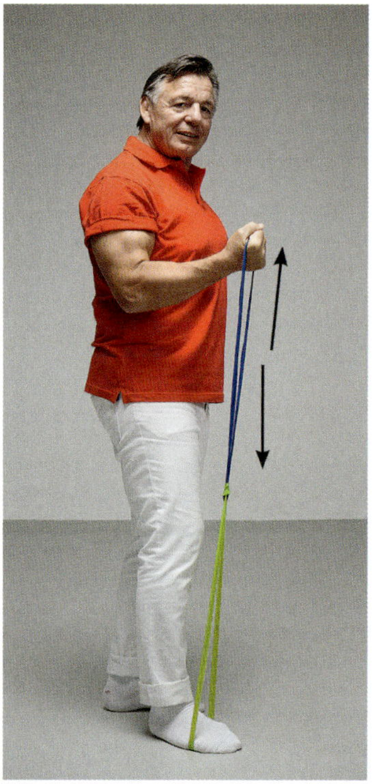

2

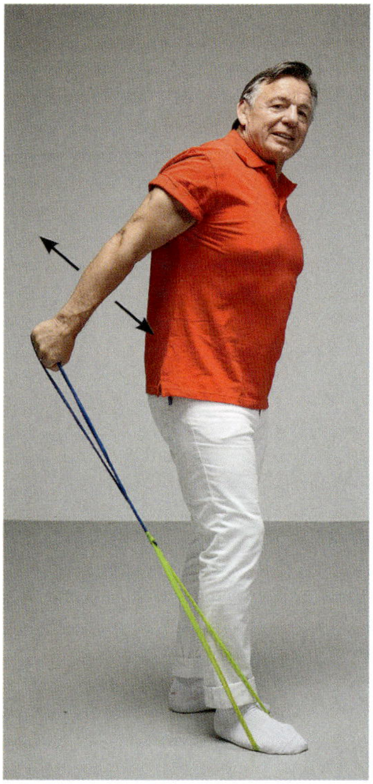

3

Die richtigen Meridiane ziehen

Den Meridian »3E« auf der Armaußenseite bis zum Schulterdach

- Lege, stelle oder setze dich in die für dich angenehmste Position.
- Beginne am äußeren Nagelfalzwinkel des Ringfingers (3E 1) und ziehe mit einem Metallgegenstand den Meridian »3E« über den Handrücken bis etwa 4 Fingerbreit oberhalb des Handgelenks, von dort weiter in einer kleinen Zackenbewegung in Richtung äußerer Unterarm, wieder zurück und über den äußeren Ellenbogen und Oberarm entlang bis hoch zum Schulterdach.
- Wiederhole alles 3- bis 5-mal.
- Wiederhole das Ganze auf der anderen Körperseite. Jeweils 3-mal täglich.

Den Meridian »Ks« auf der Arminnenseite

- Lege, stelle oder setze dich in die für dich angenehmste Position.
- Beginne auf dem Oberarm und ziehe mit einem Metallgegenstand den Meridian »Ks« hinunter über die Armbeuge und den Unterarm bis zum Beginn deines Mittelfingers.
- Wiederhole alles 3- bis 5-mal.
- Wiederhole das Ganze auf der anderen Körperseite. Jeweils 3-mal täglich.

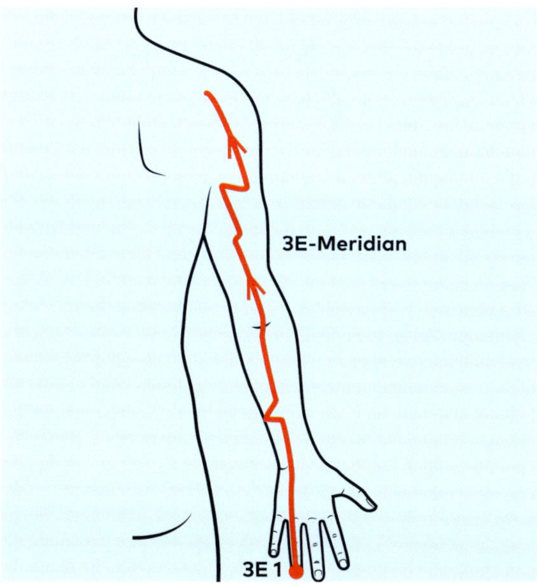

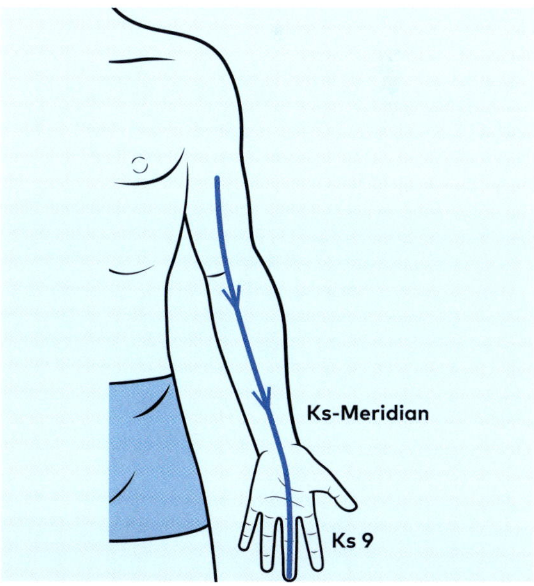

Den Meridian »Ni« auf der Beininnen- und Körpervorderseite

- Lege, stelle oder setze dich in die für dich angenehmste Position.
- Beginne auf deiner Fußsohle (Ni 1) und ziehe mit einem Metallgegenstand den Meridian »Ni« nach oben bis zum Innenknöchel (Ni 6) und darum herum, von dort entlang der Innenseite des Unterschenkels (Ni/MP/Le) über die Oberschenkelinnenseite und die Leiste bis in Bauchnabelhöhe nach oben, von dort weiter seitlich über den Brustkorb hoch und entlang des Schlüsselbeins.
- Wiederhole alles 3- bis 5-mal.
- Wiederhole das Ganze auf der anderen Körperseite. Jeweils 3-mal täglich.

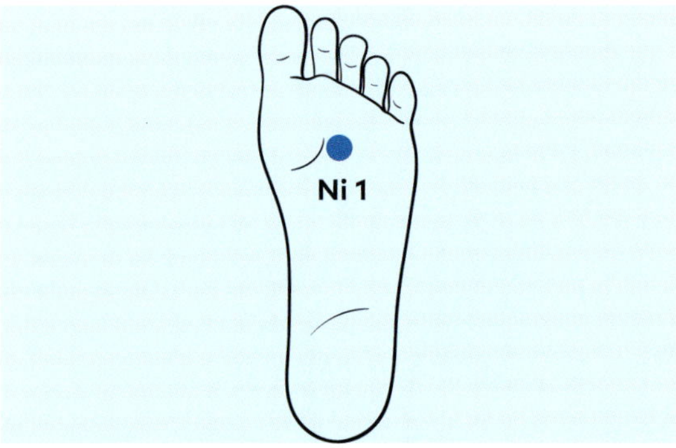

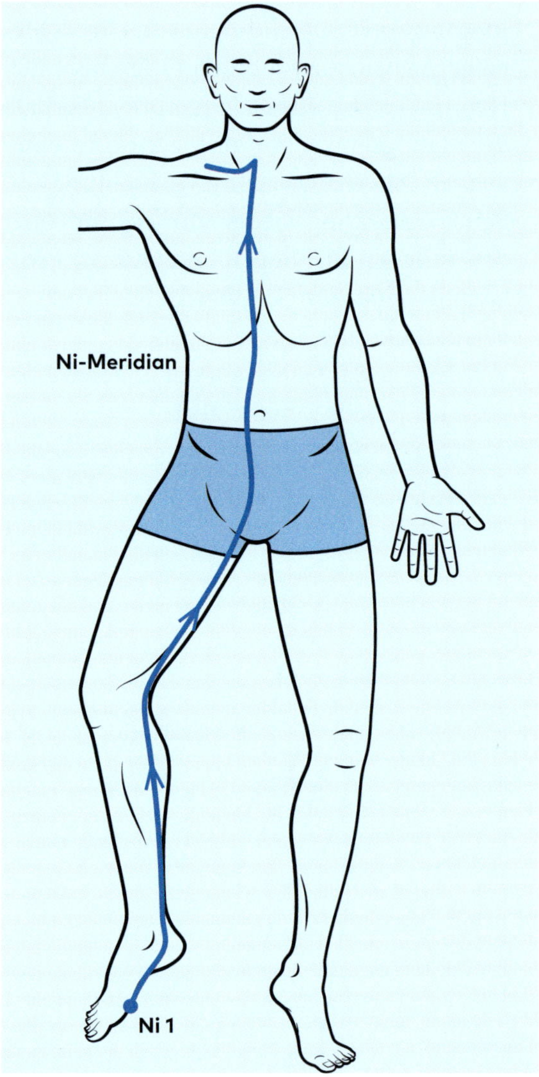

Die wirksamsten TCM-Punkte aktivieren

Den Punkt »Vorderes Tal« (Dü 2)

- Lege, stelle oder setze dich in die für dich angenehmste Position.
- Beginne auf der nicht betroffenen Körperseite und gehe vom äußeren Knöchel deines kleinen Fingers nach unten in die Einbuchtung vor dem Grundgelenk.
- Drücke dann mit einem Metallgegenstand in den Punkt »Vorderes Tal« (Dü 2) und kreise minimal mit Druck für 10 Sekunden.
- Wiederhole dies auf der anderen Körperseite. Jeweils 3-mal täglich.

Den Kardinalpunkt »Hintere Talmulde« (Dü 3)

- Lege, stelle oder setze dich in die für dich angenehmste Position.
- Beginne auf der nicht betroffenen Körperseite, balle deine Hand zu einer Faust und gehe zur äußeren Kante deiner Hand. Dort bildet sich eine deutliche Falte, bei ihrem äußersten Punkt am Knöchel bist du richtig; öffne deine Hand wieder.
- Drücke dann mit einem Metallgegenstand in den Punkt »Hintere Talmulde« (Dü 3) und kreise minimal mit Druck für 10 bis 20 Sekunden.
- Wiederhole dies auf der anderen Körperseite. Jeweils 3-mal täglich.

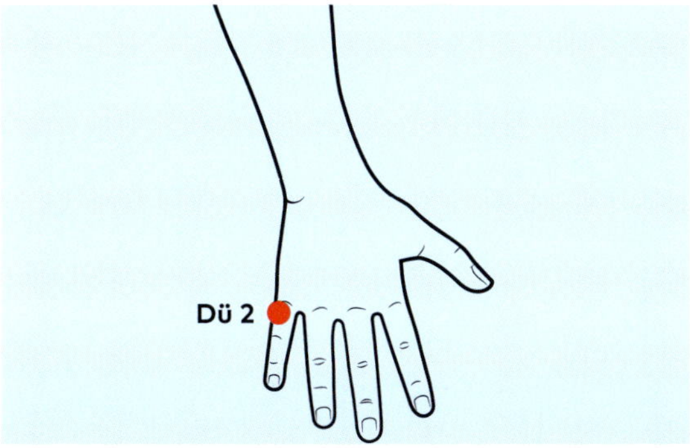

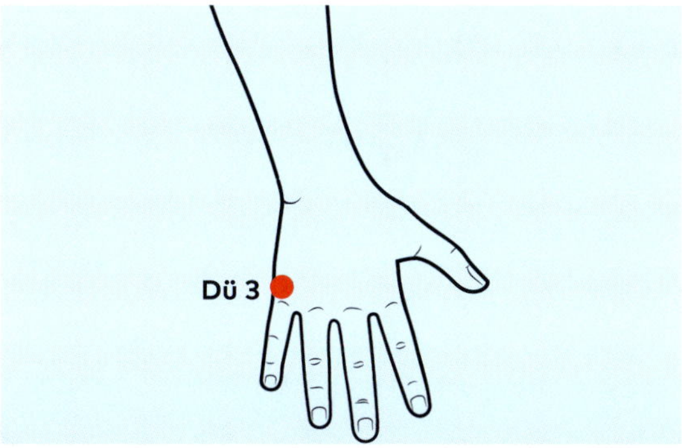

Den Punkt »Zufriedenes Alter« (Dü 6)

- Lege, stelle oder setze dich in die für dich angenehmste Position.
- Beginne auf der nicht betroffenen Körperseite und gehe zur Spitze des Außenknöchels deines Handgelenks, von dort aus ½ Fingerbreit in Richtung Armmitte in die Einbuchtung.
- Drücke dann mit einem Metallgegenstand in den Punkt »Zufriedenes Alter« (Dü 6) und kreise minimal mit Druck für 10 bis 20 Sekunden.
- Wiederhole dies auf der anderen Körperseite. Jeweils 3-mal täglich.

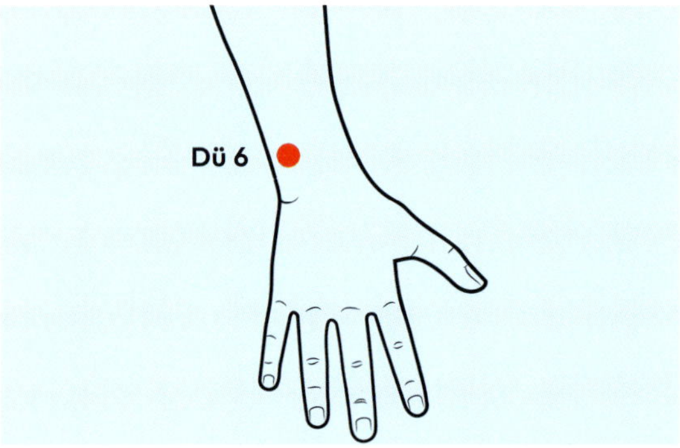

Den Punkt »Schultergrube« (3E 14)

- Lege, stelle oder setze dich in die für dich angenehmste Position.
- Beginne auf der nicht betroffenen Körperseite, gehe zu deinem Schulterblatt und hebe nun deinen Arm. In der dort entstandenen Einbuchtung bist du richtig; senke deinen Arm wieder.
- Drücke dann mit einem Metallgegenstand in den Punkt »Schultergrube« (3E 14) und kreise minimal mit Druck für 20 Sekunden.
- Wiederhole dies auf der betroffenen Körperseite, ohne deinen Arm seitlich anzuheben. Jeweils 1- bis 2-mal täglich.

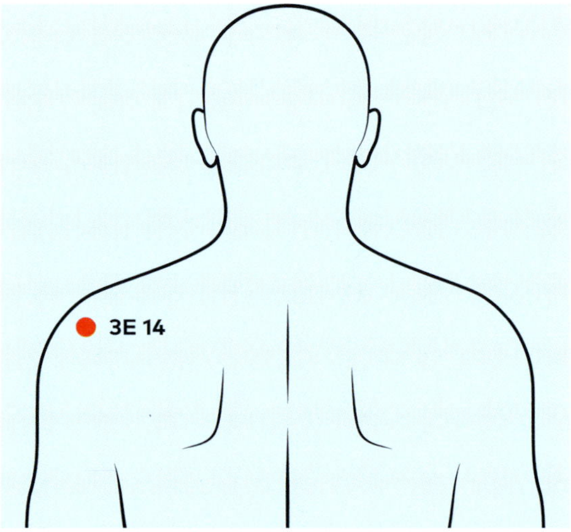

Den Punkt »Befreiender Engpass« (SB 01, PaM)

- Lege, stelle oder setze dich in die für dich angenehmste Position.
- Beginne auf der nicht betroffenen Körperseite, ziehe deine Schulter hoch und gehe vom Ohrläppchenende zur Einbuchtung deiner hochgezogenen Schulter. Dort bist du richtig.
- Drücke dann mit der Fingerkuppe in den Punkt außerhalb der Meridiane »Befreiender Engpass« (SB 01, PaM) und kreise minimal mit Druck für 30 Sekunden.
- Wiederhole dies auf der anderen Körperseite. Jeweils 1-mal täglich.

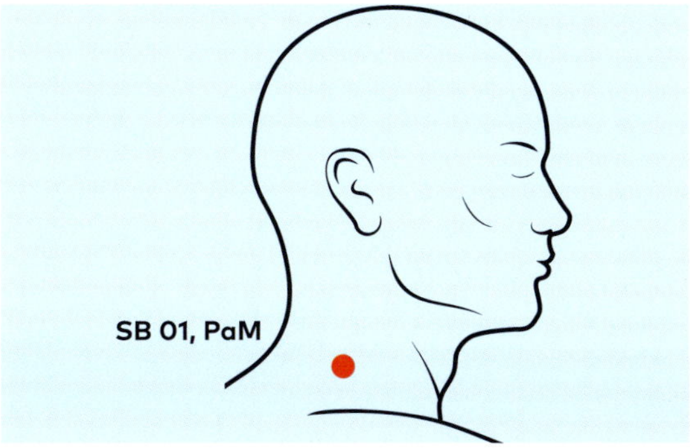

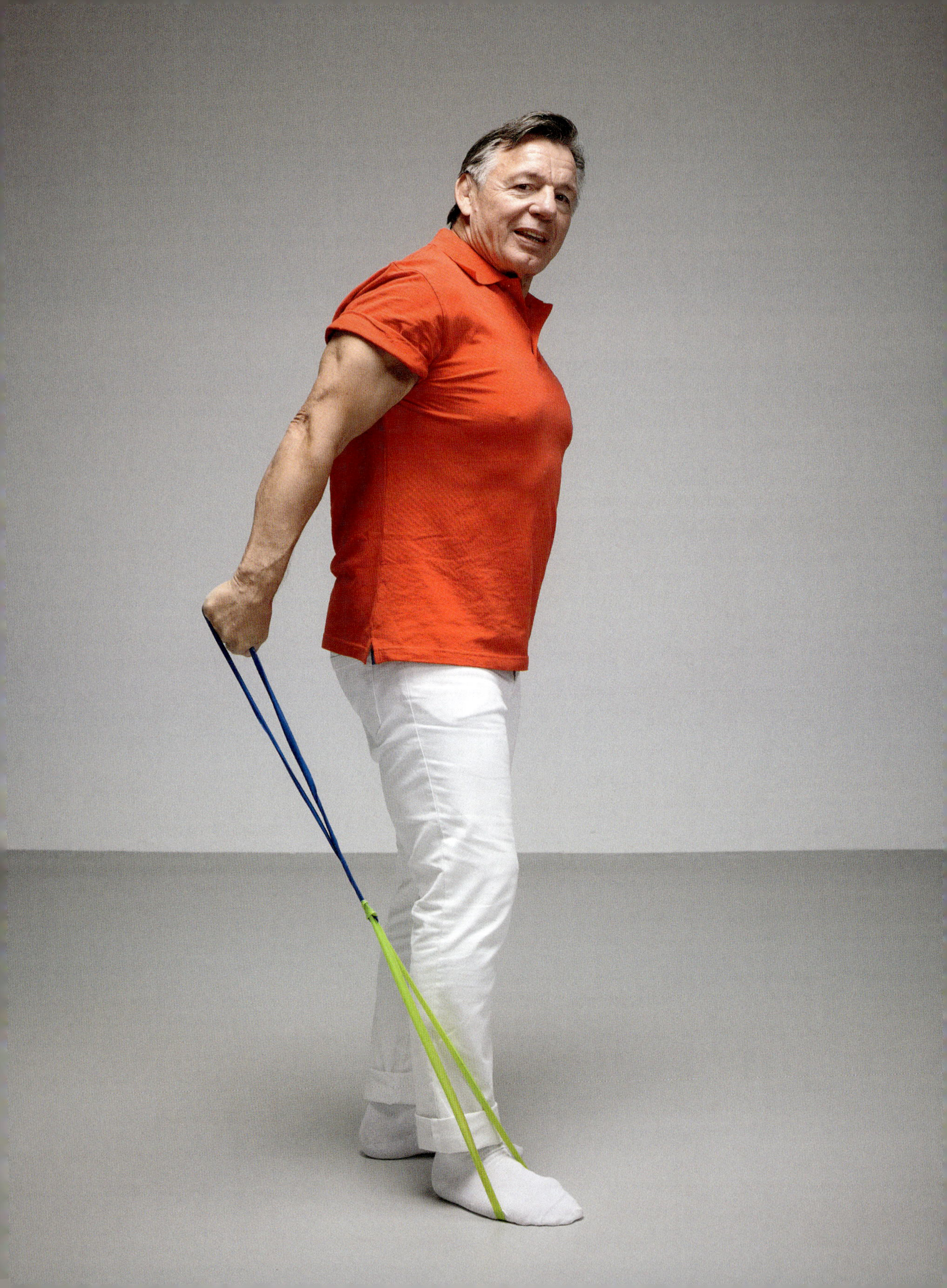

Der Ellenbogen: Dreh- und Angelpunkt des Arms

Der Ellenbogen ist ein wahrlich faszinierendes, weil hoch spezialisiertes Gelenk, das durch seine komplexe Struktur und Funktion besticht. Als Drehscharniergelenk verbindet es nämlich nicht nur den Ober- mit dem Unterarm, sondern ermöglicht uns auch alltägliche Bewegungen wie das Beugen und Strecken des Arms oder das Drehen des Unterarms.

Der Ellenbogen selbst besteht aus drei Knochen – Oberarmknochen (Humerus), Elle (Ulna) und Speiche (Radius) – und ist in drei Teilgelenke unterteilt: nämlich in das Oberarm-Ellen-, das Oberarm-Speichen- und das Ellen-Speichen-Gelenk. Diese Teilgelenke sind von einer gemeinsamen Gelenkkapsel umschlossen und werden von Muskeln, Sehnen und Bändern stabilisiert.

Das perfekte Zusammenspiel all dieser Protagonisten macht den Ellenbogen zu einem kompakten, aber gleichzeitig beweglichen Gelenk, denn mittels der Muskeln, die sich um das Gelenk gruppieren, können wir den Unterarm strecken, beugen und drehen. Während der Bizeps hier fürs Beugen zuständig ist, übernimmt der Trizeps das Strecken unseres Arms. Eine besonders interessante Tatsache dabei: Viele der Muskeln, die das Handgelenk und die Finger bewegen, haben ihren Ursprung im Ellenbogen. Das heißt, sie setzen am oberen Ende des Oberarmknochens an und überspannen am unteren Ende das Handgelenk. Der Ellenbogen ist also nicht nur für die Armbewegung relevant, nein, auch an der Hand- beziehungsweise Fingerkraft ist er mitbeteiligt.

Diese zentrale Funktion hat jedoch auch ihre Kehrseite, denn der Ellenbogen wird bei nahezu jeder Armbewegung beansprucht, was ihn natürlich anfällig für Überlastungen und Verletzungen macht. Besonders sich immer wiederholende Bewegungen in manchen Berufen wie das Tippen auf der PC-Tastatur, das Hämmern oder Schrauben, aber auch das tägliche Streichen von Decken und Wänden können zu sogenannten Mikrotraumen führen. Diese winzigen Verletzungen der Sehnen und Muskeln verursachen lokale Entzündungen und rufen so schmerzhafte Beschwerden hervor.

Zu den häufigsten Krankheitsbildern des Ellenbogens zählen der Tennis- (Epicondylitis lateralis) und der Golferarm (Epicondylitis medialis), auch bekannt als Tennis- beziehungsweise Golferellenbogen. Während es beim Tennisarm aufgrund eben beschriebener Überlastung zu einer schmerzhaften Entzündung der Sehnenansätze am äußeren Ellenbogen kommt, betrifft der Golferarm die Sehnenansätze der Innenseite des Ellenbogens. Aber auch der sogenannte »Mausarm« – eine buchstäbliche Übersetzung der Überlastung durch das häufige Klicken mit der Maus am Computer – sowie Schleimbeutelentzündungen werden nicht selten durch Fehl- und Überbelastungen befördert.

In den meisten Fällen könnt ihr diese

schmerzhaften Beschwerden im Anfangsstadium selbst gut behandeln. Was den Tennis- beziehungsweise Golferellenbogen anbelangt, bekommt ihr hier im Anschluss gleich die ersten Maßnahmen an die Hand. Langfristig solltet ihr dem Ellenbogen seine benötigte Aufmerksamkeit schenken, das heißt gezielte Übungen durchführen, regelmäßig bewegen und ihn bei Überbeanspruchung entlasten. Achtet auf eure Haltung und auch auf die richtige ergonomische Umgebung am Arbeitsplatz – das gilt übrigens auch fürs Homeoffice! – und stärkt eure Muskulatur, um Beschwerden vorzubeugen.

Die gängigste Beschwerde im Ellenbogen

Weshalb zieht es am Ellenbogen?

Warum zieht es an der Innen- oder Außenseite des Ellenbogens – teilweise bis in den Unterarm hinein? Und es sticht punktuell an der knöchernen Außen- oder Innenseite des Ellenbogens. Ist das ein Tennis- oder Golferellenbogen?

Was sich nach einer ernsthaften sportlichen Folgeerkrankung aufgrund eines anstrengenden – und hoffentlich erfolgreichen – fünfstündigen Tennismatchs oder Golfturniers anhört, hat mit der Realität recht wenig zu tun. In meinem Rehazentrum behandle ich eher selten Tennis- oder Golfspieler mit diesem Erkrankungsbild, sondern hauptsächlich Menschen, die ohne ausreichende Pausen die immer gleichen Bewegungsabläufe ausführen. Bestimmte Berufe sind davon besonders häufig betroffen, darunter zählen – neben der kaum anzutreffenden Tennislehrerin oder dem Golflehrer – vor allem Handwerker*innen, Musiker*innen oder Schreibtischtäter*innen.

Wie entsteht nun der Tennis- oder Golferarm beziehungsweise der Tennis- oder Golferellenbogen? Und worin besteht der Unterschied zwischen den beiden Beschwerden?

Beim Tennisarm (Epicondylitis lateralis) handelt es sich wie gesagt um eine Überlastung der Sehnenansätze an der Außenseite des Ellenbogens. Die Sehnen der Unterarmmuskeln, die für das Strecken der Hand und Finger verantwortlich sind, setzen hier an. Wenn diese Muskeln durch wiederholte, kraftvolle Bewegungen – etwa bei handwerklichen Tätigkeiten oder auch bei Rückschlagsportarten wie etwa Tennis – überbeansprucht werden, kann dies zu Mikroverletzungen und Entzündungen führen. Charakteristische Beschwerden sind hier ziehende Schmerzen an der Außenseite des Ellenbogens, die bis in den Unterarm ausstrahlen können, genauso wie druckempfindliche Punkte am äußeren knöchernen Ellenbogen. Besonders das Greifen, Heben und Drehen des Unterarms bereiten Probleme. Typische Bewegungen wie das Festhalten einer Tasse oder das Drehen eines Türknaufs gehen mit Schmerzen einher.

Der Golferarm (Epicondylitis medialis) wiederum betrifft wie gesagt die Innenseite

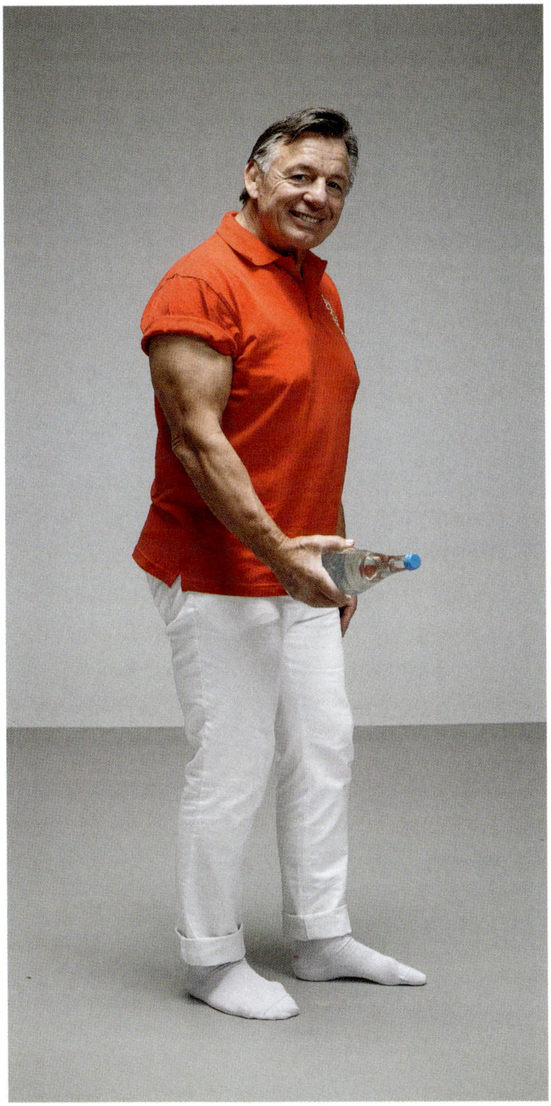

des Ellenbogens. Hier setzen die Beugemuskeln an, die den Unterarm und die Finger beugen. Wie der Name schon vermuten lässt, kann diese Form der Überlastung bei Golfern auftreten, da beim Golfschwung ebenjene Muskeln beansprucht werden. Größtenteils sind aber andere Bewegungen wie das Hämmern, das Schrauben oder das Tippen auf der Tastatur die häufigeren Auslöser. Die meisten Betroffenen verspüren dabei Schmerzen an der Innenseite des Ellenbogens, die bei Belastung in den Unterarm ziehen. Auch hier werden das Greifen und das Bewegen des Handgelenks zur schmerzhaften Angelegenheit.

Halten wir noch einmal fest: Ob nun Tennis- oder Golferarm, beide Beschwerden entstehen durch eine chronische Überlastung der Sehnenansätze. Vor allem Tätigkeiten, bei denen durchgängige monotone Bewegungen ausgeführt werden, setzen den Muskeln und Sehnen arg zu. Sie führen zu kleinen Rissen im Sehnengewebe, die Entzündungen und Schmerzen verursachen. Dies kann, wie gerade beschrieben, sowohl bei sportlichen Aktivitäten wie Tennis oder Golf passieren als auch, und zwar wesentlich häufiger, bei beruflichen Tätigkeiten, bei denen ständig dieselben Bewegungen gefragt sind: so beispielsweise in handwerklichen Berufen, beim Arbeiten am Computer oder bei Musiker*innen.

Hier ist es wichtig, nicht zu lange mit der Behandlung zu warten, denn je länger die Beschwerden bestehen, desto hartnäckiger können sie werden. Gebt also Gas, orientiert euch an meinen bewährten Übungen – das Dehnen der betroffenen Muskeln ist besonders effektiv – und TCM-Maßnahmen ab Seite 240. Vor allem: Führt diese auch regelmäßig aus! Nicht nur einmal! Denn mit der richtigen Therapie und etwas Geduld lassen sich die Beschwerden in den Griff bekommen. Wer sich unsicher ist, sollte sich an einen/eine Physiotherapeut*in oder einen Arzt beziehungsweise an eine Ärztin wenden – sie sind auf derartige Schmerzen geschult.

Kardinalsymptome

- Bewegungsschmerz
- Bewegungseinschränkung
- Schmerz in einer bestimmten Haltung beziehungsweise Situation
- Entzündungsschmerz
- Schwellung
- Hitze
- Schonhaltung aufgrund von Schmerzen

Dos

- Im akuten Stadium den Ellenbogen *mit nasskalten Kompressionsumschlägen* behandeln: So reduziert ihr entzündliche Prozesse und infolgedessen die Schmerzen auf natürliche Art und Weise – und zu guter Letzt vergrößert sich euer Bewegungsradius.

  Dazu am besten ein Frotteehandtuch in kaltes Leitungswasser tauchen – gern mit einem Schuss Haushaltsessig –, es auswringen, zweimal längs falten und fest um den Ellenbogen wickeln. Schließlich ein trockenes Handtuch über das nasse wickeln. (Keinesfalls mit Eis oder Wärme arbeiten! Statt Leitungswasser eignet sich hier Quark genauso gut wie Kohlblätter oder Retterspitz.)

  Sobald der feuchte Umschlag warm wird, auf links drehen und den Ellenbogen wieder fest damit umwickeln. Je nach Bedarf die nasskalten Kompressen über den Tag verteilt wiederholen.

  Das Ganze funktioniert auch wunderbar nachts: Sobald ihr es euch in eurem Bett mit den nasskalten Kompressionsumschlägen (trockenes Handtuch darüber nicht vergessen!) – so weit es geht – »gemütlich« gemacht habt, versucht ihr, euch auszustrecken, ruhig und entspannt die Bauchatmung durchzuführen und euch immer weiter »fallen zu lassen« ... Ihr werdet erstaunt sein, wie euch das dabei unterstützt, eure Schmerzen in den Griff zu bekommen.
- Funktionell *tapen*.
- Grundsätzlich eure *Körperhaltung schulen*, insbesondere aber auch überprüfen, ob euer Arbeitsplatz ergonomisch eingerichtet ist.
- Die hier vorgestellten *Automobilisationsübungen*, das *Meridianeziehen* und die *Aktivierung der TCM-Punkte* solltet ihr regelmäßig durchführen – damit könnt ihr euch sehr gut selbst helfen. Sobald ein Termin bei einem Arzt oder einer Ärztin frei ist, lasst euch allerdings eine ordentliche Diagnose zur Sicherung eurer Symptome stellen – auch wenn es euch schon viel besser gehen sollte.

Don'ts

- *Eisanwendungen,* da sich sonst die Entzündung im Ellenbogen reaktiv erwärmt.
- *Heiße Bäder* – Duschen ist hingegen »erlaubt«.
- *Zusätzliche Wärme,* wie sie beispielsweise in Wärmepackungen, der Sauna oder im Whirlpool vorkommt.
- *In den Schmerz hineinarbeiten,* wie etwa beim Tennis- oder Golfspielen. Und auch *nicht an die Schmerzgrenze gehen,* sonst kann sich das Gelenk nicht erholen.

Bewährte Übungen

Vorsicht! Jede Übung beim Tennis- oder Golferellenbogen, die ich euch auf den folgenden Seiten zusammengestellt habe, solltet ihr langsam – in Zeitlupe! – und kontrolliert ausführen (isokinetisch). Sobald Spannungen oder Schmerzen auftreten, müsst ihr eure Bewegung unverzüglich, aber langsam umkehren. Es ist entscheidend, dass ihr euch ausschließlich im beschwerdefreien Bereich bewegt, denn nur so verbessert ihr euren Bewegungsablauf. Also nicht vergessen: Schmerzen zu provozieren, ist tabu!

Schulterheben

- Stelle dich hüftbreit hin, verteile dein Körpergewicht gleichmäßig auf deine Füße und lasse die Arme locker neben dir hängen. 1
- Hebe beide Schultern in Zeitlupe bis zu den Ohren an 2 und bewege die Schultern in Zeitlupe – so weit es geht – wieder nach unten. Die Ellenbogen bleiben dabei gestreckt.
- Führe diese Übung 5- bis 10-mal aus. Jeweils täglich morgens.

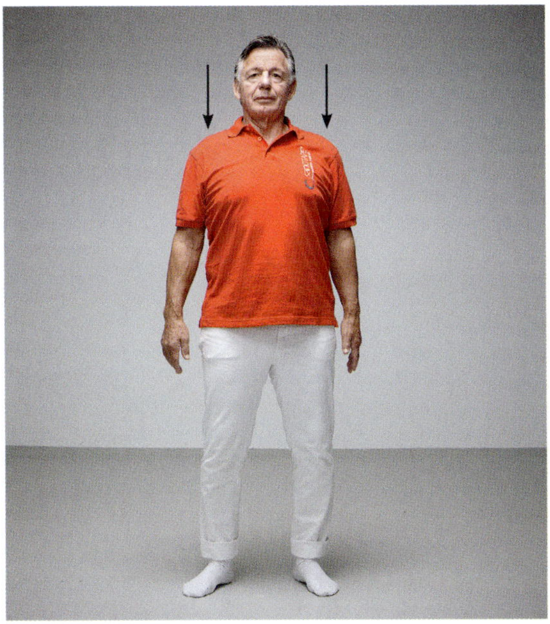

1

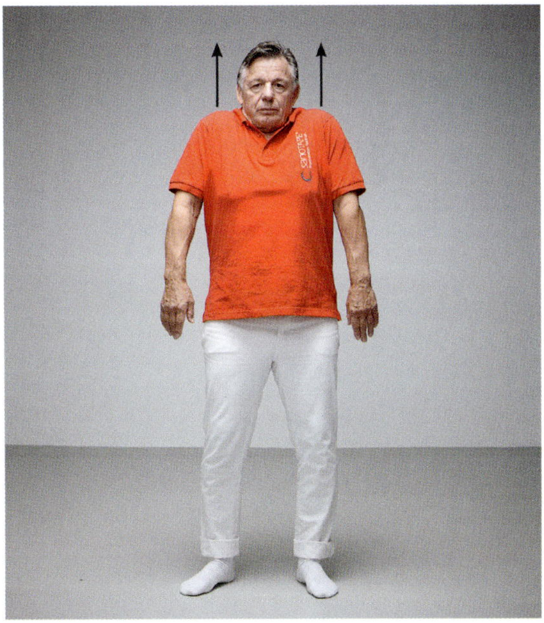

2

Schulterkreisen

- Stelle dich hüftbreit hin, verteile dein Körpergewicht gleichmäßig auf deine Füße und lasse die Arme locker neben dir hängen.
- Hebe beide Schultern bis zu den Ohren an. 1
- Rotiere die Schultern in Zeitlupe um 360 Grad, bis du wieder in der Ausgangsposition angelangt bist. Die Ellenbogen bleiben dabei gestreckt. Nutze hier deinen vollständigen Bewegungsradius aus. 2, 3
- Führe diese Übung 5-mal vorwärts und 5-mal rückwärts aus.
- Jeweils täglich morgens.

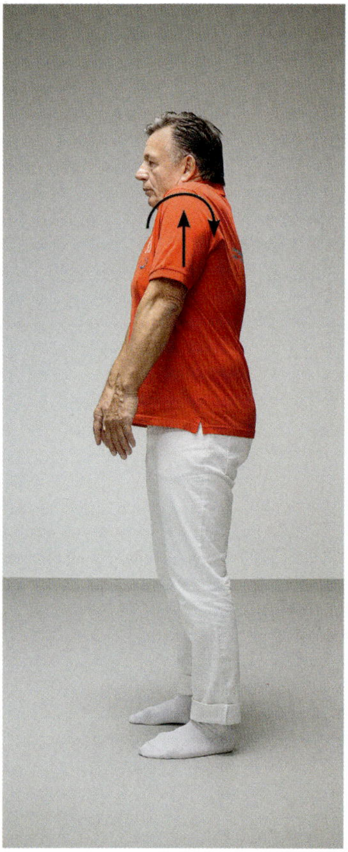
1

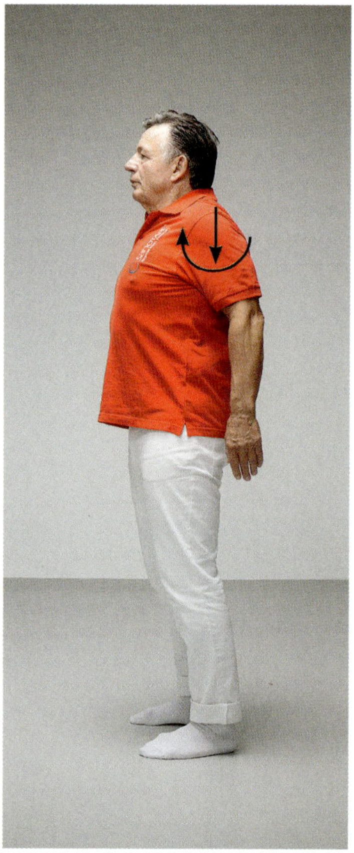
2

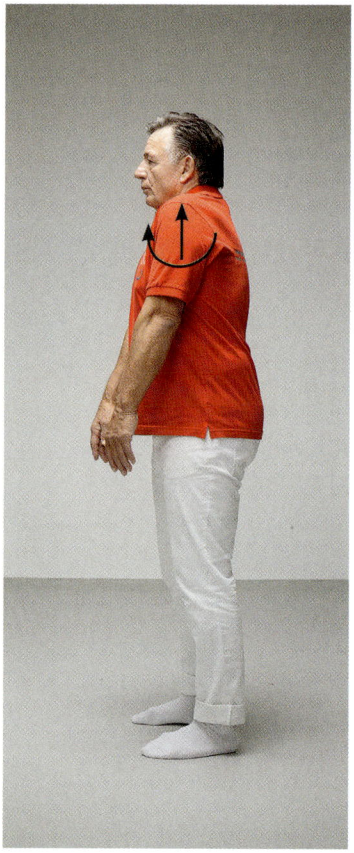
3

HWS-Automobilisation

- Stelle dich hüftbreit hin, verteile dein Körpergewicht gleichmäßig auf deine Füße und lege den rechten Handrücken auf das Gesäß. Lege die Handfläche des linken Arms auf deine rechte Schläfe/dein rechtes Ohr.
- Neige deinen Kopf zur linken Seite und halte diese Position für 8 Sekunden. 1
- Wiederhole das Ganze auf der anderen Seite. 2
- Führe diese Übung abwechselnd 3-mal auf jeder Seite aus. Jeweils 1- bis 2-mal täglich.

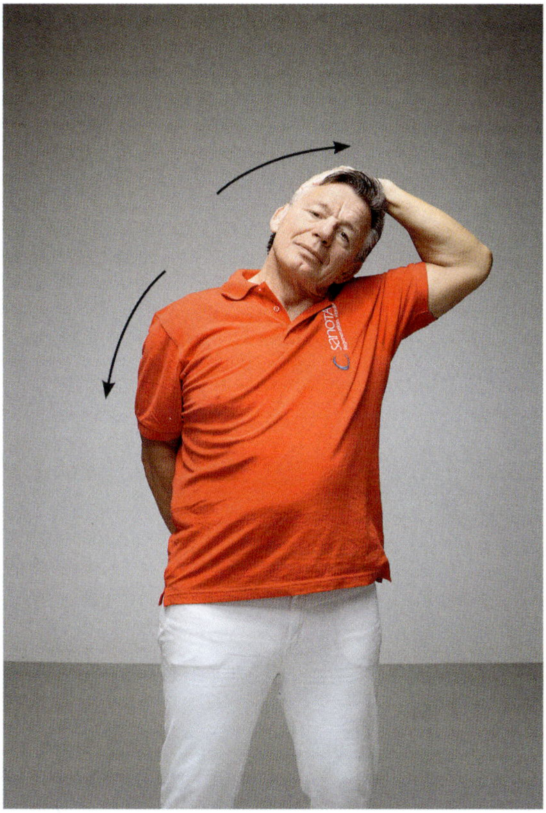

1

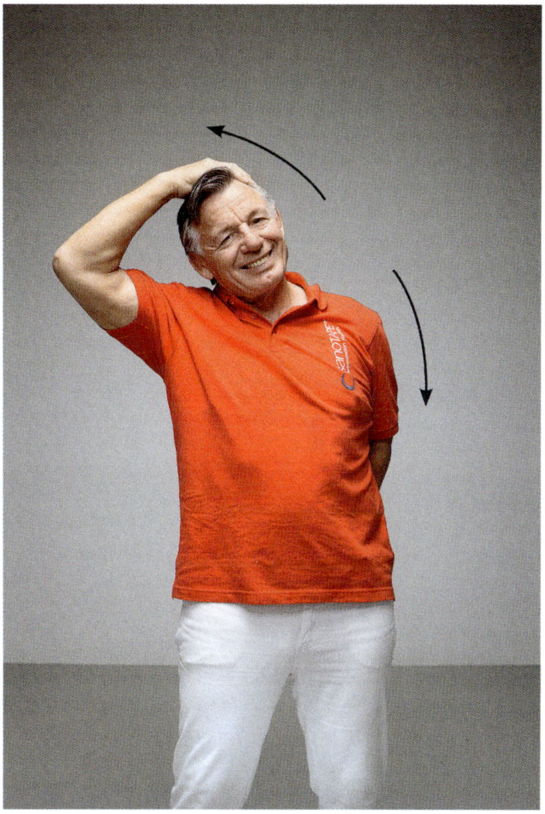

2

Atlasübung im Stand

- Stelle dich schulterbreit mit dem Rücken an eine Wand; der Hinterkopf, die Schulterblätter, das Gesäß und die Fersen sollten die Wand berühren. **1**
- Neige deinen Kopf leicht in Richtung Brustbein, sodass ein kleines Doppelkinn entsteht. Der Blick bleibt nach vorn ausgerichtet. **2**
- Strecke deine Arme seitlich leicht abgewinkelt vom Körper aus, hebe deine Handflächen im 90-Grad-Winkel an und halte diese Position für 8 Sekunden. **3**
- Führe diese Übung 3-mal mit jeweils einer Pause von 1 Minute aus. Jeweils 1-mal täglich.

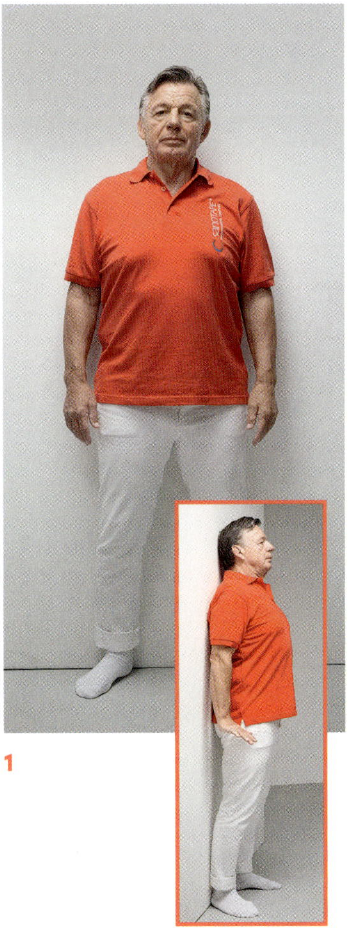

1

1a

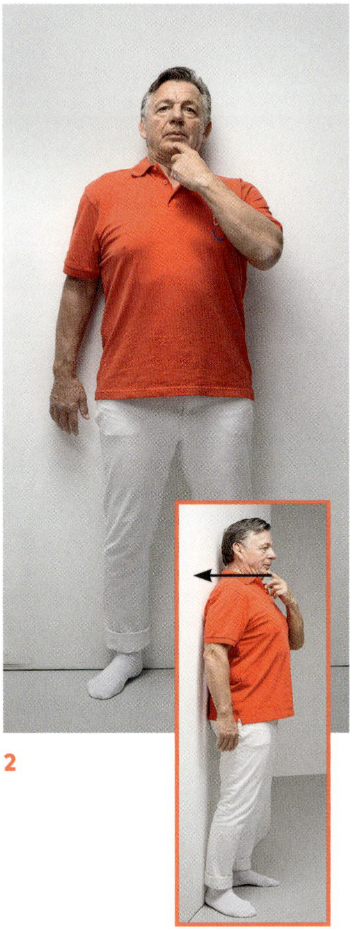

2

2a

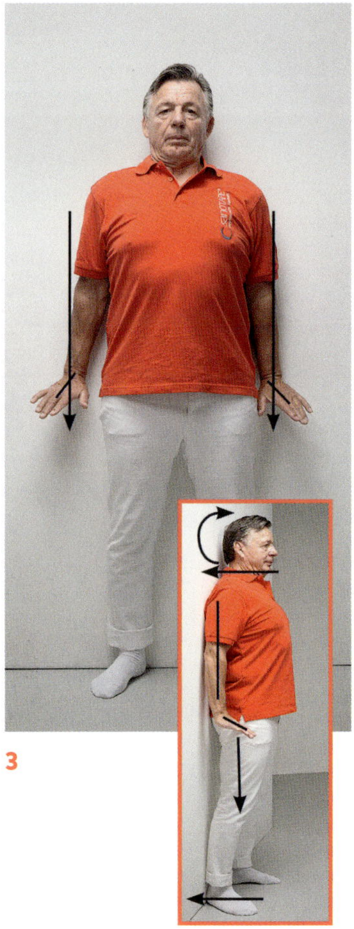

3

3a

Breitarmübung

- Stelle dich schulter- oder hüftbreit vor einen Tisch und verteile dein Körpergewicht gleichmäßig auf deine Fersen; die Beine sind gestreckt.
- Lege deine Handflächen so weit wie möglich voneinander entfernt auf dem Tisch ab; die Ellenbogen sind gestreckt.
- Stelle dich nun so weit wie möglich vom Tisch entfernt hin und verlagere dein Körpergewicht auf deine Fersen. 1
- Beuge in Zeitlupe deinen Oberkörper gestreckt nach unten. Der Po wird dabei nach hinten gestreckt, dein Kopf befindet sich in der Verlängerung der Halswirbelsäule; die Ellenbogen bleiben dabei gestreckt. 2
- Sobald Spannung, Druck oder Schmerz auftritt, bewege dich in Zeitlupe wieder zurück.
- Führe diese Übung in Zeitlupe 3-mal mit jeweils einer Pause von 1 Minute aus. Jeweils 1-mal täglich.

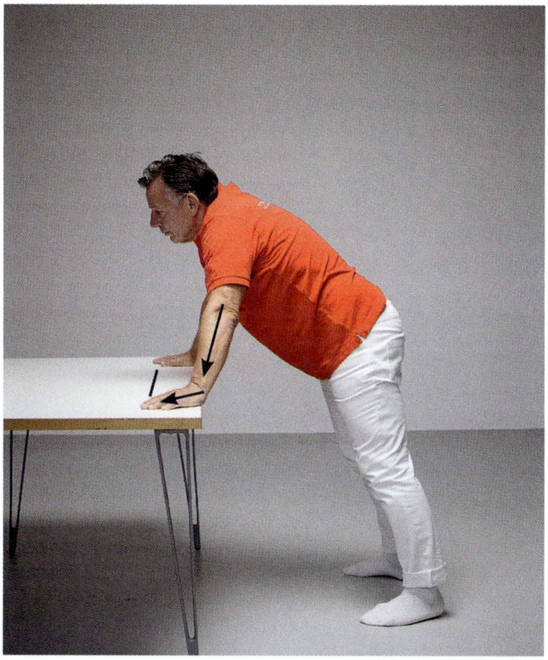

1

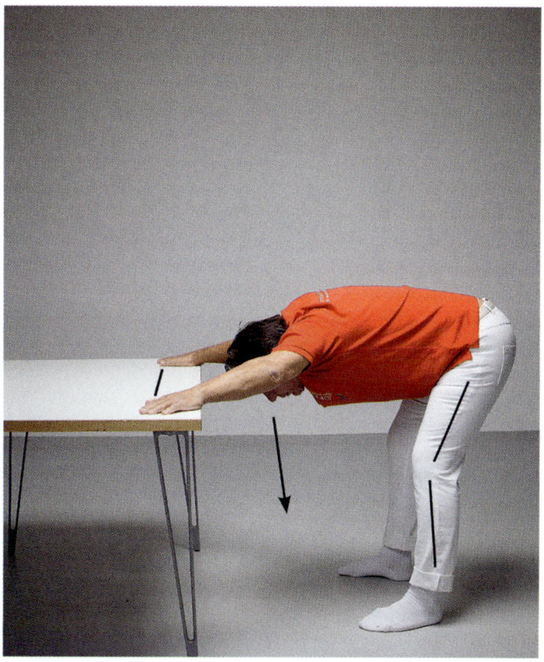

2

Aufdehnübung

- Stelle dich schulter- oder hüftbreit vor einen Tisch und verteile dein Körpergewicht gleichmäßig auf deine Füße; die Beine sind gestreckt.
- Lege deine Handflächen schulterbreit auf dem Tisch ab; die Ellenbogen sind gestreckt.
- Hebe beide Fersen in Zeitlupe hoch und verlagere das Gewicht deines Oberkörpers auf deine Handflächen, bis sich deine Arme im 90-Grad-Winkel zu deinen Händen befinden. (Je weiter du vom Tisch entfernt stehst, umso mehr Kraft benötigst du.)
- Halte diese Position für 8 Sekunden und bewege deine Fersen in Zeitlupe wieder zurück auf den Boden.
- Führe diese Übung in Zeitlupe 3-mal mit jeweils einer Pause von 1 Minute aus. Jeweils 2- bis 3-mal täglich.
- Die unterschiedlichen Stellungen der Hand bewirken unterschiedliche Dehnungen in den Muskeln.

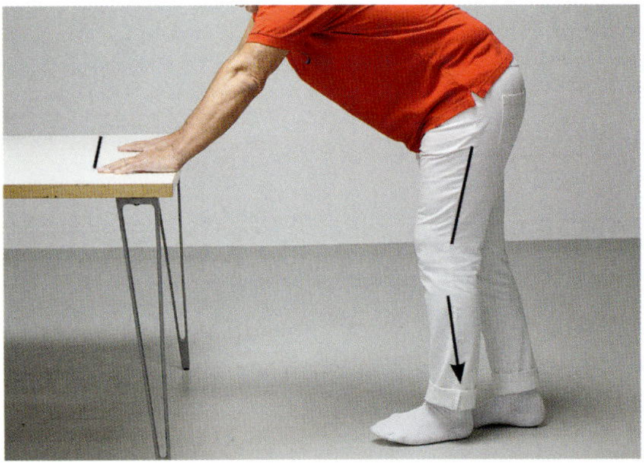

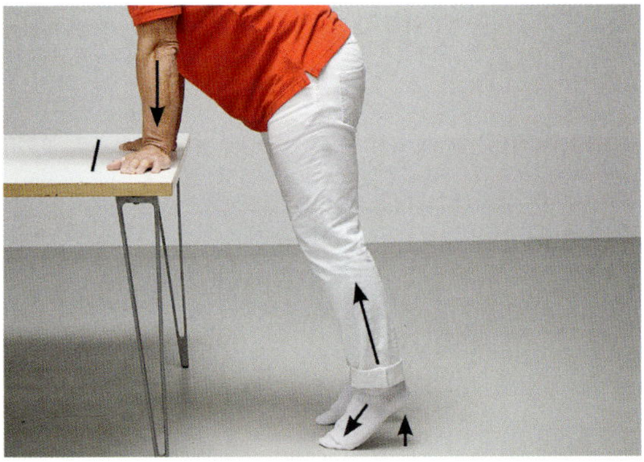

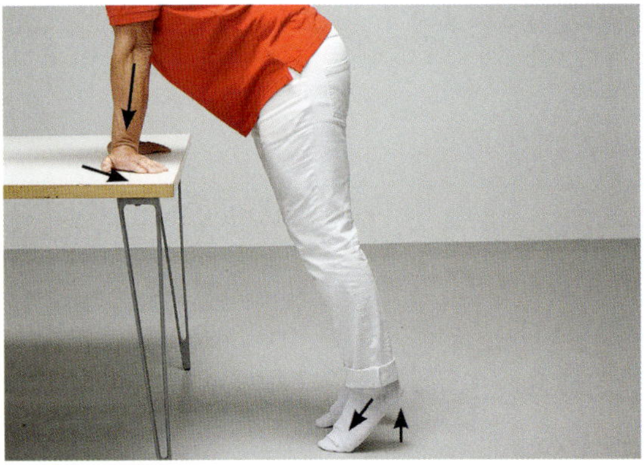

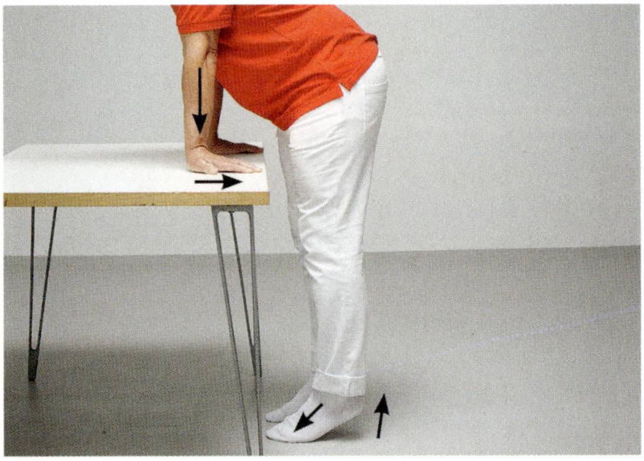

Besenstielübung

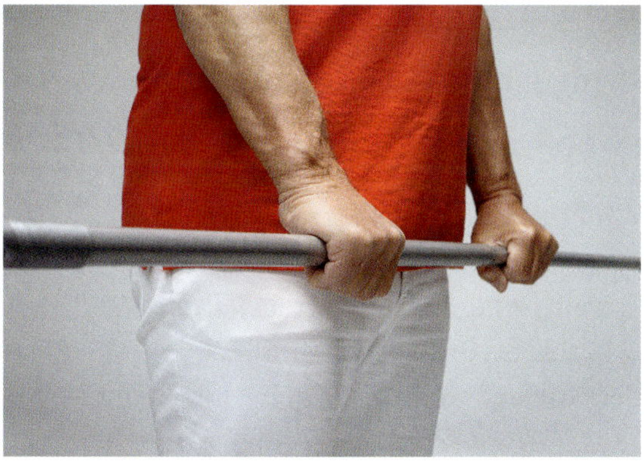

1

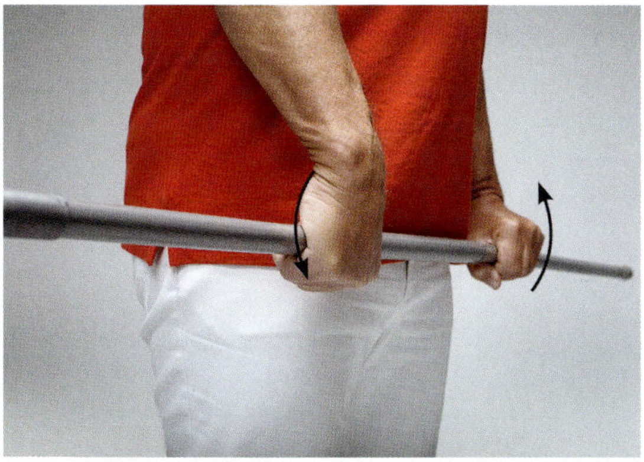

2

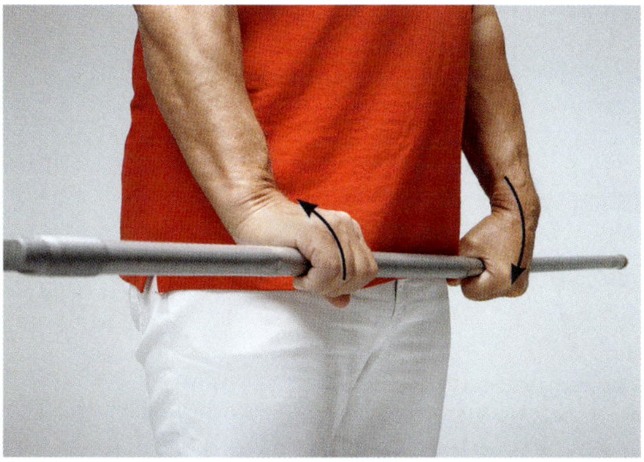

3

- Stelle dich hüftbreit hin und verteile dein Körpergewicht gleichmäßig auf deine Füße. Umgreife den Besenstiel mit beiden Händen und strecke die Ellenbogen. 1
- Drehe die rechte Hand in Zeitlupe nach unten und gleichzeitig die linke Hand nach oben. 2
- Wechsle diese Positionen in Zeitlupe 8 Sekunden ab. 3
- Wiederhole das Ganze 3-mal mit jeweils einer Pause von 1 Minute. Jeweils 1- bis 2-mal täglich.

Die richtigen Meridiane ziehen

Den Meridian »Lu« auf der Arminnenseite

- Lege, stelle oder setze dich in die für dich angenehmste Position.
- Beginne in der Armbeuge des Innenarms und ziehe mit einem Metallgegenstand den Meridian »Lu« über die äußere Seite des Unterarms entlang, über das Handgelenk bis zum inneren Nagelfalzwinkel des Daumens (Lu 11).
- Wiederhole alles 3- bis 5-mal.
- Wiederhole das Ganze auf der anderen Körperseite. Jeweils 3-mal täglich.

Den Meridian »Di« auf der Armaußenseite

- Lege, stelle oder setze dich in die für dich angenehmste Position.
- Beginne am inneren Nagelfalzwinkel deines Zeigefingers und ziehe mit einem Metallgegenstand den Meridian »Di« über den Handgelenksknochen nach oben entlang des äußeren Unterarms bis kurz über den Ellenbogen.
- Wiederhole alles 3- bis 5-mal.
- Wiederhole das Ganze auf der anderen Körperseite. Jeweils 3-mal täglich.

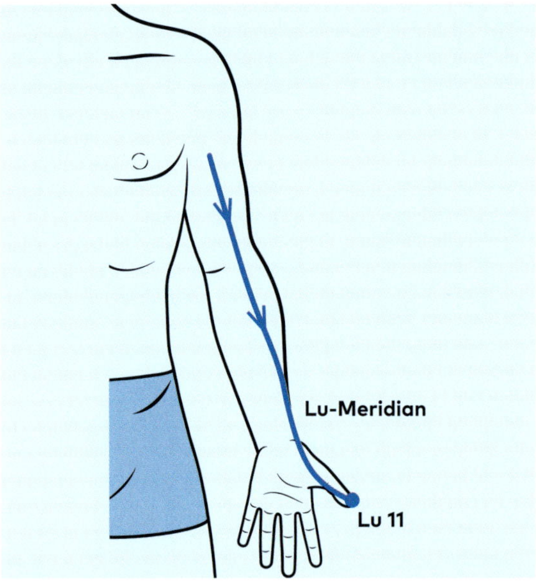

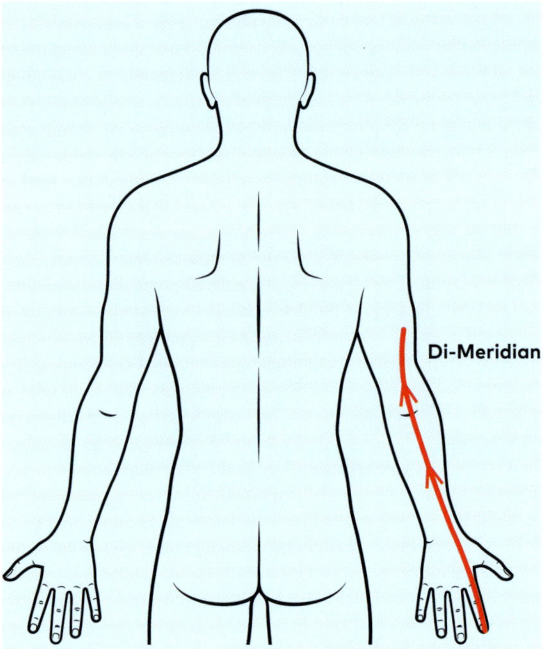

Den Meridian »Ma« auf der Beinvorderseite (2. Variante)

- Beginne unterhalb der Kniescheibe und ziehe mit einem Metallgegenstand den Meridian »Ma« leicht seitlich über die Fußmitte bis zum zweiten Zeh nach unten.
- Wiederhole alles 3- bis 5-mal.
- Wiederhole das Ganze auf der anderen Körperseite. Jeweils 3-mal täglich.

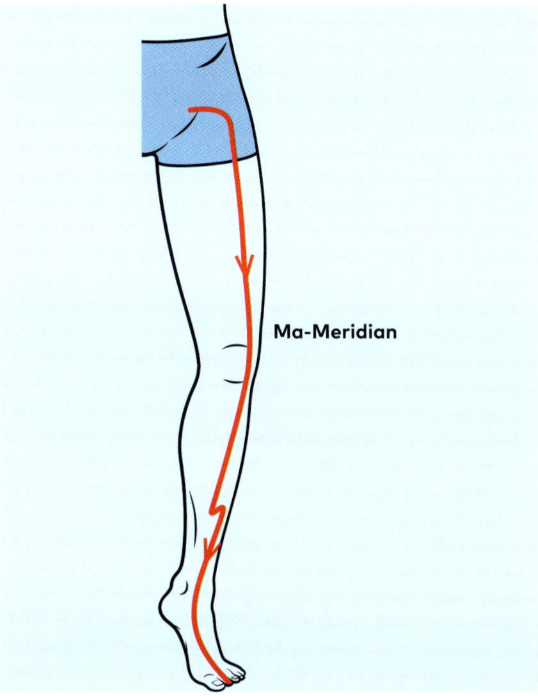

Die wirksamsten TCM-Punkte aktivieren

Den Punkt »Talsohle« (Di 4)

- Lege, stelle oder setze dich in die für dich angenehmste Position.
- Beginne auf der nicht betroffenen Körperseite und gehe – mit am Zeigefinger angelegtem Daumen – zur höchsten Erhebung auf dem Handrücken. Dort bist du richtig.
- Spreize deinen Daumen wieder leicht ab, drücke dann mithilfe des Daumen-Zangengriffs (siehe Seite 32) in den Punkt »Talsohle« (Di 4) und kreise minimal mit Druck für 10 bis 20 Sekunden.
- Wiederhole dies auf der anderen Körperseite. Jeweils 3-mal täglich.

Den Punkt »Vorbei an dem Engpass« (Lu 7)

- Lege, stelle oder setze dich in die für dich angenehmste Position.
- Beginne auf der nicht betroffenen Körperseite und gehe auf deiner Speiche 2 Fingerbreit über deine Handbeugefalte.
- Drücke dann mithilfe des Daumen-Zangengriffs (siehe Seite 32) in den Punkt »Vorbei an dem Engpass« (Lu 7) und kreise minimal mit Druck für 10 Sekunden.
- Wiederhole dies auf der anderen Körperseite. Jeweils 1- bis 3-mal täglich.

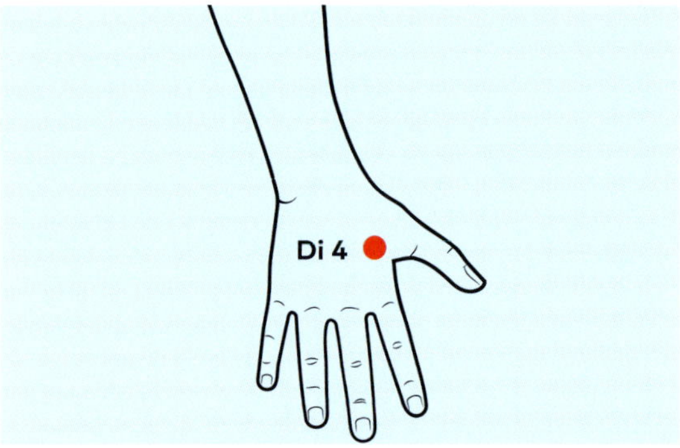

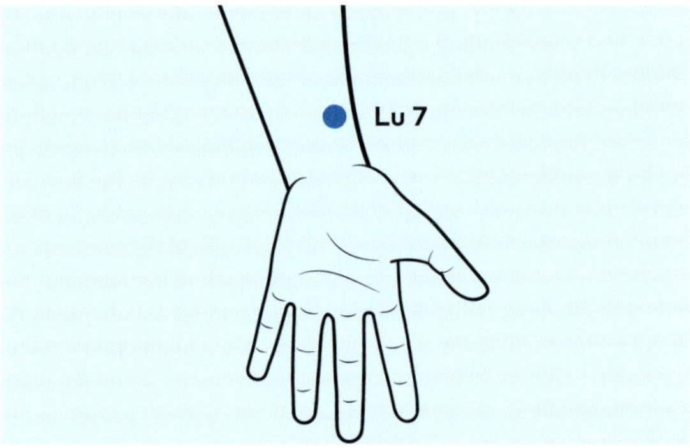

Den Meisterpunkt »Drei Dörfer« (Ma 36)

- Lege, stelle oder setze dich in die für dich angenehmste Position.
- Beginne auf der nicht betroffenen Körperseite und gehe unterhalb der Kniescheibe 4 Fingerbreit in Richtung Unterschenkelaußenseite.
- Drücke dann mit einem Metallgegenstand in den Meisterpunkt »Drei Dörfer« (Ma 36) und kreise minimal mit Druck für 10 bis 20 Sekunden.
- Wiederhole dies auf der anderen Körperseite. Jeweils 3-mal täglich.

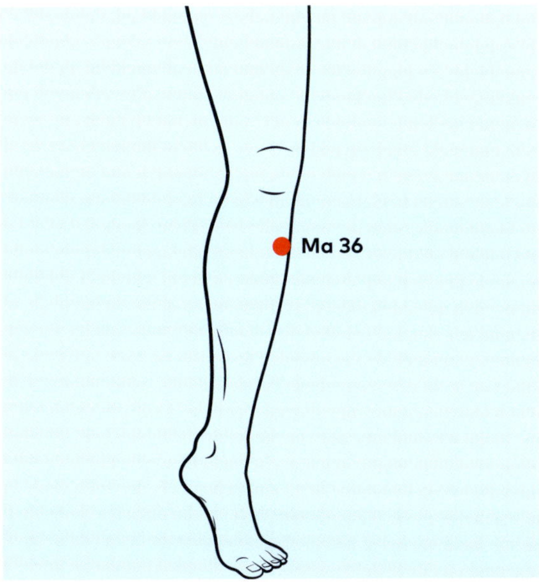

Den Punkt »Krümmung des Teiches« (Di 11)

- Lege, stelle oder setze dich in die für dich angenehmste Position.
- Beginne auf der nicht betroffenen Körperseite, beuge deinen Arm und gehe zum äußersten Rand der sich dort bildenden Falte in Richtung Ellenbogen.
- Drücke dann mithilfe des Daumen-Zangengriffs in den Punkt »Krümmung des Teiches« (Di 11) und kreise minimal mit Druck für 10 Sekunden.
- Wiederhole dies auf der anderen Körperseite. Jeweils 1- bis 3-mal täglich.

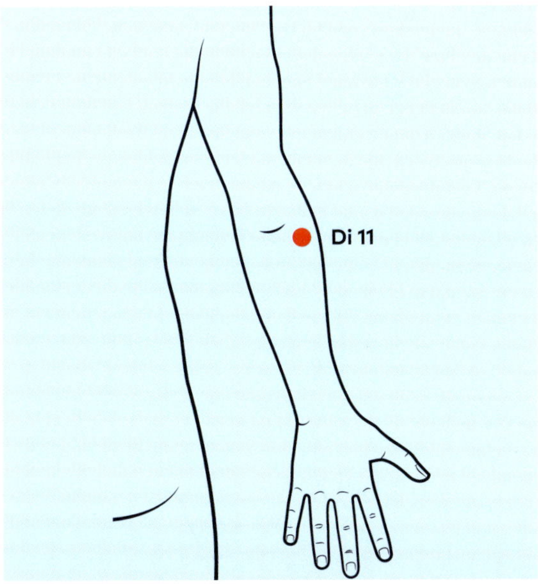

Den Punkt »Befreiender Engpass« (SB 01, PaM)

- Lege, stelle oder setze dich in die für dich angenehmste Position.
- Beginne auf der nicht betroffenen Körperseite, ziehe deine Schulter hoch und gehe vom Ohrläppchenende zur Einbuchtung deiner hochgezogenen Schulter. Dort bist du richtig.
- Drücke dann mit der Fingerkuppe in den Punkt außerhalb der Meridiane »Befreiender Engpass« (SB 01, PaM) und kreise minimal mit Druck für 30 Sekunden.
- Wiederhole dies auf der anderen Körperseite. Jeweils 1-mal täglich.

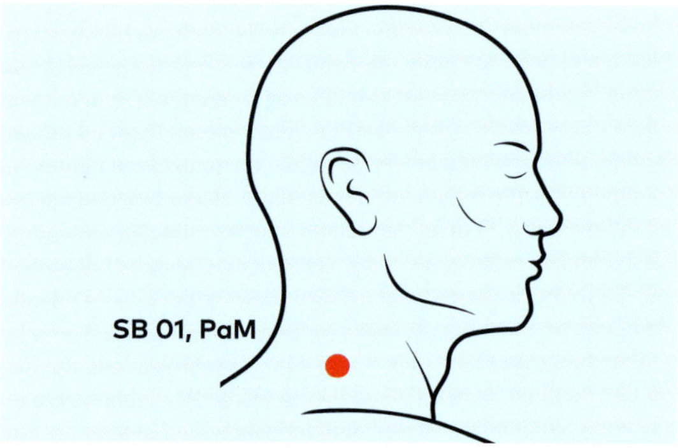

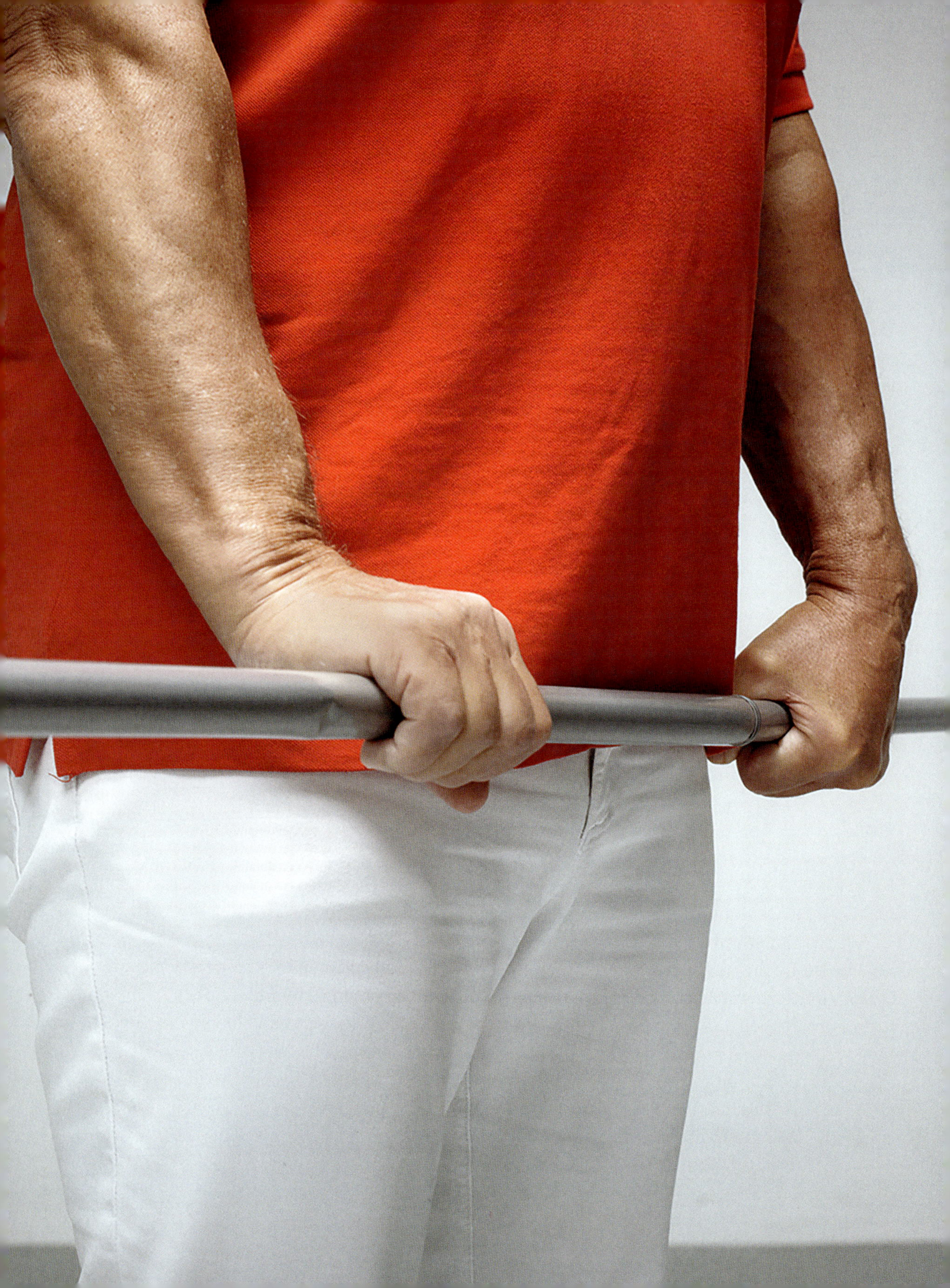

Die Hand: Präzisionswerkzeug par excellence

Jetzt habe ich bereits über die Schulter als wahnsinnig komplexes Gelenk geschrieben (siehe Seite 235), derweil steht die Hand ihr dabei in nichts nach – ganz im Gegenteil. Sie ist nämlich nicht nur ein komplexes, sondern auch ein vielseitiges und einzigartiges Werkzeug. Denn genauso, wie kein Fingerabdruck dem anderen gleicht, ähnelt keine Hand der anderen – nicht einmal die eigene rechte der linken.

Was bei jedem Menschen im Normalfall jedoch übereinstimmt, ist der Aufbau der Hand, der aus 27 Knochen besteht, darunter die Handwurzel- und Mittelhandknochen sowie die Fingerglieder. Letztere sind über Gelenke, Muskeln, Sehnen, Bänder und Nerven mit dem Handgelenk verbunden, was die Hand enorm beweglich sein lässt. Denn feinmotorische Fähigkeiten wie das Greifen eines Kugelschreibers, das Tippen auf der Tastatur oder das Zupfen eines Kontrabasses erfordern ein minutiöses Zusammenspiel von Muskeln, Sehnen und Nerven. Mit von der Partie sind Tausende von Sensoren, die sich in unserer Hand befinden – vornehmlich in den Fingerkuppen – und auch dafür zuständig sind, dass wir Dinge befühlen und spüren können.

Unsere Hände sind also sowohl zur absoluten Präzision fähig als auch dazu da, schwere Lasten zu befördern, etwa indem sie Umzugskartons schleppen oder Taschen voller Einkäufe nach Hause tragen. Spannend dabei: Die Greifbewegung beginnt eigentlich in der Schulter. Die Muskeln, die für die Handbewegung sorgen, sitzen wiederum größtenteils im Unterarm und übertragen mittels ihrer Sehnen die Kraft in die Finger. Deshalb ist es zum einen so wichtig, dass die Schulter- und Armmuskulatur ausreichend gekräftigt sind, und zum anderen, dass der Ellenbogen weitestgehend reibungslos funktioniert.

Hand, Arm und Schulter – ein eigentlich perfekt abgestimmtes Trio

Ansonsten wird eben oft auch die Hand in Mitleidenschaft gezogen. Stürzt ihr beispielsweise auf den Ellenbogen, muss die Hand immer mitbehandelt werden. Das liegt daran, dass Schulter, Ellenbogen und Hand eine biomechanische Kette bilden: Kann ein Glied nicht optimal arbeiten, wirkt sich das auf die anderen aus. Und so gleicht die Hand eine schwache Schulter- und Armmuskulatur aus, was eine Überlastung bedeuten und schließlich eine Verengung im Handgelenk verursachen kann. Denn auch die Nervenbahnen in der Hand sind empfindlich: Der Mittelarmnerv (»Nervus medianus«, Medianusnerv) etwa, der durch den Karpaltunnel verläuft, ist dafür verantwortlich, dass wir unsere Finger und Handflächen spüren sowie steuern können. Wird er eingeklemmt, kribbelt es in den Fingern, es kommt zu Taubheitsgefühlen, Schmerzen und dem sogenannten Karpaltunnelsyndrom.

Häufige Folgen einer Überlastung können auch zu Handgelenks-, Sehnenscheidenentzündungen, dem Schnappfinger und, und, und führen. Mit den entsprechenden Dehn- und Kräftigungsübungen und meinen TCM-Maßnahmen habt ihr aber bereits im Frühstadium die Möglichkeit, dagegenzuhalten.

Ich selbst bin das beste Beispiel: Seit über zehn Jahren habe ich Dupuytren – eine Sehnenverhärtung der Handfläche, benannt nach einem französischen Arzt –, kann aber noch alle meine Finger ausstrecken. Oft werde ich gefragt, weshalb diese Erkrankung bei mir bisher nicht in der sogenannten »Schwurhand« geendet ist. Dabei ziehen sich der Ring- und der kleine Finger, teilweise auch der Mittelfinger, so zusammen, dass man die Hand nicht mehr öffnen kann. Wird das nicht behandelt, führt es unweigerlich zur Operation, da man sonst nicht mehr funktionell greifen kann. Aber wie ihr an mir seht, muss das nicht der Fall sein! Durch gezielte Maßnahmen kann das vermieden werden.

Von daher empfehle ich bei allen hier aufgeführten Beschwerden, sofort mit meinen Übungen und TCM-Techniken zu beginnen. Denn die Hand ist, neben ihrer funktionalen Bedeutung, ja auch ein Kommunikationsmittel. Ob ihr damit gestikuliert, Zeichen gebt oder jemanden berührt – die Hände sind ein universelles Instrument, das in jeder Kultur eingesetzt wird. Behandelt sie also pfleglich!

Die gängigsten Beschwerden der Hand

Weshalb ist ein stechender/ziehender Druckschmerz im Handgelenk zu spüren?

Der teilweise sogar bis in den Ellenbogen reichen kann? Und/oder eine Schwellung samt knirschendem Geräusch? Ist das etwa eine Sehnenscheidenentzündung?

Eine Sehnenscheidenentzündung, auch »Tendovaginitis« oder »Tendosynovitis« genannt, wird durch eine schmerzhafte Reizung der Sehnenscheiden hervorgerufen. Zur Unterscheidung der Begrifflichkeiten – es gibt noch eine »Tendopathie« und eine »Tendinose«, um nur zwei Beschwerdebilder zu nennen, die häufig miteinander verwechselt werden, sich aber auf unterschiedliche Sehnenproblematiken beziehen – hier kurz deren Ursprung: »Tendo« stammt aus dem Lateinischen und wird mit »Sehne« übersetzt, während das Wort »Pathos« aus dem Griechischen kommt und »Leiden, Schmerz, Krankheit« heißt. Danach umfasst die Tendopathie alle Erkrankungen der Sehnen, die sowohl akut als auch chronisch daherkommen, wie etwa der Tennis- oder Golferellenbogen. Die Tendinose hingegen beschreibt eine chronische Schädigung der Sehne ohne entzündliche Prozesse.

Die hier nun besprochene Sehnenscheidenentzündung (Tendovaginitis) bezieht sich jedoch auf die Sehnenscheide, die als schützende Hülle (lateinisch *vagina*) unsere Sehnen umgibt und normalerweise dafür sorgt, dass sie reibungslos über die Gelenke gleiten können. Die Endung »-itis« bedeutet im Griechischen »Entzündung«. Eine derartige Reizung der Sehnenscheide, die zu erheblichen Schmerzen und Bewegungseinschränkungen führen kann, kommt hauptsächlich durch eine Über- oder Fehlbelastung zustande.

Auf der Suche nach den Ursachen landen wir bei den üblichen Auslösern wie sich wiederholende und einseitige Bewegungen: beispielsweise beim Arbeiten am Computer, beim Musizieren und bei handwerklichen oder ungewohnten Tätigkeiten. Besonders oft sind bei einer Sehnenscheidenentzündung unsere Handgelenke und Finger betroffen, aber auch die Sehnen an den Füßen oder im Ellenbogenbereich können sich entzünden. Dabei führt die ständige Reibung der Sehnen in der engen Sehnenscheide zu kleinen Verletzungen, die dann ebenjene schmerzhafte Entzündung auslösen.

Die Symptome einer Sehnenscheidenentzündung treten gerade am Handgelenk oder an einem Finger – gern auch am Daumen – am häufigsten auf, da sie im Alltag stark beansprucht werden. Selbst bei Motorradfahrern können sie vorkommen und von leichten bis zu starken Schmerzen reichen, die bei Bewegung zunehmen und in Ruhe nachlassen. Schwellungen, Rötungen oder eine Überhitzung der betroffenen Stelle können genauso auftauchen wie ein knirschendes Geräusch, das typisch für eine Sehnenscheidenentzündung und teilweise sogar beim Bewegen des betroffenen Gelenks hörbar ist.

Sobald sich ein oder mehrere Krankheitszeichen zeigen, empfehle ich euch, sofort mit den hier aufgeführten Dehn- und Kräftigungsübungen sowie den TCM-Maßnahmen ab Seite 275 zu beginnen und die ursächlichen Arbeiten zu reduzieren. Sollte die Sehnenscheidenentzündung von einer Über- oder Fehlbelastung herrühren, so werdet ihr sie wahrscheinlich nach wenigen Tagen in den Griff bekommen haben und die Symptome werden abgeklungen sein. Ihr könnt hier also nichts falsch machen – außer: nichts zu tun!

Wieso fühlt sich ein Finger steif an und schmerzt?

Weshalb schmerzt ein Finger, ist druckempfindlich, hat eine spürbare Verdickung, blockiert beim Beugen und lässt sich nur schwer wieder strecken? Ist das der Schnappfinger?

Für die »Tendovaginitis stenosans« – umgangssprachlich auch gern als »Schnapp-«, »Trigger-« oder »schnellender Finger« bezeichnet – ist meistens der Daumen, der Mittel- oder der Ringfinger anfällig, in genau der Reihenfolge.

Der Schnappfinger tritt auf, wenn die Sehnen der Finger nicht mehr reibungslos durch ihre schützenden Sehnenscheiden gleiten können. Durch Letztere verlaufen die Sehnen der Fingerbeugemuskeln, die von stabilen Ringbändern nah am Knochen gehalten werden – ähnlich einer Angelschnur, die durch ihre Halterung geführt wird. Normalerweise sorgen sie in Zusammenarbeit dafür, dass die Finger flexibel und mühelos bewegt werden können. Ist die Beugesehne jedoch entzündet und knötchenartig verdickt – ihr könnt diese erhabene Stelle auf dem betroffenen Fingergrundgelenk auch erfühlen –, verengt sich die Sehnenscheide um die Beugesehne, was wiederum dazu führt, dass die Sehne nicht mehr geschmeidig durch das Ringband gleitet. Stattdessen »verhakt« sie sich beim Beugen des Fingers und »schnalzt« beziehungsweise »schnappt« ruckartig in die Ausgangsposition zurück.

Dieses charakteristische Szenario beschreibt einen anfänglichen Verlauf, in dem der Finger wie von selbst aus dem Gelenk zurückspringt. Das passiert gern morgens – beim ersten Mal kann man sich da durchaus erschrecken. Im fortgeschrittenen Stadium bleibt der Finger ebenfalls in einer gebeugten Position stecken, hier müsst ihr jedoch selbst nachhelfen, um ihn in die Streckposition zurückzubringen. Egal, ob Früh- oder Spätstadium, schmerzhaft ist das Ganze allemal, aber nicht unbehandelbar.

Besonders betroffen von einem Schnappfinger sind Fünfzig- bis Sechzigjährige, wobei Frauen sechsmal häufiger darunter leiden als Männer.[3] Die genaue Ursache ist oft unklar, meist wird als Auslöser eine Fehl- oder Überlastung der Hand durch sich wiederholende Bewegungen, wie das Tippen auf der Tastatur beziehungsweise das Spielen am Computer, handwerkliche (ungewohnte) Tätigkeiten, das Musizieren et cetera vermutet. Aber auch rheumatoide Arthritis, Stoffwechselstörungen wie Gicht oder Diabetes mellitus oder eine Arthrose können dahinterstecken. Die dominante Hand ist oft stärker betroffen – höchstwahrscheinlich, weil sie intensiver genutzt wird.

Meiner Erfahrung nach beginnt das Problem aber bereits wesentlich höher am Körper, nämlich im Nacken- und Brustbereich, in dem viele Nerven, Sehnen und Muskeln verlaufen, auch Engpässe vorhanden sind, die den Nerv schon vor dem Handgelenk reizen können. So setzen beispielsweise wichtige Muskeln unter anderem an der ersten Rippe an.

Gibt es nun muskuläre Disbalancen, etwa in Form von Verhärtungen beziehungsweise Verkürzungen, wird die erste Rippe unter das Schlüsselbein gezogen und beide Knochen funktionieren sozusagen als Schere: Sie quetschen Nervengeflecht, Blutgefäße und andere Weichteile ab, womit wichtige Anteile nicht mehr mit genügend sauerstoffreichem Blut versorgt werden. Das kann der obere Quadrant der Brust sein, aber auch der Kopf sowie die Arme und bis hin zur Hand und eben den Fingern reichen.

Die Chancen, diese Beschwerden mit den darauf abgestimmten Übungen und TCM-Maßnahmen ab Seite 282 selbst in den Griff zu bekommen, stehen gut. Vergessen dürft ihr nicht – vielleicht stimmt euch das eurem Körper gegenüber milder –: Eine Entzündung ist immer auch eine seiner Schutzreaktionen, um Verletzungen oder Infektionen zu heilen. Dabei wird der betroffene Bereich stärker durchblutet, um Nährstoffe, Sauerstoff und Abwehrzellen bereitzustellen und somit die Reparatur des Gewebes zu unterstützen. Gleichzeitig hilft diese erhöhte Aktivität dabei, schädliche Eindringlinge wie etwa Bakterien zu bekämpfen.

Ganz selten geht der Schnappfinger auch »Hand in Hand« mit einem Karpaltunnelsyndrom, womit wir gleich bei der nächsten Beschwerde wären, denn eine Studie hat nachgewiesen, dass »Patienten, bei denen ein Karpaltunnelsyndrom diagnostiziert wurde, darauf hingewiesen werden können, dass sie ein erhöhtes Risiko für die Entwicklung von Triggerfingern haben. Das Umgekehrte ist wahrscheinlich auch der Fall«.[4]

Warum schmerzt die Hand, ist geschwollen und fühlt sich stellenweise taub an?

Weshalb fühlen sich vor allem Daumen-, Zeige- oder/und Mittelfingerbereich taub an, meistens im Schlaf oder morgens? Ist das etwa das Karpaltunnelsyndrom?

Der Schnappfinger und das Karpaltunnelsyndrom sind beide auf eine Über- beziehungsweise Fehlbelastung der Sehnen und Nerven in der Hand zurückzuführen. Beim Karpaltunnelsyndrom wird der Medianusnerv, der verschiedene Bereiche des Unterarms und der Hand versorgt, im Handgelenk eingeengt. Dabei kann es zu Schmerzen, Kribbeln und Taubheitsgefühlen in den Fingern kommen. Frauen betrifft – wie bei fast allen Beschwerden – das Karpaltunnelsyndrom wesentlich häufiger als Männer.[5]

Die eigentliche Ursache eines Karpaltunnelsyndroms ist meiner Erfahrung nach aber oft nicht der Engpass im Handgelenk, der den Medianusnerv einklemmt. Vielmehr beginnt das Problem – genauso wie beim Schnappfinger – bereits wesentlich höher am Körper, nämlich im Nacken- und Brustbereich, in dem viele Nerven, Sehnen und Muskeln verlaufen, auch Engpässe vorhanden sind, die den Nerv schon vor dem Handgelenk reizen können.

So setzen beispielsweise wichtige Muskeln unter anderem an der ersten Rippe an. Gibt es nun muskuläre Disbalancen – etwa in Form von Verhärtungen und Verkürzungen –, wird die erste Rippe unter das Schlüsselbein gezogen und beide Knochen funktionieren sozusagen als Schere: Sie quetschen Nervengeflecht, Blutgefäße und andere Weichteile ab, womit wichtige Anteile nicht mehr mit genügend sauerstoffreichem Blut versorgt werden. Das kann der obere Quadrant der Brust sein, aber auch der Kopf sowie die Arme und bis hin zur Hand und den Fingern reichen – womit wir wieder im Bereich des Medianusnervs und beim Karpaltunnelsyndrom angelangt wären.

Ursächlich sind, wie gerade eben geschildert, etwa knochenharte Bindegewebsstrukturen der Halswirbelsäule, die sich durch Muskeldisbalancen entwickelt haben, aber auch Über- und/oder Fehlbelastungen wie monotone Tätigkeiten, die ein Beugen und Strecken der Hand erfordern, genauso wie handgehaltene vibrierende Maschinen, weswegen das Karpaltunnelsyndrom seit 2015 auch als Berufskrankheit anerkannt ist. Oft wird dann zur Operation geraten und bei einem guten Handchirurgen kann dies durchaus nachhaltig sein, wenn die Narben-, Keloidbildung, Verschwartung und Fibrosierung nicht wären. Falls keine ursächliche Vorgehensweise erfolgt, kann es weiter zu Schmerzen, aber auch zu Symptomen kommen, die von der HWS über den Arm bis in den Handbereich reichen, so zum Beispiel zu einer Fingersteifigkeit, rheumatischen Sehnenscheidenentzündungen, Rhizarthrosen et cetera pp.

Aber so weit wollen wir es jetzt mal nicht kommen lassen, weshalb ich euch ab Seite 290 mit entsprechenden Übungen und TCM-Maßnahmen versorge. Mit einer Behandlung solltet ihr nicht allzu lange warten – von daher: Los geht's!

Kardinalsymptome

- Bewegungsschmerz
- Bewegungseinschränkung
- Schmerz in einer bestimmten Haltung beziehungsweise Situation
- Entzündungsschmerz
- Schwellung
- Hitze
- Schonhaltung aufgrund von Schmerzen

Dos

- Im akuten Stadium das Handgelenk oder den Finger mit *nasskalten Kompressionsumschlägen* behandeln: So reduziert ihr entzündliche Prozesse und infolgedessen die Schmerzen auf natürliche Art und Weise – und zu guter Letzt vergrößert sich euer Bewegungsradius.
  Dazu am besten ein Frotteehandtuch in kaltes Leitungswasser tauchen – gern mit einem Schuss Haushaltsessig –, es auswringen, falten und fest um das Handgelenk oder den Finger wickeln. Schließlich ein trockenes Handtuch über das nasse wickeln. (Keinesfalls mit Eis oder Wärme arbeiten! Statt Leitungswasser eignet sich hier Quark genauso gut wie Kohlblätter oder Retterspitz.)
  Sobald der feuchte Umschlag warm wird, auf links drehen und das Handgelenk oder den Finger wieder fest damit umwickeln. Je nach Bedarf die nasskalten Kompressionsumschläge über den Tag verteilt wiederholen.
  Das Ganze funktioniert auch wunderbar nachts: Sobald ihr es euch in eurem Bett mit den Kompressionsumschlägen (trockenes Handtuch darüber nicht vergessen!) – so weit es geht – »gemütlich« gemacht habt, versucht ihr, euch auszustrecken, ruhig und entspannt die Bauchatmung durchzuführen und euch immer weiter »fallen zu lassen« … Ihr werdet erstaunt sein, wie euch das dabei unterstützt, eure Schmerzen in den Griff zu bekommen.
- Funktionell *tapen.*
- Grundsätzlich die *Körperhaltung schulen,* insbesondere aber auch überprüfen, ob euer *Arbeitsplatz ergonomisch* eingerichtet ist.
- Die hier vorgestellten *Automobilisationsübungen,* das *Meridianeziehen* und die *Aktivierung der TCM-Punkte* solltet ihr regelmäßig durchführen – damit könnt ihr euch sehr gut selbst helfen. Sobald ein Termin bei einem Arzt oder einer Ärztin frei ist, lasst euch allerdings eine ordentliche Diagnose zur Sicherung eurer Symptome stellen – auch wenn es euch schon viel besser gehen sollte.

Don'ts

- *Eisanwendungen,* da sich sonst die Entzündung im Handgelenk oder Finger reaktiv erwärmt.
- *Zusätzliche Wärme von außen,* wie sie etwa in Wärmepackungen vorkommt.
- *In den Schmerz hineinarbeiten,* wie etwa beim Stricken oder Häkeln, und keinesfalls mit schweren Gewichten arbeiten!

Bewährte Übungen: bei der Sehnenscheidenentzündung

Vorsicht! Jede Übung, die ich euch auf den folgenden Seiten zusammengestellt habe, solltet ihr langsam – in Zeitlupe! – und kontrolliert ausführen (isokinetisch). Sobald Spannungen oder Schmerzen auftreten, müsst ihr eure Bewegung unverzüglich, aber langsam umkehren. Es ist entscheidend, dass ihr euch ausschließlich im beschwerdefreien Bereich bewegt, denn nur so verbessert ihr euren Bewegungsablauf. Also nicht vergessen: Schmerzen zu provozieren, ist tabu!

HWS-Rotation

- Setze dich in einen Sessel oder auf eine Couch und lege deinen Kopf nach hinten auf der Kopfstütze ab.
- Neige deinen Kopf in Zeitlupe zur linken Seite und blicke nach vorn.
- Drehe aus dieser Position deinen Kopf in Zeitlupe zur rechten Seite in Richtung Decke – der Blick wandert mit – und drehe ihn dann in Zeitlupe wieder zurück.
- Wiederhole das Ganze auf der anderen Seite.
- Führe diese Übung 1-mal auf jeder Seite aus. Jeweils 1-mal täglich.

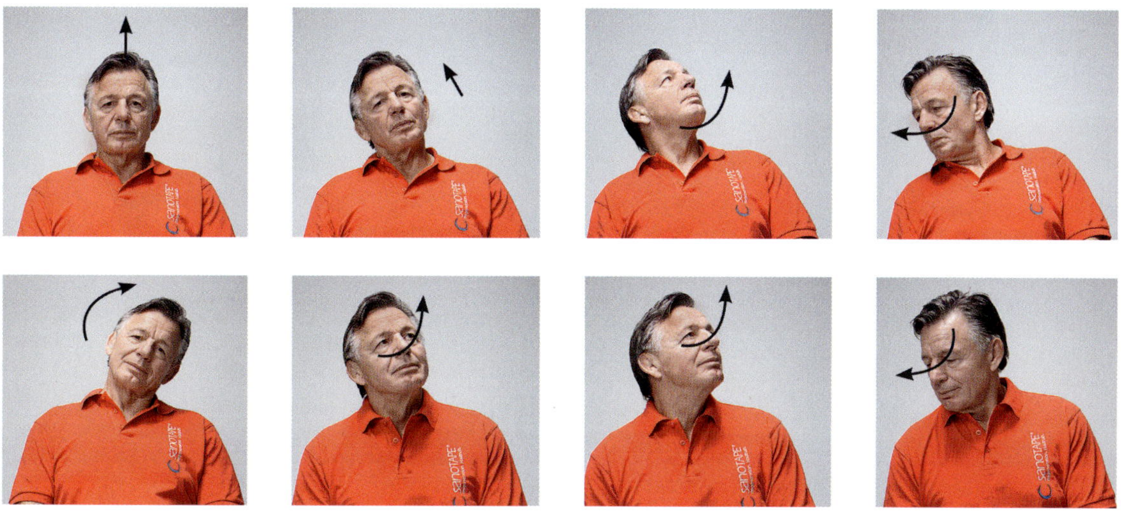

Breitarmübung

- Stelle dich schulter- oder hüftbreit vor einen Tisch und verteile dein Körpergewicht gleichmäßig auf deine Fersen; die Beine sind gestreckt.
- Lege deine Handflächen so weit wie möglich voneinander entfernt auf dem Tisch ab; die Ellenbogen sind gestreckt. 1
- Stelle dich nun so weit wie möglich vom Tisch entfernt hin und verlagere dein Körpergewicht auf deine Fersen.
- Beuge in Zeitlupe deinen Oberkörper gestreckt nach unten. Der Po wird dabei nach hinten gestreckt, dein Kopf befindet sich in der Verlängerung der Halswirbelsäule; die Ellenbogen bleiben dabei gestreckt. 2
- Sobald Spannung, Druck oder Schmerz auftritt, bewege dich in Zeitlupe wieder zurück.
- Führe diese Übung in Zeitlupe 3-mal mit jeweils einer Pause von 1 Minute aus. Jeweils 2- bis 3-mal täglich.

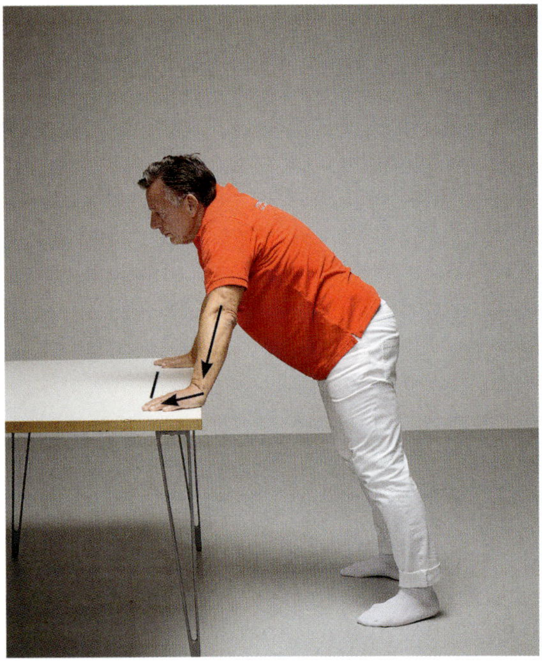

1

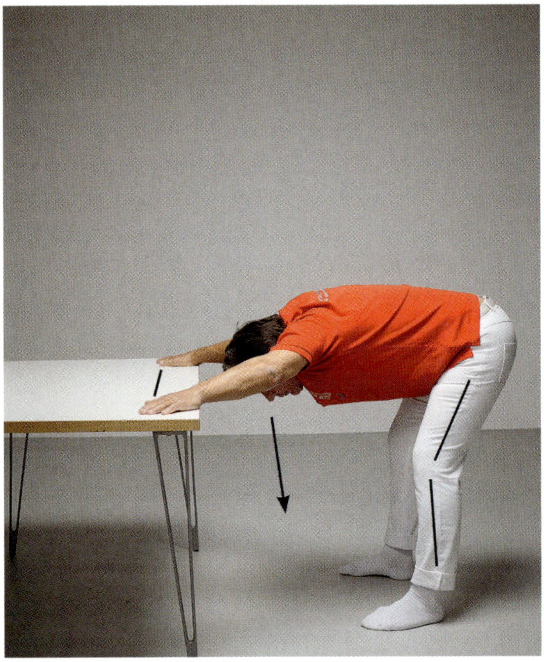

2

Aufdehnübung

- Stelle dich schulter- oder hüftbreit vor einen Tisch und verteile dein Körpergewicht gleichmäßig auf deine Füße; die Beine sind gestreckt.
- Lege deine Handflächen schulterbreit auf dem Tisch ab; die Ellenbogen sind gestreckt.
- Hebe beide Fersen in Zeitlupe hoch und verlagere das Gewicht deines Oberkörpers auf deine Handflächen, bis sich deine Arme im 90-Grad-Winkel zu deinen Händen befinden. (Je weiter du vom Tisch entfernt stehst, umso mehr Kraft benötigst du.)
- Halte diese Position für 8 Sekunden und bewege deine Fersen in Zeitlupe wieder zurück auf den Boden.
- Führe diese Übung in Zeitlupe 3-mal mit jeweils einer Pause von 1 Minute aus. Jeweils 2- bis 3-mal täglich.
- Die unterschiedlichen Stellungen der Hand bewirken unterschiedliche Dehnungen in den Muskeln.

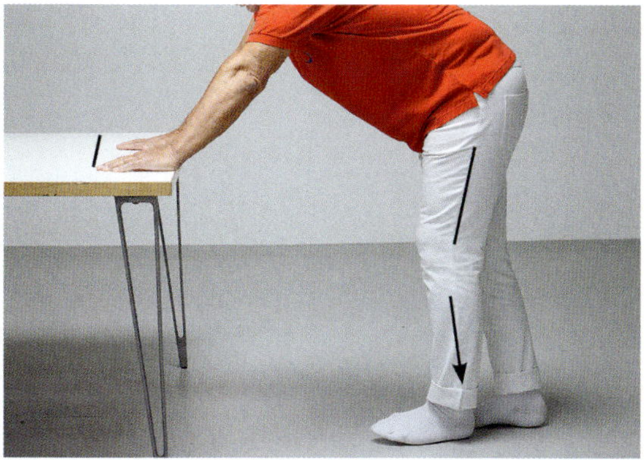

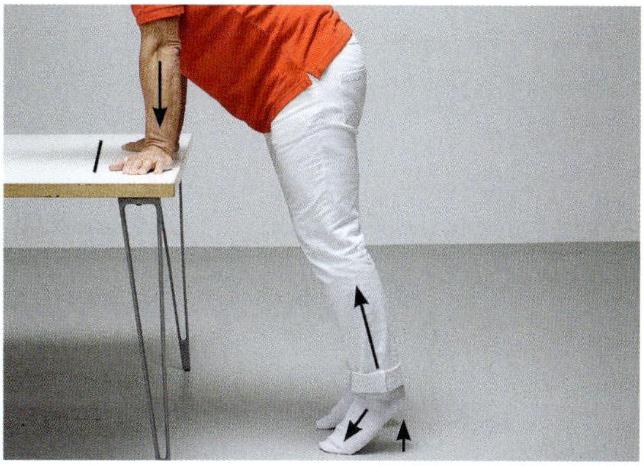

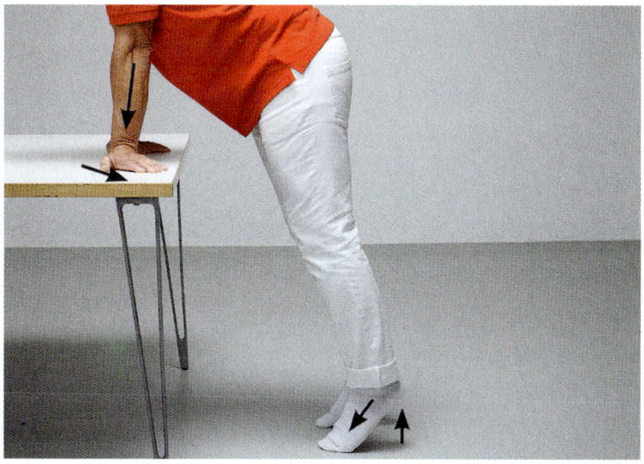

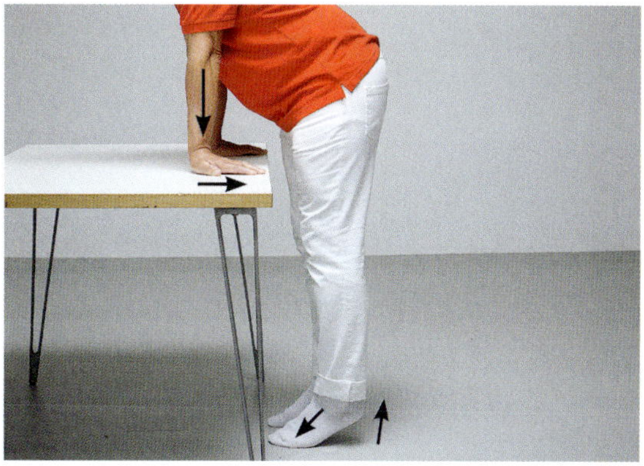

Die richtigen Meridiane ziehen: bei der Sehnenscheidenentzündung

Den Meridian »3E« auf der Armaußenseite

- Lege, stelle oder setze dich in die für dich angenehmste Position.
- Beginne am äußeren Nagelfalzwinkel des Ringfingers (3E 1) und ziehe mit einem Metallgegenstand den Meridian »3E« über den Handrücken bis etwa 4 Fingerbreit oberhalb des Handgelenks, von dort weiter in einer kleinen Zackenbewegung in Richtung äußerer Unterarm, wieder zurück und über den äußeren Ellenbogen entlang bis zum Oberarm.
- Wiederhole alles 3- bis 5-mal.
- Wiederhole das Ganze auf der anderen Körperseite. Jeweils 3-mal täglich.

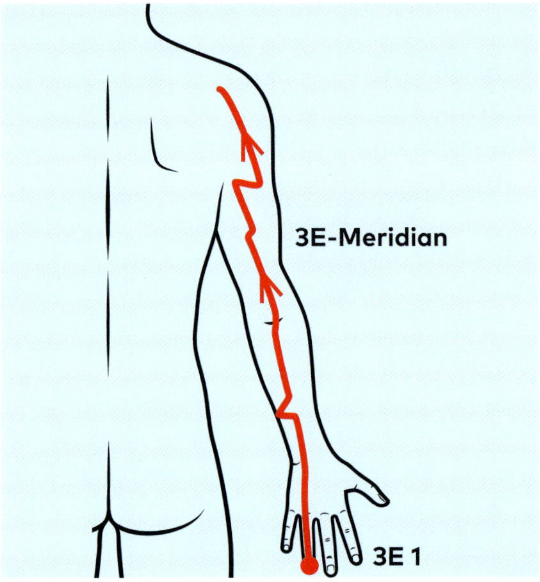

Den Meridian »Dü« auf der Armaußenseite

- Lege, stelle oder setze dich in die für dich angenehmste Position.
- Beginne am äußeren Nagelfalzwinkel des kleinen Fingers (Dü 1) und ziehe mit einem Metallgegenstand den Meridian »Dü« über die Handkante und Unterarmaußenseite entlang bis zum Ellenbogen.
- Wiederhole alles 3- bis 5-mal.
- Wiederhole das Ganze auf der anderen Körperseite. Jeweils 3-mal täglich.

Den Meridian »LG« über den Kopf

- Lege, stelle oder setze dich in die für dich angenehmste Position.
- Beginne mittig auf der Stirn und ziehe mit einem Metallgegenstand den Meridian »LG« mittig über den Kopf entlang bis zum 7. Halswirbel (Mittellinie des Rückens am höchsten Punkt des Nackens).
- Wiederhole alles 3- bis 5-mal.
- Wiederhole das Ganze auf der anderen Körperseite. Jeweils 3-mal täglich.

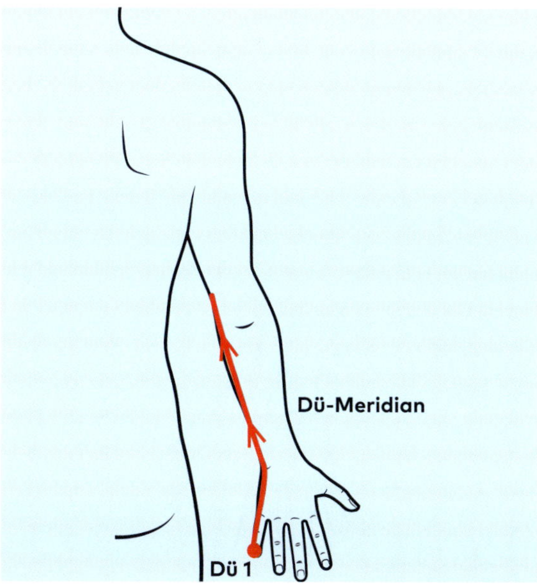

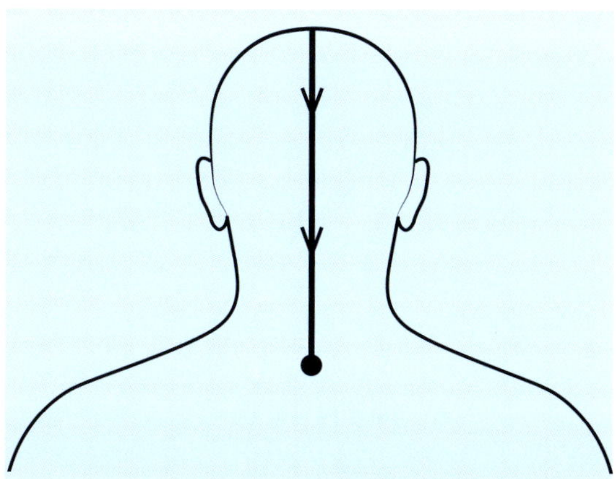

Die wirksamsten TCM-Punkte aktivieren: bei der Sehnenscheidenentzündung

Den Luo-Durchgangspunkt »Innere Barriere« (Ks 6)

- Lege, stelle oder setze dich in die für dich angenehmste Position.
- Beginne auf der nicht betroffenen Körperseite und gehe an der Innenseite deines Unterarms 3 Fingerbreit über die Handgelenksfalte zwischen die beiden Sehnen des Unterarms.
- Drücke dann mithilfe des Daumen-Zangengriffs (siehe Seite 32) in den Punkt »Innere Barriere« (Ks 6) und kreise minimal mit Druck für 10 Sekunden.
- Wiederhole dies auf der anderen Körperseite. Jeweils 3-mal täglich.

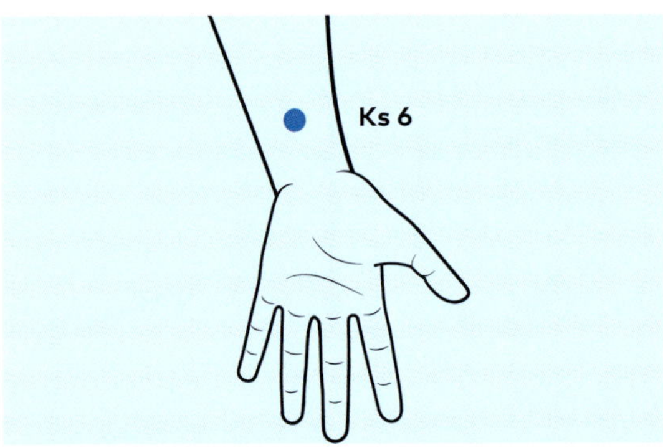

Den Punkt »Großes Tal, große Mulde« (Ks 7)

- Lege, stelle oder setze dich in die für dich angenehmste Position.
- Beginne auf der nicht betroffenen Körperseite und gehe zur Mitte deiner inneren Handgelenksfalte. Dort bist du richtig.
- Drücke dann mit deinem Daumen in den Punkt »Großes Tal, große Mulde« (Ks 7) und kreise minimal mit Druck für 10 Sekunden.
- Wiederhole dies auf der anderen Körperseite. Jeweils 2- bis 3-mal täglich.

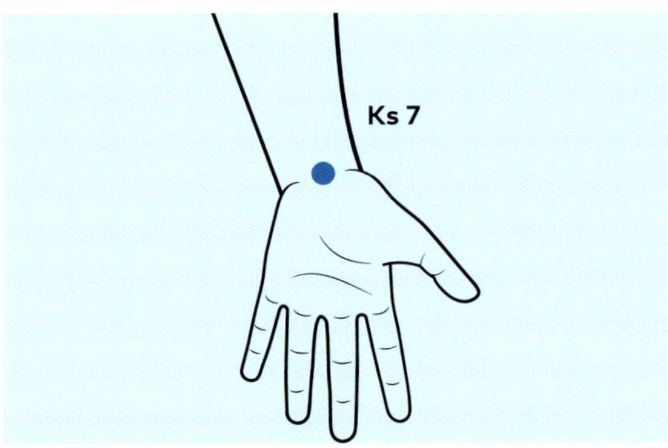

Den »Mittleren Punkt für den Angriff« (Ks 9)

- Lege, stelle oder setze dich in die für dich angenehmste Position.
- Beginne auf der nicht betroffenen Körperseite und gehe zum inneren Nagelfalzwinkel deines Mittelfingers.
- Drücke dann mit einem Metallgegenstand in den »Mittleren Punkt für den Angriff« (Ks 9) und kreise minimal mit Druck für 10 Sekunden.
- Wiederhole dies auf der anderen Körperseite. Jeweils 1- bis 3-mal täglich.

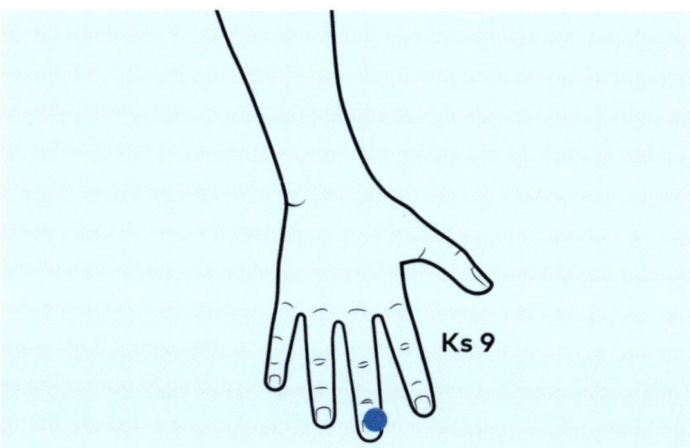

Den Punkt »Großer Wirbel« (LG 14)

- Lege, stelle oder setze dich in die für dich angenehmste Position.
- Gehe mittig am oberen Rücken zum Übergang von der Hals- zur Brustwirbelsäule. Knapp unter dem 7. Halswirbel – in der Mittellinie des Rückens am höchsten Punkt des Nackens – bist du richtig.
- Drücke dann mit einem Metallgegenstand in den Punkt »Großer Wirbel« (LG 14) und kreise minimal mit Druck für 10 bis 20 Sekunden.
- Jeweils 3-mal täglich.

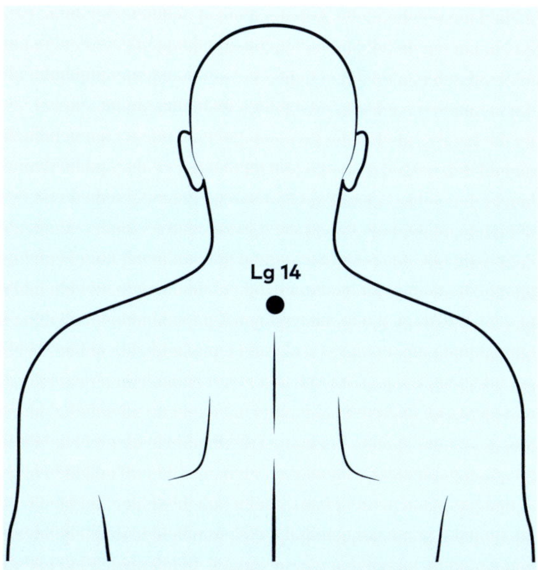

Den Punkt »Befreiender Engpass« (SB 01, PaM)

- Lege, stelle oder setze dich in die für dich angenehmste Position.
- Beginne auf der nicht betroffenen Körperseite, ziehe deine Schulter hoch und gehe vom Ohrläppchenende zur Einbuchtung deiner hochgezogenen Schulter. Dort bist du richtig.
- Drücke dann mit der Fingerkuppe in den Punkt außerhalb der Meridiane »Befreiender Engpass« (SB 01, PaM) und kreise minimal mit Druck für 30 Sekunden.
- Wiederhole dies auf der anderen Körperseite. Jeweils 1-mal täglich.

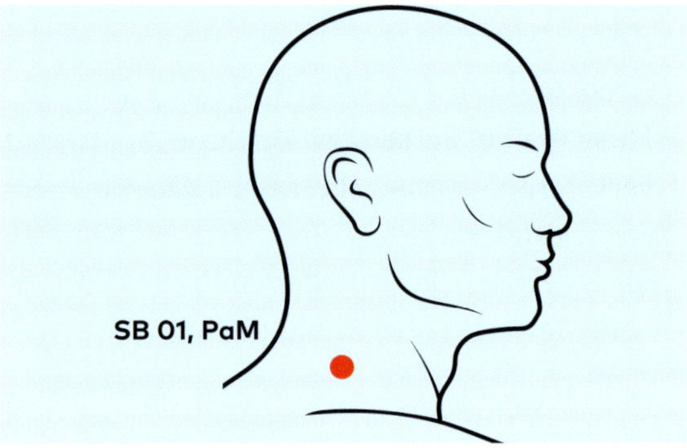

Bewährte Übungen: beim Schnappfinger

Vorsicht! Jede Übung, die ich euch auf den folgenden Seiten zusammengestellt habe, solltet ihr langsam – in Zeitlupe! – und kontrolliert ausführen (isokinetisch). Sobald Spannungen oder Schmerzen auftreten, müsst ihr eure Bewegung unverzüglich, aber langsam umkehren. Es ist entscheidend, dass ihr euch ausschließlich im beschwerdefreien Bereich bewegt, denn nur so verbessert ihr euren Bewegungsablauf. Also nicht vergessen: Schmerzen zu provozieren, ist tabu!

Aufdehnübung

- Stelle dich schulter- oder hüftbreit vor einen Tisch und verteile dein Körpergewicht gleichmäßig auf deine Füße; die Beine sind gestreckt.
- Lege deine Handflächen schulterbreit auf dem Tisch ab; die Ellenbogen sind gestreckt.
- Hebe beide Fersen in Zeitlupe hoch und verlagere das Gewicht deines Oberkörpers auf deine Handflächen, bis sich deine Arme im 90-Grad-Winkel zu deinen Händen befinden. (Je weiter du vom Tisch entfernt stehst, umso mehr Kraft benötigst du.)
- Halte diese Position für 8 Sekunden und bewege deine Fersen in Zeitlupe wieder zurück auf den Boden.
- Führe diese Übung in Zeitlupe 3-mal mit jeweils einer Pause von 1 Minute aus. Jeweils 2- bis 3-mal täglich.
- Die unterschiedlichen Stellungen der Hand bewirken unterschiedliche Dehnungen in den Muskeln.

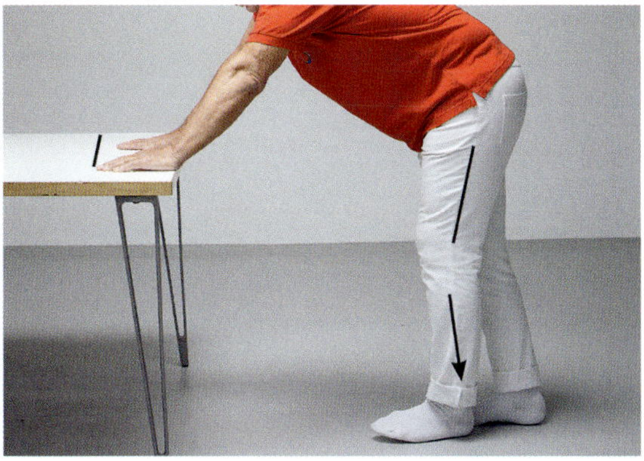

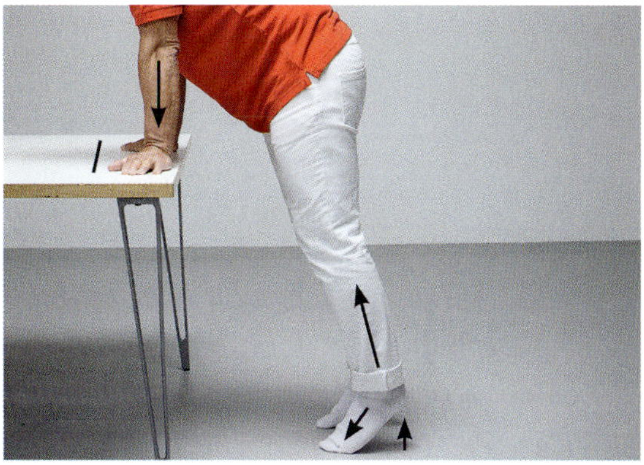

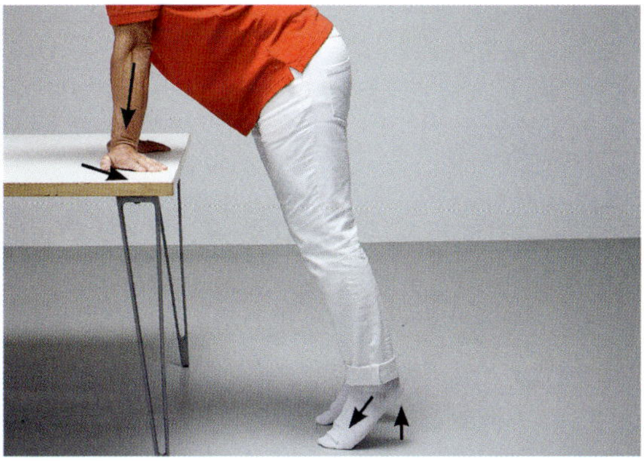

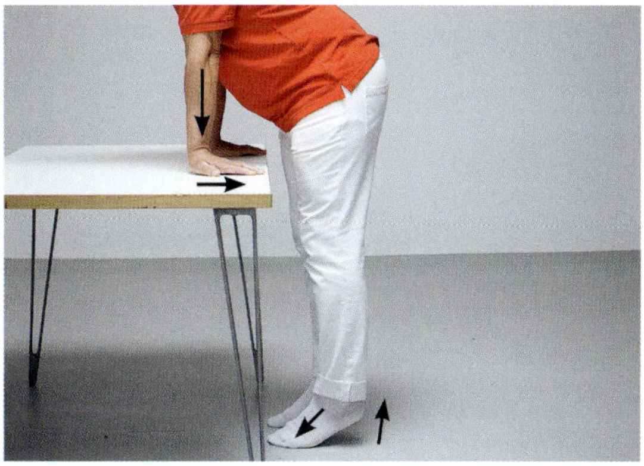

Schulterheben

- Stelle dich hüftbreit hin, verteile dein Körpergewicht gleichmäßig auf deine Füße und lasse deine Arme locker neben dir hängen. 1
- Hebe beide Schultern in Zeitlupe bis zu den Ohren an 2 und bewege die Schultern in Zeitlupe – so weit es geht – wieder nach unten. Die Ellenbogen bleiben dabei gestreckt.
- Führe diese Übung 5- bis 10-mal aus. Jeweils täglich morgens.

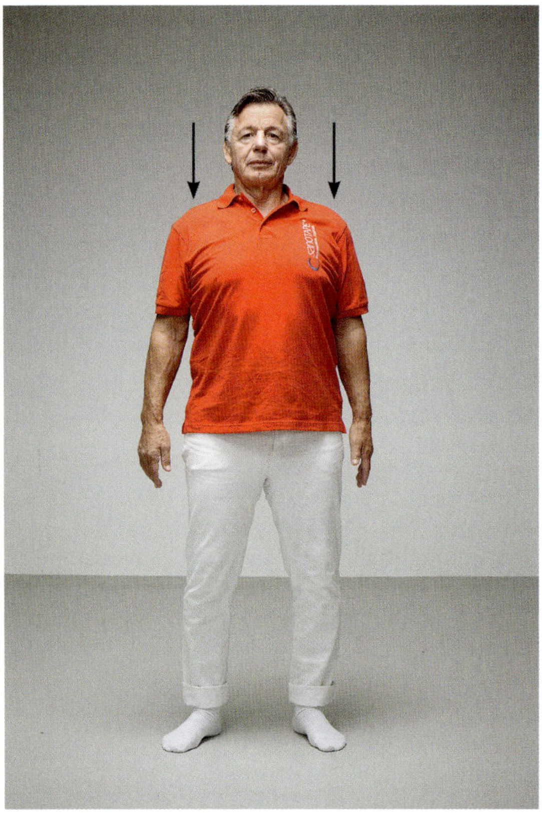

1

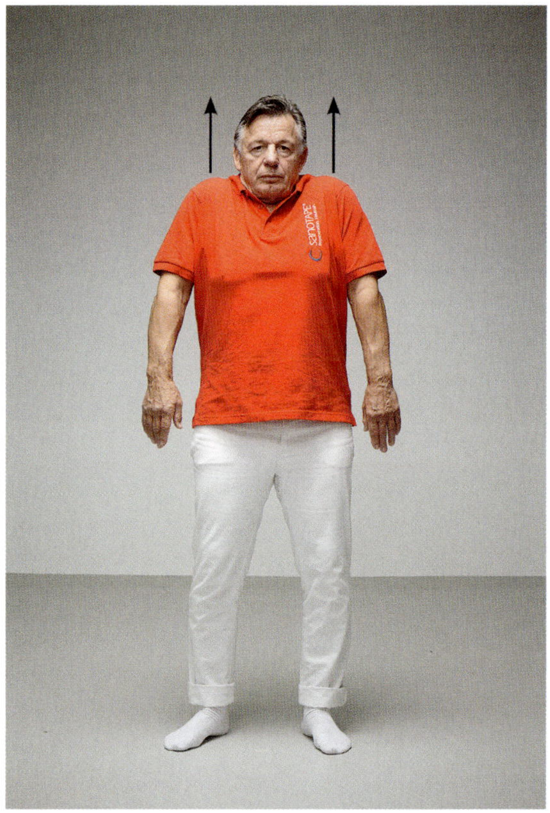

2

Schulterkreisen

- Stelle dich hüftbreit hin, verteile dein Körpergewicht gleichmäßig auf deine Füße und lasse deine Arme locker neben dir hängen.
- Hebe beide Schultern bis zu den Ohren an. 1
- Rotiere die Schultern in Zeitlupe um 360 Grad, bis du wieder in der Ausgangsposition angelangt bist. Die Ellenbogen bleiben dabei gestreckt. Nutze hier deinen vollständigen Bewegungsradius aus. 2, 3
- Führe diese Übung 5-mal vorwärts und 5-mal rückwärts aus.
- Jeweils täglich morgens.

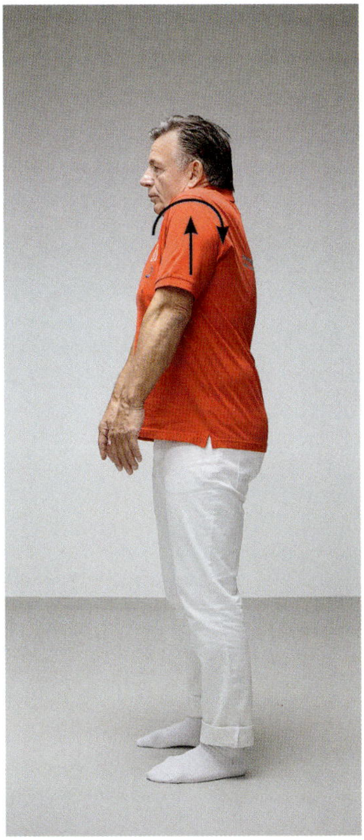

1

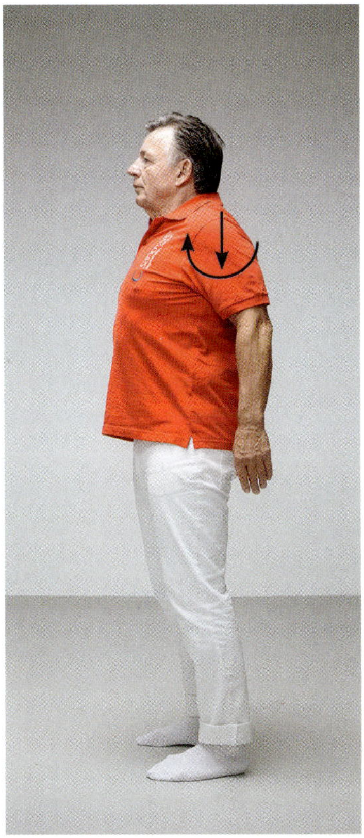

2

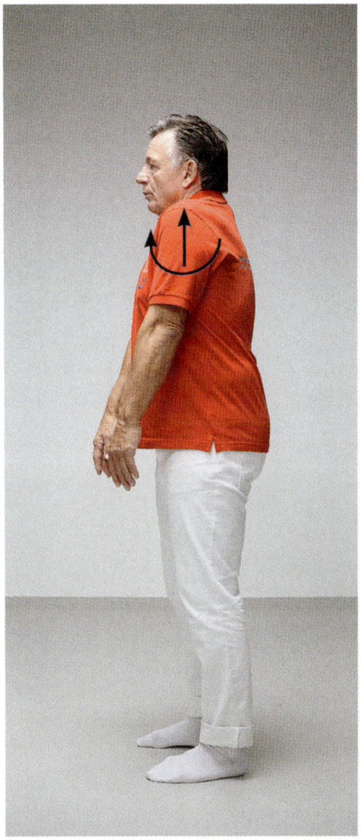

3

Atlasübung im Stand

- Stelle dich schulterbreit mit dem Rücken an eine Wand; der Hinterkopf, die Schulterblätter, das Gesäß und die Fersen sollten die Wand berühren. **1**
- Neige deinen Kopf leicht in Richtung Brustbein, sodass ein kleines Doppelkinn entsteht. Der Blick bleibt nach vorn ausgerichtet. **2**
- Strecke deine Arme seitlich leicht abgewinkelt vom Körper aus, hebe deine Handflächen im 90-Grad-Winkel an und halte diese Position für 8 Sekunden. **3**
- Führe diese Übung 3-mal mit jeweils einer Pause von 1 Minute aus. Jeweils 1-mal täglich.

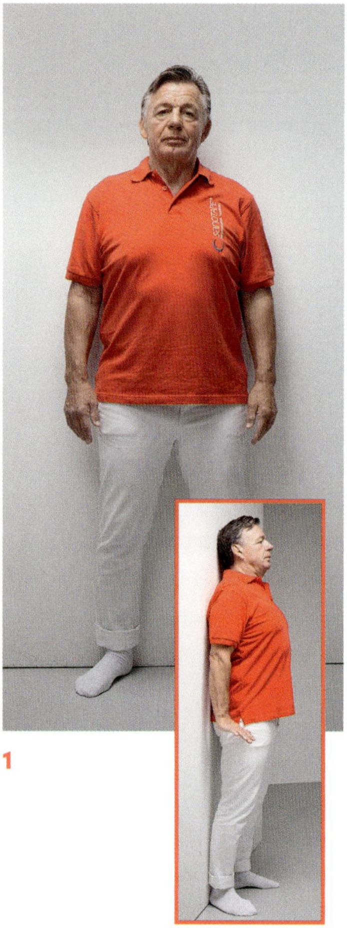

1

1a

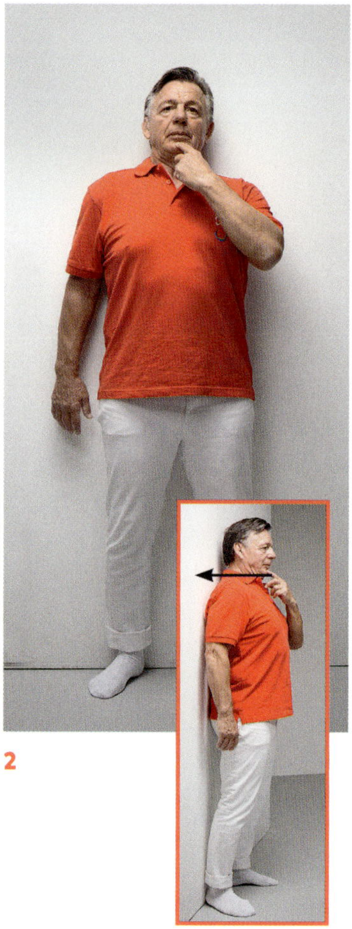

2

2a

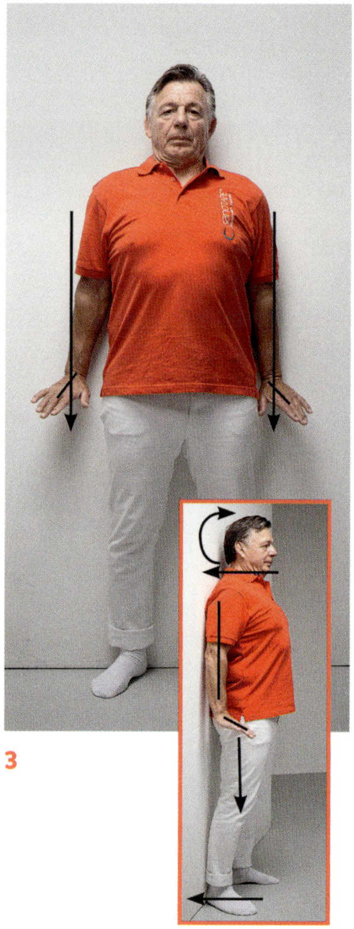

3

3a

Die richtigen Meridiane ziehen: beim Schnappfinger

Den Meridian »3E« auf der Armaußenseite

- Lege, stelle oder setze dich in die für dich angenehmste Position.
- Beginne am äußeren Nagelfalzwinkel des Ringfingers (3E 1) und ziehe mit einem Metallgegenstand den Meridian »3E« über den Handrücken bis etwa 4 Fingerbreit oberhalb des Handgelenks.
- Wiederhole alles 3- bis 5-mal.
- Wiederhole das Ganze auf der anderen Körperseite. Jeweils 3-mal täglich.

Den Meridian »Ks« auf der Arminnenseite

- Lege, stelle oder setze dich in die für dich angenehmste Position.
- Beginne auf dem Unterarm und ziehe mit einem Metallgegenstand den Meridian »Ks« hinunter bis zum Beginn des Mittelfingers (Ks 9).
- Wiederhole alles 3- bis 5-mal.
- Wiederhole das Ganze auf der anderen Körperseite. Jeweils 3-mal täglich.

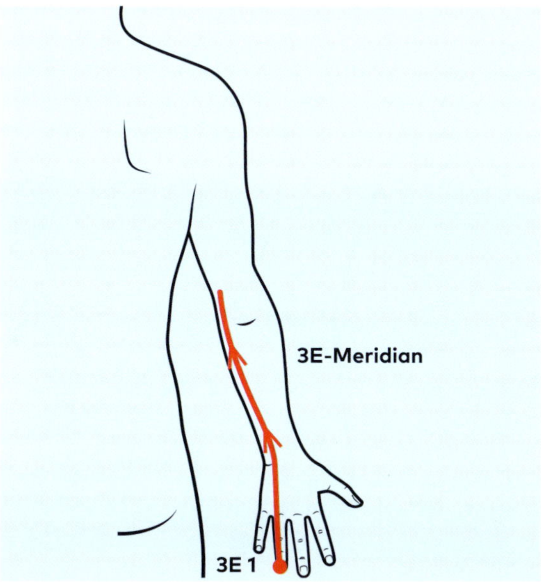

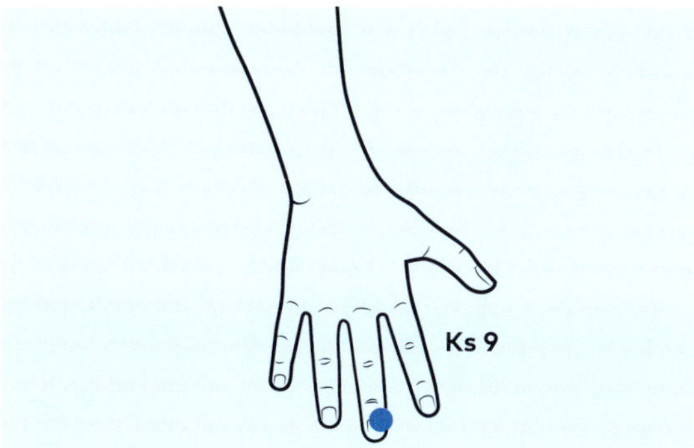

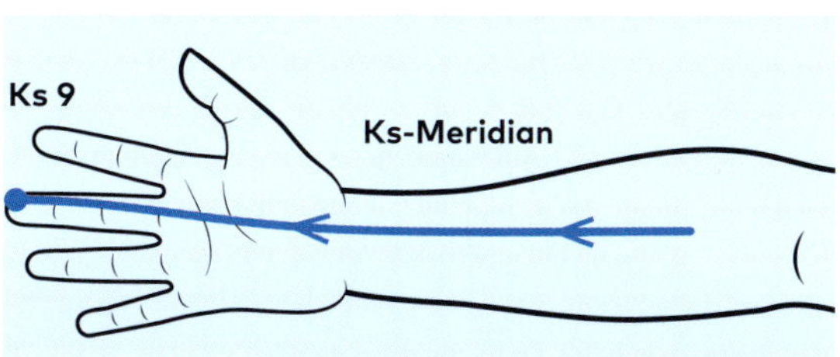

Die wirksamsten TCM-Punkte aktivieren: beim Schnappfinger

Den Luo-Durchgangspunkt »Innere Barriere« (Ks 6)

- Lege, stelle oder setze dich in die für dich angenehmste Position.
- Beginne auf der nicht betroffenen Körperseite und gehe an der Innenseite deines Unterarms 3 Fingerbreit über die Handgelenksfalte zwischen die beiden Sehnen des Unterarms.
- Drücke dann mithilfe des Daumen-Zangengriffs (siehe Seite 32) in den Punkt »Innere Barriere« (Ks 6) und kreise minimal mit Druck für 10 Sekunden.
- Wiederhole dies auf der anderen Körperseite. Jeweils 3-mal täglich.

Den »Mittleren Punkt für den Angriff« (Ks 9)

- Lege, stelle oder setze dich in die für dich angenehmste Position.
- Beginne auf der nicht betroffenen Körperseite und gehe zum inneren Nagelfalzwinkel deines Mittelfingers.
- Drücke dann mit einem Metallgegenstand in den »Mittleren Punkt für den Angriff« (Ks 9) und kreise minimal mit Druck für 10 Sekunden.
- Wiederhole dies auf der anderen Körperseite. Jeweils 1- bis 3-mal täglich.

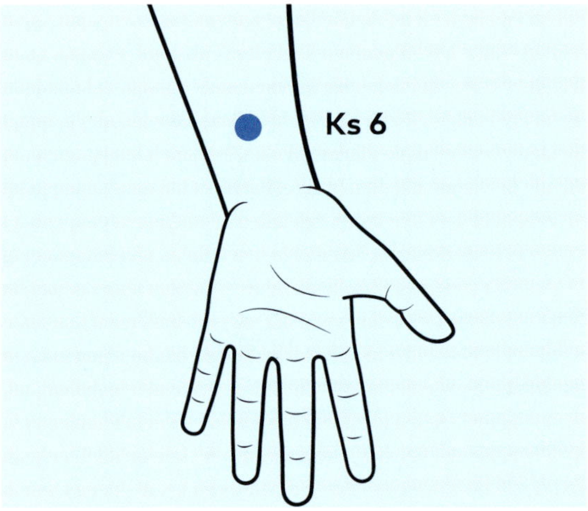

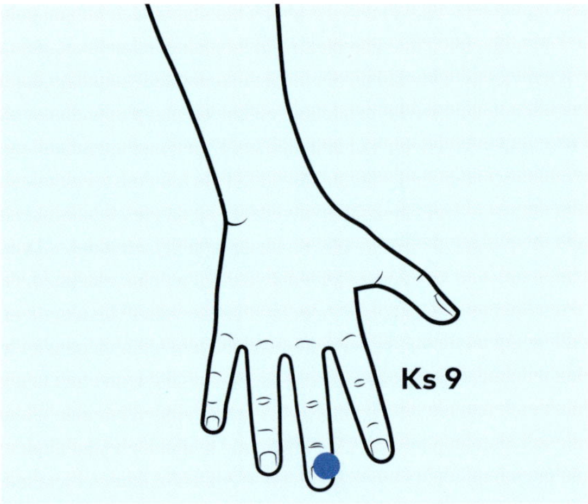

Den Kardinalpunkt »Hintere Talmulde« (Dü 3)

- Lege, stelle oder setze dich in die für dich angenehmste Position.
- Beginne auf der nicht betroffenen Körperseite, balle deine Hand zu einer Faust und gehe zur äußeren Kante deiner Hand. Dort bildet sich eine deutliche Falte, bei ihrem äußersten Punkt am Knöchel bist du richtig; öffne deine Hand wieder.
- Drücke dann mit einem Metallgegenstand in den Punkt »Hintere Talmulde« (Dü 3) und kreise minimal mit Druck für 10 bis 20 Sekunden.
- Wiederhole dies auf der anderen Körperseite. Jeweils 3-mal täglich.

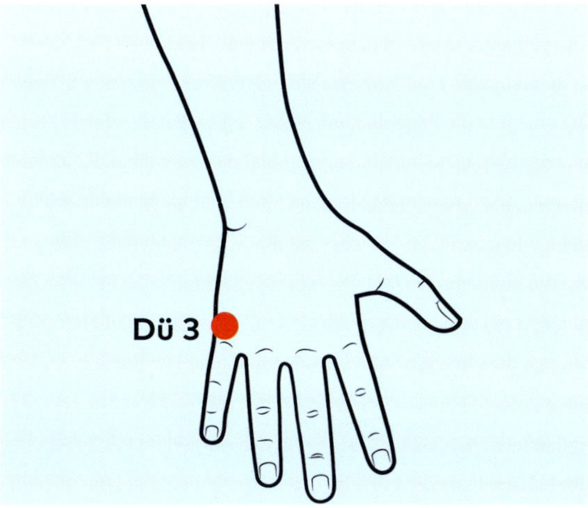

Den Punkt »Befreiender Engpass« (SB 01, PaM)

- Lege, stelle oder setze dich in die für dich angenehmste Position.
- Beginne auf der nicht betroffenen Körperseite, ziehe deine Schulter hoch und gehe vom Ohrläppchenende zur Einbuchtung deiner hochgezogenen Schulter. Dort bist du richtig.
- Drücke dann mit der Fingerkuppe in den Punkt außerhalb der Meridiane »Befreiender Engpass« (SB 01, PaM) und kreise minimal mit Druck für 30 Sekunden.
- Wiederhole dies auf der anderen Körperseite. Jeweils 1-mal täglich.

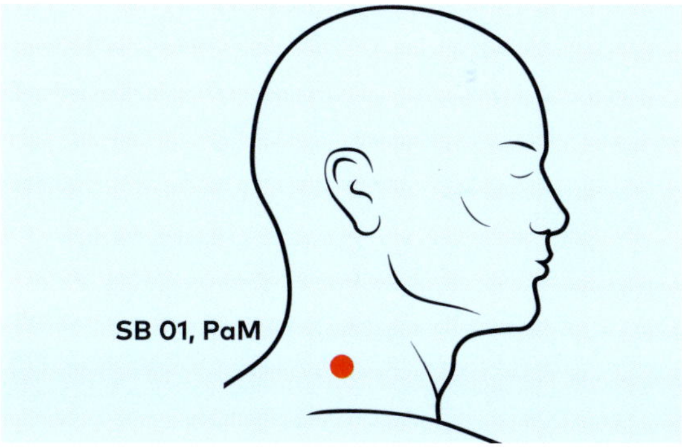

Bewährte Übungen: beim Karpaltunnelsyndrom

Vorsicht! Jede Übung, die ich euch auf den folgenden Seiten zusammengestellt habe, solltet ihr langsam – in Zeitlupe! – und kontrolliert ausführen (isokinetisch). Sobald Spannungen oder Schmerzen auftreten, müsst ihr eure Bewegung unverzüglich, aber langsam umkehren. Es ist entscheidend, dass ihr euch ausschließlich im beschwerdefreien Bereich bewegt, denn nur so verbessert ihr euren Bewegungsablauf. Also nicht vergessen: Schmerzen zu provozieren, ist tabu!

Schulterheben

- Stelle dich hüftbreit hin, verteile dein Körpergewicht gleichmäßig auf deine Füße und lasse die Arme locker neben dir hängen. **1**
- Hebe beide Schultern in Zeitlupe bis zu den Ohren an **2** und bewege die Schultern in Zeitlupe – so weit es geht – wieder nach unten. Die Ellenbogen bleiben dabei gestreckt.
- Führe diese Übung 5- bis 10-mal aus. Jeweils täglich morgens.

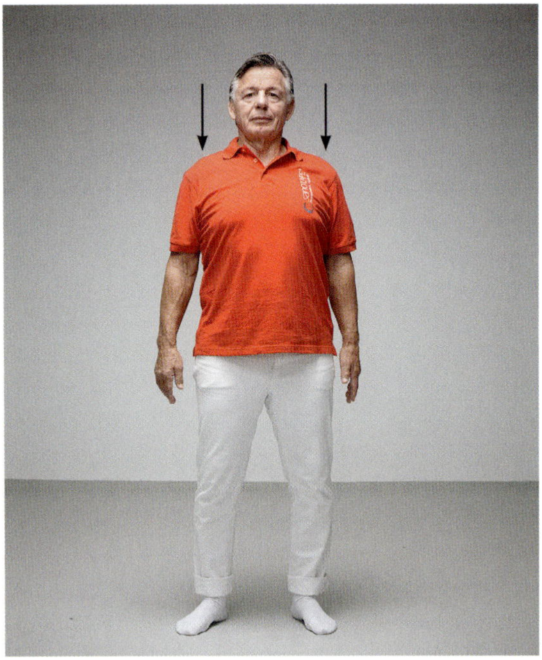

1

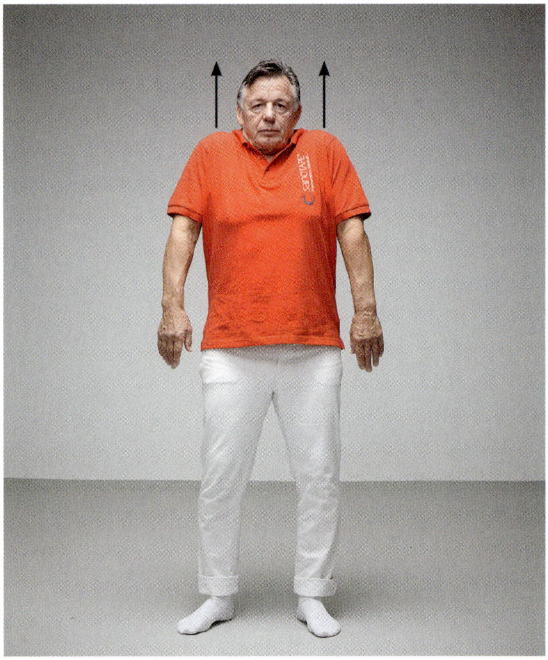

2

Schulterkreisen

- Stelle dich hüftbreit hin, verteile dein Körpergewicht gleichmäßig auf deine Füße und lasse deine Arme locker neben dir hängen.
- Hebe beide Schultern bis zu den Ohren an. 1
- Rotiere die Schultern in Zeitlupe um 360 Grad, bis du wieder in der Ausgangsposition angelangt bist. Die Ellenbogen bleiben dabei gestreckt. Nutze hier deinen vollständigen Bewegungsradius aus. 2, 3
- Führe diese Übung 5-mal vorwärts und 5-mal rückwärts aus.
- Jeweils täglich morgens.

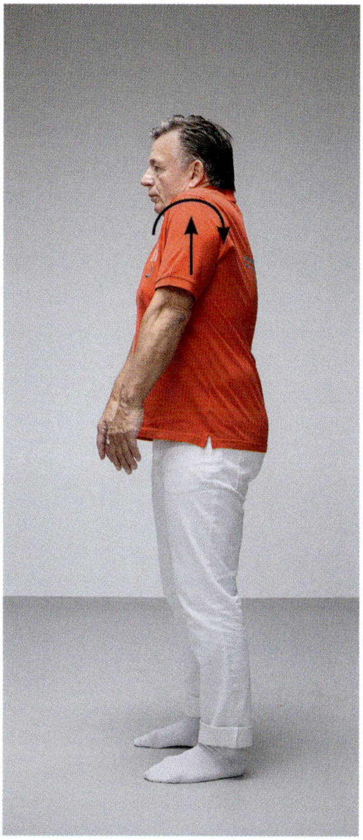

1

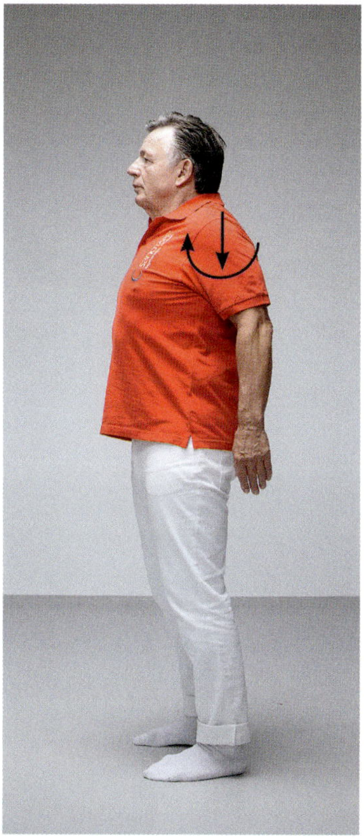

2

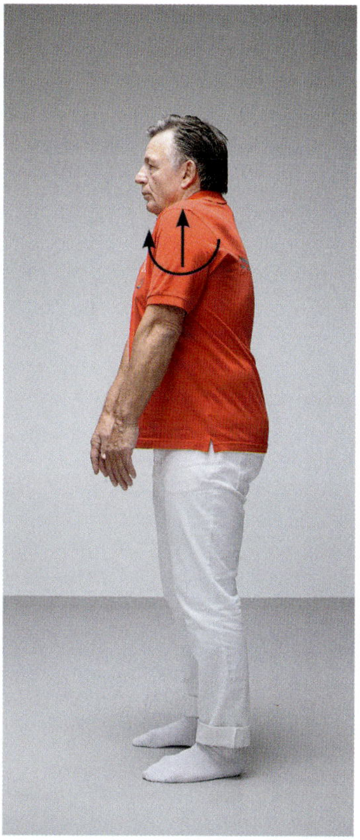

3

HWS-Automobilisation

- Stelle dich hüftbreit hin, verteile dein Körpergewicht gleichmäßig auf deine Füße und lege den rechten Handrücken auf das Gesäß. Lege die Handfläche des linken Arms auf deine rechte Schläfe / dein rechtes Ohr.
- Neige deinen Kopf zur linken Seite und halte diese Position für 8 Sekunden. 1
- Wiederhole das Ganze auf der anderen Seite. 2
- Führe diese Übung abwechselnd 3-mal auf jeder Seite aus. Jeweils 1- bis 2-mal täglich.

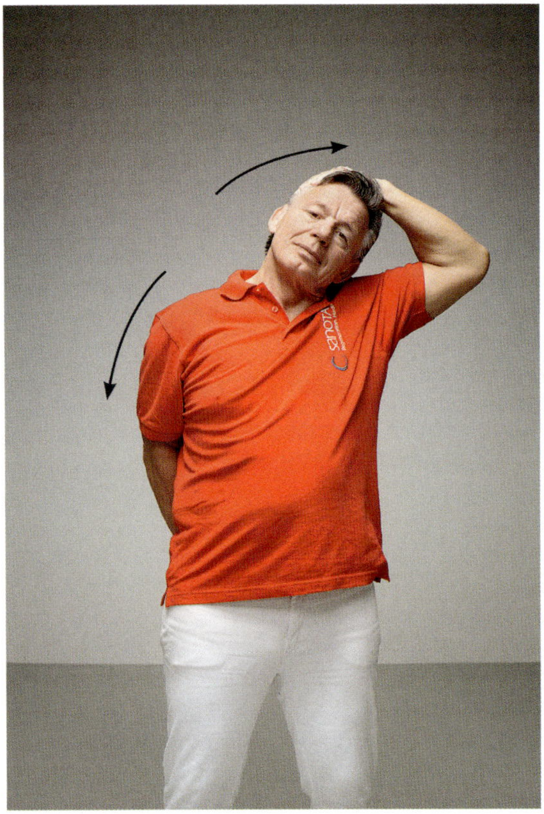

1

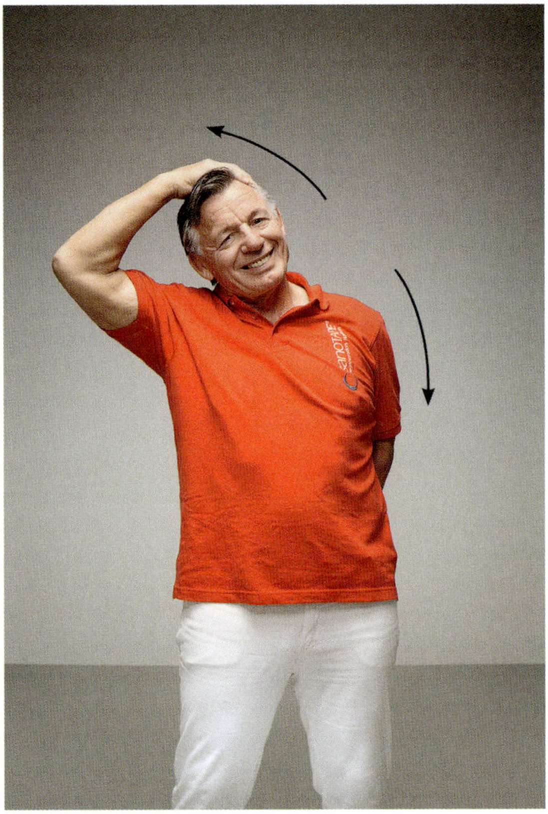

2

Atlasübung im Stand

- Stelle dich schulterbreit mit dem Rücken an eine Wand; der Hinterkopf, die Schulterblätter, das Gesäß und die Fersen sollten die Wand berühren. **1**
- Neige deinen Kopf leicht in Richtung Brustbein, sodass ein kleines Doppelkinn entsteht. Der Blick bleibt nach vorn ausgerichtet. **2**
- Strecke deine Arme seitlich leicht abgewinkelt vom Körper aus, hebe deine Handflächen im 90-Grad-Winkel an und halte diese Position für 8 Sekunden. **3**
- Führe diese Übung 3-mal mit jeweils einer Pause von 1 Minute aus. Jeweils 1-mal täglich.

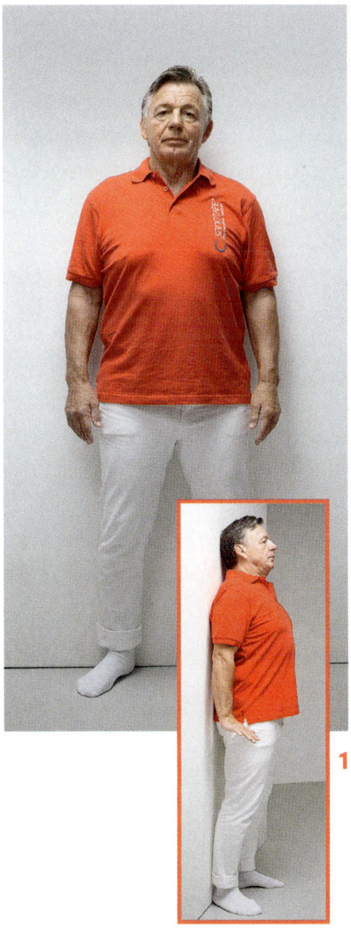

1

1a

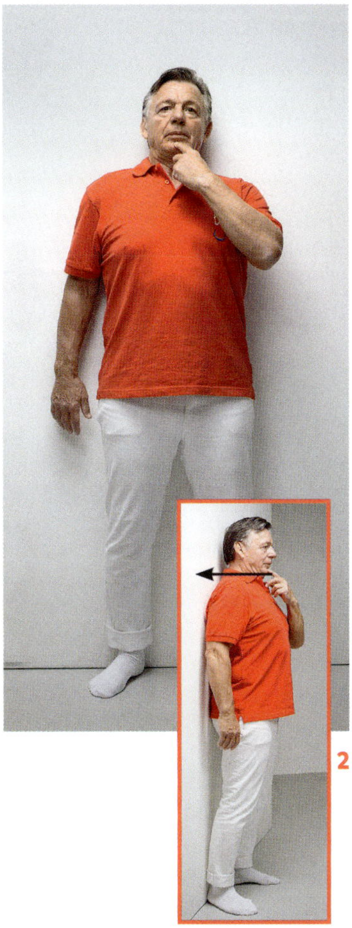

2

2a

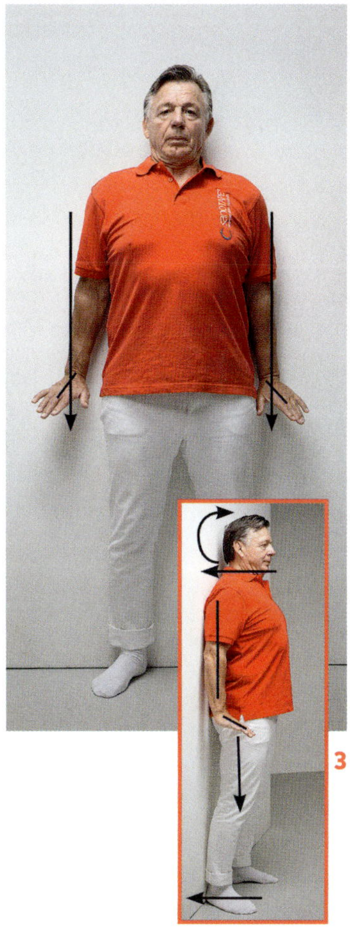

3

3a

Breitarmübung

- Stelle dich schulter- oder hüftbreit vor einen Tisch und verteile dein Körpergewicht gleichmäßig auf deine Fersen; die Beine sind gestreckt.
- Lege deine Handflächen so weit wie möglich voneinander entfernt auf dem Tisch ab; die Ellenbogen sind gestreckt. 1
- Stelle dich nun so weit wie möglich vom Tisch entfernt hin und verlagere dein Körpergewicht auf deine Fersen.
- Beuge in Zeitlupe deinen Oberkörper gestreckt nach unten. Der Po wird dabei nach hinten gestreckt, dein Kopf befindet sich in der Verlängerung der Halswirbelsäule; die Ellenbogen bleiben dabei gestreckt. 2
- Sobald Spannung, Druck oder Schmerz auftritt, bewege dich in Zeitlupe wieder zurück.
- Führe diese Übung in Zeitlupe 3-mal mit jeweils einer Pause von 1 Minute aus. Jeweils 1-mal täglich.

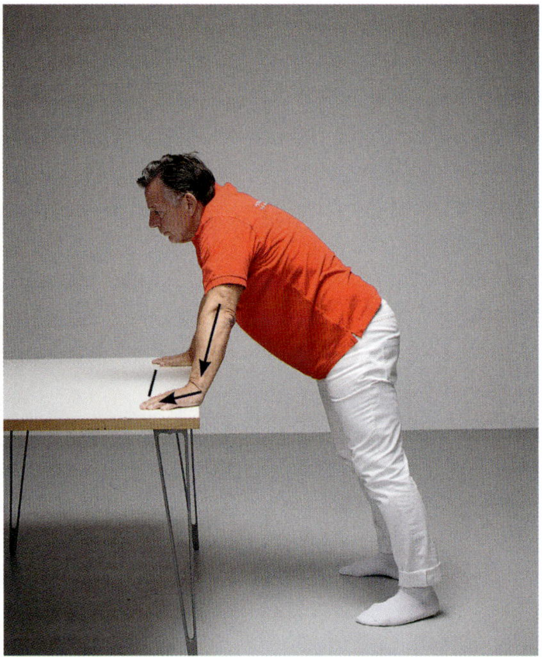

1

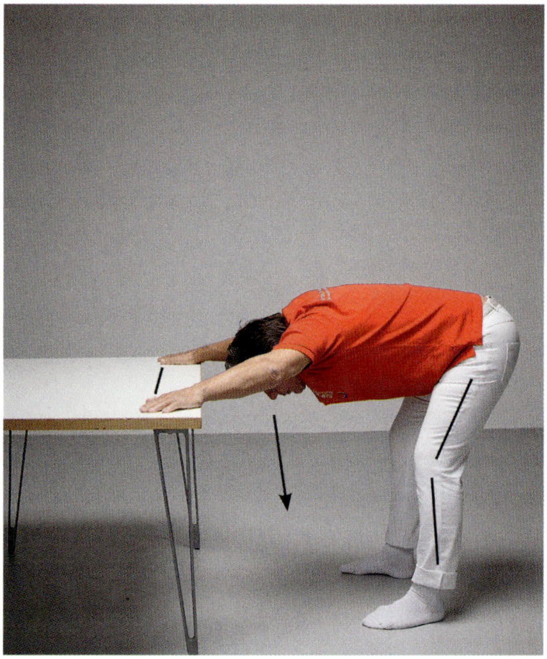

2

Aufdehnübung

- Stelle dich schulter- oder hüftbreit vor einen Tisch und verteile dein Körpergewicht gleichmäßig auf deine Füße; die Beine sind gestreckt.
- Lege deine Handflächen schulterbreit auf dem Tisch ab; die Ellenbogen sind gestreckt.
- Hebe beide Fersen in Zeitlupe hoch und verlagere das Gewicht deines Oberkörpers auf deine Handflächen, bis sich deine Arme im 90-Grad-Winkel zu deinen Händen befinden. (Je weiter du vom Tisch entfernt stehst, umso mehr Kraft benötigst du.)
- Halte diese Position für 8 Sekunden und bewege deine Fersen in Zeitlupe wieder zurück auf den Boden.
- Führe diese Übung in Zeitlupe 3-mal mit jeweils einer Pause von 1 Minute aus. Jeweils 2- bis 3-mal täglich.
- Die unterschiedlichen Stellungen der Hand bewirken unterschiedliche Dehnungen in den Muskeln.

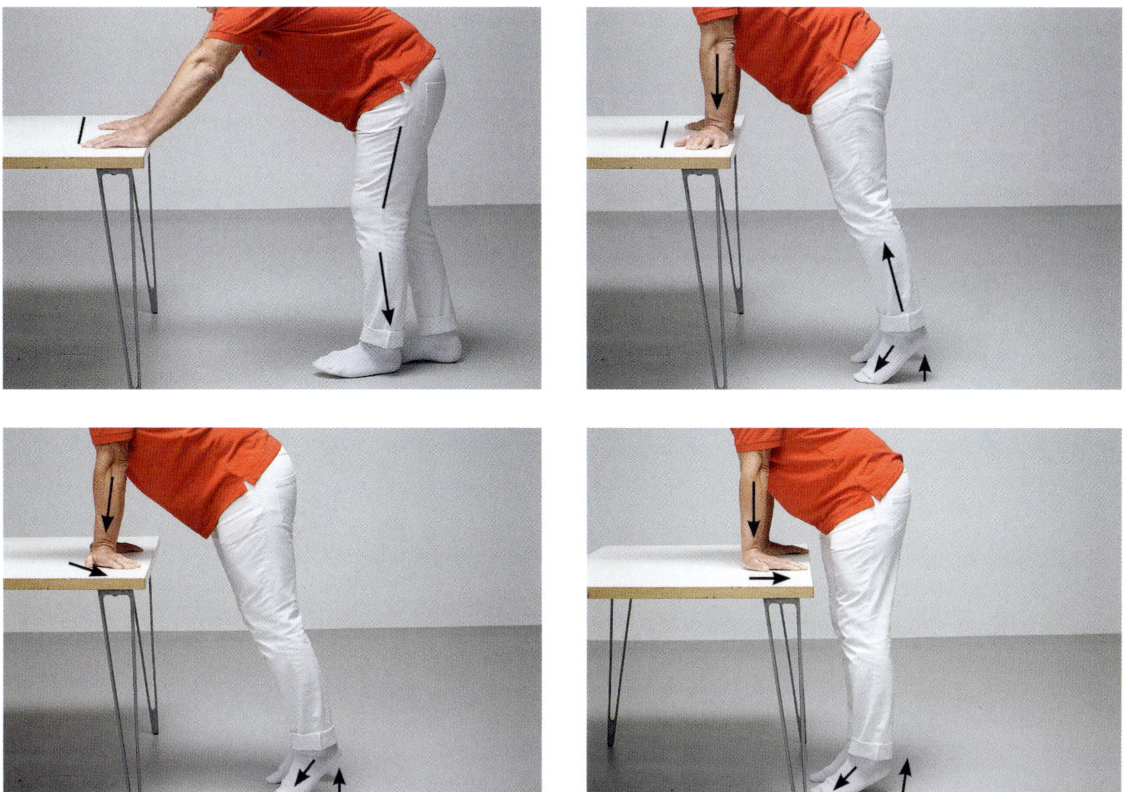

Besenstielübung

- Stelle dich hüftbreit hin und verteile dein Körpergewicht gleichmäßig auf deine Füße. Umgreife den Besenstiel mit beiden Händen und strecke die Ellenbogen. 1
- Drehe die rechte Hand in Zeitlupe nach unten und gleichzeitig die linke Hand nach oben. 2
- Wechsle diese Positionen in Zeitlupe 8 Sekunden ab. 3
- Wiederhole das Ganze 3-mal mit jeweils einer Pause von 1 Minute. Jeweils 1- bis 2-mal täglich.

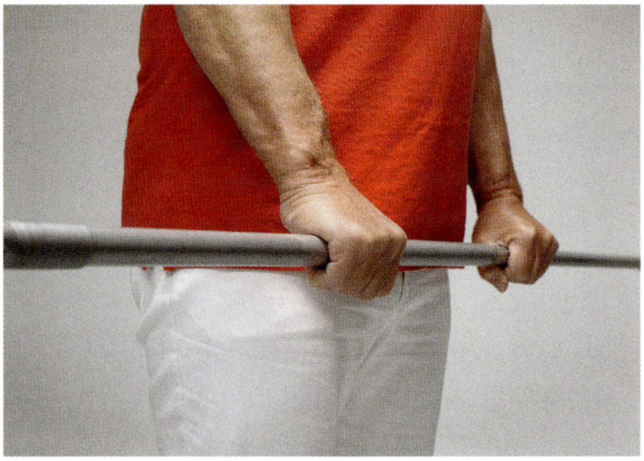

1

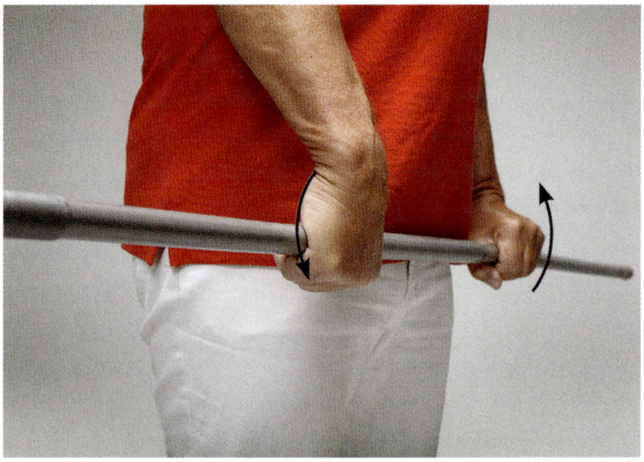

2

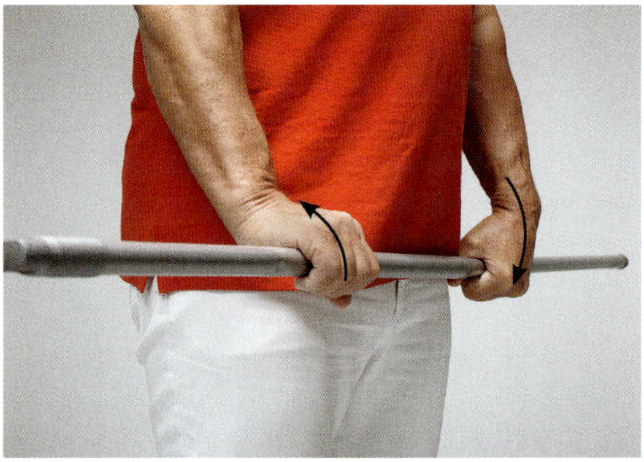

3

Die richtigen Meridiane ziehen: beim Karpaltunnelsyndrom

Den Meridian »3E« auf der Armaußenseite

- Lege, stelle oder setze dich in die für dich angenehmste Position.
- Beginne am äußeren Nagelfalzwinkel des Ringfingers (3E 1) und ziehe mit einem Metallgegenstand den Meridian »3E« über den Handrücken bis etwa 4 Fingerbreit oberhalb des Handgelenks, von dort weiter in einer kleinen Zackenbewegung in Richtung äußerer Unterarm, wieder zurück und über den äußeren Ellenbogen entlang bis zum Oberarm.
- Wiederhole alles 3- bis 5-mal.
- Wiederhole das Ganze auf der anderen Körperseite. Jeweils 3-mal täglich.

Den Meridian »Di« auf der Armaußenseite

- Lege, stelle oder setze dich in die für dich angenehmste Position.
- Beginne am inneren Nagelfalzwinkel deines Zeigefingers und ziehe mit einem Metallgegenstand den Meridian »Di« über den Handgelenksknochen nach oben entlang des äußeren Unterarms bis kurz über den Ellenbogen.
- Wiederhole alles 3- bis 5-mal.
- Wiederhole das Ganze auf der anderen Körperseite. Jeweils 3-mal täglich.

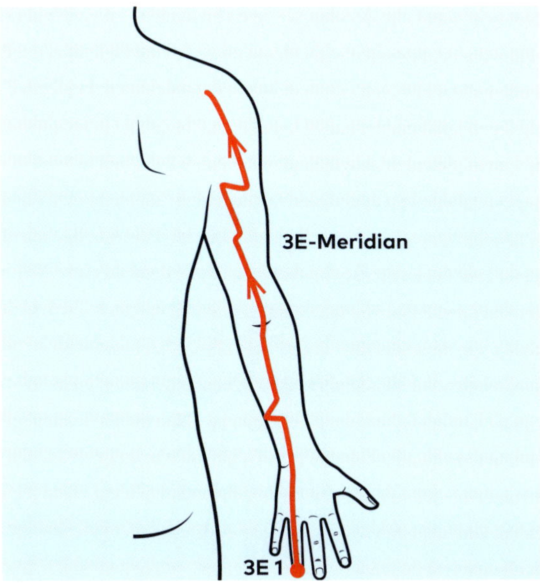

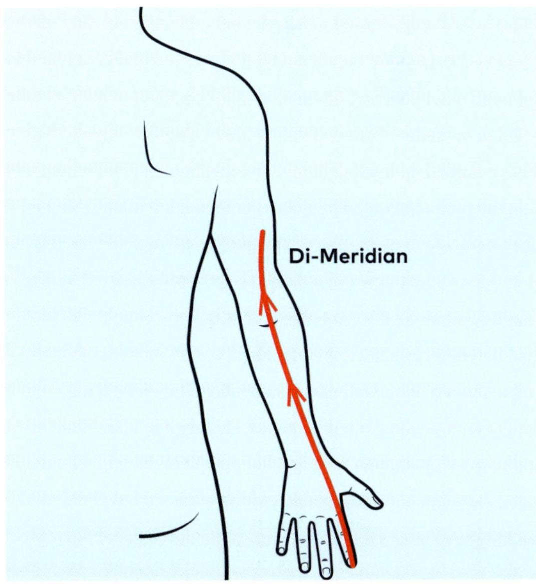

Die wirksamsten TCM-Punkte aktivieren: beim Karpaltunnelsyndrom

Den Luo-Durchgangspunkt »Innere Barriere« (Ks 6)

- Lege, stelle oder setze dich in die für dich angenehmste Position.
- Beginne auf der nicht betroffenen Körperseite und gehe an der Innenseite deines Unterarms 3 Fingerbreit über die Handgelenksfalte zwischen die beiden Sehnen des Unterarms.
- Drücke dann mithilfe des Daumen-Zangengriffs (siehe Seite 32) in den Punkt »Innere Barriere« (Ks 6) und kreise minimal mit Druck für 10 Sekunden.
- Wiederhole dies auf der anderen Körperseite. Jeweils 3-mal täglich.

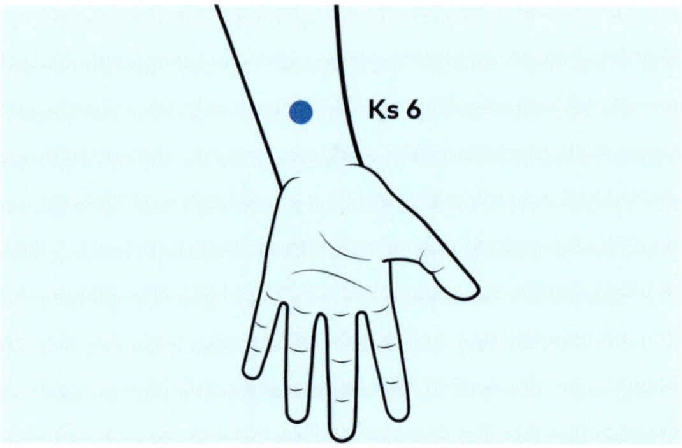

Den »Mittleren Punkt für den Angriff« (Ks 9)

- Lege, stelle oder setze dich in die für dich angenehmste Position.
- Beginne auf der nicht betroffenen Körperseite und gehe zum inneren Nagelfalzwinkel deines Mittelfingers.
- Drücke dann mit einem Metallgegenstand in den »Mittleren Punkt für den Angriff« (Ks 9) und kreise minimal mit Druck für 10 Sekunden.
- Wiederhole dies auf der anderen Körperseite. Jeweils 1- bis 3-mal täglich.

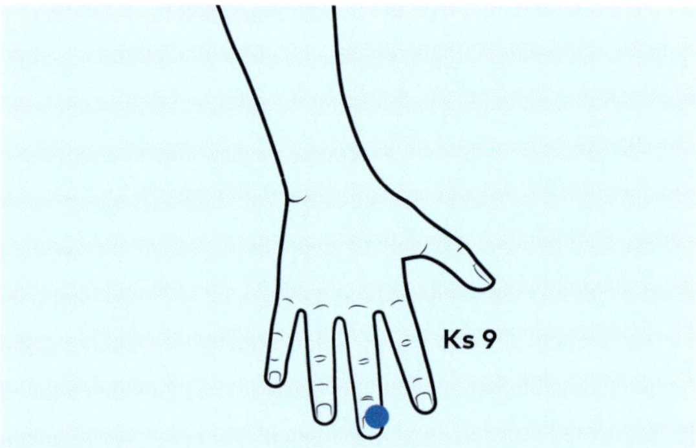

Den Punkt »Mitte des Tümpels, der Lache« (3E 3)

- Lege, stelle oder setze dich in die für dich angenehmste Position.
- Beginne auf der nicht betroffenen Körperseite und gehe auf dem Handrücken zwischen deinen 4. und 5. Handknochen (zwischen kleinem Finger und Ringfinger). Dort bist du richtig.
- Drücke dann mithilfe des Daumen-Zangengriffs (siehe Seite 32) in den Punkt »Mitte des Tümpels, der Lache« (3E 3) und kreise minimal mit Druck für 10 Sekunden.
- Wiederhole dies auf der anderen Körperseite. Jeweils 2-mal täglich.

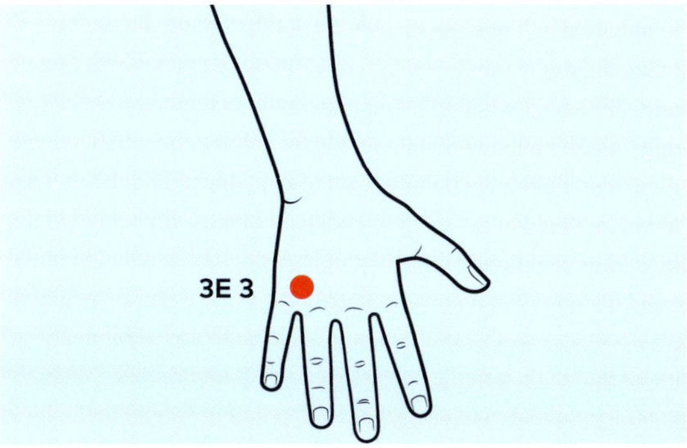

Den Punkt »Talsohle« (Di 4)

- Lege, stelle oder setze dich in die für dich angenehmste Position.
- Beginne auf der nicht betroffenen Körperseite und gehe – mit am Zeigefinger angelegtem Daumen – zur höchsten Erhebung auf dem Handrücken. Dort bist du richtig.
- Spreize deinen Daumen wieder leicht ab, drücke dann mithilfe des Daumen-Zangengriffs (siehe Seite 32) in den Punkt »Talsohle« (Di 4) und kreise minimal mit Druck für 10 bis 20 Sekunden.
- Wiederhole dies auf der anderen Körperseite. Jeweils 3-mal täglich.

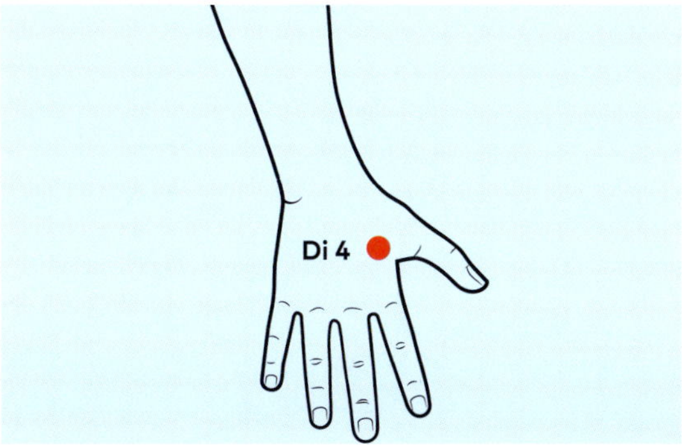

Den Punkt »Befreiender Engpass« (SB 01, PaM)

- Lege, stelle oder setze dich in die für dich angenehmste Position.
- Beginne auf der nicht betroffenen Körperseite, ziehe deine Schulter hoch und gehe vom Ohrläppchenende zur Einbuchtung deiner hochgezogenen Schulter. Dort bist du richtig.
- Drücke dann mit der Fingerkuppe in den Punkt außerhalb der Meridiane »Befreiender Engpass« (SB 01, PaM) und kreise minimal mit Druck für 30 Sekunden.
- Wiederhole dies auf der anderen Körperseite. Jeweils 1-mal täglich.

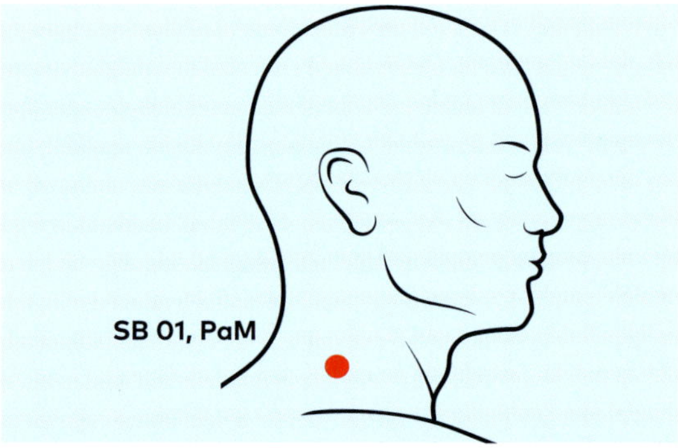

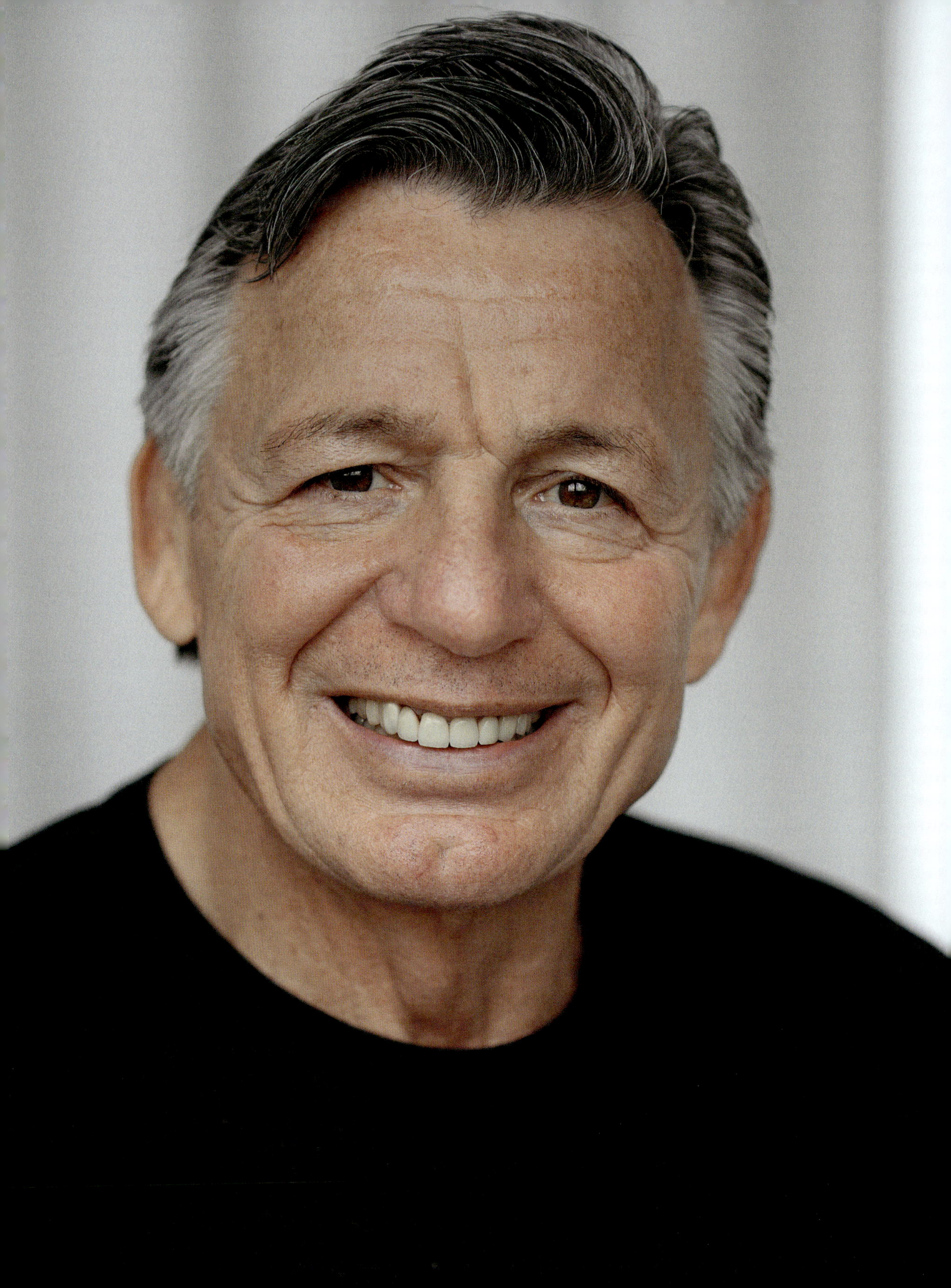

Dank

Es erfüllt mich mit großer Dankbarkeit, dieses Buch in den Händen zu halten – ein Ergebnis, das ohne die Unterstützung vieler wunderbarer Menschen nicht möglich gewesen wäre.

Mein besonderer Dank gilt meiner Lebensgefährtin Jutta. Mit ihrer liebevollen Unterstützung, ihrem Verständnis und ihrer Geduld hat sie mir den Rücken freigehalten, damit ich mich auf dieses Werk konzentrieren konnte.

Ein riesiges Dankeschön geht an Alex, Alexandra Bauer, die mir als Ghostwriterin mit unerschöpflichem Einsatz und viel Talent zur Seite stand. Sie war stets da, wenn ich sie brauchte, und hat dieses Buch maßgeblich mitgeprägt.

Karin Kuschel-Eisermann, meine rechte Hand, hat mich bei den Schreibarbeiten begleitet und mit ihrer Erfahrung und ihrem Rat immer wieder gestützt. Dafür danke ich ihr von Herzen.

Unser ärztlicher Leiter der Rehabilitation im Physiomed Hagen, André Wiggers, hat mit seinem wissenschaftlichen Know-how und seinen wertvollen Anregungen ebenfalls einen wichtigen Beitrag geleistet – auch ihm gilt mein Dank.

Von Herzen danke ich meinen Söhnen Marco, Jesse und Leon, die mich nicht nur durch ihre professionelle Arbeit in der Physiotherapie beeindrucken, sondern mir auch immer wieder Ruhe und Zuversicht schenken. Ihr Erfolg und ihr Einsatz in ihren Therapiezentren sind für mich eine große Bestätigung meines Weges.

Mein Dank gilt auch euch, meinen treuen Followerinnen und Followern auf YouTube und TikTok. Ihr habt mich mit euren Fragen und Hinweisen motiviert, dieses Buch zu schreiben, und eure Unterstützung hat mir gezeigt, wie wichtig dieses Thema für viele Menschen ist.

Ebenso möchte ich dem Verlag Droemer Knaur meinen tief empfundenen Dank aussprechen. Ihr Vertrauen, Ihre Unterstützung und Ihre professionelle Begleitung haben dieses Buch erst in die Welt gebracht. Ich bin dankbar für die Möglichkeit, meine Vision und mein Wissen über Ihre Plattform zu teilen.

Dieses Buch ist mehr als ein Werk – es ist ein Ausdruck meiner Überzeugung: »Weg vom Symptom – hin zur Ursache«. Mein Ziel ist es, die nicht-invasive Regulation (NIR) voranzutreiben – den Menschen in seiner Ganzheit zu sehen. Wir behandeln keine Röntgenbilder, sondern echte Menschen mit individuellen Bedürfnissen und Emotionen.

Euer Reha-Experte

ANHANG

Register

U

V

W

X

Z

Übungsvideos mit Steffen Barth

Atlasübung im Liegen

https://youtu.be/fEt3piZDYJk

Bauch-Beckenboden-Übung

https://youtu.be/Wlqa2fqmxKY

Atlasübung im Stand

https://youtube.com/shorts/77d4SmnPpow

Beckenverschiebeübung

https://youtube.com/shorts/YKqVlUVbs2I

Aufdehnübung

https://youtube.com/shorts/5HmebFSHtxI

Beinpendelübung

https://youtube.com/shorts/y0Hn66-wlRg

Besenstielübung

https://youtube.com/shorts/9Hu__8BsivU

Bizeps-/Trizepskräftigung mit Zugband

https://youtube.com/shorts/cVkwJjOaDKA

Breitarmübung

https://youtube.com/shorts/scUtACrgbzw

Brustdehnübung

https://youtube.com/shorts/OmEJ720YGWU

BWS-Mobilisation

https://www.youtube.com/shorts/zQW7fXD2abM

Fußdehnübung

https://youtu.be/iQTy_IhRn0Q

Fußhebeübung

https://youtube.com/shorts/n9j3N5mkz7E

Hüftbeugerübung im Liegen

https://youtu.be/StKRTa7S1Ek

Hüftbeugerübung im Stand

https://youtube.com/shorts/eOFNfyu9mnI

HWS-Automobilisation

https://youtu.be/LiogjGLYsAc

HWS-Rotation

https://youtube.com/shorts/M8vp0Oo5090

Kniebeuge

https://youtu.be/1vOLVcrzmWg

Kniebeuge Ausfallschritt

https://youtube.com/shorts/v4WXm3rXG1g

Kraft-Streck-Übung

https://youtube.com/shorts/rYkSl4xt-EE

Rotationsübung

https://youtu.be/QKcNPXDM8IY

Schulterheben

https://youtube.com/shorts/gsFXnsiozwI

Schulterkreisen

https://youtu.be/EasODRlEFgU

Standbeinübung gekreuzt

https://youtu.be/l4zl7-3dQnk

Streckübung

https://youtube.com/shorts/AJikStOwE98

Telefonübung

https://youtube.com/shorts/sB83H_NdM1Q

Telefonübung light

https://youtube.com/shorts/kPt3pZgcJHw

Zusatzinformation zu Seite 29: »Meridiane verfärben sich«

https://youtu.be/LBPGq6qoGlQ

Anmerkungen

Weg vom Symptom – hin zur Ursache!

1 Vgl. RKI und Destatis: Prävalenz von Rücken- und Nackenschmerzen in Deutschland. Ergebnisse der Krankheitslast-Studie BURDEN 2020 – Journal of Health Monitoring S3/2021, 10.3.2021, https://www.rki.de/DE/Content/Gesundheitsmonitoring/Gesundheitsberichterstattung/GBEDownloadsJ/JoHM_S3_2021_Rueckenschmerz_Nackenschmerz.html (Zugriff am 18.11.2024).

2 Vgl. WHO: *Global status report on physical activity 2022*, World Health Organization, Genf 2022, https://iris.who.int/bitstream/handle/10665/363607/9789240059153-eng.pdf?sequence=1 (Zugriff am 3.12.2024).

Wissenswertes rund um das Konzept

1 Vgl. Stuermer, E. K., Kortmann, H., und Barth, S.: Impact of Different Physiotherapeutic Regimes on the Outcome after Knee Lesions and Gonarthrosis, *SM Phys Med Rehabil*, 3, 2020:8, https://sanotape.com/wp-content/uploads/2023/11/Sanotape-Studie-Deutsch.pdf (Zugriff am 11.12.2024).

2 Vgl. WHO, a. a. O.

Noch ein Wort in eigener Sache

1 Vgl. N. N.: Megatrend Gesundheit, *zukunftsInstitut*, 8.12.2023, https://www.zukunftsinstitut.de/zukunftsthemen/megatrend-gesundheit; vgl. Branders/Samuelsson: Zeit für einen ganzheitlichen Gesundheitsoptimismus, Studie 2021, *sanitas*, https://www.sanitas.com/de/health-forecast/studie-2021/ganzheitlicher-gesundheitsoptimismus.html; vgl. N. N.: Deloitte Life Sciences & Health Care Predictions 2025: Die Zukunft des Gesundheitswesens, *Deloitte*, 27.5.2021, https://www.deloitte.com/de/de/Industries/life-sciences-health-care/perspectives/life-science-and-health-care-predictions-2025.html (Zugriff am 28.11.2024).

2 Vgl. zukunftsInstitut GmbH (Hg.): 10 Trends für die Zukunft der Gesundheit, *BZgA*, 2024, https://infodienst.bzga.de/gesundheitsfoerderung/fachinformationen/10-trends-fuer-die-zukunft-der-gesundheit (Zugriff am 3.12.2024).

3 N. N.: Entdecken Sie die wichtigsten Gesundheitstrends 2024, *zukunftsInstitut*, 3.2.2023, https://www.zukunftsinstitut.de/zukunftsthemen/gesund heitstrends-health-trend-map (Zugriff am 3.12.2024).

4 Vgl. Brasch, Maria, und Räbiger, Jutta: Wie Patienten vom Direktzugang zur Physiotherapie profitieren (könnten), *Public Health Forum*, 19 (1), 2011:23 f., https://doi.org/10.1016/j.phf.2010.12.018 (Zugriff am 3.12.2024).

5 Vgl. Jäntsch-Rieckert, Manuela, Rommel, Oliver, Kästner, Verena, Maercklin-Rommel, Lotte, und Jäger, Georg: Konservative Kombinationstherapie beim lumbalen Bandscheibenvorfall mit Nervenwurzelreizsyndrom mit mechanischer Physiotherapie (McKenzie), Gabapentin und transforaminalen epiduralen Infiltrationen, *Schmerz*, 2024, https://link.springer.com/article/10.1007/s00482-024-00824-y; vgl. Sturm, Christian, Schiller, Jörg, Egen, Christoph, et al.: Konservative Therapie bei lumbalem Bandscheibenvorfall, *Die Orthopädie*, 12, 2024. https://www.springermedizin.de/konser vative-therapie-bei-lumbalem-bandscheibenvorfall/50211326 (Zugriff am 3.12.2024).

6 Vgl. N. N.: Lauterbach: Nur Strukturreformen bremsen Ausgabenanstieg, BMfG, 16.8.2024,

https://www.bundesgesundheitsministerium.de/presse/pressemitteilungen/nur-strukturreformen-bremsen-ausgabenanstieg-pm-16-10-24.html (Zugriff am 3.12.2024).

Der Fuß: Fundament unseres Körpers

1 Robert Koch-Institut (Hrsg.): Gesundheitliche Lage der Frauen in Deutschland. Gesundheitsberichterstattung des Bundes. Gemeinsam getragen von RKI und Destatis, RKI, Berlin 2020:60.
2 Hannan, Marian T., Menz, Hylton B., Jordan, Joanne M., et al.: High heritability of hallux valgus and lesser toe deformities in adult men and women. *Arthritis Care Res* (Hoboken), 65 (9), 2013:1515–1521, https://pubmed.ncbi.nlm.nih.gov/23696165 (Zugriff am 15.11.2024).

Die Hüfte: unser vielseitiges, kraftvolles Körperzentrum

1 Culvenor, Adam G., Wirth, Wolfgang, Ruhdorfer, Anja, und Eckstein, Felix: Thigh Muscle Strength Predicts Knee Replacement Risk Independent of Radiographic Disease and Pain in Women: Data From the Osteoarthritis Initiative, *Arthritis Rheumatol.*, 68 (5), 2016:1145–1155, https://pubmed.ncbi.nlm.nih.gov/26663882 (Zugriff am 7.12.2024).
2 Vgl. N.N.: Kollagen als Pulver und Kapsel: Wirkung für Gelenke und Haut?, NDR, 17.9.2024, https://www.ndr.de/ratgeber/gesundheit/Kollagen-als-Pulver-und-Kapsel-Gut-fuer-Gelenke-und-Haut,kollagen100.html (Zugriff am 22.10.2024).
3 Robert Koch-Institut (Hrsg.): Gesundheitliche Lage der Frauen in Deutschland, a.a.O.: 58.
4 Ebenda: 59.
5 Vgl. N.N.: Gelenkschmerzen: Wie entsteht Arthrose?, NDR, 2.11.2020, https://www.ndr.de/ratgeber/gesundheit/Arthrose-Ursachen-und-Entstehung,arthrose166.html (Zugriff am 23.10.2024).
6 Radtke, Rainer: Anzahl der Implantationen künstlicher Hüftgelenke in ausgewählten OECD-Ländern in den Jahren 2011 bis 2021 (je 100 000 Einwohner), 2.1.2024, https://de.statista.com/statistik/daten/studie/182669/umfrage/hueftgelenksoperationen-in-ausgewaehlten-oecd-laendern (Zugriff am 24.10.2024).
7 Kassenärztliche Vereinigung: Praxisnachrichten. Hinterher ist man immer schlauer. Zweite Meinung künftig auch bei Eingriffen an Hüftgelenk und Aortenaneurysmen möglich, 11.4.2024, https://www.kbv.de/html/1150_68775.php (Zugriff am 15.11.2024).

Die Wirbelsäule: unser Rückgrat

1 Vgl. RKI und Destatis: Prävalenz von Rücken- und Nackenschmerzen in Deutschland, a. a. O.
2 Vgl. Ferreira, Manuela L., et al.: Global, regional, and national burden of low back pain, 1990–2020, its attributable risk factors, and projections to 2050: a systematic analysis of the Global Burden of Disease Study 2021, *The Lancet Rheumatology,* 5 (6), 2021: e316–e329, https://www.thelancet.com/journals/lanrhe/article/PIIS2665-9913(23)00098-X/fulltext (Zugriff am 18.11.2024).
3 Vgl. Panjabi, Manohar M.: Clinical spinal instability and low back pain, *J Electromyogr Kines,* 13 (4), 2003:371–379, https://www.sciencedirect.com/science/article/abs/pii/S1050641103000440 (Zugriff am 18.11.2024).
4 Vgl. McGill, Stuart M.: Low back exercises: evidence for improving exercise regimens, *Phys Ther,* 78 (7), 1998:754–765, https://pubmed.ncbi.nlm.nih.gov/9672547 (Zugriff am 18.11.2024).
5 Vgl. Xie, Lin, Dong, Chenpeng, Fang, Hanmo, et al.: Prevalence, clinical predictors, and mecha-

nisms of resorption in lumbar disc herniation: a systematic review, *Orthop Rev,* 16, 21.9.2024, https://orthopedicreviews.openmedicalpublishing.org/article/121399-prevalence-clinical-predictors-and-mechanisms-of-resorption-in-lumbar-disc-herniation-a-systematic-review (Zugriff am 18.11.2024).

6 Vgl. Gitelman, Alex, Hishmeh, Shuriz, Morelli, Brian N., et al.: Cauda Equina Syndrome: A Comprehensive Review, *Am J Orthop (Belle Mead, NJ),* 37 (11), 2008:556–562, https://pubmed.ncbi.nlm.nih.gov/19104682 (Zugriff am 18.11.2024).

7 Vgl. Barmer Ersatzkasse, Kempen; *Physiomed,* Steffen Barth: »Nie wieder Rückenschmerzen«, 2007.

8 Vgl. Lingutla, Kiran Kumar, Pollock, Raymond, und Ahuja, Sashin: Sacroiliac joint fusion for low back pain: a systematic review and meta-analysis, *Eur Spine J.,* 25 (6), 2016:1924–1931, https://pubmed.ncbi.nlm.nih.gov/26957096 (Zugriff am 18.11.2024).

9 Vgl. N. N.: Bandscheibenvorfall – Symptome, Diagnose und Therapie, DKV, 2024, https://www.dkv.com/gesundheit-ruecken-bandscheibenvorfall-symptome-diagnose-und-therapie.html (Zugriff am 10.9.2024).

10 Vgl. N. N.: Wer ständig auf sein Handy starrt, riskiert längerfristig Rückenschäden, *Kinder- & Jugendärzte im Netz,* 19.12.2014, https://www.kinderaerzte-im-netz.de/news-archiv/meldung/wer-staendig-auf-sein-handy-starrt-riskiert-laengerfristig-rueckenschaeden (Zugriff am 19.11.2024).

11 Vgl. RKI und Destatis: *Journal of Health Monitoring,* a. a. O.

12 Vgl. ebenda.

13 Vgl. ebenda.

14 Schofferman, Jerome, Bogduk, Nikolai, und Slosar, Paul: Chronic whiplash and whiplash-associated disorders: an evidence-based approach, *J Am Acad Orthop Surg,* 15 (10), 2007:596–606, https://pubmed.ncbi.nlm.nih.gov/17916783 (Zugriff am 19.11.2024).

Schulter, Ellenbogen und Hand: perfektes Zusammenspiel von Kraft und Flexibilität

1 Vgl. Garving, Christina, Jakob, Sascha, Bauer, Isabel, et al.: Impingementsyndrom der Schulter, Dtsch Arztebl Int, 114, 2017:765–776, https://www.aerzteblatt.de/archiv/194350/Impingementsyndrom-der-Schulter (Zugriff am 20.11.2024).

2 Ebenda.

3 Vgl. Marquaß, PD Dr. med. habil. Bastian: Schnappfinger (Tendovaginitis stenosans): Ursachen und Behandlung des schnellenden Fingers, *Gelenk-Klinik,* o. D. (© 2000–2024), https://gelenk-klinik.de/hand/schnappfinger.html#diagnose (Zugriff am 20.11.2024).

4 Ebner, Peggy J., und Kuschner, Stuart H.: Carpal Tunnel Syndrome and Trigger Finger. Sometimes Related, *Open Orthop J,* 17, 2023, https://openorthopaedicsjournal.com/VOLUME/17/ELOCATOR/e18743250261768/FULLTEXT/ (Zugriff am 20.11.2024).

5 Giersiepen, Klaus, und Spallek, Michael: Karpaltunnelsyndrom als Berufskrankheit, *Dtsch Arztebl Int,* 108 (14), 2011:238–242, https://www.aerzteblatt.de/archiv/83052/Karpaltunnelsyndrom-als-Berufskrankheit (Zugriff am 20.11.2024).